MAT PILATES 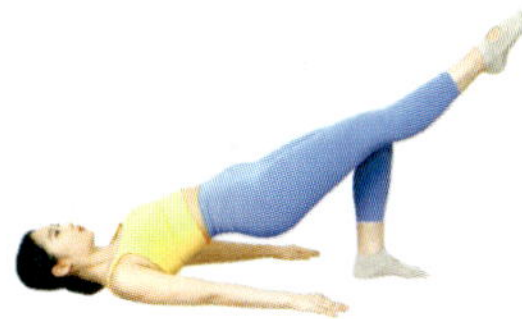

매트 필라테스

매트 필라테스

Mat pilates

2021년 7월 30일 1판 1쇄 발행
2025년 3월 10일 1판 2쇄 발행

지은이 | 김창민 · 김도은
펴낸이 | 김진환
펴낸곳 | 학지사메디컬 HAKJISA MEDICAL
04031 서울특별시 마포구 양화로 15길 20 마인드월드빌딩
대표전화_ 02-330-5188 팩스_ 02-326-0338
등 록 | 2010년 2월 8일 제313-2010-36호
메 일 | hakjisamd@hakjisamd.co.kr
홈페이지 | http://www.hakjisamd.co.kr

ISBN 978-89-6069-945-8 93510

가 격 | 45,000원

매트 필라테스

MAT PILATES

김창민 국제코어필라테스협회 회장
現) 대구가톨릭대학교 (물리치료학과) 겸임교수
前) 대구보건대학교 (물리치료학과) 외래교수
필라테스 국제강사(영국, 호주)

김도은 국제코어필라테스협회 교육강사
PMA-NCPT(세계필라테스연맹 국제인증강사)

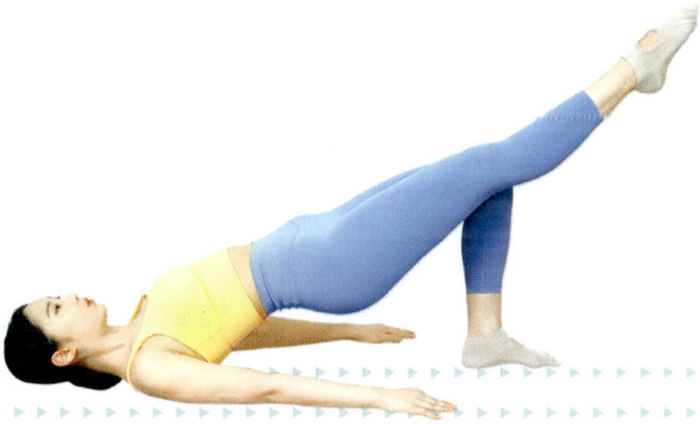

학지사메디컬
HAKJISA MEDICAL

머리말

우리가 자신이 가진 에너지를 온전히 사용하기 위해서는 몸의 움직임이 원활해야 한다. 그런데 잘못된 생활습관, 부상이나 통증으로 인해 골격과 근육에 긴장과 스트레스를 주게 되면 신체의 비효율적인 움직임이 나타나게 된다. 일상생활 속에서 바른 자세를 유지하려면 신체의 관절들이 정렬되어 있고 근육이 기능적으로 균형을 이루어야 한다. 매트 필라테스는 신체의 정렬을 바로 잡고 근력을 기능적으로 강화시켜 신체의 불균형을 개선시키는 필라테스의 가장 기본적인 운동이다. 특히, 도구나 기구의 도움 없이 자신이 가지고 있는 근력, 유연성, 균형감각을 활용하여 할 수 있는 운동으로 부상의 위험이 적고 바른 자세를 유지하는 데 도움이 된다.

이 책의 목적은 매트 필라테스 동작이나 자세를 올바르게 취할 수 있게 하는 것으로, 해부학 지식을 기반으로 필라테스 운동 동작을 연계하여 설명한다. 단순하게 동작만 수행하는 것이 아니라 본인 몸의 상태를 알고 운동효과를 이해할 수 있도록 만들어 효과적인 동작을 취하는데 큰 도움이 될 것이다.

이 책은 2부로 구성되어 있다. 먼저 1부에서는 필라테스 동작을 배워보기에 앞서 필라테스의 기본 이론에 대해 전반적으로 설명한다. 필라테스의 역사와 철학, 기본 원칙을 소개하고, 필라테스를 위한 인체해부학, 호흡법, 중립 척추에 대한 설명을 통해 인체 구조 및 기능에 대한 이해를 돕는다.

2부에서는 본격적으로 매트 필라테스 동작에 대해 상세히 다루고 있다. 매트 필라테스는 예비 필라테스와 전통 필라테스로 나뉜다. 예비 필라테스는 일반적으로 필라테스 입문자들이 따라할 수 있는 초급 필라테스 운동이나 재활 필라테스 운동으로 많이 쓰이고 있으며, 전통 필라테스는 운동 레벨이 높거나 운동선수, 무용수들에게 적절한 운동법으로 알려져 있다.

저자들은 안전하고 효과적인 운동방법을 개발하고 보급하여 필라테스를 배우는 사람들이 필라테스의 정확한 원리를 이해하고 동작을 습득할 수 있도록 노력하고 있다. 이 책이 매트 필라테스에 관심이 있는 일반인과 강사, 임상선생님들이 매트 필라테스를 배우거나 가르칠 때, 관심을 가져야 하는 범위를 제시하는 지침서 역할을 할 수 있기를 기대한다. 또한 정확한 이해를 바탕으로 동작을 응용하거나 변형을 적용할 수 있고 보다 디테일한 이해와 티칭이 가능하도록 도움을 주었으면 한다.

마지막으로 이 책을 완성하는데 협조를 아끼지 않은 학지사메디컬 모든 관계자분들께 깊은 감사를 드린다.

I-CORE PILATES
아이코어필라테스

차례

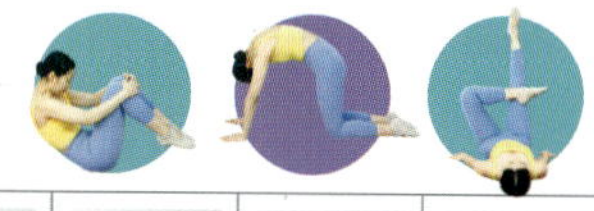

PART I 필라테스의 이해

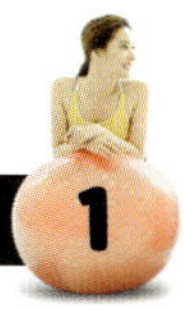

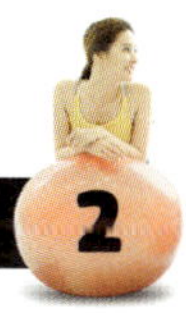

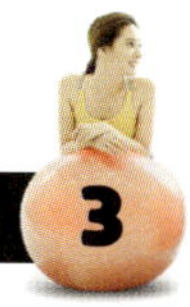

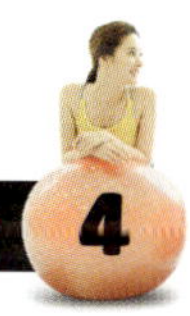

차례

PART II 실전 매트 필라테스

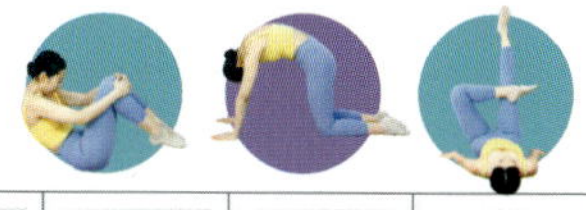

차례

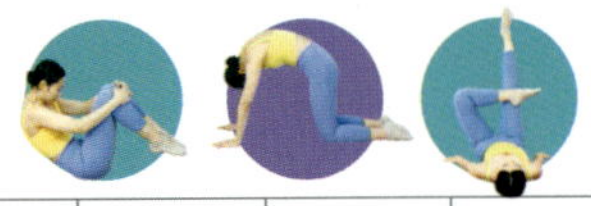

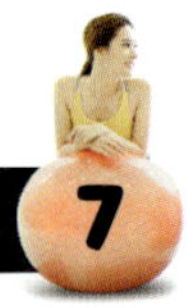

CHAPTER 7 전통 매트 필라테스 323

PART

I

필라테스의 이해

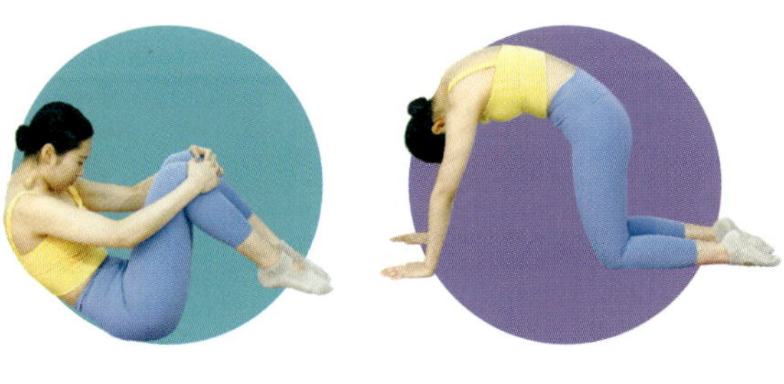

CHAPTER 1

필라테스의 개요

1 필라테스 정의

필라테스는 20세기 초 독일인 조셉 휴벌터스 필라테스(Joseph Hubertus Pilates, 1880~1967)(그림 1.1)가 고안한 운동법으로, 그의 이름을 따서 독일어로 pil-LAH-tees라고 명한다. 정렬된 자세에서 특정한 호흡과 동작을 이용하여 신체운동중심을 안정화시키는 운동 또는 특정한 호흡과 동작을 이용하여 신체운동중심을 안정화시키면서 자세를 정렬시키는 자세교정운동이다.

정렬된 바른 자세에서 호흡 조절과 체계적인 동작의 반복을 통해 근육을 강화시키고 신체의 운동중심을 안정화시켜 신체 균형을 유지하기 위한 신체 조절 전신운동으로, 몸의 긴장을 풀고 동시에 강화하면서 자세를 바로잡고 몸과 마음을 일치시켜 건강한 삶을 추구하는 것을 기본 원리로 삼고 있다. 필라테스 운동법은 1900년대 초에 개발되어 현재까지 발전하고 있다.

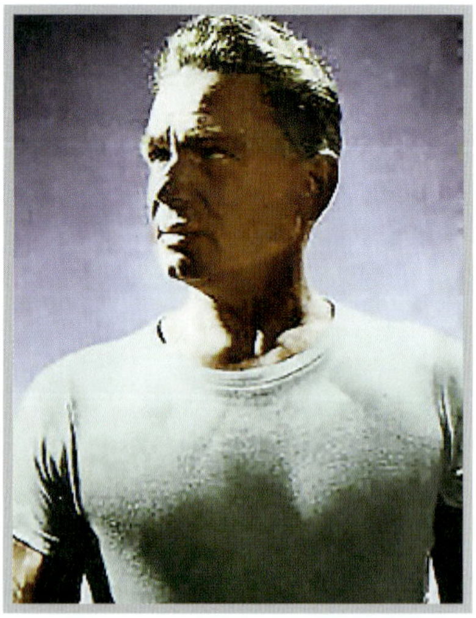

그림 1.1 조셉 휴벌터스 필라테스

2 필라테스 역사

조셉 필라테스는 1880년 독일의 뒤셀도르프 인근 뮌헨그리드바흐에서 체조 메달리스트인 아버지와 자연요법사 어머니 사이에서 태어났으며, 어린 시절 허약한 체질로 인해 구루병, 천식 그리고 류마티즘과 열병으로 고생하여 건강을 위해 많은 노력을 하였다. 자신의 신체적 결함과 고통에서 벗어나기 위하여 10대 때부터 체조, 다이빙, 스키 등 다양한 운동을 배워 자신의 체력을 향상시켰다. 인체의 구조 등에도 관심을 가지게 되어 14세 때에는 해부학 도해의 모델을 할 정도가 되었다. 또한 20대에는 권투선수와 호신술 강사를 경험하며 운동업계에 종사하게 되었고, 요가(yoga), 가라데(karate), 선명상(zen meditation), 고대 그리스 및 로마의 운동법에도 관심을 가지고 접하였다.

조셉 필라테스는 1912년 32세에 영국으로 이주하여 권투선수, 호신술 강사, 서커스 단원 등의 일을 하였다. 그러던 중 제1차 세계대전(1914년 7월 28일~1918년 11월 11일)이 발발하면서, 적성국가의 외국인이라는 이유로 랭커스터(Lancaster)에서 강제수용을 당하게 되었다. 그는 수용소 안에서 건강과 육체미 조형에 대한 자신의 생각을 정리하였고, 호흡을 이용한 일련의 매트운동을 기초로 건강회복 프로그램을 고안하여 수용자들을 동참시켰다. 그 결과, 독감의 유행으로 전쟁 중 사망했던 사람들보다 수천 명이나 더 많은 사람들이 사망했던 1918년에, 이 수용소에서는 독감으로 사망한 사람이 한 명도 없었다.

전쟁이 끝나갈 즈음, 조셉 필라테스는 맨섬(Isle of Man)으로 이송되어 전쟁 부상자들을 위한 재활에 참여하였다. 여기서 그는 스프링으로 각 침대의 끝을 연결한 후 스프링을 저항으로 삼아 환자에게 운동을 하게 하였고, 이러한 기구가 근육의 긴장상태를 빨리 회복시키는데 도움이 된다는 것을 확인하게 되었다. 이것이 후에 다양한 스프링과 걸이봉 등을 갖춘 캐딜락[cadillac, 트래피즈(trapeze) 또는 트랩 테이블(trap table)]과 스프링이 달린 활주대(sliding platform) 위에 눕거나 앉거나 서서 운동할 수 있는 유니버셜 리포머(universal reformer)와 같은 침대기구를 고안하는 계기가 되었다. 연구를 계속하여 침대에 다양한 장치들을 추가로 설치하였고 매트운동도 추가로 고안하였다. 그는 전쟁이 끝난 후 독일의 함부르크(Hamburg)로 귀향하여 그동안 자신이 고안한 운동법과 기구를 정리하였다.

이즈음에 조셉 필라테스는 세계에서 가장 널리 쓰이는 무보법(dance notation)인 라반무보법(Labanotation)의 창시자 루돌프 폰 라반(Rudolph von Laban)과 교류하게 되었으며, 이는 필라테스가 무용계에 처음 소개되는 계기가 되었다. 후에 무용계는 필라테스가 결실을 맺는 분야가 되었다. 그는 나치주의로 인해 많은 독일인이 자국을 떠났던 1926년에 미국으로 이주하였다. 그는 미국으로 가는 배 위에서 간호사 클라라(Clara)를 만나게 되었으며, 그녀와 결혼하여 뉴욕에서 함께 스튜디오를 운영하게 되었다.

조셉 필라테스는 1929년에 자신의 운동법을 '조절학(contrology)'이라는 이름으로 뉴욕에 스튜디오를 개업하였다. 1934년에 조절학에 대한 첫 저서 『당신의 건강(Your Health)』을 출간하였고, 이 저서에서 건강에 대한 자신의 철학과 생각을 피력하였다(그림 1.2). 그는 이 저서에서 자신의 인생에 있었던 결정과 좌절의 순간들과 제1차 세계대전 중 그리고 그 후에 겪은 여러 운명의 순간들을 언급하였다. 운동을 실제로 기술하지는 않았으며, 독자들이 자신의 스튜디오에 회원으로 가입하기를 간곡히 제안하였다. 글을 맺으면서 조절학에 대한 자신의 의견과 업적이 승인 없이 도용되고 있음에 당황함을 피력하였는데, 이는 오늘날 필라테스계의 고질적인 문제이기도 하다.

조셉 필라테스는 이즈음에 자신의 안락의자를 모델로 한 '운다 체어(wunda chair)'를 고안하였다. 이 기구는 좌식생활양식으로 인해 자세가 올바르지 못하고 운동이 부족한 현대인을 고려한 것이었다.

조셉 필라테스는 권투, 호신술 등에서 경력을 쌓았지만 조절학으로서 가장 열정적으로 함께 할 장기적인 분야로 무용계를 선택하였다. 그의 스튜디오는 뉴욕 시립발레단 사무실과 같은 빌딩에 있었고, 그곳에서 필라테스와 발레가 처음 만나게 되었다. 많은 발레리나들이 필라테스 운동에 관심을 가졌는데, 그 이유는 필라테스 운동이 안전하면서도 손상 이후 빠른 회복과 복귀를 할 수 있도록 돕는 효과적인 재활운동방법이었기 때문이다.

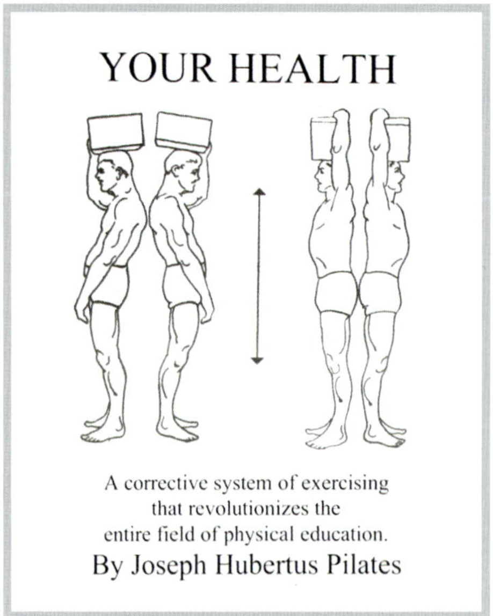

그림 1.2 당신의 건강

조셉 필라테스는 1945년 두 번째 저서인 『조절학을 통한 인생으로의 회귀(Return to Life Through Contrology)』를 출간하였다(그림 1.3). 이 책은 필수 독서 목록 중 하나로, 피트니스뿐만 아니라 건강과 행복에 대한 그의 독특한 접근 방식이 수록되어 있다. 또한 책에 나와 있는 30여 가지의 운동방법은 난이도가 매우 높으며 자신이 가르친 스튜디오 고객들이 어떤 부류였는지를 보여준다.

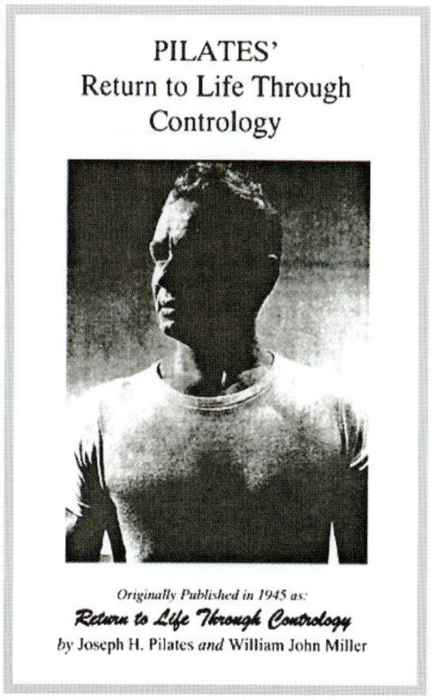

그림 1.3 조절학을 통한 인생으로의 회귀

조셉 필라테스는 1920년부터 그가 사망한 1967년까지 계속 클라라와 함께 활동하였다. 그의 사망 후 클라라는 80세의 고령에도 불구하고 스튜디오를 운영하였고, 이후 로마나 크리자노스카(Romana Kryzanowska)가 2004년까지 운영했다. 로마나를 비롯한 캐롤라 트라이어, 마리아 브라운, 로리타 산 미구엘, 캐시 그란트, 이브 젠트, 론 플레쳐, 브루스 킹 등의 초기 제자들은 자신들의 스튜디오에서 자신만의 프로그램을 만들었다. 조셉 필라테스는 공식 훈련 프로그램을 설정하지 않았고 초기 제자들에게 개인레슨을 하였기 때문에 초기 제자들은 서로 다른 운동을 배웠다. 이러한 까닭에 그들은 자신만의 버전으로 가르치게 되었다.

조셉 필라테스는 거대한 업적을 남기고 떠났다. 매트에 기반을 두고 창안한 운동 방식은 일반적으로 "풀매트"라고 알려져 있다. 그는 풀매트 이외에 스튜디오 장비를 이용하는 운동도 많이 지도하였다. 그는 한 번 가르친 것을 그 다음날 똑같이 가르치지 않았는데, 그 이유는 각 개인의 필요에 따라 완전히 다른 방법을 선택했기 때문이다. 클라라 또한 고객에게 맞게 운동방법을 수정하였다.

조절학의 공식적인 보급은 그들의 사후인 1980년부터 시작되었다. 그동안 무용계에만 알려져 있던 필라테스는 1980년대 중반부터 무용계 밖으로 알려지기 시작하였으며, 최근 급속히 대중화되었다. 1980년에 필립 프리드먼(Pilip Friedman)과 게일 아이젠(Gail Eisen)이 공저한 『신체와 정신의 조절을 위한 필라테스(The Pilates Method of Mental and Physical Conditioning)』가 출간되었다. 이 책에서 '조절학'은 '필라테스(Pilates method, Pilates method of exercise, cf. pilates)'로, 신체운동중심인 '파워하우스(powerhouse)'는 '센터(center)'로 명시되었으며, 조셉의 철학과 원리가 명확하게 요약되어 있다. 뒤이어 전 세계에 있던 다수의 필라테스 협회들과 강사들이 교육의 시간이나 양질의 심도적인 면에서 각자 다양한 공식적인 교육과정을 만들게 되었다.

3 필라테스 철학

1) 중심철학Central philosophy

필라테스는 단순한 일련의 운동동작이 아닌 그 이상의 것이다. 필라테스는 신체와 정신을 함께 연결하여 인체 전체를 조절하는 운동법이다. 독일에서는 19세기 이후 동작에 철학을 가미하여 예술로 승화시키는 일들이 흔하게 있었다. 조셉 필라테스가 고안한 운동법의 체계는 체조, 동양무예(태권도, 쿵푸, 유도 등), 요가, 무용 등에 있는 실제적인 동작에 철학이 결합된 것이다. 조셉은 '신체의 운동'과 '정신의 수양'이라는 개념을 상호 연결시켜 발전시킨 여러 유럽인 중 한 사람이었다.

또한 조셉 필라테스는 독서광이었다. 그는 독일 철학자 아서 쇼펜하우어(Arthur Schopenhauer)의 "인생에서 다른 이들을 얻기 위하여 자신의 신체를 태만하는 것은 가장 어리석은 짓이다."라는 금언과 프리드리히 폰 실러(Friedrich von Schiller)의 "정신이 신체를 구현한다."라는 금언을 즐겨 인용하였으며, 이 두 금언을 통합하여 자기의 소신으로 삼았다.

> 신체와 정신의 완벽한 균형은 문명인이 갖추어야 할 자질로서 미개인이나 동물에 대한 우월함을 문명인에게 부여해주며, 인류의 목표인 건강과 행복을 성취하는데 필요한 신체와 정신의 모든 능력을 문명인에게 부여해준다. 이 책의 목적은 오늘날 일반적으로 인간이 신체와 정신의 질병으로 인하여 자신이 가지고 태어난 생득권인 완벽한 신체에 도달하지 못하는 과정을 주의시키고자 하는 것이다. 건강을 게을리하여 건강을 잃은 후 건강을 되찾기 위해서는 많은 시간이 필요하다. 신체와 정신의 균형이 건강을 유지하는 유일한 방법이다.
>
> *조셉 필라테스, 당신의 건강(1934)*

> 조절학은 신체, 정신, 영혼의 완벽한 협응을 유도하는 운동법이다. 조절학은 신체를 발달시키고 자세를 교정시키며, 신체의 활력을 되찾게 하고 정신을 북돋게 하며 영혼을 충만하게 한다. 조절학은 기분을 좋게 하고 모든 일에 자신감을 갖게 한다.
>
> *조셉 필라테스, 조절학을 통한 인생으로의 회귀(1945)*

조셉 필라테스는 이 책에서 조절학에 대한 첫 정의에 영혼을 부가하였는데, 이것은 그의 운동법이 개인 전체의 감정까지 포함하여 다루고 있음을 알 수 있다. 그는 이러한 자신의 소신을 바탕으로 자신이 고안한 운동법에 정당성을 부여하였으며 철학을 가미하여 예술로 승화시켰다.

2) 건강철학 Health philosophy

조셉 필라테스는 질병의 근원을 유년시절부터의 빈약한 보육과 부족한 운동이라고 하였으며, 건강관리는 유년시절부터 시작해야 한다고 주장하였다. 유년시절에 천식을 앓았던 그는 제1차 세계대전 때 수용소에서의 억류생활, 독감과 결핵의 유행, 겨자가스탄의 사용 등 허파에 악영향을 끼치는 상황에도 불구하고 자신이 고안한 호흡을 이용한 운동법으로 건강을 유지할 수 있었다. 이 때문에 그는 건강의 초점을 호흡에 두었다. 이러한 건강관리의 시작으로 인생의 제일 처음이자 제일 마지막인 호흡부터 올바르게 배워야 한다고 하였으며, 사람들이 자신의 다른 건강철학에 동의하지 않더라도 호흡만은 올바르게 배울 것을 당부하였다.

호흡을 올바르게 하기 위해서는 공기를 가득 내쉰 후 가득 들이마셔야 한다. 젖은 수건의 물 한 방울까지 짜내는 것처럼 허파의 불순한 공기 한 분자까지 짜내어 허파를 진공상태로 만들듯이 내쉬면 허파는 자동적으로 신선한 공기로 가득 채워진다. 결국 인체의 활력을 만드는 필수요소인 산소가 혈류에 잘 실어져 인체 곳곳으로 보내지게 되며 인체는 더 큰 활동을 할 수 있게 된다. 게으른 호흡은 우리의 허파를 병들어서 죽게 하거나 죽은 세균들의 공동묘지로 만든다고 하였다.
조절학은 순환을 활성화시키며, 특히 근육과 정신 활동에 의하여 만들어지고 축적된 피로물질을 혈류를 통하여 방출하는데 효과적으로 작용한다. 그렇게 되면 뇌는 맑아지고 의지력이 제대로 기능하게 된다. 인체는 혈액순환을 통하여 대청소되므로 운동을 격렬하게 하는 것이 중요하다. 올바른 호흡으로 심장을 조절할 수 있다. 허파를 발달시키는 동시에 심장의 피로를 완화시키고 혈액을 순환시킨다.

또한 조셉 필라테스는 척주가 곡선이 아닌 수직선처럼 일자(straight like a plumb line)여야 한다고 하였다. 아이들은 배를 집어넣고 가슴을 확장시켜 공기를 들이마신다. 아이들의 척주는 일자이며, 등은 완벽히 편평(flat)하다. 그는 아이에서 성인이 되면서 척주가 일자척주(straight spine)에서 굽이척주(curved spine)로 '발달'이 아닌 '변형'된다고 하였다. 그는 건강한 성인의 척주가 아이처럼 일자로 되어야 하며, 이를 위해서는 아이의 호흡과 같은 호흡법으로 운동하여야 한다고 하였다. 그는 불량한 자세가 건강에 영향을 주며, 특히 비만 중에서 복부주위의 비만은 척주의 굽이에서 기인한다고 하였다. 그는 일자척주가 노년에도 척주를 꼿꼿이 펴고 살게 한다고 하였다.

4 필라테스 기본원칙

1) 전통 필라테스의 기본원칙

(1) 집중 Concentration

집중은 몸과 마음을 연결하는 핵심 요소이다. 효과적인 변화를 가져오기 위해서는 몸과 마음이 함께 일해야 한다. 필라테스는 수행하는 운동의 세부사항과 정밀도에 초점을 맞추어 더 많은 신체 인식 및 조절을 개발한다. 집중은 하나의 기술이다. 정신을 집중하고 각 움직임을 의식적으로 수행하여 운동을 마스터함으로써 자동으로 몸에 깊이 배어든다.

(2) 조절 Control/Coordination

부상을 방지하고 긍정적인 결과를 가져오기 위해 각 운동은 조절 기능을 통해 의도적으로 수행되어야 한다. 각 운동은 기능적인 면을 제공하고 조절 없이 하는 운동은 비효과적이며 비능률적이다.

(3) 중심화 Centering

필라테스는 '파워하우스'에서 모든 운동을 시작함으로써 신체의 지지와 조절을 유지하는데 초점을 맞추고 있다. 이 힘의 기반을 종종 코어의 안정성이나 중심(centering)이라고 말하며, 신체가 스트레스 또는 긴장 없이 자유롭게 움직이게 만들어준다.

파워하우스는 필라테스 특정 용어이며, 골반과 몸통을 이동하고 안정화하는 신체의 중앙 부위와 근육을 의미한다. 강한 코어는 강력한 파워하우스이며, 신체의 조절된 움직임과 완벽함을 가능하게 해준다.

(4) 유동적 움직임 Flowing movement

운동을 흐르듯이 하는 것은 필라테스 운동을 특별하게 만드는 요소 중 하나이다. 우아하지만 역동적인 움직임은 각 운동에서 중요시되어야 한다. 필라테스 운동은 힘 또는 응력으로 실행되지 않아야 하며 가벼운 느낌으로 우아하고 쉽게 하는데 주력한다. 모든 필라테스 원칙이 고려되고 상호연관되면 운동은 흐르듯이 자연스럽게 하게 된다.

(5) 호흡 Breathing

호흡은 필라테스의 중심 구성요소이다. 각 운동의 호흡패턴은 운동 수행, 안정성 지원과 운동의 유동성을 촉진하기 위해 필수적이다.

필라테스 방법을 마스터하기 위해서는 호흡과 운동을 일원화시키는 것이 매우 중요하다. 호흡의 효과적인 사용은 마음을 휴식, 집중하고 재충전하는 데 도움이 될 수 있다.

(6) 정확성 Precision

필라테스 운동은 무엇을 하느냐보다는 어떻게 하느냐가 더 중요하다. 필라테스에서 모든 운동은 목적과 의도가 있고 성공적인 실행을 하기 위해서는 이를 준수해야 한다. 정확하고 완벽한 하나의 동작을 수행하는 것이 몇 가지 잘못된 동작을 하는 것보다 훨씬 더 유용하다. 정확하게 운동하는 것은 잘못된 운동 패턴을 고쳐서 적절한 정렬을 유지하고 부상을 방지하는데 도움이 된다.

2) 현대 필라테스의 기본원칙

현대 필라테스의 기본원칙은 조셉 필라테스의 전통 필라테스 기본 6원칙을 좀 더 의학적으로 발전시켰으며, 필라테스의 기본 8원칙을 가진다. 현대 필라테스는 무용수, 운동선수 외에 모든 연령층의 일반인뿐만 아니라 임산부, 환자에게도 적절하게 사용되도록 하여 필라테스가 새로운 세기에 굳건히 자리 잡게 하였다.

(1) 집중 Concentration

> "당신은 당신의 몸이 정신적으로 완전히 조절되게 해야 한다."
>
> *조셉 필라테스, 조절학을 통한 인생으로의 회귀(1945)*

필라테스는 정신적 · 신체적 조절이다. 필라테스는 운동 과정의 지속적인 인식이며 긍정적인 변화는 이 인식이 달성될 때만 발생할 수 있다. 초점은 항상 최종 결과가 아닌 현재에 있다. 신체와 움직임을 염두해야 하고 무엇을 하고 있는지 의식해야 하며, 그렇지 않으면 더 이상의 진전은 없고 그냥 행위만 있을 뿐이다. 집중을 하기 위해서는 긴장을 풀어야 한다.

(2) 이완 Relaxation

긴장과 지나치게 사용된 부분을 이완하는 과정이 없으면 무리한 행동패턴이 동작에 영향을 미친다. 덜 활성화된 근육을 활성화시키는 것뿐만 아니라 지나치게 쓰인 근육을 의식적이고 조절된 동작으로 이완하는 것 역시 필라테스의 핵심 부분이다. 스트레스를 자주 받는 사람들은 종종 심한 긴장상태를 가진다. 운동 전이나 도중에 신체 내에서 긴장을 풀어주는 것은 매우 중요하며, 긴장 완화는 긍정적 변화를 가져다주도록 도와준다. 그렇게 함으로써 정신적으로도 편안해지고 운동하는 동안 동작의 정확성에 집중할 수 있다.

(3) 정렬 Alignment

좋은 정렬은 정적 및 동적으로 좋은 안정성의 핵심이다. 운동의 시작부터 관심과 주의를 기울여야 하며 동작 패턴에 걸쳐 조절 및 정렬이 요구된다. 필라테스에서는 몸 전체에 걸쳐 올바른 뼈대 정렬을 개선하려는 노력이 필요하다. 운동하는 동안 신체의 모든 부분이 올바른 정렬이 되는 것은 안전과 기능적 움직임의 이유로 매우 중요하다. 원하는 근육이 효율적으로 작동하도록 신체의 모든 관절이 정확하게 정렬되어야 한다.

(4) 호흡 Breathing

조셉 필라테스는 효율적으로 호흡하는 방법의 이점에 대해 강조했다.

> "물리적인 운동에서 어떤 실제 이익을 얻으려면 먼저 제대로 숨쉬기 하는 방법을 배워야 한다. 우리의 생명 자체가 호흡에 달려 있다."
>
> *조셉 필라테스, 조절학을 통한 인생으로의 회귀(1945)*

운동의 호흡 패턴은 동작을 도와주고 운동의 유동성을 촉진한다. 운동과 호흡을 일원화시키는 것은 필라테스 방법을 마스터하는 지름길이다. 호흡의 효과적인 사용은 정신을 편안하게 만들며 집중하고 재충전하는 데 도움이 될 수 있다. 필라테스는 가쪽 또는 가슴부 호흡을 가르치고 있다. 갈비뼈 아랫부분에서 옆구리와 등으로 호흡하는 것을 도와준다.

(5) 중심화 Centering

중심화는 골반, 척추, 어깨와 머리를 안정되게 조절하는 것을 뜻하며, 이들 신체 부위에서 비롯된 운동을 할 경우에는 안정적인 기반을 제공해야 한다. 본질적인 안정성의 대부분은 잠재의식 수준에서 나오지만 운동 중 의식적으로 상호작용하는 신체 내에서 훈련함으로써 개선할 수 있다. 안정성을 효과적으로 달성하기 위해서는 개인이 먼저 정렬(예: 관절 위치)에 대해 이해해야 한다. 이는 중심화를 배우기 전에 올바른 뼈대 정렬과 호흡의 교육이 필요한 이유이다. 중심화는 원치 않는 움직임의 제한뿐만 아니라 운동 시 발생하는 동작의 조절과 흐름을 관리 · 유지하는 것과 직접적으로 관련된 역동적인 과정이다.

(6) 협응성 Coordination

협응이란 다수의 근육과 관절들이 연합하여 복잡하고 세밀한 동작을 만드는 것이다. 협응성을 통하여 동작의 유동성을 만들 수 있으며, 해당 동작에서 다음 동작으로 부드럽게 전환시킬 수 있다. 기본 매트운동 세션에서 간단하고 기능적인 운동 패턴을 먼저 가르치는 이유가 조절과 정확성 때문이다. 간단하고 기능적인 운동 패턴을 진전시키면서 더 복잡한 동작이 가능해진다. 협응성을 배우는 과정은 뛰어난 정신적, 신체적 훈련이다.

(7) 유동적 움직임 Flowing movement

물 흐르듯이 연결되는 운동인 필라테스는 이 점에서 다른 운동과 차별화된다. 운동 시 절제되고 우아하지만 역동적이 될 수 있도록 초점을 맞추어야 한다. 필라테스 운동은 힘 또는 저항력으로 실행되지 않아야 하고 대신 가볍고 우아하게 동작을 자연스럽게 흐르듯 하는 것이 중요하다. 그 밖에 모든 필라테스 원칙을 생각하고 운동 시 적용하면 자연스럽게 흐르는 물처럼 동작이 연결된다.

(8) 스테미너 Stamina

> "조절학(필라테스) 운동은 일상생활을 사는데 튼튼한 몸과 건전한 마음을 만들어 줄 뿐 아니라 스포츠, 레크리에이션, 긴급 사태에 대한 엄청난 보유 에너지를 제공한다."
>
> *조셉 필라테스, 조절학을 통한 인생으로의 회귀(1945)*

필라테스는 신체가 효율적으로 사용될 수 있도록 지구력을 만들어 준다. 필라테스를 통하여 증진된 근육은 효율성이 높아져 불필요한 긴장 상태와 비효율적인 움직임에서 오는 낭비를 줄여 스테미너가 증진된다.

5 파워하우스

필라테스에서 말하는 파워하우스(powerhouse)는 '아래 갈비뼈부터 골반바닥부까지'이고(그림 1.4), 관련된 근육은 가로막부터 골반바닥근까지이다(표 1.1). 파워하우스는 미국 동부식 표현이며, 미국 서부나 유럽, 호주에서는 코어(core) 또는 센터(center)라고 한다. 배-허리-골반 부위를 의미하는 코어보다는 좀 더 넓은 부위를 말하지만 모두 신체중심과 주변부를 의미한다.

필라테스는 장력을 조절하면서 근력을 강화할 수 있는 캐딜락, 리포머, 체어, 바렐 등을 이용한 기구운동과 맨손 또는 필라테스 링, 스파인 코렉터, 아크바렐, 토닝볼, 짐볼, 밴드, 폼롤러 등의 소도구를 이용한 매트운동으로 구성되어 있다.

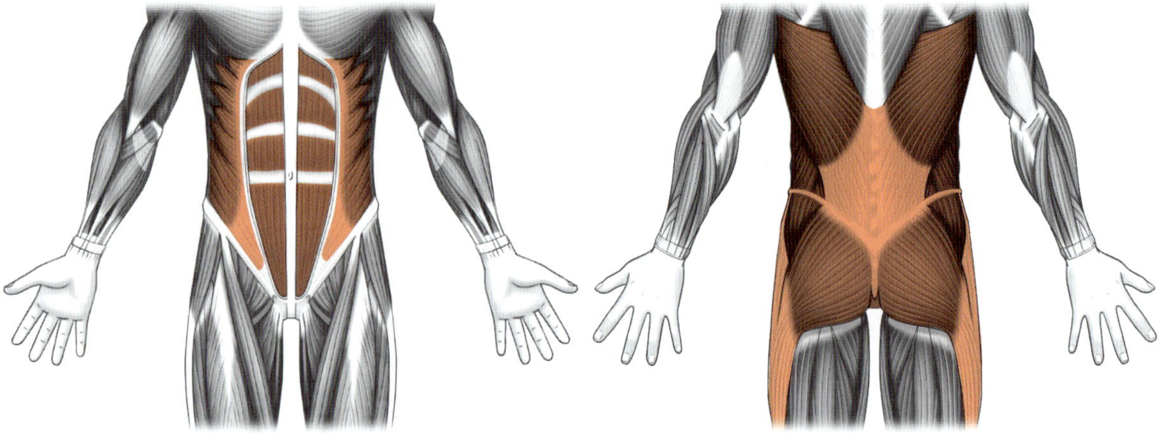

그림 1.4 파워하우스

표 1.1 파워하우스 근육 구분

부위	근육
가슴 부위	가로막(diaphragm)
배 부위	배곧은근(rectus abdominis), 배빗근(oblique abdominis), 배가로근(transverse abdominis)
등허리 부위	넓은등근(latissimus dorsi), 아래뒤톱니근(serratus posterior), 척추세움근(elector spinae), 가로돌기가시근(transversospinalis), 엉덩허리근(iliopsoas), 허리네모근(quadratus lumborum)
골반 부위	골반가로막(pelvic diaphragm), 회음부근(perineal muscles)
볼기 부위	큰볼기근(gluteus maximus), 중간볼기근(gluteus medius), 작은볼기근(gluteus minimus), 넙다리돌림근(rotators of femur)

6 필라테스 기구

1) 유니버셜 리포머 Universal reformer

필라테스 창시자 조셉 필라테스가 만든 운동기구이다. 캐리라는 지지대가 레일 위에서 움직이게 되어 있다. 수련자는 이 위에 눕거나 앉거나 엎드리는 등의 다양한 자세를 취하고, 지지대에 연결된 스프링을 밀고 당기는 동작을 통해 신체의 전 부위를 단련한다(그림 1.5). 리포머를 비롯해 필라테스의 기구들은 스프링을 적극적으로 이용한다. 스프링은 수련자에게 다양한 운동강도를 제공하고 운동의 범위를 확장시켜 준다. 또한 스프링의 흔들림을 조절하는 능력을 발달시키고, 이것을 통해 신체의 불균형이 심한 사람들에게 신체의 근육을 바르게 사용하는 법을 가르쳐 준다. 기존의 웨이트트레이닝식의 운동기구가 보통 한 가지 운동만 할 수 있다면, 리포머는 조셉 필라테스가 만들고, 필라테스 메소드연맹이 정립한 수십 가지의 동작을 기본으로 백여 가지의 다양한 동작을 할 수 있다. 운동의 강도는 스프링 자체의 강도, 스프링 개수, 스프링과 수련자의 거리 및 수련자의 자세로 결정되며, 재활에서 일반인의 건강과 운동선수의 운동능력 향상에 이르기까지 다양한 운동을 할 수 있는 복합운동기구이다.

리포머 운동의 특징은 실제 인간이 해부학적으로 행하는 운동을 기본으로 전개된다. 인간은 살아오면서 잘못된 운동습관과 생활습관으로 자신의 근육 및 관절을 불량하게 사용하여 신체가 왜곡되고 스스로 불균형을 만들게 된다. 예를 들면, 발목의 경우 발목의 무게중심을 정확히 중심으로 하지 않는 발등굽힘/발바닥굽힘 동작을 반복하게 되면, 발목은 안쪽과 바깥쪽의 근육 불균형을 일으키고 잦은 발목부상뿐만 아니라 발과 다리의 부정렬을 일으킨다. 이때 리포머의 풋바에 발을 바르게 정렬하여 발목을 바르게 발등굽힘/발바닥굽힘하는 동작을 통해 다시 발목의 올바른 사용법을 배우게 하는 것이다.

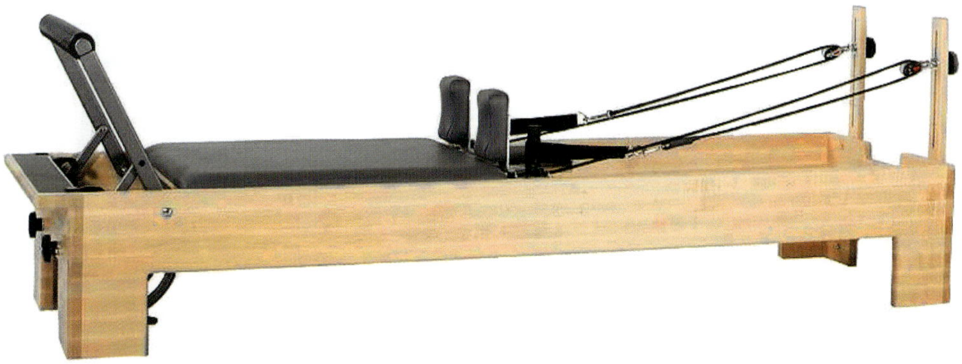

그림 1.5 유니버셜 리포머

2) 캐딜락(트래피즈, 트랩 테이블) Cadillac (trapeze, trap table)

조셉 필라테스는 영국의 포로병원에서 누워만 있어야 하는 환자들의 근력 및 유연성, 재활운동을 위해 고안했다가 그 후 점점 개량을 하게 되었다. 초기에는 철제침대에 봉을 세워 거기에 다양한 스프링을 부착하여 다양한 운동을 할 수 있게 고안된 기구이다(그림 1.6). 캐딜락(트래피즈, 트랩 테이블)은 운동기능이 떨어진 사람에게 스프링과 다양한 지지대(푸시스로우바, 롤다운 바 등)를 통해 필요로 하는 해부학적 운동을 정확히 수행할 수 있도록 도와준다. 재활이 필요한 사람들은 대부분 특정 부위의 기능이 떨어지는데, 운동을 시키면 기능이 떨어진 부위를 운동하는 것이 아니라 다른 부위가 운동되는 보상작용이 일어난다. 캐딜락은 보상작용을 방지해주며, 인간이 행할 수 있는 대부분의 해부학적 운동을 모두 수행할 수 있다.

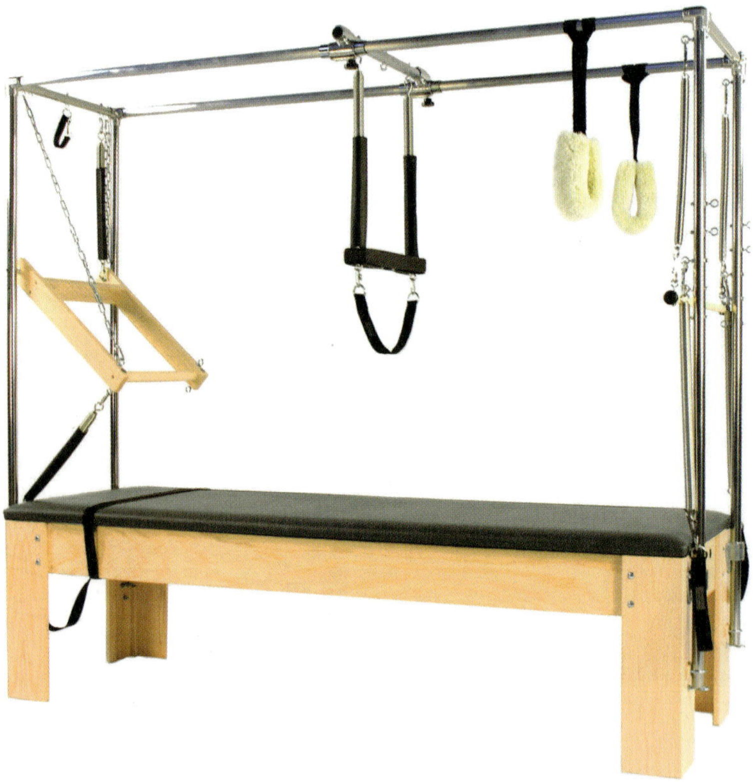

그림 1.6 캐딜락(트래피즈, 트랩 테이블)

3) 운다 체어 Wunda chair

조셉 필라테스는 좌식생활양식으로 인하여 자세가 올바르지 못하고 운동이 부족한 고객들을 위해 거실에서 상체운동을 할 수 있도록 자신의 안락의자를 모델로 한 운다 체어(wunda chair)를 고안했다(그림 1.7). 지금은 많은 부분이 개선되어 상체운동뿐만 아니라 코어와 다리 근육 등 모든 전신 운동이 가능하다. 체어 또는 콤보체어는 손잡이, 페달, 스프링 등을 조정할 수 있어 쉽고 다양하게 활용할 수 있다. 엉덩이 및 무릎 부상 또는 균형 문제가 있는 환자의 재활 및 예비 보강을 위해 가장 많이 사용한다. 앉은 자세 또는 체중부하를 조절할 수 있는 상태로 의자에서서 운동을 진행시키는 데 적합하다.

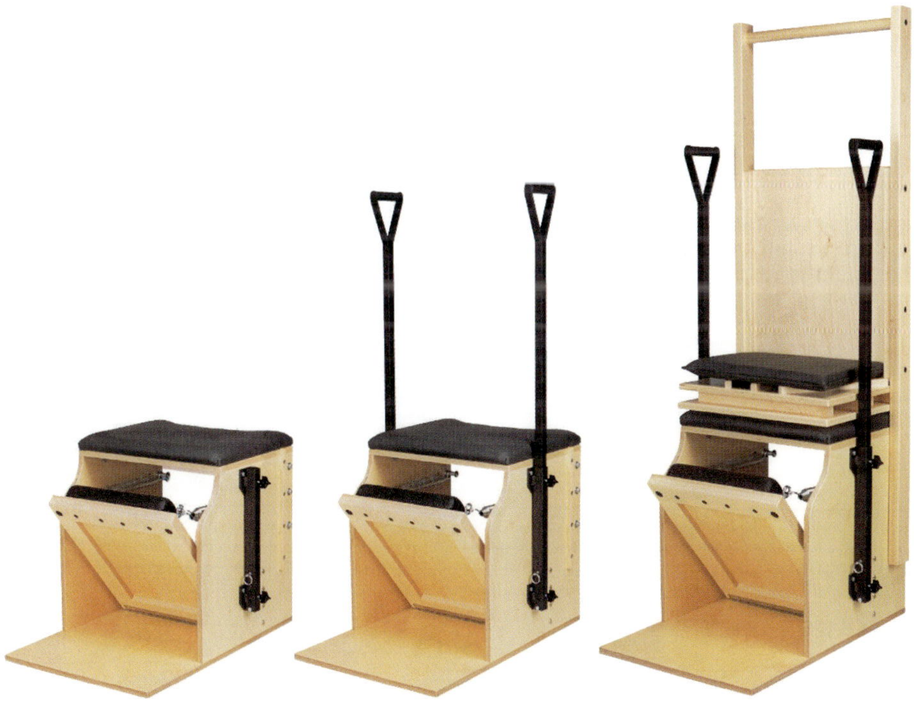

그림 1.7 운다 체어

4) 레더바렐 Ladder barrel

둥근 아치모양의 바렐(통)과 사다리를 결합하여 만든 필라테스 기구로서, 움직임을 조절하고 몸의 긴장을 완화시키며 유연성을 활성화하여 운동 시 신체의 손상을 예방할 수 있다.

여러 가지 난이도 높은 다양한 동작기능을 이용하여 호흡 조절과 체계적인 동작의 반복을 통해 근육을 강화시키고 신체의 운동중심을 안정화시켜 신체 균형을 유지하는 데 도움을 주는 신체조절 전신운동이 가능한 좋은 기능적 운동기구이다.

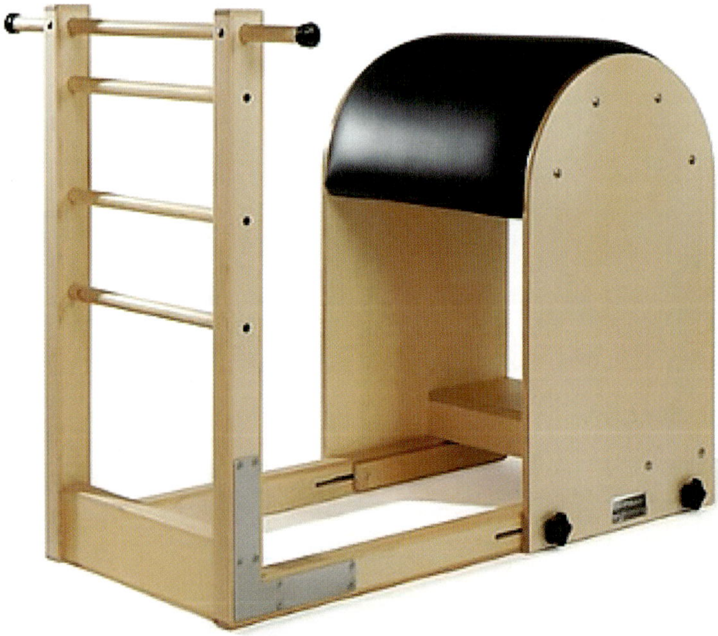

그림 1.8 레더바렐

CHAPTER 2

호흡

1 호흡의 중요성

호흡은 생명을 위해 이루어지는 무의식적이고 중요한 과정이며, 여러 경험을 통하여 발날된다. 호흡은 신체적 노력뿐만 아니라 마음의 상태에 따라 영향을 받기 때문에 일생 동안 겪었던 개인의 신체적 · 심리적 경험과 직접적으로 관련되어 있다.

호흡은 신체적 · 심리적 상태로부터 무의식적인 영향을 받을 뿐만 아니라 호흡을 의식적으로 조절할 수 있다. 호흡을 조절할 경우 신체적 · 심리적 상태에 직접적인 영향을 주거나 변경할 수 있다. 많은 사람들이 변화에 대해 신체적 · 심리적 저항을 하기 때문에 호흡 패턴에 대해 가르칠 때 이것을 고려하는 것이 중요하다. 따라서 호흡 변경을 시도할 경우에는 강제적이거나 압력을 넣기보다는 부드럽게 공감하며 격려해야 한다.

호흡은 몸의 뼈대 정렬과 직접적인 관련이 있다. 호흡 과정에 관련된 거의 모든 근육은 자세와도 관련되어 있으며, 운동 중 올바른 정렬과 안정성 조절과도 연관되어 있다. 따라서 호흡하는 것은 바로 안정성과 운동의 조절뿐만 아니라 자세와 정렬에 영향을 미친다.

> "생명을 유지하기 위해서는 호흡을 해야 한다. 호흡을 하지 않으면 우리는 살 수가 없다. 규칙적인 호흡을 하는 것이 건강의 지름길이다."
>
> *마벨토드(1937)*

1) 호흡과 자세의 관계

신체 대부분의 근육은 3가지 종류의 근섬유로 혼합되어 있다. 그 근육이 어떤 활동에 맞추어져 있는가에 따라서 한 종류의 근섬유가 더 많은 비율을 차지하게 된다. 예를 들면, 중력에 대항하여 체중을 지지하는 등과 다리의 근육에서는 제1형 근섬유가 많은 비율을 차지하게 되며, 무거운 물건을 드는 팔의 근육에서는 제2형 근섬유가 많은 비율을 차지하게 된다. 근섬유의 비율은 같은 근육이더라도 사람들마다 그리고 개인의 각 근육들 간 다양하게 나타난다. 선천적인 근섬유의 비율은 훈련의 종류 및 노력의 정도와 같은 후천적인 요소에 따라서 바뀔 수 있으며, 근섬유는 현재 놓인 상황의 요구에 따라서 적응하게 된다.

호흡은 근육의 작용으로 이루어지는 기전이다. 여러 호흡근들은 자세유지근이며, 호흡과 자세는 이러한 여러 공용근들의 작용으로 함께 이루어지는 기전이다. 가로막이나 속갈비사이근과 같은 순수 호흡근을 제외한 다른 모든 호흡근은 자세유지의 기능을 갖고 있다.

많은 호흡근들이 자세를 정렬시키는데 중요한 역할을 한다. 올바른 자세에서 올바른 호흡이 이루어지므로 자세를 교정하여 호흡을 교정할 수 있다. 또한 올바른 호흡에서 올바른 자세가 이루어지므로 호흡을 교정하여 자세를 교정할 수 있다.

호흡을 올바르게 하면 전신의 모든 나머지 근육들도 실제적으로 작용하게 되어 정상적인 자세를 만들 수 있다. 필라테스는 특정한 호흡과 동작을 이용하여 신체운동중심을 안정화시키면서 자세를 정렬시키는 자세교정운동이다.

2 호흡의 과정

호흡은 인간이 기체 연료와 세포호흡에서 나온 배설물을 포착, 전송 배출하는 생리적 호흡 과정의 필수적인 부분이다. 인체의 생리학에서 생리적 호흡(physiological respiration)은 외부로부터 각 세포에 산소를 공급하고 신체에 있는 이산화탄소는 외부로 배출하는 수송과정을 말한다. 이것은 생화학적 호흡과는 반대되며 세포호흡 과정이라 말한다. 이 과정은 유기체가 산소와 포도당에 반응하여 물, 이산화탄소와 ATP(에너지)로부터 에너지를 제공받는 신진대사 과정이다. 생리적 호흡은 세포호흡(cellular respiration)에 필요하고 이 때문에 인간의 생명이 유지되는 것이다. 이 과정은 생리적 호흡으로 신체 세포와 외부 환경 사이에 신진대사에 필요한 물질을 대량으로 배달하는 것에 의의를 두지만 세포호흡은 인체에서 각 세포가 호흡한다는 점에서 다르다고 할 수 있다.

호흡의 과정은 다음과 같다.

a. 숨을 들이마셔서 허파 속에 산소가 가득 찬다.
b. 산소 분자들은 허파를 통과하여 심장혈관 시스템에 의해 신체 내에서 수십 억의 세포로 이송하는 혈류로 들어간다.
c. 동시에, 세포에 의해 생산된 배설물인 이산화탄소 분자는 심장혈관 시스템에 의해 혈류에서 허파로 전달되어 이송된다.
d. 숨을 내쉼으로써 허파로부터 이산화탄소가 가득 들어 있는 공기를 배출한다.

3 가로막

가로막(diaphragm)은 호흡과 관련된 가장 중요한 근육이며, 둥근 지붕(dome) 모양으로 가슴안(thoracic cavity)과 배안(abdominal cavity)을 분리시켜 준다. 허파 쪽으로 튀어나와 있으며, 가슴안과 배안 사이에 식도, 주요 혈관과 림프관, 신경의 통로를 위한 구멍이 있다. 가로막의 근섬유들은 복장뼈의 칼돌기, 7~12번 갈비뼈와 갈비연골(costal cartilage) 및 1~4번 허리뼈에서 중심힘줄(central tendon)로 연결되어 있다. 호흡의 움직임에 있어서 기본 참여(공기 섭취량의 약 2/3 담당)뿐만 아니라 재채기, 기침, 울음, 웃음 그리고 물건을 들기 위해 준비할 때 수축한다. 또한 안정성을 위해 배안과 내장을 압박하고, 출산을 도우며 소변과 대변을 배출할 때 수축한다.

4 생리적 호흡 과정

1) 들숨

들숨하는 동안, 가슴안의 부피가 증가하며 가슴안 내 압력은 감소한다. 그 결과로 입과 코를 통해 허파로 공기가 모아지고, 혈액에서 이산화탄소와 산소의 교환이 이루어지는 생리적 호흡 과정이 발생한다. 간단히 말하면 가슴안을 확대하면 허파 속에 공기가 모인다.

들숨 초기, 가로막이 수축을 하면 배안 쪽으로 내려가게 된다. 실제적으로 아래로 아주 조금 이동하는 것뿐이지만 매우 큰 표면적이 움직이는 것이기 때문에 가슴안의 부피가 증가한다. 가로막이 수축을 계속하게 되면 근접조직(중심힘줄)이 이것을 방해하려 하고, 이 결과로 발생된 힘은 아래쪽 갈비뼈를 위쪽과 바깥쪽으로 당기게 되어 가슴안의 부피를 증가시킨다. 따라서 갈비뼈의 확장은 가로막의 수축으로 발생하고 갈비뼈와 다른 근육으로 지속된다. 갈비뼈의 확장은 순차적이고 멀티 방향을 작용하는 과정이다. 기본적으로 아래쪽 갈비뼈가 바깥쪽과 위쪽으로 당겨지면서 갈비뼈 전체가 옆으로 확장된다. 갈비뼈의 전체가 확장되면서 작은 위쪽 갈비뼈들은 복장뼈를 들어 올리려고 앞 방향으로 돌림을 하고 마지막으로 빗장뼈가 올라간다.

2) 날숨

날숨하는 동안 가로막 및 기타 들숨 관련 근육은 이완한다. 빗장뼈, 복장뼈, 갈비뼈가 중력과 함께 낮아지면서 가로막이 상승하고 속갈비사이근, 가슴안의 라이닝 조직, 허파의 탄성 반동의 수축으로 촉진된다. 가슴안의 부피가 감소하면서 허파에서 공기가 배출된다. 이때 가로막의 수축과 반대 역할을 하는 날숨 관련 배근육과 다른 근육의 수축으로 공기가 더 나가게 된다.

특히 배가로근과 배속/바깥빗근이 날숨 과정을 촉진하므로 숨을 내쉬는 것은 척추 안정화 과정을 만드는 데 도움이 된다. 그래서 배꼽이 척추 쪽으로 들어가게 하면서 숨을 내쉬는 것은 깊이 자리 잡고 있는 배근육을 이용하여 코어의 안정성을 가르칠 수 있는 좋은 방법이다. 그러나 안정성은 숨을 들이마시고 내쉬는 두 과정에서 활발하게 유지가 되어야 한다는 것을 이해해야 한다.

(1) 날숨근의 수축 Contraction of expiratory muscle

안정 시 호흡에서는 들숨근의 수축만 일어나며, 날숨근의 수축은 일어나지 않는다. 들숨에서는 가슴안이 확장되고, 가슴안 내압이 감소되고, 음압이 발생되어 상시 들숨량이 유입될 정도로 가슴부 들숨근의 수축만 일어나며, 날숨에서는 허파가 탄력적 반동으로 확장되어 상시 날숨량이 배출될 정도로 가슴부 들숨근의 이완만 일어난다. 호흡량의 증가가 요구될 때 날숨근의 수축이 일어난다. 날숨근의 적극적인 수축은 위가슴 부위의 들숨근 및 가로막의 부담을 덜어주게 된다.

(2) 강한 날숨의 주의사항-과환기증후군

원인은 허파나 심장 이상에서 초래되는 경우와 허파나 심장이 정상이더라도 심리적인 원인이나 다른 질병 또는 허파나 심장 이외의 다른 조직 이상에서 초래되는 경우로 구별될 수 있다. 과환기증후군(hyperventilation syndrome)의 원인 중 5~10%는 심인성으로 불안신경증이 흔한 예이다.

호흡근의 작업량이 증가하고 분당 환기량이 증가함에 따라 과환기를 하게 되면, 동맥혈 내의 이산화탄소 분압은 일반적으로 37~43mmHg 이하로 감소되어 저이산화탄소혈증(hypocapnia)이 유발된다(그림 2.1). 이로써 심박출량의 감소 및 혈관수축(vasoconstriction, 특히 뇌혈관)이 유발되어 뇌산소 공급의 감소로 인해 현기증 등의 증상이 초래된다. 또한 알칼리혈증(alkalosis)과 저인산염혈증(hypophosphatemia)이 유발되어 근수축의 방해가 일어나 전신쇠약감 등의 증상이 초래된다.

이런 경우에는 과환기를 일으키는 원인질환을 치료하는 것이 가장 중요하다. 심인성인 경우에는 환자의 정서안정을 돕거나 불안요소를 제거하는 것이 효과적이지만 실제로 쉽지 않다. 뇌혈관 수축에 의한 증상이 심하여 의식까지 잃게 되거나 감각이상, 근육경련 등이 심한 경우에는 낮은 농도의 이산화탄소를 들숨시키는 방법, 예를 들면 종이 봉지에 입을 대고 호흡을 하게 하여 이산화탄소 분압을 올려주는 것도 도움이 된다.

필라테스를 처음 시작하는 데 있어 날숨의 양이 갑작스럽게 증가하게 되면 과환기증후군이 유발될 수 있으므로 초보자는 날숨의 양을 천천히 증가시키는 것이 중요하다.

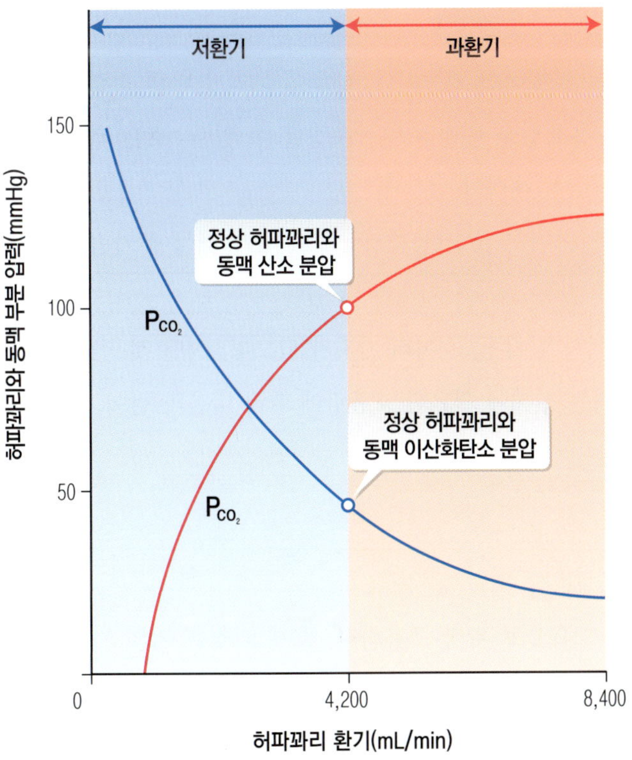

그림 2.1 저환기 및 과환기에 의한 동맥혈 내의 이산화탄소 및 산소 분압의 변화

5 호흡량

앞에서 설명된 호흡 과정은 모든 호흡패턴의 기본 과정이다. 근육의 참여 수준은 호흡량에 크게 영향을 받고 몸이 요구하는 에너지와 관련되어 있지만 의식적인 조절에 의해서도 변할 수 있다. 휴식과 소화 시 신체가 요구하는 에너지는 많지 않기 때문에 가로막의 규칙적인 수축만으로도 조절이 가능하다. 신체적 · 정신적 활동이 증가하게 되면 신체가 필요로 하는 산소량도 많아진다. 이에 따라 호흡 과정에서 들숨 및 날숨량이 증가하고 호흡주기의 속도도 증가하게 된다. 들이마시는 숨과 내쉬는 숨의 양이 증가하게 되면 더 많은 근육의 활동을 필요로 하게 된다. 호흡주기에서 교환되는 공기의 부피가 크면 클수록 호흡 과정에 참여하는 근육이 많아지고 근육의 활동도 증가하게 된다.

6 호흡패턴

호흡은 무의식과 의식으로 조절되는 자발적인 기능이다. 때문에 우리가 바른 정렬, 안정성 및 궁극적으로 운동의 질을 향상시켜 호흡패턴을 변경하거나 수정할 수 있다. 호흡 과정을 개선하면 신체적 이점이 많을 뿐만 아니라 심리적 혜택이 생긴다.

필라테스 운동은 보통 들숨과 날숨에서 온전한 증가량으로 하기 때문에 가슴부 호흡패턴과 날숨에 관련된 근육(주로 배근육)의 활동 증가를 기대할 수 있다.

좋은 호흡방법은 한 가지로 정해져 있지 않고 여러 가지가 있으며, 어떤 것은 다른 것보다 더 도움이 되기도 한다. 요약하면 우리는 신체에 필요한 호흡량에 따라 다음과 같이 세 종류의 일반적인 호흡패턴을 보인다.

1) 가로막 호흡

몸이 안정된 상태에서 볼 수 있는 호흡으로 가장 조용하다. 호흡 과정은 거의 가로막의 규칙적인 움직임에 국한된다.

2) 가슴부 호흡

신체적 · 정신적으로 활발해지면 몸의 산소 수요가 증가하게 되고 호흡량이 증가한다. 따라서 가로막뿐만 아니라 가슴우리(thoracic cage)의 움직임도 커지게 된다.

3) 빗장뼈 호흡

호흡 부피가 최대한 사용될 때 가슴우리의 움직임이 증가하고 이어서 위쪽 갈비와 빗장뼈가 추가로 사용된다. 이 패턴은 주로 들숨 과정과 관련되어 있으며, 들숨에 관련된 활동량이 커짐에 따라 날숨 활동도 커지게 된다.

7 호흡리듬

호흡은 자발적인 운동 과정이므로 매 호흡 시 효율성이 있어야 한다. 호흡을 운동과 일치시키는 것이 필라테스의 핵심이다. 필라테스 운동은 정밀도와 효율성을 추구하기 때문에 호흡도 마찬가지이다. 운동 시 효과적으로 호흡하는 방법을 배우는 것은 몸과 마음을 휴식하는 것과 집중하는 것 모두에 도움이 된다.

필라테스 운동에서 호흡 시 중요한 초점은 들숨이나 날숨을 강제로 하는 것이 아니다. 사실 운동에서 노력해야 하는 과정은 날숨을 할 때이다. 따라서 운동을 마무리하기 위해서는 충분한 시간을 제공하여 숨을 천천히 내쉬도록 한다.

8 호흡근육

호흡에 사용되는 근육은 표 2.1, 그림 2.2에 나타나 있다.

표 2.1 호흡근육

들숨근 Inspiratory muscle	주동근 Primary muscle	가로막(diaphragm)
		바깥갈비사이근(external intercostalis)
		앞속갈비사이근(internal intercostalis anterior)
		갈비올림근(levator costarum)
	보조근 Accessory muscle	목빗근(sternocleidomastoid)
		목갈비근(scalenus)
		앞톱니근(serratus anterior)
		큰가슴근(pectoralis major)
		작은가슴근(pectoralis minor)
		위등세모근(upper trapezius)
		빗장밑근(subclavius)
		위뒤톱니근(serratus posterior superior)
		뒤넓은등근(posterior latissimus dorsi)
		가슴부 척추세움근(thoracic erector spinae)
날숨근 Expiratory muscle	주동근 Primary muscle	배바깥빗근(external oblique abdominis)
		배속빗근(internal oblique abdominis)
		배곧은근(rectus abdominis)
		배가로근(transversus abdominis)
	보조근 Accessory muscle	깊은속갈비사이근(innermost internal intercostalis)
		가슴가로근(transversus thoracis)
		아래뒤톱니근(serratus posterior inferior)
		앞넓은등근(anterior latissimus dorsi)
		허리엉덩갈비근(iliocostalis lumborum)
		허리네모근(quadratus lumborum)

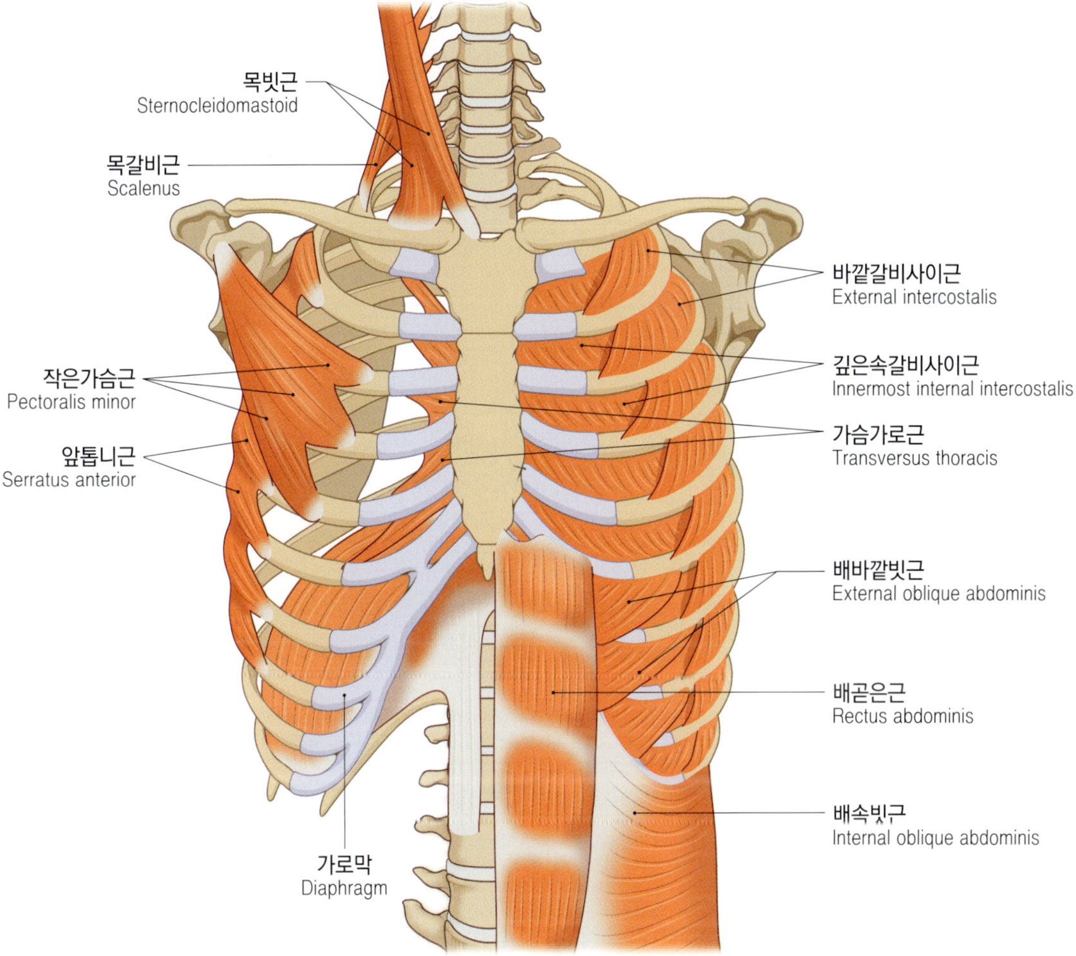
목빗근
Sternocleidomastoid
목갈비근
Scalenus
작은가슴근
Pectoralis minor
앞톱니근
Serratus anterior
가로막
Diaphragm
바깥갈비사이근
External intercostalis
깊은속갈비사이근
Innermost internal intercostalis
가슴가로근
Transversus thoracis
배바깥빗근
External oblique abdominis
배곧은근
Rectus abdominis
배속빗구
Internal oblique abdominis

그림 2.2 호흡근육

9 호흡법

1) 흉곽 호흡법

- 복부를 항상 긴장시키는 전통 필라테스에서 초점을 두었던 호흡법
- 복근이 등척성 수축으로 항상 긴장
- 흡기 시에 늑간근과 하강하여 편평해지는 횡격막이 작용하여 늑골이 상방으로 벌어지게(마치 양동이의 양 손잡이처럼) 된다. 늑곽의 상부가 빨대 호흡법보다 더 거상되고 확장될 수 있다.
- 전체적인 움직임의 방향: 외상방

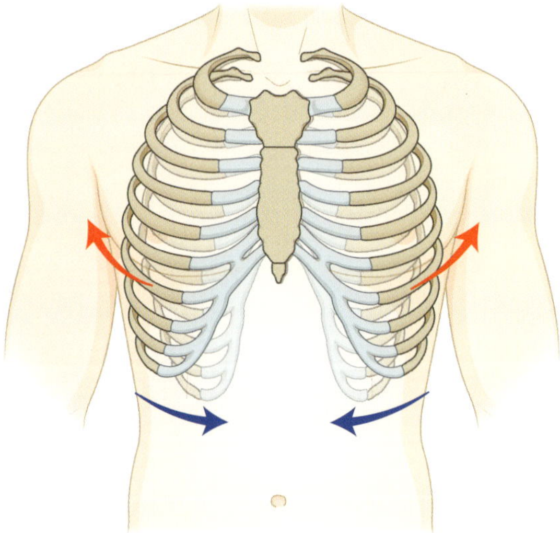

그림 2.3 흉곽 호흡법

2) 피스톤 호흡법

- 흔히 올챙이배 호흡법으로 오용되어 종종 회피되는 호흡법
- 탄력적인 복근의 허용(이완 또는 원심성 수축)으로 복부가 전외방으로 확장됨으로써, 가로막(횡격막)이 복강 내 장기를 하방으로 골반강까지 밀어주게 된다. 배가로근(복횡근) 및 배빗근(복사근)의 원심성 수축과 요근의 고정이 가로막의 작용에 안정성을 주게 된다.
- 호기 시에는 골반기저근과 배빗근의 하부가 하복부를 위로 당기게 된다. 배가로근이 수축하면서 바깥속빗근(내외복사근)을 가위처럼 당겨지게 하여 그들의 구심성 수축을 돕는다. 배곧은근(복직근)이 배가로근의 허리뼈 앞굽음에 대한 작용에 균형적인 작용을 하게 된다. 피라미드근

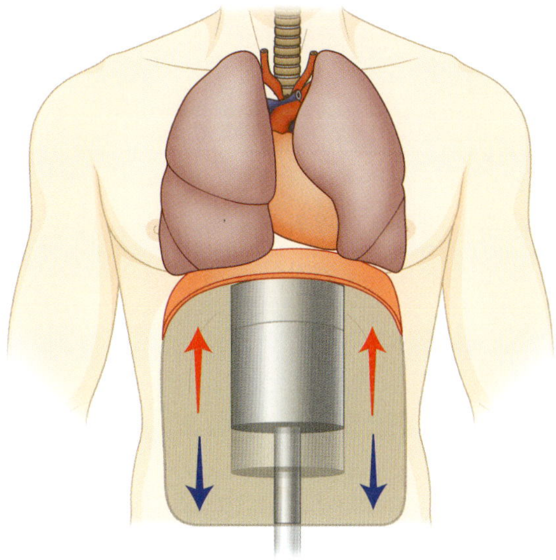

그림 2.4 피스톤 호흡법

이 복벽의 최하부를 긴장시킴으로써 복직근의 이러한 작용을 돕게 된다.

- 전체적인 움직임의 방향: 하외방

3) 몸통 호흡법

- 풀무 호흡법 + 피스톤 호흡법
- 일상생활에서 가장 효과적인 호흡법
- 호기를 통하여 복근과 골반기저근의 기능을 강화하는 호흡법
- 자세를 정렬시키는 호흡법

4) 필라테스 호흡법의 목적

- 코어(신체의 중심부)의 근력을 증진시키고 상체의 긴장을 완화시키기 위하여
- 가로막의 동작으로 하복부와 골반기저부를 연결시키기 위하여
- 인체의 자세와 지각력을 개선시키기 위하여
- 집중하거나 격렬한 운동을 할 때, 호흡을 참고 싶은 충동을 억제하기 위하여
- 호흡의 협응성으로 산소섭취량을 증가시키기 위하여
- 심장의 피로 완화, 폐 기능 및 혈액 순환 향상

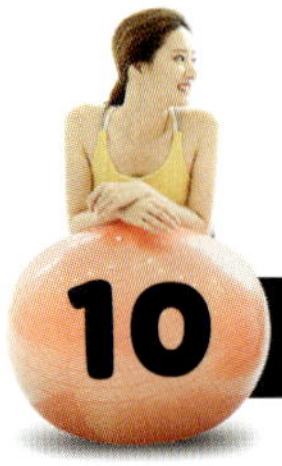

10 호흡법의 연습

1) 피스톤 호흡법의 연습

준비물: 작은 책 1권

순　서: ① 배부 이완 후에 작위성 안정위를 취하게 하며, 배부가 아직 이완되지 않았다면(요부가 바닥에 떠 있거나 요부의 긴장이 느껴질 경우) 지지성 안정위를 취하게 한다.

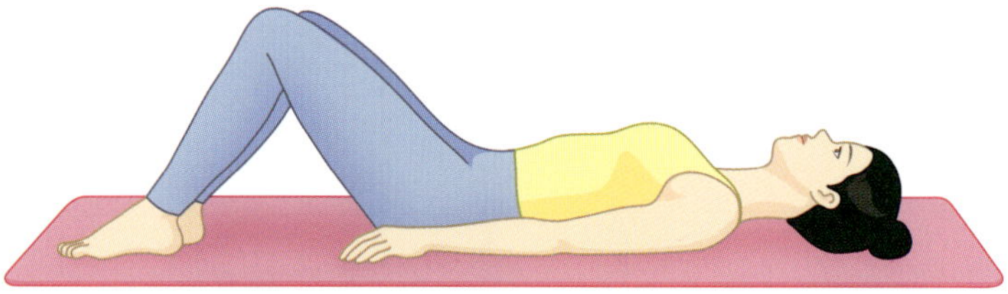

작위성 안정위

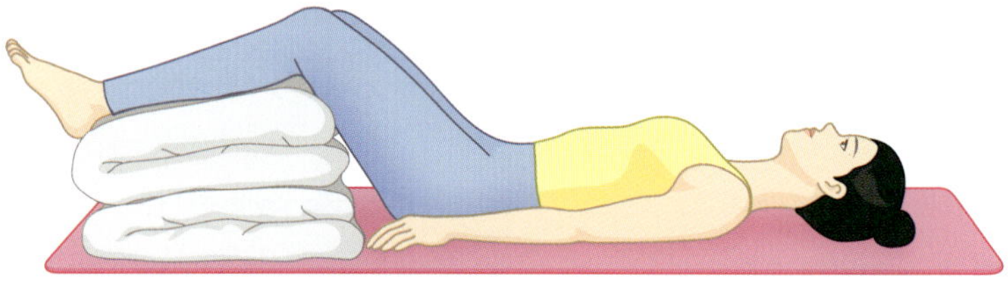

지지성 안정위

② 작은 책 1권을 복부에 얹게 한다.

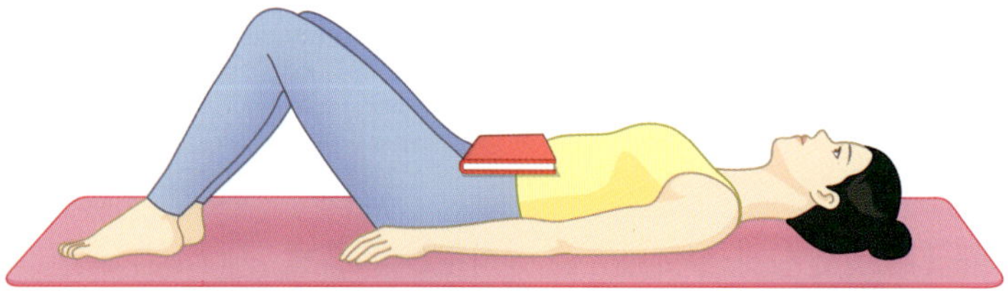

③ 흡기하게 한다. 코로 흡기하게 하며, 복부를 전외방으로 확장하게 → 하복부에 놓인 책을 떠오르게 → 복강내 장기가 골반강으로 부화되게 한다.

④ 호기하게 한다. 살짝 벌린 입으로 호기하게 하며, 하복부 양측의 살들을 서로 모으게 → 하복부를 바닥 쪽으로 당기게 → 하복부에 놓인 책을 가라앉게 → 하복부를 배꼽 쪽으로 올리게 → 요부를 잘록하게 하면서 신연하게 한다.

⑤ 10회 반복하게 한다.

연상법: 호기가 잘 안된다면 "꽉 끼는 바지를 입고 지퍼를 채운다."라고 연상하게 한다.

주의점: 올챙이배 호흡법

2) 흉곽 호흡법의 연습

준비물: 비탄력성의 넓은 띠 또는 목도리 1개

순　서: ① 배부 이완 후에 작위성 안정위 또는 지지성 안정위를 취하게 한다.

② 비탄력성의 넓은 띠 또는 목도리 1개를 하부늑골에 감아 양 끝을 교차시켜 팔꿈치 관절이 구부려진 양측의 손으로 살며시 쥐게 한다.

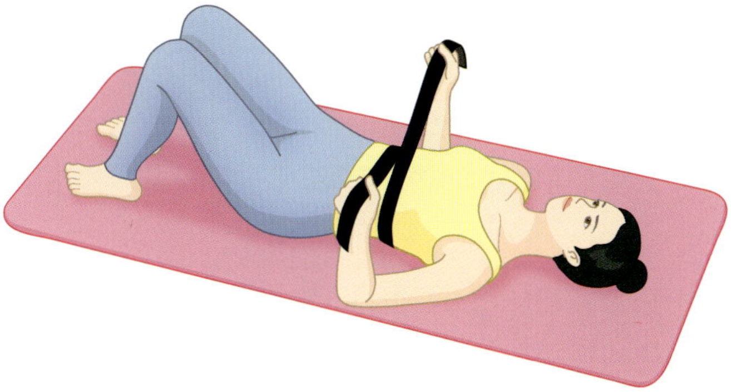

③ 흡기하게 한다. 코로 흡기하게 하며, 복부를 항상 긴장하게 하며, 하부늑골을 확장하게 → 하부늑골에 감긴 띠를 살며시 쥐고 있는 양측의 손이 체간의 가운데로 균형되게 모아지게 한다.

④ 호기하게 한다. 살짝 벌린 입으로 호기하게 하며, 복부를 항상 긴장하게 하며, 양측의 손으로 살며시 쥐고 있는 띠를 잡아당기게 → 하부늑골을 감축하게 한다.

⑤ 10회 반복하게 한다.

연상법: 호흡이 잘 안된다면, "하부늑골이라는 아코디언(accordion)을 연주한다."라고 연상하게 한다.

주의점: 빨대 호흡법

3) 몸통 호흡법(필라테스)의 연습

피스톤 호흡 + 흉곽 호흡(풀무 호흡) = 필라테스 호흡

준비물: 없음

순　서: ① 배부 이완 후에 작위성 안정위 또는 지지성 안정위를 취하게 한다.

② 양측의 손바닥을 양측의 하부늑골에 대고 양측의 손가락을 펴서 양측의 옆구리에 대게 한다.

③ 흡기하게 한다. 코로 흡기하게 하며, 하부늑골을 확장하게 → 양측의 하부늑골에 대고 있는 양측의 손바닥이 떠오르게 → 복부를 전외방으로 확장되게 → 양측의 옆구리에 대고 있는 양측의 손가락이 떠오르게 → 복강내 장기가 골반강으로 부화되게 한다.

④ 호기하게 한다. 살짝 벌린 입으로 호기하게 하며, 하복부 양측의 살들을 서로 모으게 → 하복부를 바닥 쪽으로 당기게 → 하복부를 배꼽 쪽으로 알리게 → 요부를 잘록하게 하면서 신연하게 → 양측의 옆구리에 대고 있는 양측의 손가락이 가라앉게 → 하부늑골을 감축하게 → 양측의 하부늑골에 대고 있는 양측의 손바닥이 가라앉게 한다.

⑤ 10회 반복하게 한다.

연상법: 흡기가 잘 안 된다면 "파도(공기)가 바다 멀리에서부터 높게 넘실대며 해안가(골반강)로 다가가다가 해안가에서 낮게 부서져 모래를 적시며 해안가 깊이 밀려 들어간다."라고 연상하게 한다. 호기가 잘 안 된다면 "깊게 밀려 들어간 파도가 모래를 쓸며 다시 바다로 돌아온다."라고 연상하게 한다.

주의점: 빨대 호흡법, 올챙이배 호흡법

4) 자국내기의 연습

인식의 초점 ⇒ 척추의 정렬

순 서: 1. 허리뼈(Lumbar vertebra)

① 배부 이완 후에 작위성 안정위 또는 지지성 안정위를 취하게 한다.

② 양측의 한 손가락을 양측의 위앞엉덩뼈가시(ASIA)에 대도록 한다.

③ 흡기하게 한다.

④ 호기하게 한다. 허리뼈를 신연하게 하면서 척추의 자국내기를 하며 양측의 ASIA에 대고 있는 양측의 중지손가락이 상방 또는 하방으로 이동되지 않게 한다.

⑤ 10회 반복하게 한다.

2. 목뼈(Cervical vertebra)

① 목덜미 이완 후에 작위성 안정위 또는 지지성 안정위를 취하게 한다.

② 한 손가락을 턱에 대게 한다.

③ 흡기하게 한다.

④ 호기하게 한다. 목뼈를 신연하게 하면서 척추의 자국내기를 하며, 턱에 대고 있는 한 손가락이 상방 또는 하방으로 이동되지 않게 한다.

⑤ 10회 반복하게 한다.

연상법:
- 허리뼈의 자국내기가 잘 안 된다면 "모래 위에 척추자국을 남기게 한다."라고 연상하게 한다.
- 목뼈의 자국내기가 잘 안 된다면 "양 귀를 매트 쪽으로 가져가게 한다."라고 연상하게 한다.

주의점:
- 척추의 밀착시키기(Spinal pressing)
- 목뼈의 자국내기에서 턱을 아래로 당겨서 목뼈를 밀착시키거나 턱을 위로 당겨서 두정부를 누르지 않게 한다.

CHAPTER 3

중립

1 골반

골반(pelvic)은 오른쪽 및 왼쪽 골반 거들(pelvic girdle), 엉치뼈 및 꼬리뼈의 네 가지 뼈로 구성되며, 골반 거들은 엉덩뼈(ilium), 두덩뼈(pubis), 궁둥뼈(ischium)로 형성되어 있다(그림 3.1). 골반은 머리와 몸통의 무게를 지탱하고, 그 무게를 다리로 전달할 수 있도록 다리 부분과 연결되는 몸의 중심 부위이다. 또한 몸통과 팔다리 근육의 부착 지점 역할을 하며 내부 골반 장기를 보호한다.

1) 골반의 위치

골반의 위치는 척추와 직접적인 관련이 있다. 앞뒤로 구부리는 것은 척추의 굽힘/폄, 좌우로 비트는 것은 척추 돌림 그리고 올림은 척추 가쪽굽힘과 관련되어 있다. 일상생활에서 흔히 일어나는 움직임은 이러한 동작의 조합이며, 골반이 움직일 때 연결된 넙다리의 위치가 변경된다.

(1) 앞쪽으로 Anteriorly

골반의 윗부분이 과도하게 앞으로 기울어져 있으면 허리엉치뼈(lumbosacral) 각도를 증가시켜 허리 곡선을 과도하게 만들며, 차례로 다른 척추 곡선에 영향을 미치게 된다. 또 등뼈의 정렬이 바르지 못하게 되어 근육의 균형이 깨지게 된다.

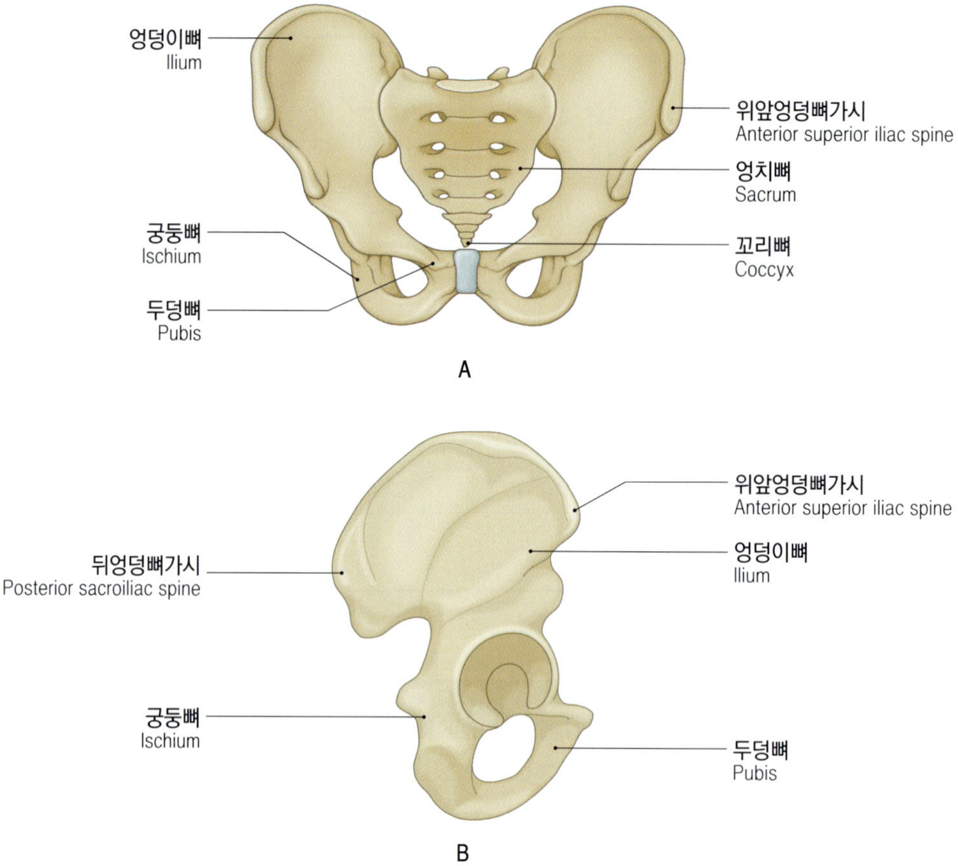

그림 3.1 골반. A: 앞에서 본 모습, B: 옆에서 본 모습

(2) 위쪽으로 Posteriorly

골반의 윗부분이 과도하게 뒤로 기울어져 있으면 척추 곡선이 편평해지고 척추의 충격 흡수 능력이 감소하게 된다. 골반이 과도하게 앞으로 기울어진 것과 마찬가지로 척추의 정렬이 바르지 못해 근육의 균형이 깨지게 된다.

(3) 옆으로 Laterally

위앞엉덩뼈가시(anterior superior iliac spine, ASIS)가 수평하지 않으면 허리 척추는 골반의 아래쪽으로 향하게 되며, 척추는 수직 정렬을 하기 위해 또 다른 커브를 만들게 된다.

(4) 돌림 Rotation

ASIS가 수평하지 않으면 골반이 돌림되며, 정렬을 바로 잡기 위해 가슴 부위에서 돌림이 일어나게 된다.

2) 골반의 중립위치

골반의 중립위치(neutral position of pelvis)는 관상면에서 수평한 ASIS와 시상면에서 ASIS와 두덩뼈가 같은 수직선상에 있는 정렬을 의미하며(그림 3.2), 척추와 넙다리에 연결되어 있는 골반은 중립위치일 때 가장 이상적인 균형 상태가 된다. 또한 기능적인 움직임에 대해 안정적인 기반을 제공한다. 골반의 중립위치는 누운 자세, 앉은 자세, 선 자세에서 정렬을 만들 수 있으며, 필라테스 동작의 시작과 휴식에 이상적이다.

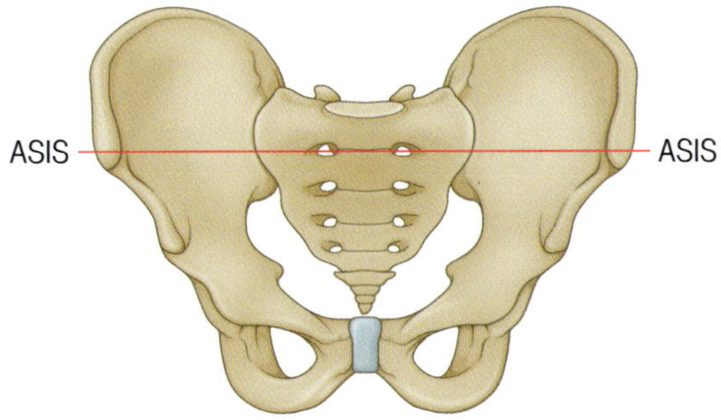

그림 3.2 골반의 중립위치

(1) 안정 자세에서 골반의 중립위치 찾기

- 무릎을 굽히고 발을 바닥에 편평하게 놓은 상태로 등을 대고 눕는다.
- 양손을 배에 편평하게 놓고 손을 삼각형 모양으로 만든다.
- 양손의 새끼두덩부위를 ASIS에 두고 손가락은 두덩뼈를 향하도록 한다. 양손의 엄지손가락 끝을 맞닿도록 하고 손이 바닥과 평행인지 확인한다.

주의사항: 보통 안정화시키는 근육은 약한 반면, 긴장 상태의 다른 근육들은 이완되기 힘들기 때문에 골반의 중립위치를 유지하는 것은 힘들 수 있다. 종종 올바른 골반의 중립위치를 만들기 위해 무리할 경우 허리근육을 과도하게 쓰게 되는데, 정확한 골반의 중립위치는 자연스러워야 한다. 경우에 따라 골반의 중립위치가 편안해지기까지 시간이 오래 걸릴 수 있으며, 수건이나 쿠션 같은 '소품'을 이용하여 이 자세에 익숙해지게 도와줄 수 있다.

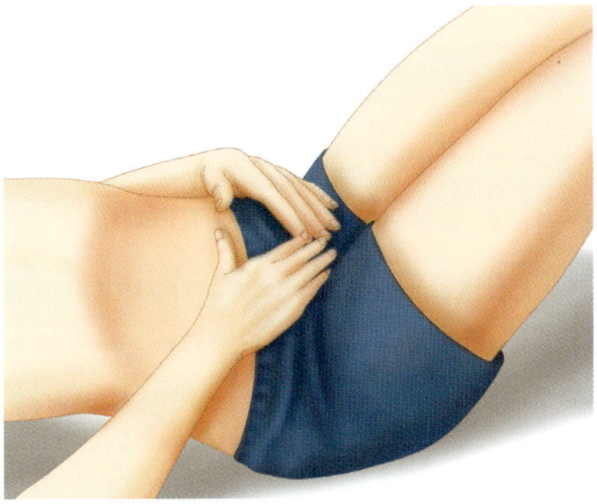

그림 3.3 안정 자세에서 골반의 중립위치 찾기

2 척주

"서른 살인데도 당신의 척추가 뻣뻣한 경우는 늙었다는 증거이고, 예순임에도 불구하고 완전히 유연하다면 젊은 것이다."

조셉 필라테스

척주(spine)는 33개의 척추뼈로 구성되어 있으며, 머리뼈를 받치고 있는 7개의 뼈를 목뼈(cervical vertebrae)라 하며, 가슴 부위에 있는 12개의 뼈를 등뼈(thoracic vertebrae), 허리 부분에 있는 5개의 뼈를 허리뼈(lumbar vertebrae)라고 한다. 허리뼈 아래에 있는 뼈를 엉치뼈(sacrum)라 부르는데, 이 뼈는 5개의 척추뼈가 붙어 있는 형태(fused vertebrae)로 구성되어 있으며, 그 아래는 꼬리뼈로 구성되어 있다.

척주에서 등과 엉치의 곡선은 출생 시부터 존재하며, 목뼈 및 허리뼈의 곡선은 태어난 후 발달된다. 목의 곡선은 아기가 머리를 들 때, 허리 곡선은 앉거나 설 때 발달된다. 척주의 곡선은 상호 의존적이어서 하나의 이탈은 다른 부위에 영향을 미친다.

올바른 척주 곡선은 완벽한 균형과 힘을 제공한다. 중력, 나쁜 자세, 노화, 상해 등으로 척추는 압박받을 수 있다. 그러나 척주를 길어지게 하여(elongated) 디스크에 공간을 더 만들어 주면 압박 현상을 방지할 수 있다. 따라서 가능한 척주 전체 길이를 최대한 늘이면서 척주의 자연 곡선을 유지하는 것이 좋다.

1) 척추의 움직임

"우리 기본 목표 중 하나는 전체 척추가 동시에 부드럽게 움직여야 한다는 것이다."

조셉 필라테스

척추는 다양한 기능을 수행하기 위해 안정성과 기능성을 모두 갖추어야 한다. 인접 척추 간의 움직임은 아주 작지만 총 척추의 결합된 움직임으로 크고 다양한 움직임을 만들 수 있다. 척추는 굽힘(flexion)/폄(extension), 가쪽굽힘(lateral flexion)과 돌림(rotation)의 움직임이 나타난다.

서서 몸통을 굽힐 때 힘은 머리 위로부터 아래 골반으로 진행하며, 근육은 속도를 조절하기 위해 중심을 다르게 하게 된다. 가쪽굽힘과 돌림은 척추 건강에 중요하다. 돌림은 노령화에 따라 제일 먼저 감소되는 움직임 중 하나이다. 좋은 동작을 갖기 위해 가쪽굽힘을 할 때에는 돌림하지 않고, 반대로 돌림 시에는 가쪽굽힘을 하지 않는 것이 중요하다는 것을 알아야 한다.

척추의 세 가지 영역은 운동을 활성화하고 제한하는 다양한 특성을 가지고 있다. 가시돌기(spinous process)의 모양과 각도 차이, 척추뼈 몸통의 크기와 모양, 관절면의 방향 등이 각각의 영역에서 운동의 종류와 범위를 결정한다.

(1) 목

척추 중 모든 움직임을 허용하는 가장 기능적인 척추부분이다. 고리뼈(C1)와 중쇠뼈(C2)는 원뿔형을 형성하는 각각의 모양을 가지고 있다. 끄덕이는 움직임은 주로 고리뒤통수관절(atlanto-occipital)의 움직임에서 일어나며, 돌림은 고리중쇠관절(atlanto-axial), 굽힘은 주로 C2~C7의 돌기관절(facet joint)에서 발생한다.

(2) 등

갈비뼈에 고정되어 있고 관절면의 방향 때문에 굽힘과 폄 시 가장 움직임이 적은 영역이다. 돌림은 주로 이 영역 전체에 걸쳐 일어난다.

(3) 허리

관절면의 방향에 따라 돌림은 매우 제한적이지만 굽힘과 폄은 주로 허리에서 일어난다.

(4) 순차적 조절 Sequential control

척추의 한 부분이 움직일 수 없게 되면 나머지 척추에 영향을 미치고, 고정된 척추 부분 때문에 정상궤도를 벗어나게 된다. 일반적으로 고정되어 있는 부분의 위 · 아래 척추를 과도하게 움직이게 된다. 몸통의 굽힘과 폄 시 문제 중 하나는 이미 고정된 부분은 전혀 움직일 수 없기 때문에 위 · 아래 뼈들에 의해 운동이 일어나게 되어 오히려 추가적 문제만 발생한다. 따라서 각 척추의 조절과 척추관절을 하나씩 움직여 줘야 한다.

2) 척추의 중립위치

척추의 곡선은 아동기부터 발달되어 왔고 중립위치는 4개의 곡선(목, 등, 허리, 엉치)을 포함하는 척추의 자연스러운 자세를 의미하며 척추의 가장 강한 자세이다(그림 3.4). 척추의 중립위치(neutral position of spine)는 충격 흡수를 통해 디스크, 신경 및 조직을 보호하고 서 있거나 앉아 있을 때 몸의 균형을 잡을 수 있게 해준다.

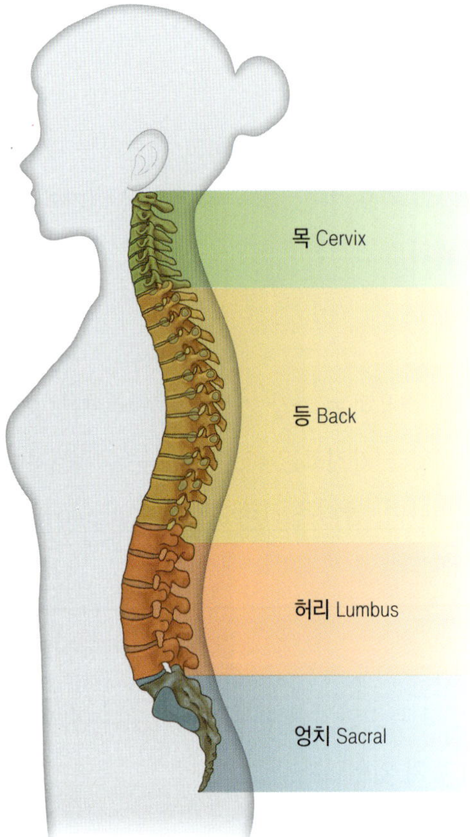

그림 3.4 척주의 중립위치

조셉 필라테스는 척주의 자세가 수직선처럼 일자가 되어야 한다고 하였으나, 해부학적 지식이 발전됨에 따라 1980년대 초반부터 몇몇 필라테스 강사들이 전통 필라테스보다 좀 더 이완되고, 자연적이며 인체공학적인 척주의 자세에서 필라테스에 적용하였다. '중립 척주'라는 용어는 이브젠트리(Eve gentry)가 처음 사용하였으며, 필라테스를 할 때 가장 적절한 척주의 자세라고 하였다.

중립 척주는 '정상 척주' 모양과 다르다. 모든 필라테스 세션에서 다양한 신체 자세(선 자세, 앉은 자세, 바로 누운 자세, 엎드린 자세, 옆으로 누운 자세)와 관련하여 중립 척주 자세를 찾는 방법을 배운다. 그다음 코어근육(특히 배가로근)을 사용하여 중립 척주 자세를 유지하면 팔다리를 이용하여 안정성에 도전하는 움직임을 수행할 수 있다. 일반적으로는 수행되는 운동에 초점을 맞추지만 필라테스의 중립 척주는 다른 운동이 일어나고 있는 동안 코어를 안정되게 유지하는 것에 초점을 맞춘다. 필라테스에서 중립 척주를 찾고 유지하며 다른 운동을 함으로써 신체가 더 강해질 수 있는 기회를 제공한다.

(1) 안정 자세에서 척추의 중립위치 찾기

- 무릎을 굽히고 발을 바닥에 편평하게 놓은 상태로 등을 대고 눕는다. 자신의 신체 중 어느 부분이 바닥과 접촉되고 있는지를 느껴보도록 한다. 엉치뼈, 갈비뼈 및 머리 세 부위의 무게를 감지하도록 한다.
- 허리를 부드럽게 바닥 쪽으로 누르고 볼기뼈와 두덩뼈가 수평이 되도록 한다. 신체 자세와 모양에 따라 허리 곡선 아래에 공간이 있을 수도 있고, 없을 수도 있기 때문에 허리를 바닥으로 너무 누르지 않도록 한다.
- 등뼈가 매트에 닿도록 한다. 갈비뼈는 긴장을 늦추고 편안한 상태로 만들어 주며 어깨를 뒤 · 아래 방향으로 미끄러지게 한다.
- 머리 뒤쪽이 매트에 닿게 하고 천장과 약간 앞을 바라볼 수 있도록 턱을 조금 당긴다. 목은 자연스러운 곡선이 되어야 하며, 이 자세를 만들기 위해 작은 쿠션이 필요할 수 있다.
- 전반적으로 신체 앞뒤의 근육은 모두 이완 상태이다.

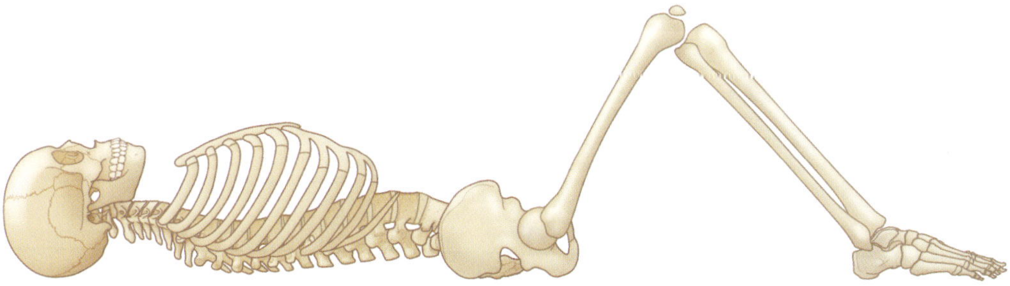

그림 3.5 안정 자세에서 척추의 중립위치 찾기

(2) 앉은 자세에서 척주의 중립위치 찾기

- 턱을 조금 당긴다.
- 어깨를 뒤 · 아래 방향으로 민다(무거운 가방을 맨 것처럼).
- 골반을 앞으로 기울이면 궁둥뼈 거친면(ischial tuberosity)을 느낄 수 있다. 궁둥뼈 거친면 위에 앉도록 한다.

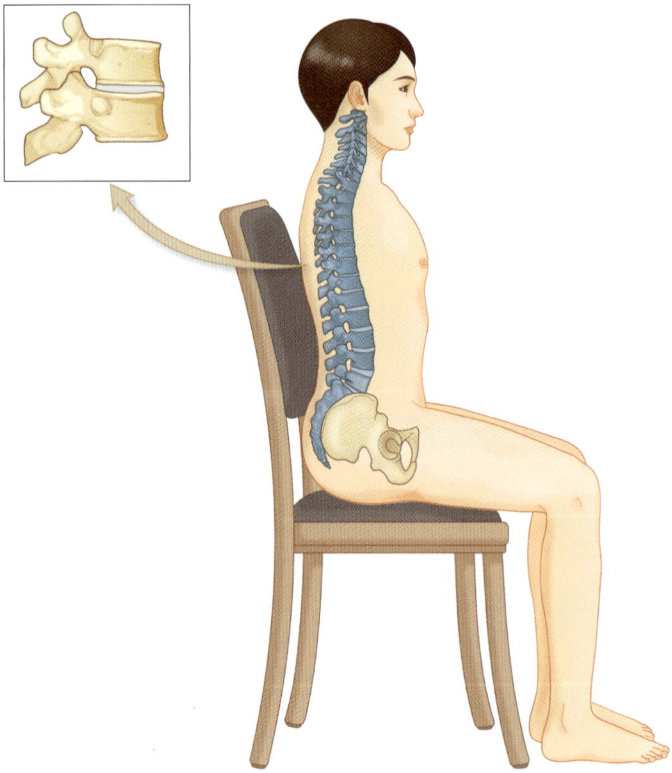

그림 3.6 앉은 자세에서 척주의 중립위치 찾기

(3) 선 자세에서 척주의 중립위치 찾기

- 양발을 골반 너비만큼 벌린다.
- 턱을 조금 당긴다.
- 어깨를 뒤 · 아래 방향으로 민다.
- 손을 엉덩이에 올려놓고 골반을 앞뒤로 기울인다.

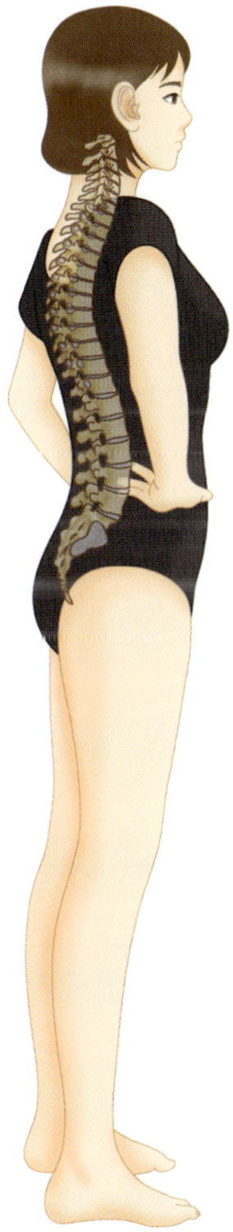

그림 3.7 선 자세에서 척주의 중립위치 찾기

CHAPTER 4

인체해부학

1 인체의 구조와 기능

인체의 정상적인 구조와 기능을 이해하는 것은 중요하다. 건강한 인체의 구조와 기능을 알아야 어떤 것이 질병을 유발할 수 있는지에 대해 이해할 수 있다. 해부학과 생리학의 원리를 사용하여 특정한 질병의 본질을 결정할 수 있으며, 질병에 대한 지식은 인체의 정상 구조와 기능의 이해를 강화시켜 준다.

1) 해부학 Anatomy

인체기관의 구조와 구조물이 어떻게 관련되어 있는지에 대한 학문

2) 생리학 Physiology

인체의 각 부분들이 생명 유지 기능을 어떻게 수행하는가에 대한 학문

3) 병리학 Pathology

질병의 본질적 성질이 어떠한지를 연구하는 학문

2 인체구성의 구조적 단계

인체는 화학적 단계(chemical level) → 세포(cell) → 조직(tissue) → 기관(organ) → 계통(system) → 유기체(organism)라는 일련의 구조적 단계로 형성되어 있다. 많은 부분으로 구성되지만 건강한 삶을 위해 각 구성 요소들이 구조적 · 기능적으로 상호작용하는 통합적이고 복잡한 집합체이다.

1) 화학적 단계

인체 자체가 하나의 구조로 생각되기도 하지만 인체는 약 1조 개의 작은 구조들로 구성되어 있다. 원자들과 분자들은 인체구성의 화학적 수준에 해당한다. 또한 거대분자들의 집합체라고 할 수 있는 세포소기관은 각종 세포들의 대사와 합성 기능을 담당하며 독자적인 역할을 수행한다. 인간은 인체 세포들에서 많은 화학적 물질들의 비율과 수준이 적절히 조절되는 것으로 생존한다.

2) 세포

인체에서 살아 있는 가장 작은 구조적 · 기능적 단위이다. 세포는 생존하는 것들 중에서 가장 단순한 단위로 오랫동안 인식되어 왔지만 매우 복잡하며 크기와 모양이 다양하다. 인체의 각 세포들은 얇은 막인 형질막으로 둘러싸여 있다. 이 형질막은 세포 내용물인 세포질과 세포 사이를 채우는 사이질액 사이에서 경계를 이룬다. 조직액이라고도 부르는 사이질액은 옅은 식염수와 유사한 성분이다. 세포질에 들어 있는 많은 특수 구조물들을 소기관이라고 한다. 세포 속에는 세포질 외에 핵이라는 작고 둥근 구조물도 들어 있다.

3) 조직

공통 기능을 수행하기 위해 함께 활동하는 많은 유사한 세포들이 모인 구조로 정의된다. 하나의 조직에는 많은 다양한 세포들이 존재하여 조직의 구조적 · 기능적 특성을 나타낸다. 그러한 세포들은 아교 같으며, 생명이 없는 세포간 물질의 여러 형태에 의해 둘러싸여 결합되어 있다.

4) 기관

특수한 기능을 수행하기 위한 단위로써 함께 활동하기 위해 배열된 여러 다른 조직의 무리이다. 심장은 기관의 한 예이다. 미세 분자나 세포들과는 달리 일부 조직들과 대부분의 기관들은 현미경 없이 육안으로도 관찰이 가능한 구조이다.

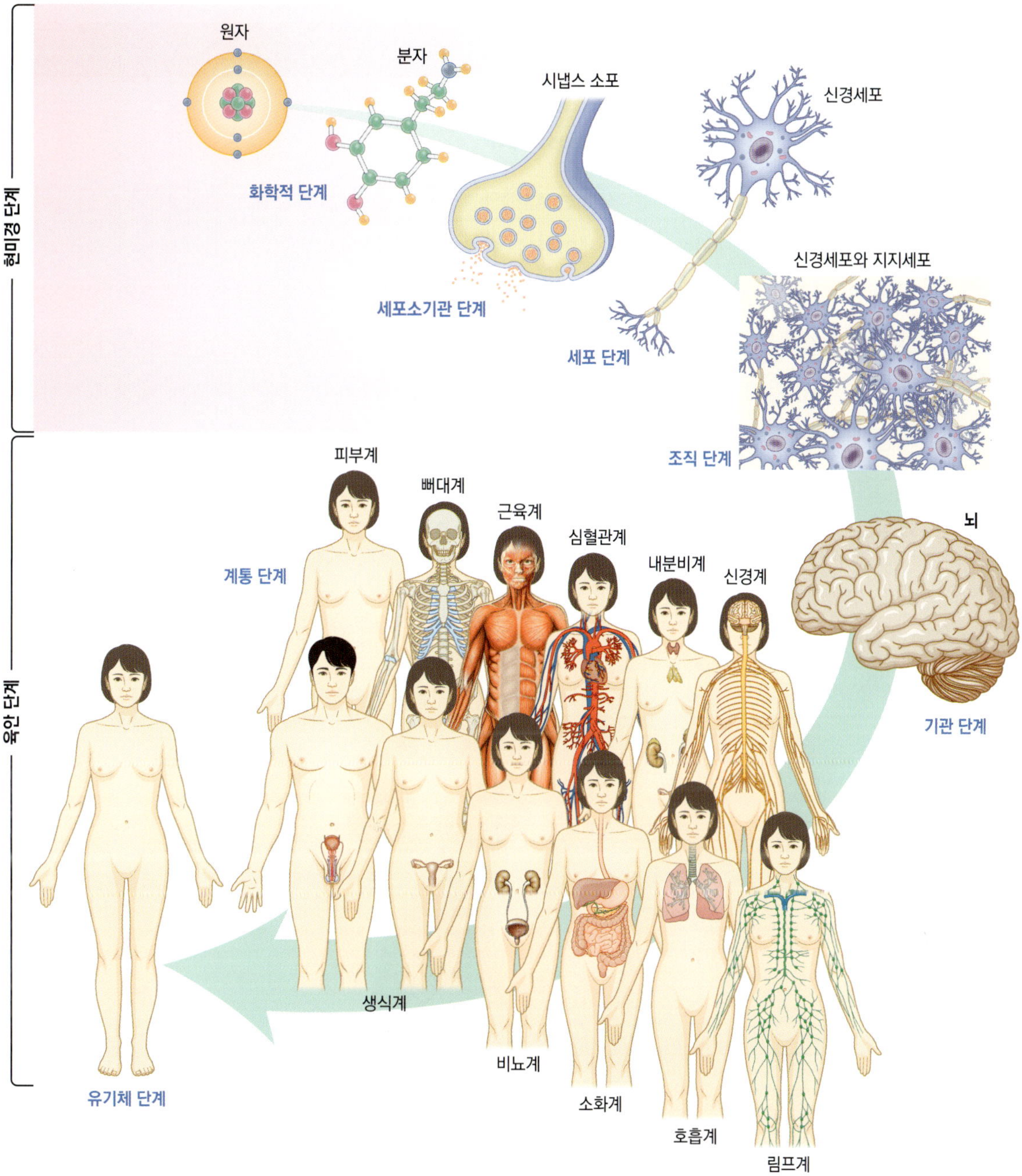

그림 4.1 인체의 구조적 단계

5) 계통

인체를 구성하는 가장 복잡한 단위이다. 계통은 함께 모여 복잡한 기능들을 수행할 수 있도록 배열된 다양한 수와 종류의 기관들로 구성된다. 심혈관계통의 기관 중 인체의 조직에서 조직으로 영양분, 산소, 노폐물을 운반하는 혈관을 볼 수 있다. 심장과 각 혈관들은 혈액을 펌프질하고 전신으로 혈액을 운반하는 기능을 하는 기관들이다.

3 해부학적 구조

1) 해부학적 자세 Anatomical position

해부학을 연구하기 위한 기본 자세는 인체에 대하여 움직이는 방향, 자세, 다른 부위와의 관계를 설명하기 위해 가정하는 특정 자세이다(그림 4.2). 이 자세는 똑바로 선 자세에서 머리와 약간 벌린 발은 정면을 향하고 있으며, 팔을 몸통 옆으로 늘어뜨린 채 손바닥을 정면으로 향하도록 한다. 해부학적 자세는 인체의 부분들과 영역들을 묘사하기 위한 방향과 관련된 용어의 기준이 된다.

바로 누운 자세(supine)와 엎드린 자세(prone)는 해부학적 자세가 아닌 인체를 묘사할 때 사용하는 용어들이다. 바로 누운 자세는 얼굴을 위로 향하고 누운 것이고, 엎드린 자세는 얼굴을 아래로 향하고 누운 것이다. 옆으로 누운 자세(side-lying lateral position)는 팔을 뒤로 하고 한쪽 옆으로 누워 엉덩이와 무릎을 구부린 자세를 말한다.

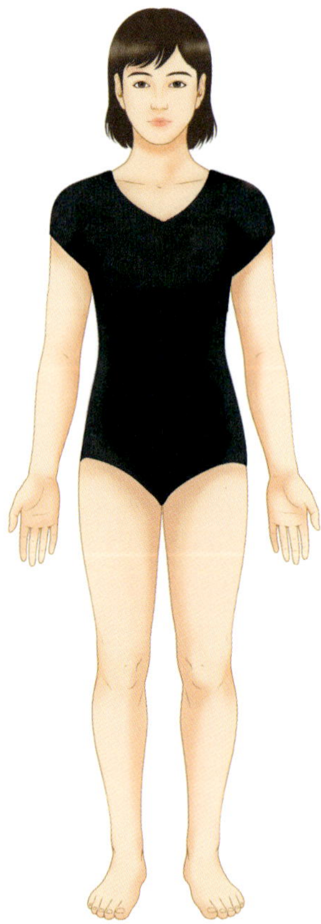

그림 4.2 해부학적 자세

2) 해부학적 면 Anatomical plane

인체의 구조나 움직임에 대해 일정한 기준을 적용하기 위해 인체면 또는 절단면은 특정 용어로 표현한다(그림 4.3). 인체를 작은 구획으로 세분하는 방법이나 움직임이 일어나는 상태를 표현할 때 유용하게 쓰인다.

(1) 시상면 Sagittal plane

시상 절단은 앞에서 뒤로 길게 절단하는 것으로 인체를 오른쪽과 왼쪽으로 나누는 것이다. 시상 절단에서 인체를 좌우 대칭이 되도록 나누는 면을 정중시상면(midsagittal plane)이라고 한다.

(2) 관상면(이마면) Coronal plane(frontal plane)

관상 절단은 옆에서 옆으로 길게 절단하는 것으로 인체를 앞과 뒤로 나누는 것이다.

(3) 가로면(수평면) Transverse plane(horizontal plane)

가로 또는 수평 절단은 인체를 위와 아래로 나누는 것이다.

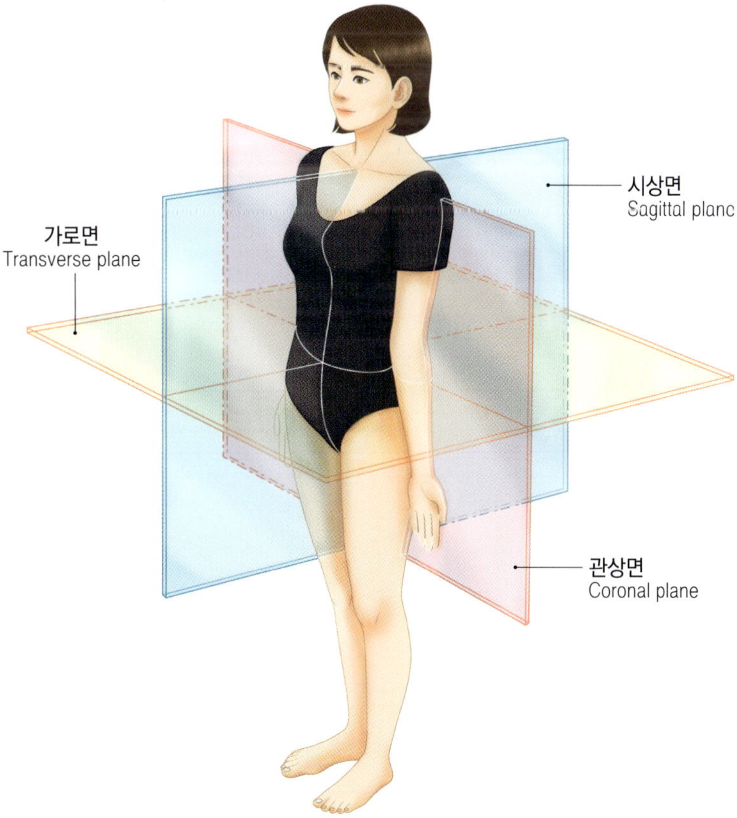

그림 4.3 해부학적 면

3) 해부학적 방향

인체에 대한 공부를 할 때 각 장기(기관)가 다른 구조들과 어떤 위치 관계에 있는지를 알면 도움이 된다. 다음의 방향과 관련된 용어는 인체 부위들의 상대적 위치를 묘사하기 위해 사용된다(그림 4.4).

(1) 앞/뒤 Anterior/Posterior

Anterior는 '앞과 관련된'이며, posterior는 '뒤와 관련된'이라는 의미이다. 사람의 경우 앞쪽은 배쪽(ventral)을 나타내며, 뒤쪽은 등쪽(dorsal)을 나타낸다. 예를 들어 코는 인체의 앞쪽에 위치하고 있으며 어깨뼈는 뒤쪽에 위치하고 있다.

(2) 위/아래 Superior/Inferior

Superior는 '머리를 향해'이며, inferior는 '발을 향해'라는 뜻이기 때문에 '위'와 '아래'라는 의미를

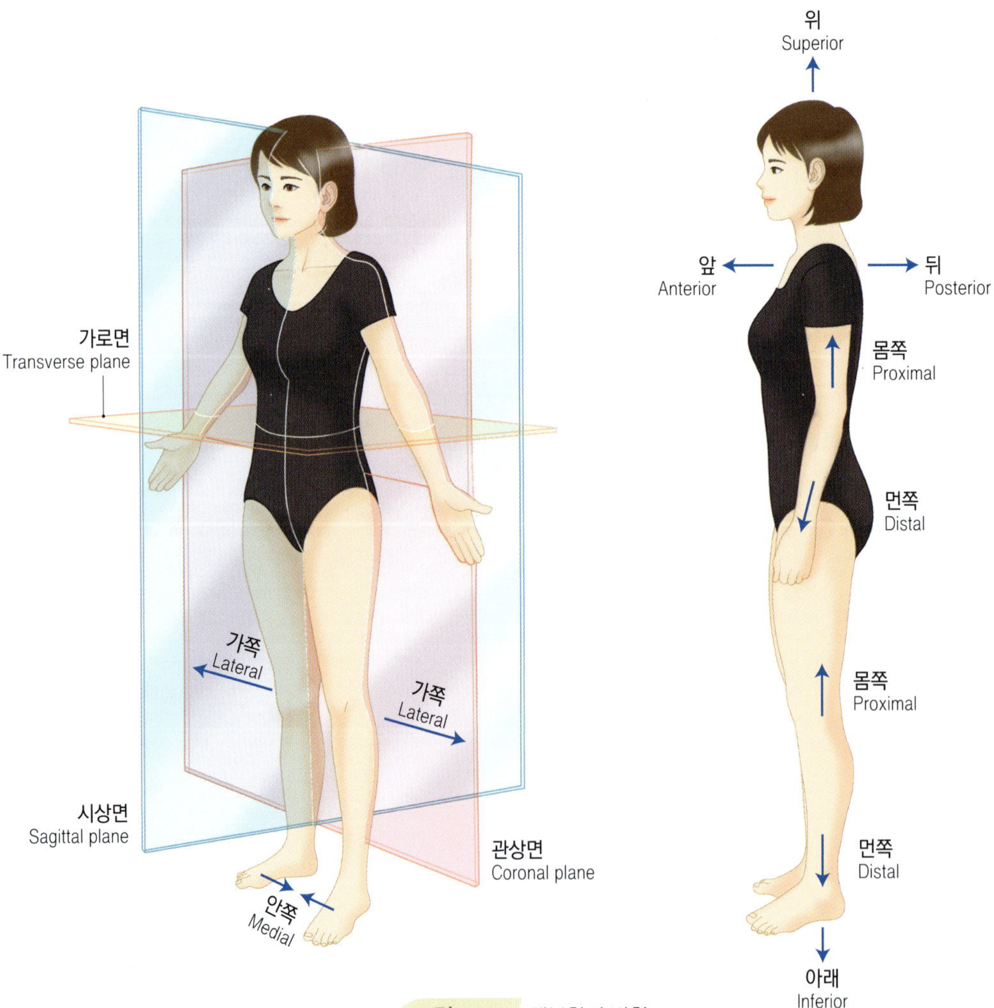

그림 4.4 해부학적 방향

지닌다. 예를 들어 허파는 가로막의 위쪽에 위치하고 있으며, 위는 가로막의 아래쪽에 위치하고 있다.

(3) 안/가쪽 Medial/Lateral

Medial은 '인체의 정중선을 향하여'이며, lateral은 '인체의 정중선에서 멀어지는'을 의미한다. 예를 들어 엄지발가락은 발의 안쪽에 있고 새끼발가락은 발의 가쪽에 있다.

(4) 몸/먼쪽 Proximal/Distal

Proximal은 '몸통 혹은 시작 부위에 가까운'이며, distal은 '몸통 혹은 시작 부위에서 멀어진'이라는 의미이다. 예를 들어 팔꿈치는 아래팔의 몸쪽이고 손은 아래팔의 먼쪽이다.

(5) 얕은/깊은 Superficial/Deep

Superficial은 '표면에 가까운'이며, deep은 '표면에서 멀리 떨어진'을 의미한다. 예를 들어 피부는 근육보다 얕은 쪽이며 뼈는 근육보다 깊은 쪽에 위치한다.

4) 움직임 용어

(1) 굽힘/폄 Flexion/Extension

구부러져 각이 작아지는 것을 굽힘, 반대로 펴는 것을 폄이라고 한다. 발목관절에서는 굽힘과 폄 대신 발바닥 쪽으로 움직임을 발바닥굽힘(plantar flexion)이라고 하며, 발등 쪽으로 움직임을 발등굽힘(dorsiflexion)이라고 한다.

(2) 벌림/모음 Abduction/Adduction

정중시상면 쪽으로 가까워지는 운동을 모음, 멀어지는 운동을 벌림이라고 한다.

(3) 가쪽돌림/안쪽돌림 External rotation/Internal rotation

축을 중심으로 돌아가는 것을 돌림이라고 한다. 돌림이 일어나는 방향에 따라 앞면이 가쪽으로 돌면 가쪽돌림, 앞면이 안쪽으로 돌면 안쪽돌림이라고 한다.

(4) 올림/내림 Elevation/Depression

몸의 일부를 위로 잡아당기는 운동을 올림, 아래로 잡아당기는 운동을 내림이라고 한다.

(5) 내밈/들임 Protraction/Retraction

움직이는 부위를 앞쪽으로 미는 운동을 내밈, 내밈되었던 부위를 원위치로 되돌리는 운동을 들임이라고 한다.

(6) 엎침/뒤침 Pronation/Supination

해부학적 자세에서 손바닥을 뒤로 돌리는 운동을 엎침, 앞으로 돌리는 운동을 뒤침이라고 한다.

(7) 휘돌림 Circumduction

모음, 굽힘, 벌림, 폄이 연속적으로 일어나면 움직이는 쪽의 끝부분은 원을 그리게 되는데, 이것을 휘돌림이라고 한다.

(8) 가쪽번짐/안쪽번짐 Eversion/Inversion

발바닥이 바깥쪽으로 향하는 운동을 가쪽번짐, 발바닥이 안쪽으로 향하는 운동을 안쪽번짐이라고 한다.

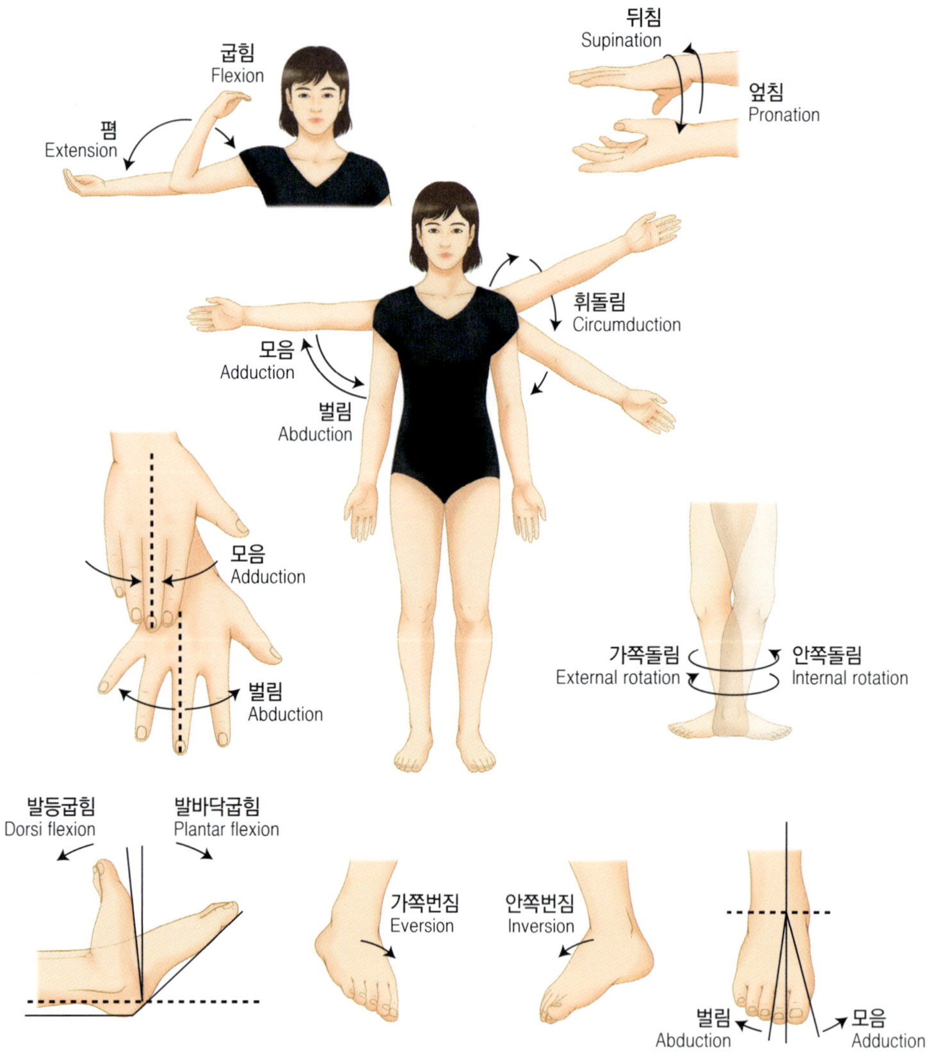

그림 4.5 움직임 용어

4 인체의 기본구조

1. 신경계통

인체는 건강한 삶을 영위하기 위해 매우 복잡한 기능을 수행하며, 개개의 세포들은 그중 하나의 기능을 맡아 특정하게 활동한다. 수많은 세포들을 통제하고 조절하는 정보교환계통에는 신경계통과 내분비계통이 있다(그림 4.6). 두 계통 모두 몸의 한 부위로부터 다른 부위로 정보를 전달하지만 그 방식은 서로 다르다. 신경계통은 신경자극전도 과정을 통해 매우 빠르게 정보를 전달한다. 반면 도관이 없는 내분비계통은 샘에서 분비되는 화학물질을 혈액을 통해 훨씬 느리게 정보를 전달한다. 신경자극과 호르몬은 세포 사이에서 정보를 전달함으로써 건강하게 살아가는데 필요한 만큼의 활성을 증가 또는 감소시킨다. 다시 말해 여러 신체 부위 사이의 정보교환을 담당하는 동시에 이들을 조절하고 통합한다. 이들은 수백 가지에 달하는 신체 기능을 통합함으로써 우리가 건강하게 살아갈 수 있도록 한다.

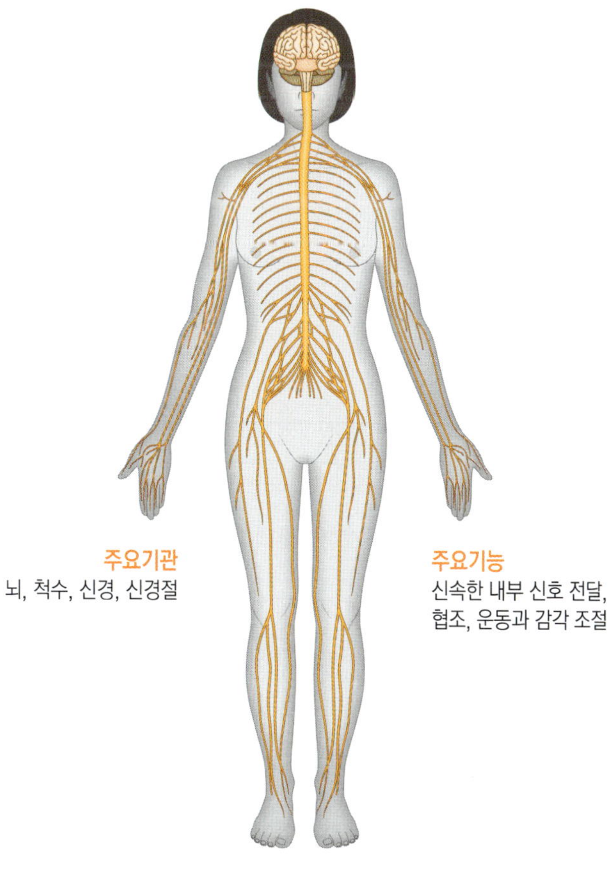

그림 4.6 신경계통

생명을 유지하는 데 필수적으로 엄격하게 조절되고, 균형 잡힌 신체의 내부 환경을 항상성이라고 한다. 항상성은 우리 몸의 생리적 조절기전과 통합기전이 적절히 기능할 때만 유지될 수 있다.

1) 신경계의 구분

신경계통에 속하는 기관으로는 뇌와 척수가 있고, 그 외에도 말초신경이 존재하며 눈, 귀와 같은 특수감각기관과 피부감각기가 존재한다. 신경계통은 크게 중추신경계통과 말초신경계통의 두 구획으로 구분한다. 뇌와 척수는 몸의 중심, 즉 정중선을 따라 위치하므로, 이를 총칭하여 중추신경계통이라 하고, 온몸에 퍼져 있는 신경들을 말초신경계통이라 한다. 말초라는 용어는 신경들이 몸의 말초부위에 분포하므로 붙은 명칭이다. 말초신경계통의 한 부분을 자율신경계통이라 하며, 이에 속하는 구조들은 신체의 자율적이고 불수의적인 기능(심장박동수, 위와 창자의 수축 그리고 샘의 분비 등)을 조절한다.

2) 중추신경계

중추신경계통은 몸의 중심에 위치하며, 뇌와 척수로 구성되어 있다. 뇌는 머리뼈로 이루어진 머리 안에, 척수는 척주로 이루어진 척수공간에 위치하여 보호되고 있다. 이외에도 뇌와 척수는 뇌척수막으로 덮여 보호받는다(그림 4.7).

(1) 뇌의 구획

뇌는 비교적 큰 장기에 속하며, 몇 개의 구획으로 구분한다.

A. 뇌줄기(brainstem)

a. 아래부터 숨뇌(medulla oblongata), 다리뇌(pons), 중간뇌(midbrain)의 순으로 세 부분으로 구성되어 있다.

b. 구조: 여러 개의 작은 회색질 구조가 백색질 전반에 흩어져 있다.

c. 기능

- 뇌줄기의 세 부분은 감각신경로와 운동신경로를 갖고 있다.
- 회색질은 반사중추(reflex center)로 작용한다(예: 심장박동, 호흡 및 혈관직경).

d. 감각신경로(sensory tract)는 상위뇌로 신경자극을 전도한다.

e. 운동신경로(motor tract)는 상위뇌로부터 척수로 신경자극을 전도한다.

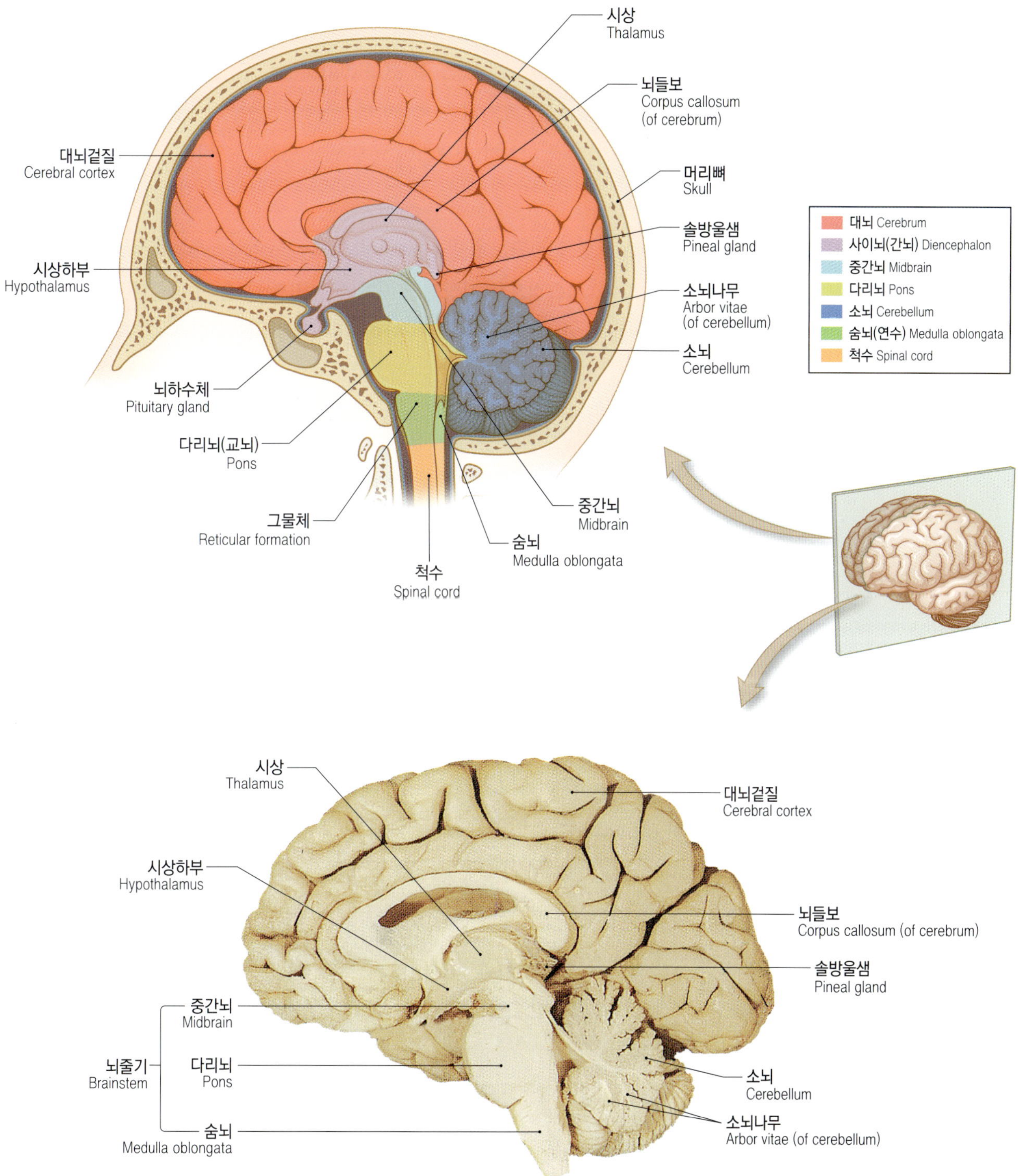
시상
Thalamus
뇌들보
Corpus callosum
(of cerebrum)
대뇌겉질
Cerebral cortex
머리뼈
Skull
시상하부
Hypothalamus
솔방울샘
Pineal gland
소뇌나무
Arbor vitae
(of cerebellum)
소뇌
Cerebellum
뇌하수체
Pituitary gland
다리뇌(교뇌)
Pons
그물체
Reticular formation
중간뇌
Midbrain
숨뇌
Medulla oblongata
척수
Spinal cord
대뇌 Cerebrum
사이뇌(간뇌) Diencephalon
중간뇌 Midbrain
다리뇌 Pons
소뇌 Cerebellum
숨뇌(연수) Medulla oblongata
척수 Spinal cord
시상
Thalamus
대뇌겉질
Cerebral cortex
시상하부
Hypothalamus
뇌들보
Corpus callosum (of cerebrum)
솔방울샘
Pineal gland
중간뇌
Midbrain
뇌줄기
Brainstem
다리뇌
Pons
소뇌
Cerebellum
소뇌나무
Arbor vitae (of cerebellum)
숨뇌
Medulla oblongata

그림 4.7 중추신경계

B. 소뇌(cerebellum)

a. 구조

- 사람의 뇌에서 두 번째로 큰 부분이다.
- 회색질은 바깥쪽에 위치하고, 얇지만 많은 폴딩(folding)되어 있어, 정보처리과정(processing information)을 위한 많은 표면적을 제공한다.
- 소뇌나무(arbor vitae)는 안쪽에 위치한 백색질이 나무처럼 생긴 구조이다.

b. 기능

- 근육수축을 조절하여 부드럽고 조화로운 운동(smooth coordinated movement)을 가능하게 하고, 평형을 유지하며, 지속적으로 정상적인 자세를 유지할 수 있게 해준다.
- 소뇌는 대뇌를 비롯한 다른 뇌 부위를 보조하는 광범위한 조정효과가 있다.

C. 사이뇌(diencephalon)

a. 시상하부(hypothalamus)의 구조와 기능

- 주로 뇌하수체뒤엽(pituitary posterior lobe), 뇌하수체줄기(pituitary stalk) 및 회색질로 구성되어 있다.
- 자율신경계통의 조절중추로 작용하며, 이를 통해 내장기관 대부분의 기능을 조절한다.
- 뇌하수체앞엽(pituitary anterior lobe)과 뒤엽의 호르몬 분비를 조절함으로써 대부분의 내분비샘에서의 호르몬 분비를 간접적으로 조절한다.
- 식욕, 각성, 쾌락의 조절중추가 위치한다.

b. 시상(thalamus)의 구조와 기능

- 각 대뇌반구(cerebral hemisphere) 속에 있는 아령 모양의 회색질 덩어리이다.
- 대뇌겉질(cerebral cortex)의 감각영역(sensory area)으로 감각신경자극을 중계한다.
- 감각에 수반되는 쾌감 또는 불쾌감과 같은 감정을 어느 정도 유발한다.

c. 솔방울샘(송과체, pineal gland)

- 시상의 뒤에 위치한 솔방울 모양의 작은 형태이다.
- 외부 빛(대낮, 야간)의 변화에 반응하여 시간기록호르몬(timekeeping hormone)인 멜라토닌의 분비를 조절한다.

D. 대뇌(cerebrum)

a. 사람의 뇌에서 가장 큰 부분이다.

b. 회색질로 이루어진 바깥층을 대뇌겉질이라 하며, 여러 개의 엽(lobe)으로 구성된다. 이 부분은 주로 신경세포의 세포체와 가지돌기로 이루어진다.

c. 대뇌 내부는 주로 백색질로 구성되어 있다.
   - 신경로(tract): 신경섬유다발로 구성된다.
   - 기저핵(basal nuclei): 자동동작(automatic movements)과 자세를 조절하는 회색질이다.

d. 대뇌의 기능: 감각(sensation), 의식(consciousness), 기억(memory) 및 수의운동조절을 포함한 모든 유형의 정신과정을 수행한다.

(2) 척수

a. 바깥부분은 신경로라 불리는 많은 수의 축삭다발로 이루어진 백색질로 구성되고, 내부는 신경세포의 가지돌기와 세포체로 이루어진 회색질로 구성된다.

b. 모든 척수반사(spinal cord reflex)의 중추로 기능한다. 감각신경로는 신경자극을 뇌로 전도하고, 운동신경로는 뇌에서 시작된 신경자극을 전도한다.

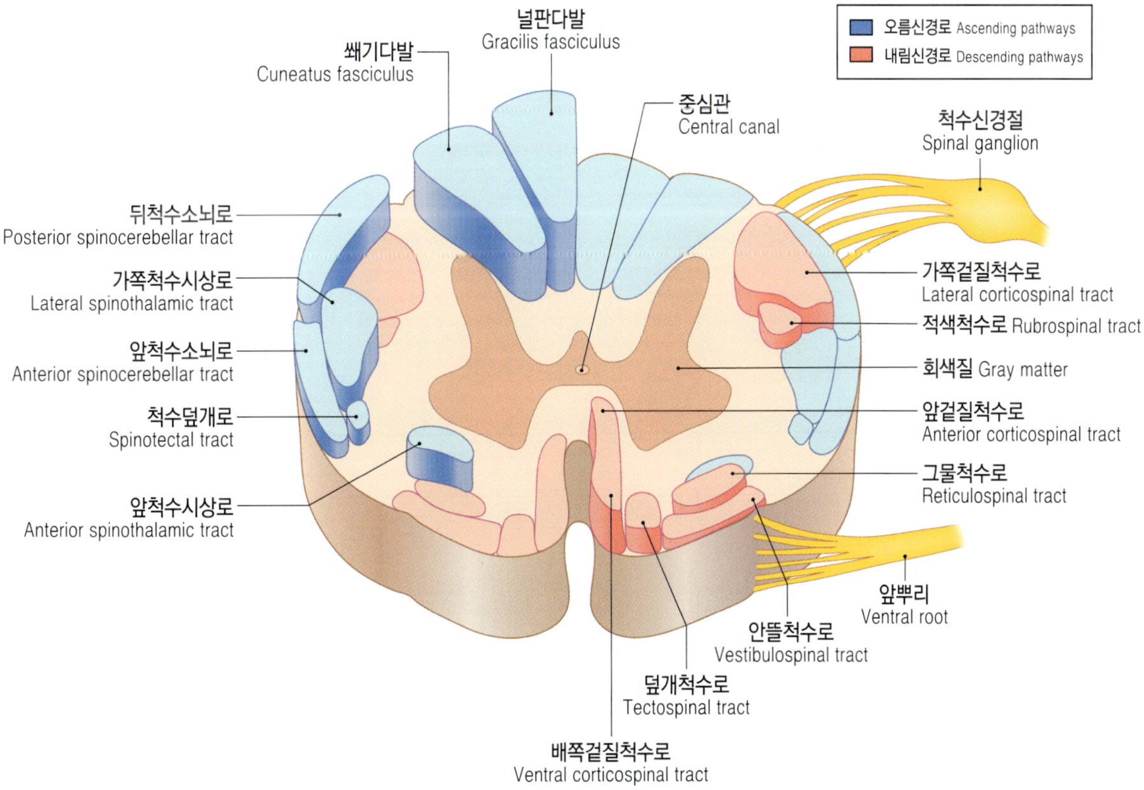

그림 4.8 척수

(3) 뇌와 척수를 싸는 덮개와 액체공간

A. 덮개

a. 머리뼈(cranial bones)와 척추뼈(vertebrae)

b. 뇌막(cerebral meninges)과 척수막(spinal meninges): 경질막(dura mater), 거미막(arachnoid mater) 및 연질막(pia mater)

B. 액체공간

뇌막의 거미막밑공간(subarachnoid space), 척수 속의 중심관(central canal) 및 뇌의 뇌실(ventricle)

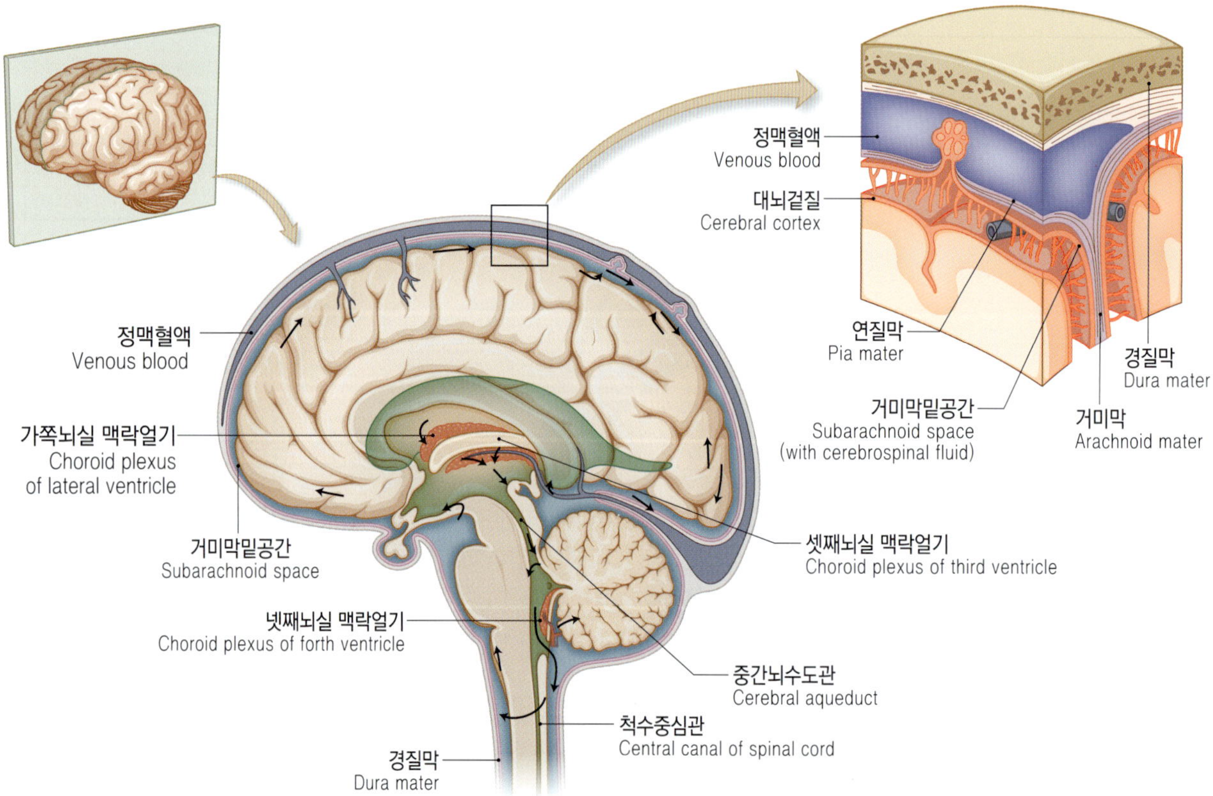

그림 4.9 뇌와 척수를 싸는 덮개와 액체공간

3) 말초신경계통

(1) 뇌신경

a. 12쌍: 뇌의 바닥면에 부착한다.

b. 뇌를 목, 가슴 및 배의 구조와 연결한다.

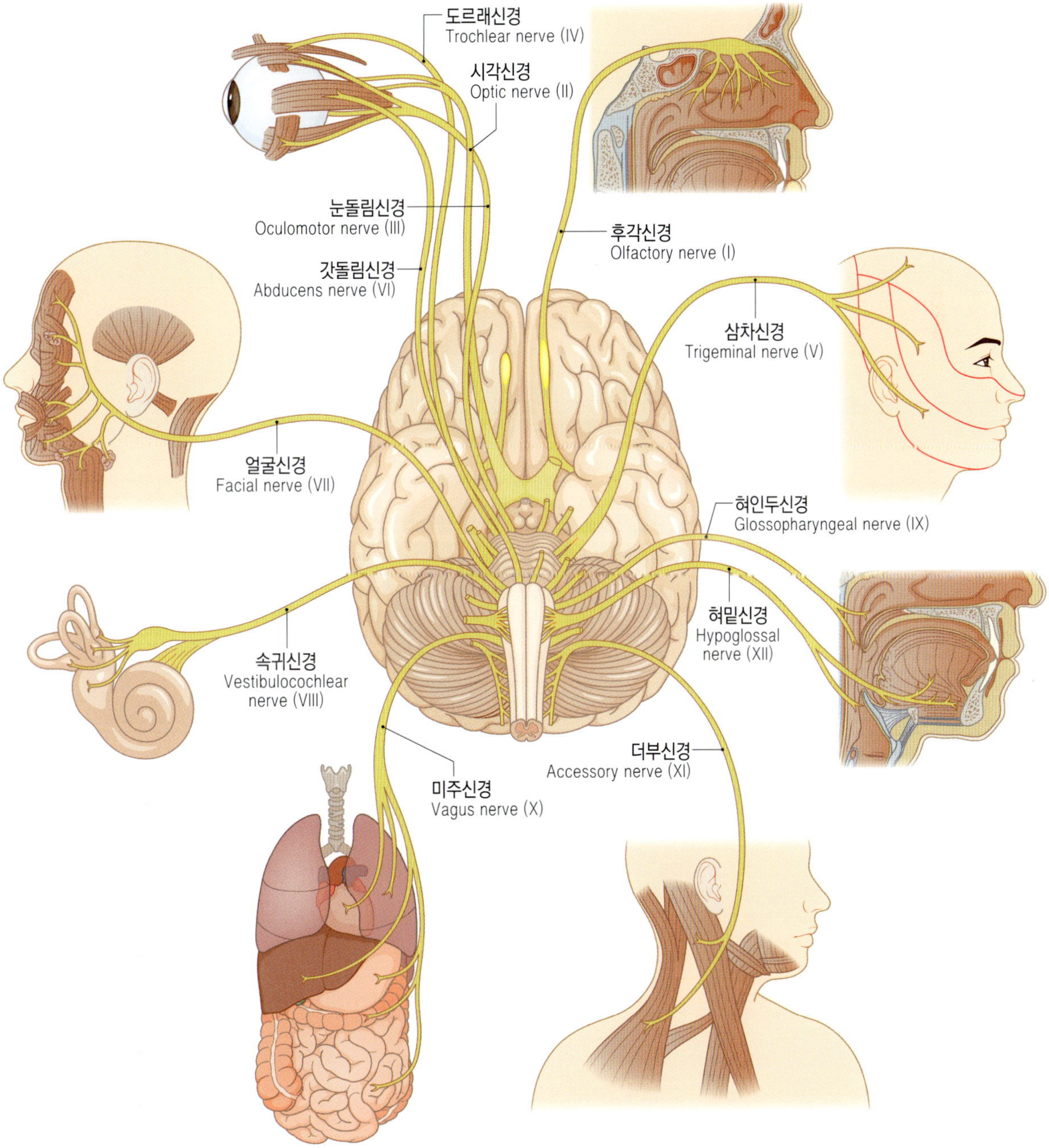

그림 4.10 뇌신경

(2) 척수신경

a. 구조: 감각신경세포의 가지돌기와 운동신경세포의 축삭을 포함한다.

b. 기능: 감각과 수의운동(voluntary movement)에 필요한 신경자극을 전도한다.

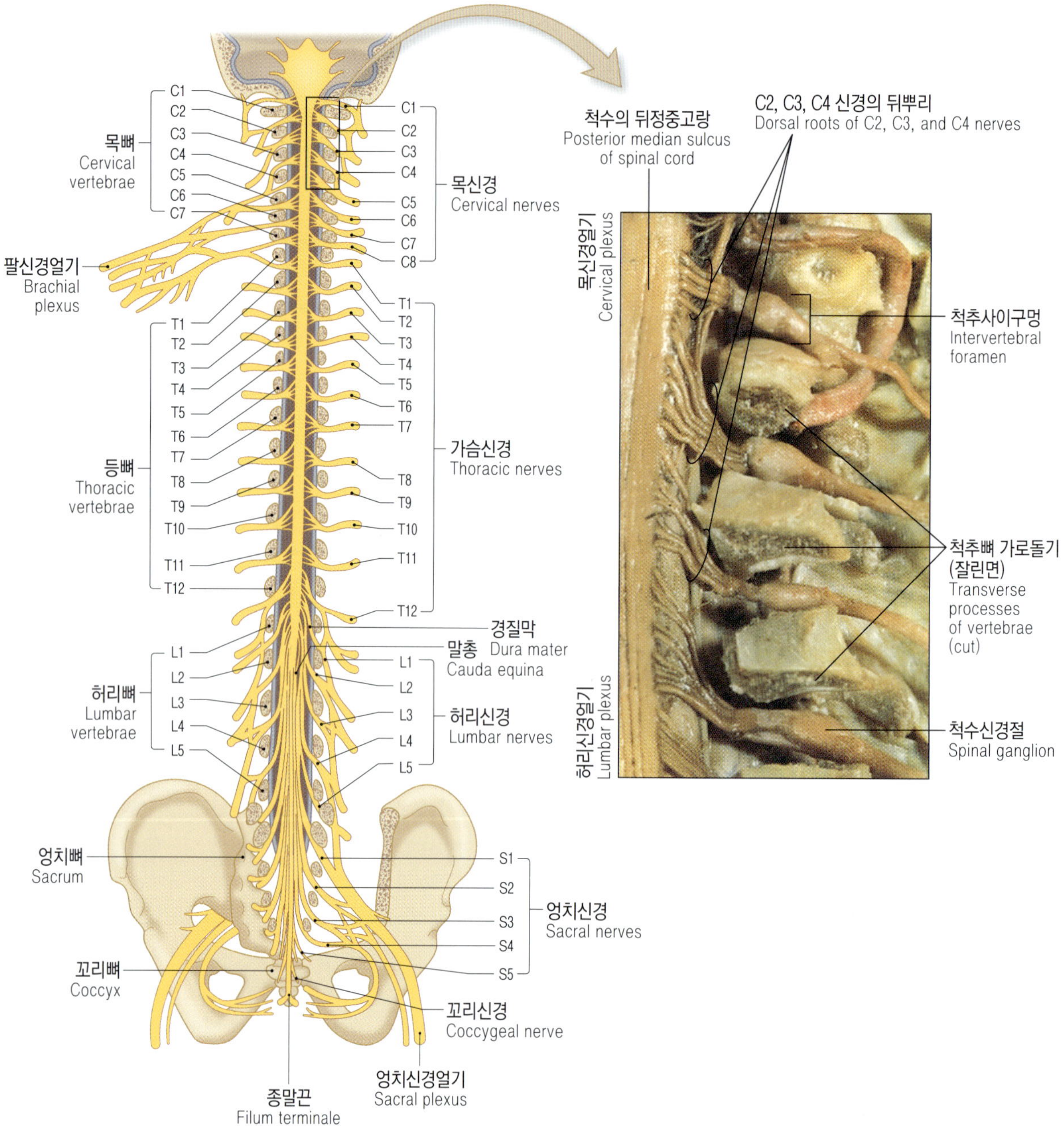

그림 4.11 척수와 척수신경

4) 자율신경계통

(1) 기능해부학

a. 자율신경계통: 중추신경계통에서 심장근육, 민무늬근육 및 샘상피조직으로 신경자극을 전도하는 운동신경세포이다. 자율적인 신체기능, 즉 불수의기능(involuntary function)을 조절한다.

b. 자율신경세포(autonomic neuron): 신경절이전자율신경세포는 척수 또는 뇌줄기로부터 자율신경절(autonomic ganglion)로 신경자극을 전도한다. 신경절이후신경세포는 자율신경절에서 심장근육, 민무늬근육 및 샘상피조직으로 신경자극을 전도한다.

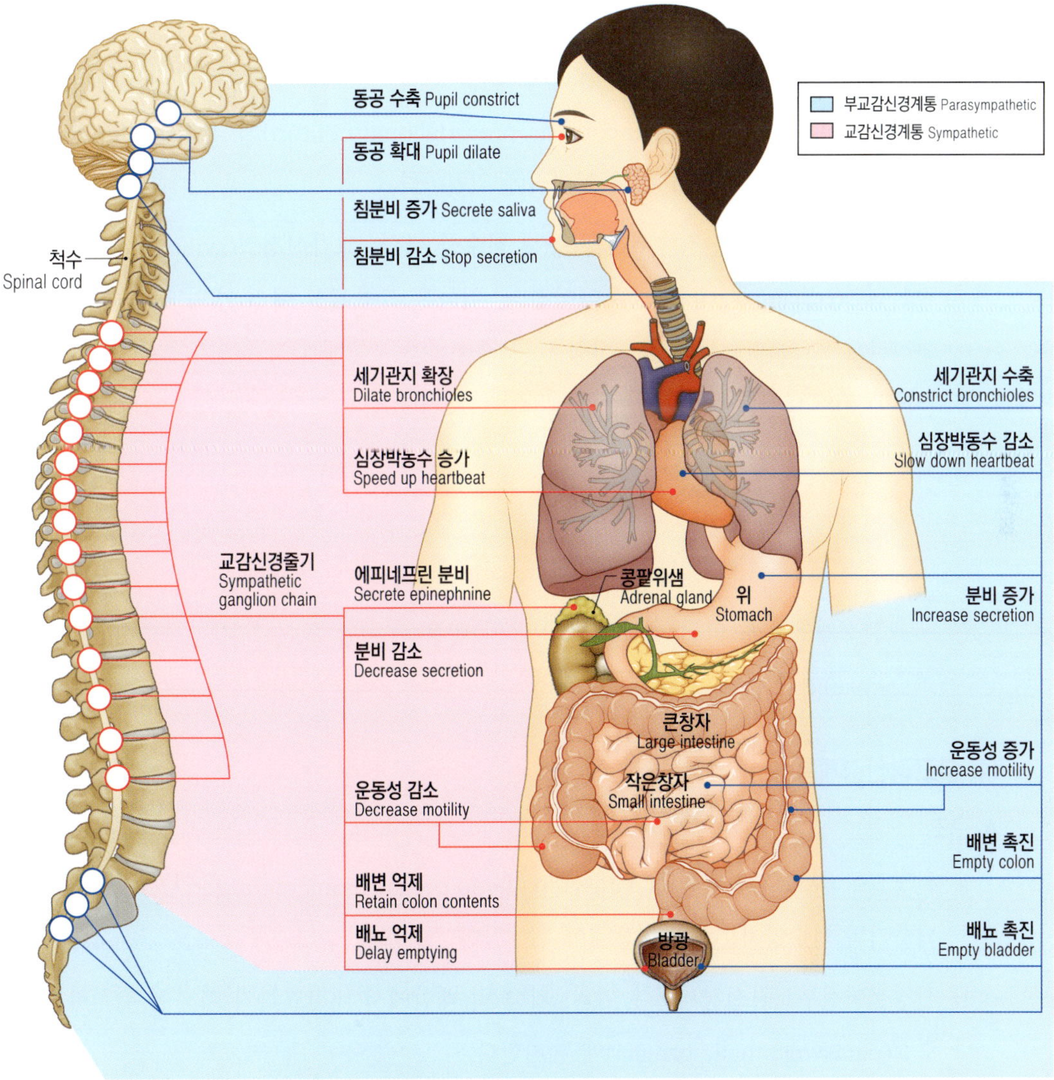

그림 4.12 자율신경계통의 주요 표적기관

c. 자율신경효과기[autonomic effector, 내장효과기(visceral effector)]: 자율신경세포로부터 신경자극을 받는 조직(즉, 심장 근육, 민무늬근육 및 샘상피조직)을 가리킨다.

d. 교감신경계통과 부교감신경계통의 두 구획으로 구성된다.

(2) 자율신경전도로

a. 두 신경세포의 중계(two-neuron relay)를 거친다. 즉, 중추신경계통에서 자율신경절로 이어지는 신경절이전신경세포, 신경절에서 내장효과기로 가는 신경절이후신경세포 및 그 사이의 연접으로 구성된다.

b. 이와 달리 몸운동신경세포(체성운동신경세포, somatic motor neuron)는 사이에 연접의 개재 없이 중추신경계통에서 몸효과기(somatic effector)로 신경자극이 직접 전도된다.

(3) 교감신경계통

a. 신경절이전교감신경세포(sympathetic preganglionic neuron)의 가지돌기와 세포체는 척수의 가슴분절과 상위허리분절의 회색질에 위치한다.

b. 이들의 축삭은 척수신경앞뿌리를 통해 척수를 나와, 교감신경절(sympathetic ganglia) 또는 곁신경절(collateral ganglia)로 이어진다. 이들은 그곳에서 여러 개의 신경절이후신경세포와 연접한다. 이들의 축삭은 척수신경 또는 자율신경을 통해 내장효과기에 종지한다.

c. 교감신경줄기(sympathetic ganglion chain)는 척주의 앞과 양옆에 위치한다.

d. 기능

- 과격한 운동을 하거나 또는 강렬한 감정(분노, 공포, 미움 또는 불안)이 유발될 때 내장효과기를 통제하는 신경계통으로 응급(emergency) 또는 스트레스(stress) 시에 작동한다.
- 교감신경계통에 의해 유발되는 일련의 반응을 공격 또는 도피반응(fight-or-flight response)이라 한다.

(4) 부교감신경계통

A. 구조

a. 신경절이전부교감신경세포(parasympathetic preganglionic neuron)의 가지돌기와 세포체는 뇌줄기와 척수엉치분절의 회색질에 위치한다.

b. 신경절이전부교감신경세포는 머리, 가슴 및 배안에서 내장효과기 가까이 위치하는 부교감신경절(parasympathetic ganglia)에 종지한다.

c. 각 신경절이전부교감신경세포는 오직 하나의 효과기로 연결되는 신경절이후신경세포와 연접한다.

B. 기능

정상적인 일상에서는 부교감신경계통에 의한 내장효과기의 통제가 우세하다.

(5) 자율신경전달물질

a. 콜린 섬유(cholinergic fiber): 교감신경계통과 부교감신경계통의 신경절이전축삭과 신경절이후부교감축삭은 아세틸콜린을 유리한다.

b. 아드레날린 섬유(adrenergic fiber): 신경절이후교감축삭은 노르에피네프린(노르아드레날린)을 유리한다.

(6) 자율신경계통 전반

a. 항상성을 유지하거나 빠르게 회복시키는 방향으로 신체의 자율기능을 조절한다.

b. 많은 내장효과기는 이중신경지배를 받는다. 즉, 이들은 부교감신경계통과 교감신경계통의 신경축삭을 모두 받으며, 이 두 구획은 각 장기에서 서로 반대방향으로 영향을 미친다.

2. 뼈대계통

뼈는 근육과 다른 연부조지(soft tissue)의 밑에 놓여 있으며, 전신의 단단한 구조틀과 지지 구조를 이룬다. 뼈는 변화하고, 환경 변화에 반응하는 몸을 돕는다. 뼈의 기능은 우리 몸을 자라게 하고 변화하게 한다. 뼈는 서로 관절을 이루고 근육이 이들 뼈에 부착되어 있기 때문에 신체의 움직임이 일어난다.

1) 뼈대의 구분

신체의 뼈대는 몸통뼈대(axial skeleton)와 팔다리뼈대(appendicular skeleton)로 나눌 수 있다. 몸의 중앙에 있는 축(axis)의 뼈들은 몸통뼈대를 형성하며, 머리뼈(skull), 척추(spine), 가슴뼈(breast bone), 목뿔뼈(hyoid bone) 등이 이에 해당한다. 팔과 다리의 뼈는 팔다리뼈대를 형성한다. 상지(upper extremity)에는 가슴이음뼈(pectoral girdle), 팔(arm), 손목(wrist) 및 손(hand)이 있다. 하지(lower extremity)에는 골반이음뼈(pelvic girdle), 다리(leg), 발목(ankle) 및 발(feet)이 있다(그림 4.13).

(1) 몸통뼈대

① 머리뼈

A. 머리뼈의 구성

머리뼈는 뇌머리뼈(cranial bone)를 이루는 8개의 뼈, 얼굴뼈(facial bone)를 이루는 14개의 뼈

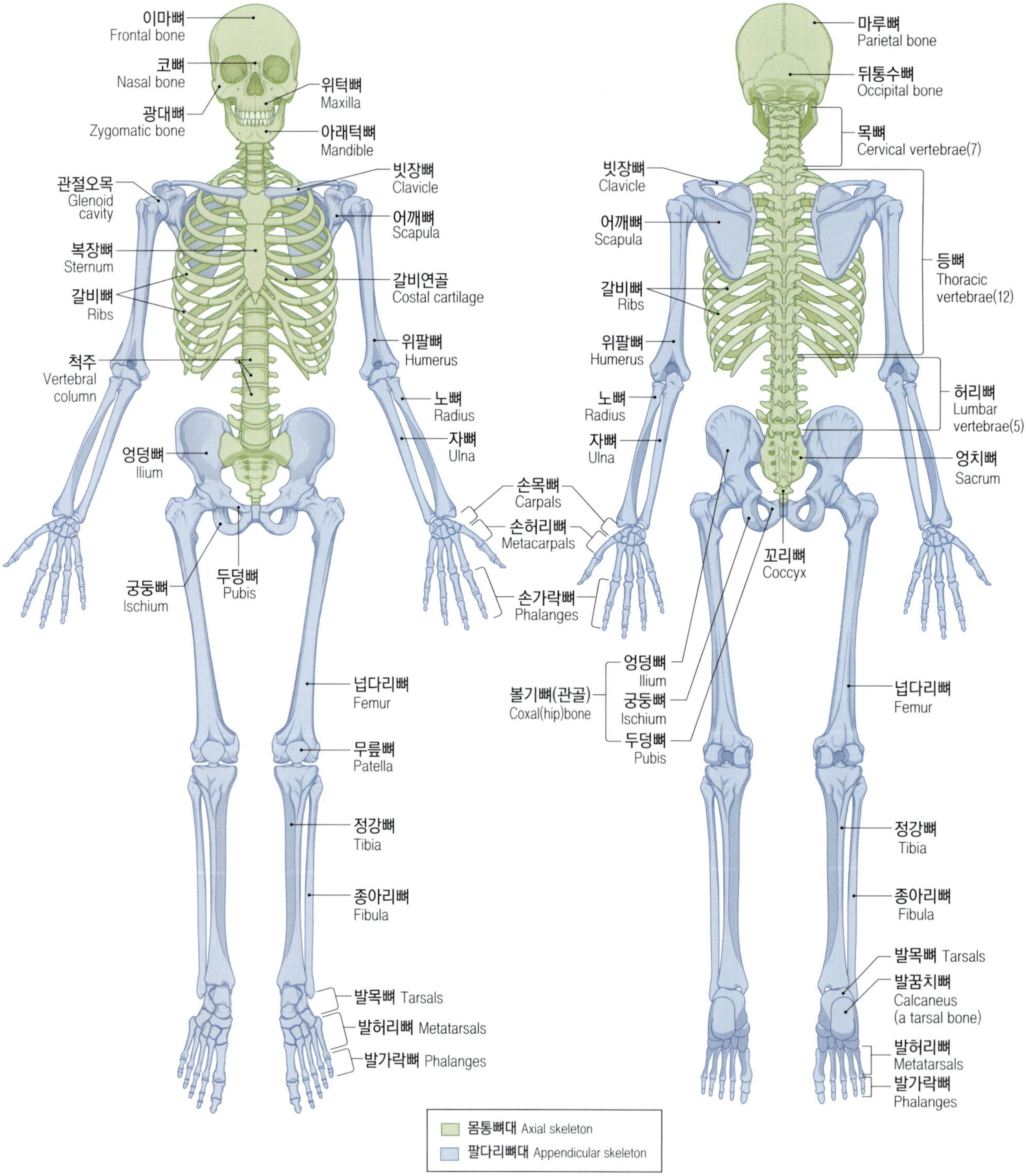
이마뼈 Frontal bone
코뼈 Nasal bone
광대뼈 Zygomatic bone
위턱뼈 Maxilla
아래턱뼈 Mandible
관절오목 Glenoid cavity
빗장뼈 Clavicle
어깨뼈 Scapula
복장뼈 Sternum
갈비뼈 Ribs
갈비연골 Costal cartilage
위팔뼈 Humerus
척주 Vertebral column
노뼈 Radius
자뼈 Ulna
엉덩뼈 Ilium
손목뼈 Carpals
손허리뼈 Metacarpals
손가락뼈 Phalanges
궁둥뼈 Ischium
두덩뼈 Pubis
넙다리뼈 Femur
무릎뼈 Patella
정강뼈 Tibia
종아리뼈 Fibula
발목뼈 Tarsals
발허리뼈 Metatarsals
발가락뼈 Phalanges
마루뼈 Parietal bone
뒤통수뼈 Occipital bone
목뼈 Cervical vertebrae(7)
빗장뼈 Clavicle
어깨뼈 Scapula
등뼈 Thoracic vertebrae(12)
갈비뼈 Ribs
위팔뼈 Humerus
허리뼈 Lumbar vertebrae(5)
노뼈 Radius
자뼈 Ulna
엉치뼈 Sacrum
꼬리뼈 Coccyx
볼기뼈(관골) Coxal(hip)bone
엉덩뼈 Ilium
궁둥뼈 Ischium
두덩뼈 Pubis
넙다리뼈 Femur
정강뼈 Tibia
종아리뼈 Fibula
발목뼈 Tarsals
발꿈치뼈 Calcaneus (a tarsal bone)
발허리뼈 Metatarsals
발가락뼈 Phalanges
몸통뼈대 Axial skeleton
팔다리뼈대 Appendicular skeleton

그림 4.13 뼈대계

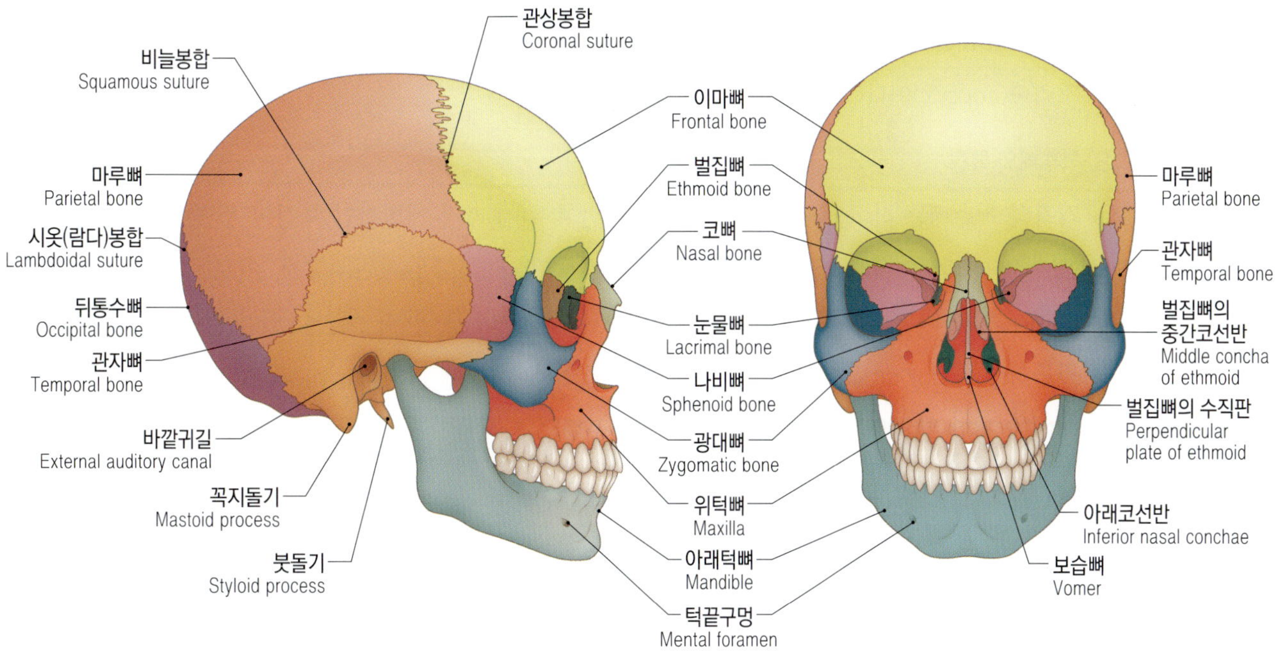

그림 4.14 머리뼈

그리고 가운데귀(중이, middle ear) 안의 6개의 귓속뼈(auditory bone)인 작은 뼈들로 이루어져 있다.

B. 굴(동, sinuses)

굴은 뇌머리뼈(cranial bone) 안의 빈 공간이다. 4쌍의 굴은 이마뼈(frontal bone), 위턱뼈(maxilla), 나비뼈(sphenoid bone) 및 벌집뼈(ethmoid bone) 안에 위치한다.

C. 봉합(suture)

머리뼈의 볼록한 윗부분을 형성하는 2개의 마루뼈(parietal bone)는 다른 뼈와 함께 고정관절인 봉합을 형성한다. 마루뼈의 시옷봉합(lambdoidal suture)은 뒤통수뼈(occipital bone)와 함께, 비늘봉합(squamous suture)은 관자뼈(temporal bone), 나비뼈(sphenoid bone)와 함께, 그리고 관상봉합(coronal suture)은 이마뼈(frontal bone)와 함께 형성된다.

② 척주

A. 척주의 구성

척주는 척추뼈(vertebrae)의 연합으로 구성되어 있으며, 유연하고 구부러진 막대 모양을 형성하도록 서로 연결되어 있다. 척주의 각 부위는 서로 다른 명칭을 가지고 있다. 즉, 목 부위(cervical region), 가슴 부위(thoracic region), 허리 부위(lumbar region), 엉치뼈(sacrum) 및 꼬리뼈(coccyx)이다(그림 4.15).

B. 척추뼈의 특징

각각의 척추뼈는 작고 불규칙한 모양의 뼈지만 부위에 따라 개별적인 특징이 뚜렷한 편이다. 예를 들어 허리뼈(lumbar vertebra)를 보면 가시돌기(spinous process) 1개, 가로돌기(transverse process) 2개와 중앙에 뚫린 척추뼈구멍(vertebral foramen)을 확인할 수 있다(그림 4.16). 위관절돌기(superior articular process)와 아래관절돌기(inferior articular process)는 인접한 척추뼈 사이에 제한적인 운동을 가능하게 한다. 척추뼈의 가시돌기 끝을 느껴보려면 머리를 앞쪽으로

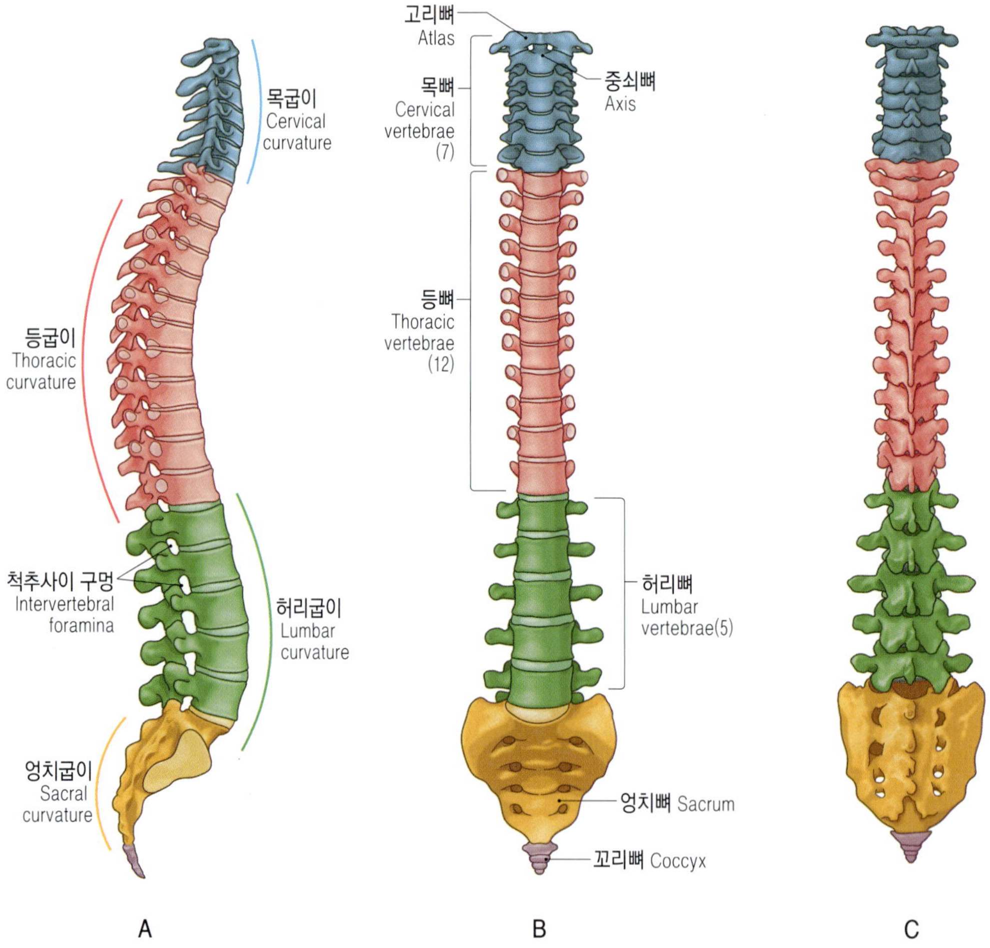

그림 4.15 척주. A: 오른쪽 면, B: 앞면, C: 뒷면

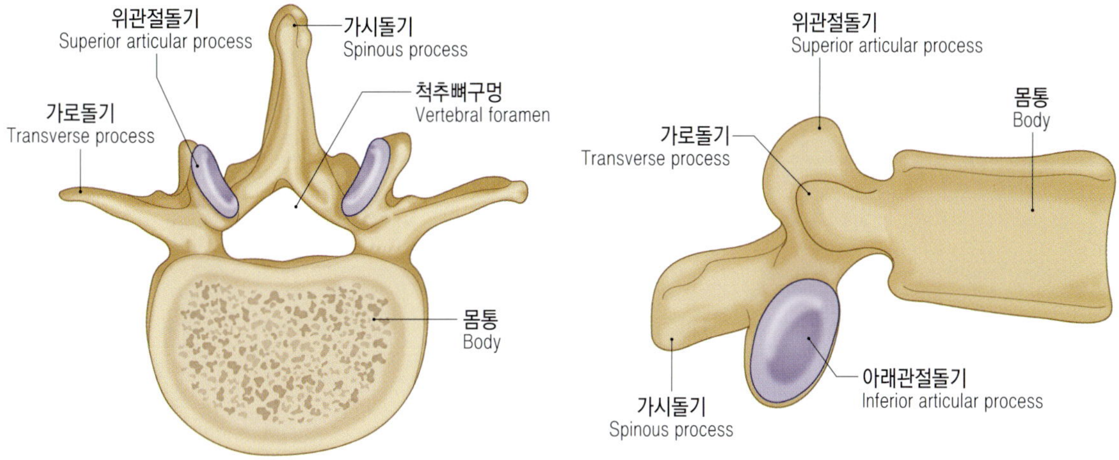

그림 4.16 허리뼈의 구조

굽히면 된다. 머리를 앞으로 숙이고 목 뒤에서부터 손가락으로 짚어 내려가보면 어깨 높이에서 뼈의 융기(projection)를 느낄 수 있는데, 이것은 제7목뼈의 긴 가시돌기 끝부분이다.

C. 척주의 굽이

옆에서 볼 때 목과 등은 앞쪽 또는 뒤쪽으로 약간 굽어 있다. 반면에 척주의 가슴 부위와 엉치 부위는 반대방향으로 굽어 있다. 목과 허리 부위의 굽이를 오목굽이(concave curves)라 하고, 가슴과 엉치 부위의 굽이를 볼록굽이(convex curves)라고 한다. 그런데 이러한 구조는 갓 태어난 아기의 척주에는 형성되지 않는다. 아기의 척주는 처음부터 끝까지 볼록굽이를 형성하고 있다.

아기가 차차 목을 들기 시작하면서 목굽이가 발달하고, 그 후 걷는 법을 배우면서 허리굽이가 발달한다. 정상적인 척주의 굽이는 기능적인 면에서 아주 중요하다. 이것은 몸무게를 지탱할 수 있는 힘을 제공한다. 또한 척추굽이는 짐승이 네 발로 걷는 것과 달리 사람이 두 발로 서고 걷는데 필요한 균형을 맞춘다. 구부러진 교량이 튼튼한 것에서 알 수 있듯이 구부러진 구조는 똑바로 서 있는 것과 같은 크기의 구조보다 큰 힘을 가지고 있다. 척주 위에는 머리가, 앞에는 갈비뼈(rib)와 내부기관(internal organ) 그리고 아래에는 엉덩이와 다리가 접해 있다.

잘못된 자세나 어떤 질병은 비정상적인 허리굽이인 척주앞굽음증(lordosis or sway back)을 초래한다. 비정상적인 가슴굽이를 척주뒤굽음증(kyphosis or hunchback)이라고 하고, 측면으로의 비정상적인 굽이를 척주옆굽음증(scoliosis)이라 한다. 그림 4.17에서 볼 수 있듯 이러한 비정상적인 척주굽이는 정상적인 호흡이나 다른 생명활동을 방해하기도 한다. 척주옆굽음

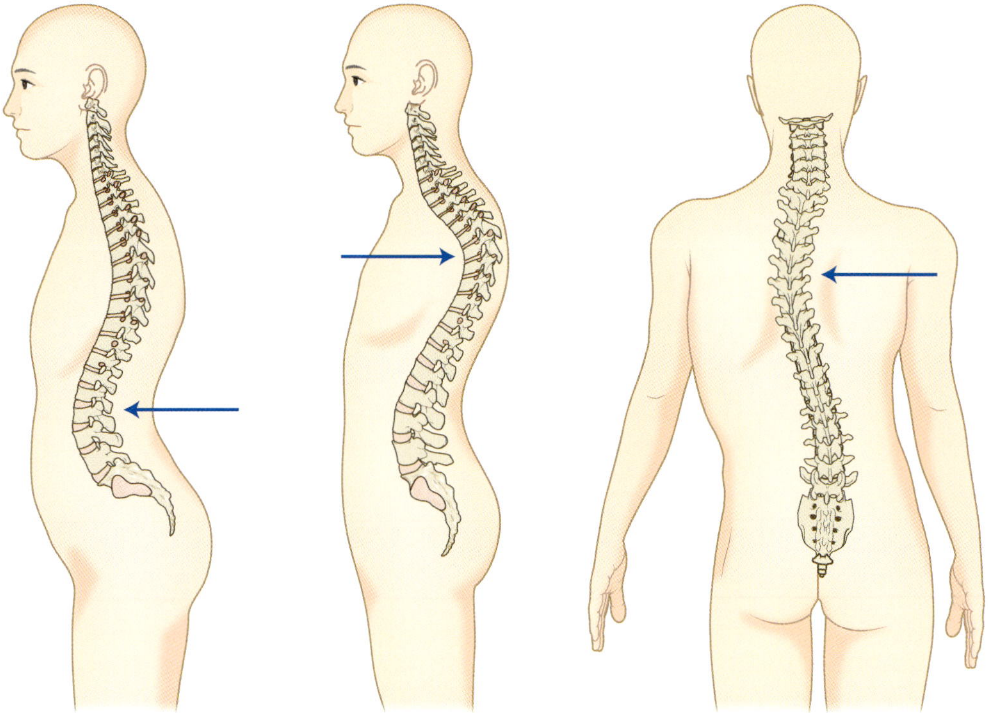

그림 4.17 비정상적인 척주굽이

증은 사춘기 이전에 원인을 알 수 없이 흔하게 발생한다.

③ 가슴부

12쌍의 갈비뼈, 복장뼈(sternum) 및 등뼈(thoracic vertebra)는 가슴부(thorax or chest)를 형성한다. 12쌍의 갈비뼈는 척추뼈와 직접 관절하고 있다. 또한 가장 아래의 두 쌍을 제외한 모든 갈비뼈는 복장뼈와 직접 관절하고 있다. 그림 4.18을 보면 위에서부터 참갈비뼈(true ribs)라고 하는 7쌍의 갈비뼈가 갈비연골(costal cartilage)에 의해 복장뼈와 직접 관절하고, 8~10번째 갈비뼈는 7번째 갈비뼈의 연골과 관절하고 있어서 거짓갈비뼈(false ribs)라고 한다. 마지막 2쌍의 갈비뼈는 복장뼈에 붙는 곳이 없기 때문에 뜬갈비뼈(floating ribs)라고 한다(그림 4.18).

(2) 팔다리뼈대(126개)

뼈대계통을 형성하는 206개의 뼈 중 126개의 뼈는 팔다리뼈대를 이루고 있다. 팔이음뼈(shoulder girdle)는 위팔, 아래팔, 손목과 손을 몸통뼈대인 가슴에 연결하고, 다리이음뼈(pelvic girdle)는 넙다리, 다리, 발목과 발을 몸통뼈대인 골반에 연결한다.

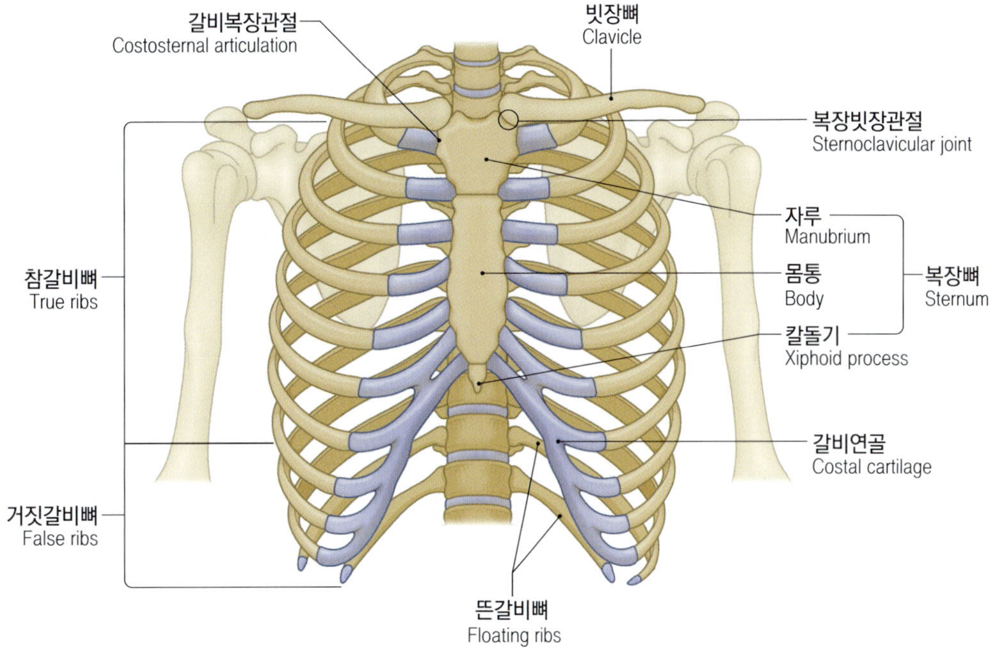

그림 4.18 가슴부의 뼈

① 팔이음뼈를 포함하는 팔뼈

A. 팔이음뼈

어깨뼈(scapula)와 빗장뼈(clavicle)는 팔이음뼈를 구성한다. 팔의 이 부분은 몸통뼈대와 연결된다. 팔이음뼈는 빗장뼈와 복장뼈 사이에서 복장빗장관절(sternoclavicular joint)을 형성하며, 몸통뼈대에 부착되어 있다.

B. 위팔

위팔뼈(humerus)는 위팔에 위치한 긴뼈이며, 몸에서는 두 번째로 길다. 위팔뼈는 어깨뼈의 몸쪽 끝과 어깨관절을 이룬다(그림 4.19).

C. 아래팔

아래팔은 노뼈(radius)와 자뼈(ulna)로 구성되고 해부학적 자세에서 노뼈는 아래팔의 바깥쪽에, 자뼈는 안쪽에 위치한다. 노뼈와 자뼈는 관절을 이루며, 위팔뼈의 먼쪽 끝과 팔꿉관절(elbow joint)을 이룬다. 또한 손목뼈와도 관절을 이룬다(그림 4.19).

D. 손목과 손

손목과 손에는 손목뼈(carpal bone) 8개, 손바닥을 지지하고 있는 손허리뼈(metacarpal) 5개, 손가락뼈(phalanges or finger bone) 14개로 총 27개의 뼈로 구성되어 있다. 손목과 손의 많은 뼈와 관절은 사람의 손이 정교하게 움직이도록 한다(그림 4.20).

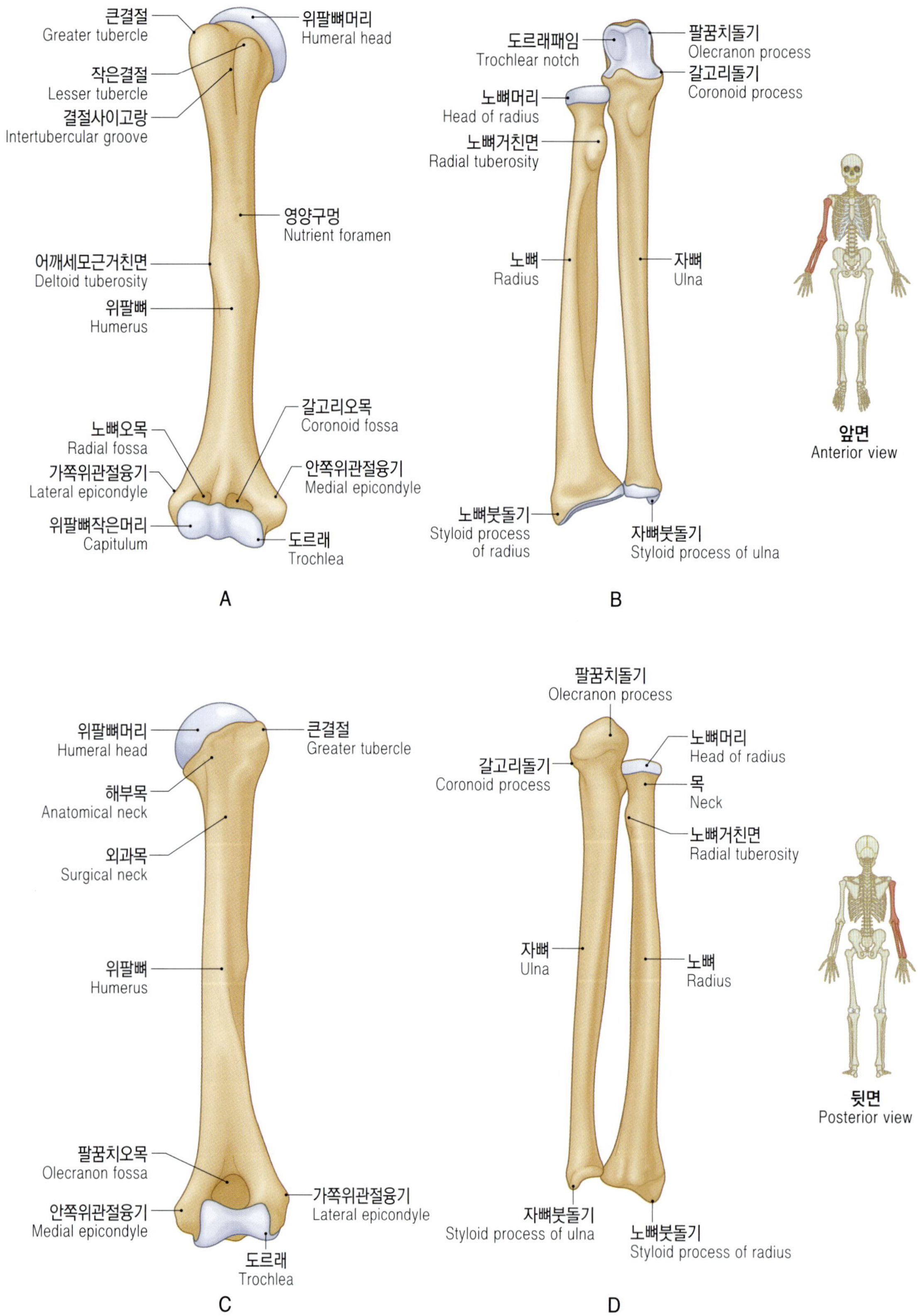

그림 4.19 오른쪽 팔의 뼈. **A**: 위팔뼈의 앞면, **B**: 노뼈와 자뼈의 앞면, **C**: 위팔뼈의 뒷면, **D**: 노뼈와 자뼈의 뒷면

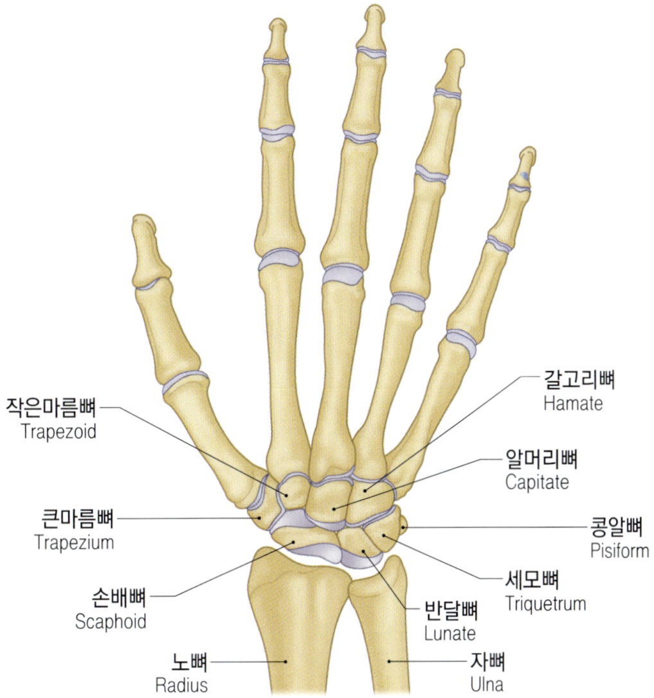

그림 4.20 손목과 손의 뼈

② 다리이음뼈를 포함하는 다리뼈

A. 다리이음뼈

몸통에 다리를 연결하는 다리이음뼈는 골반의 양쪽에 위치한 두 개의 큰 볼기뼈(hip bone)로 구성되어 있다. 볼기뼈는 엉치뼈, 꼬리뼈와 함께 몸통을 강하게 지지하는 기틀이 되며, 몸통뼈대의 아랫부분과 연결된다. 영아의 경우 볼기뼈는 엉덩뼈(ilium), 궁둥뼈(ischium) 및 두덩뼈(pubis)의 3개의 뼈로 분리되어 있으며, 성장하면서 하나의 뼈가 된다.

B. 넙다리(thigh)

넙다리뼈는 몸에서 가장 긴 뼈에 해당하며, 볼기뼈 안의 절구(acetabulum)라는 깊은 컵 모양의 오목한 부분과 관절을 이룬다. 넙다리뼈의 먼쪽 끝에서는 무릎뼈(patella), 정강뼈(tibia)와 관절을 이룬다(그림 4.21).

C. 아래쪽 다리(lower leg)

정강뼈는 다리 앞쪽에서 다소 날카로운 모서리를 형성한다. 가늘고 가벼운 종아리뼈(fibula)가 다리의 가쪽에 위치한다(그림 4.21).

D. 발목과 발

발목뼈는 7개로 손목뼈가 8개인 것과는 차이가 있다. 가장 큰 발목뼈는 발꿈치뼈(calcaneus)이

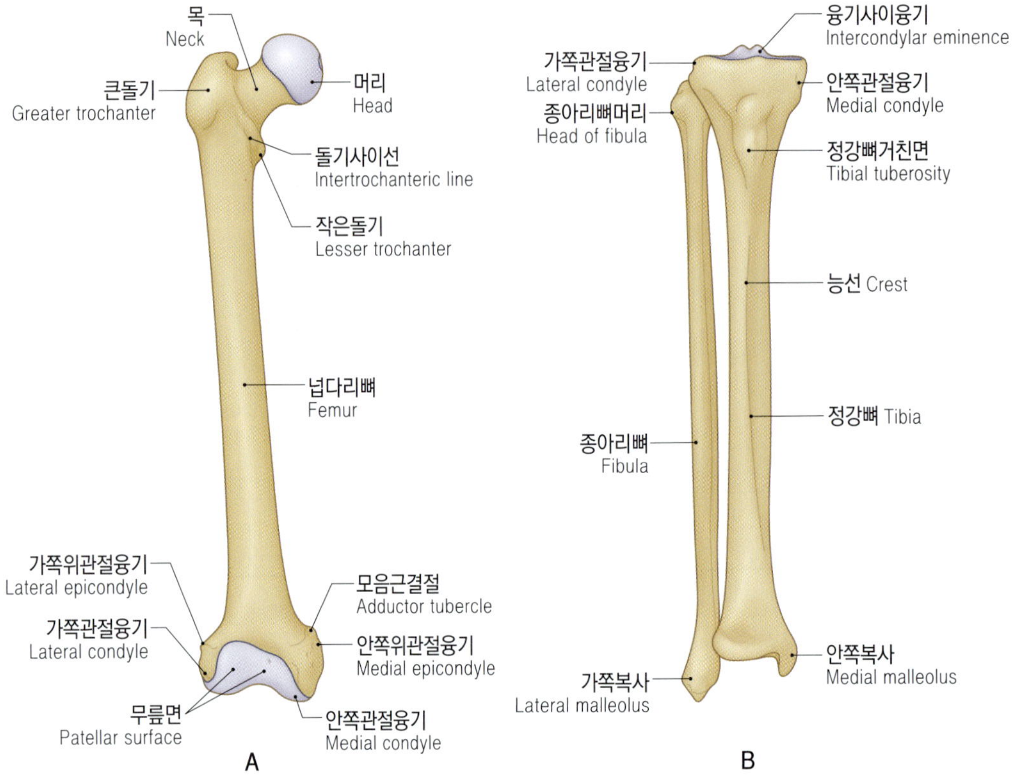

그림 4.21 오른쪽 다리의 뼈. A: 넙다리뼈의 앞면, B: 정강뼈와 종아리뼈의 앞면

다. 목말뼈(talus)는 발목뼈 중에서 두 번째로 크며, 발목관절(ankle joint)에서 정강뼈와 관절을 이룬다.

발목과 발을 이루고 있는 뼈는 발목뼈(tarsal)와 발허리뼈(metatarsals)로 손목과 손을 이루고 있는 손목뼈, 손허리뼈와 비슷하다. 발가락의 뼈는 손가락뼈와 마찬가지로 발가락뼈(phalange)라고 한다. 발가락이 손가락에 비해 짧지만, 뼈의 개수는 손가락과 동일하다(그림 4.22).

E. 발의 활

사람은 발로 서기 때문에 발은 몸무게를 지탱할 수 있는 구조로 되어 있다. 예를 들어 엄지발가락은 엄지손가락보다 단단하고 거의 움직이지 않는다. 또한 발에는 세로와 가로의 활 모양 구조가 형성되어 있어 탄력을 가진다. 이러한 발뼈의 형태는 체중을 강하게 지탱해주는 견고한 기틀을 제공한다. 강한 인대와 발근육 힘줄은 발의 뼈를 결합시켜 발뼈의 위치를 단단하게 유지하도록 도와준다.

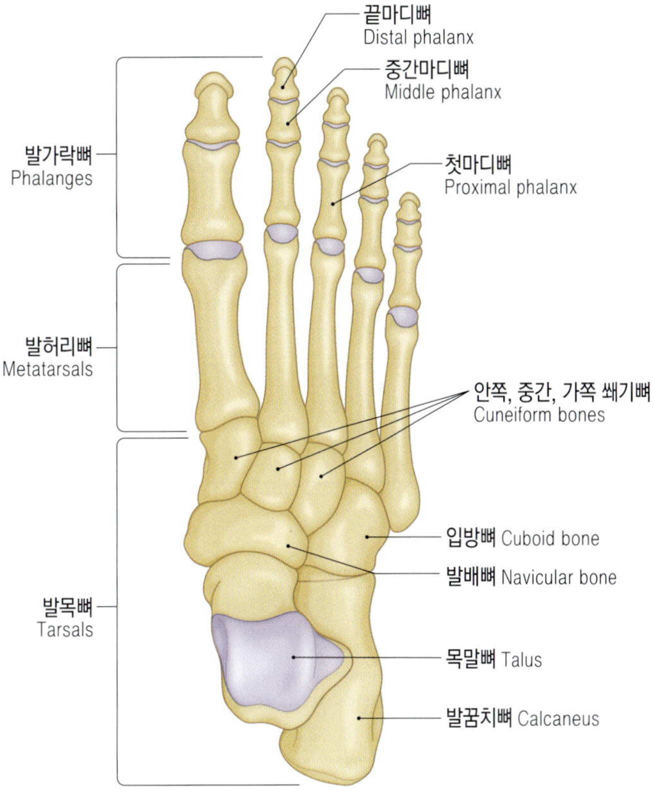

그림 4.22 발목과 발의 뼈

2개의 발활은 발에서 세로 방향으로 뻗어 있다. 하나는 발의 안쪽에 있어서 안쪽세로발활(medial longitudinal arch)이라 하며, 다른 하나는 가쪽에 위치하여 가쪽세로발활(lateral longitudinal arch)이라 한다. 발에 가로로 뻗은 나머지 하나는 가로발활(transverse arch) 또는 발허리뼈발활(metatarsal arch)이라 한다. 발의 인대가 약해져 발활이 편평해진 상태를 편평발(fallen arch or flat feet)이라고 한다(그림 4.23).

2) 관절

목에 위치하여 혀를 고정시키는 목뿔뼈(hyoid bone)를 제외한 모든 뼈는 적어도 1개 이상의 다른 뼈와 연결되어 있다. 즉, 뼈는 다른 뼈와 함께 관절을 형성하고 있다. 관절은 기능적으로 매우 중요하다. 관절은 뼈를 안전하게 고정시키며 동시에 뼈끼리 잘 움직이도록 한다.

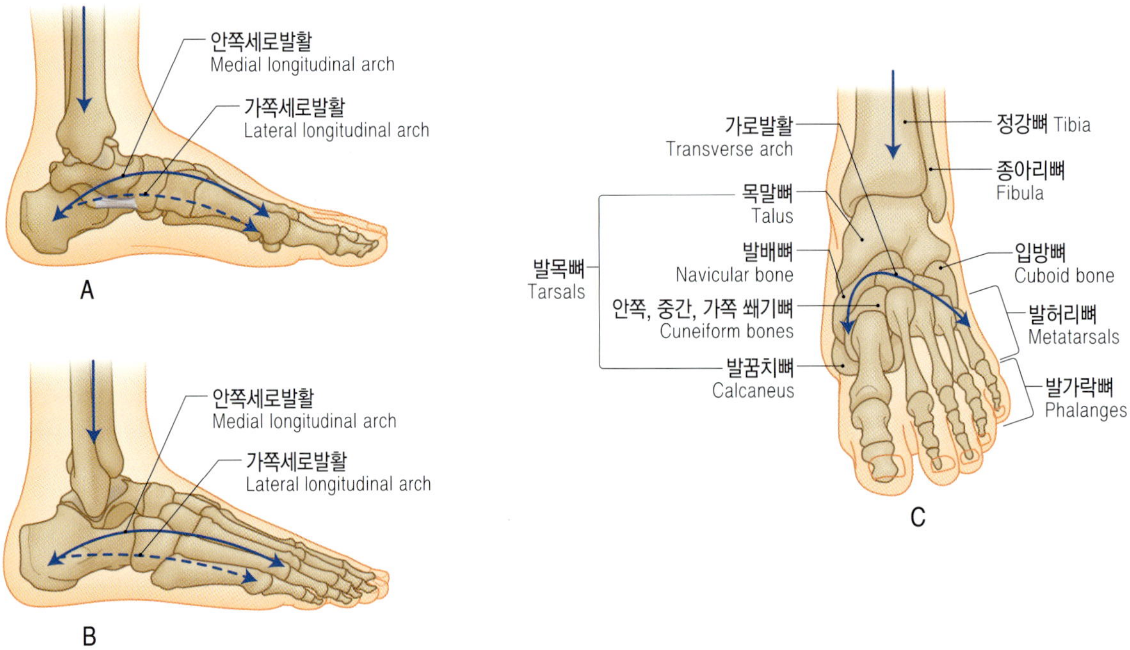

그림 4.23 발의 활. A: 세로발활, B: 편평발, C: 가로발활

(1) 관절의 종류

관절을 분류하는 방법으로 운동의 정도에 따라 다음과 같이 2가지로 나뉘며, 관절 구조는 운동 정도의 차이에 따라 다르다.

① 못움직관절(synarthrosis): 전혀 움직이지 못함

A. 섬유관절(fibrous joint)

섬유관절은 관절을 이루고 있는 뼈 사이에 섬유결합조직(fibrous connective tissue)이 있는 관절이며, 뼈 사이에는 어떠한 움직임도 없다. 머리뼈 사이의 봉합(suture)이 해당한다(그림 4.24).

B. 연골관절(cartilaginous joint)

연골관절은 관절을 이루고 있는 뼈 사이를 연골이 연결하고 있는 관절이다(그림 4.25). 두덩뼈 사이의 관절, 척추뼈몸통사이 관절과 자루몸통관절이 연골관절이다. 연골관절은 경미하게 움직일 수 있다. 척추뼈 사이의 관절은 몸통을 앞과 옆으로 유연하게 움직일 수 있게 하며, 돌림 또한 가능하게 한다. 척추뼈를 연결하는 강한 인대와 섬유원반(fibrous disk)이 관절 사이에 있다. 이러한 척추사이원반(intervertebral disk)의 중심부는 탄력을 지속시키는 물질로 구성되어 있는데, 이는 나이가 들면서 점차 그 기능을 상실한다. 갑작스러운 압력이나 상해에 의해 척추사이

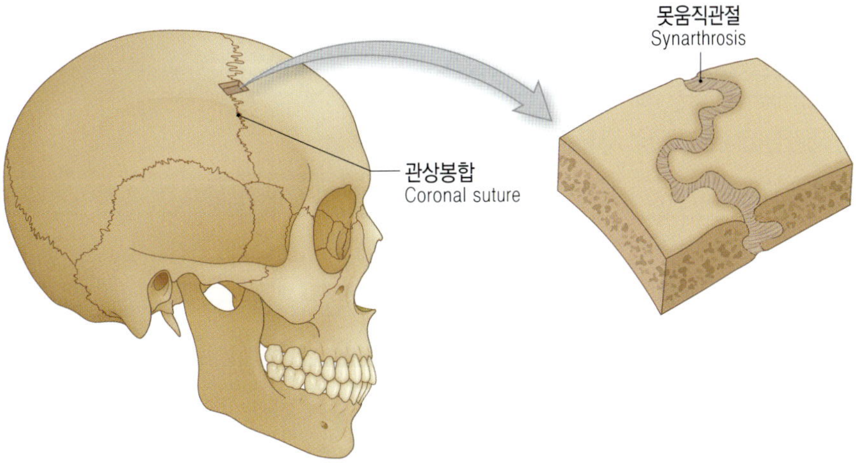

그림 4.24 못움직관절: 섬유관절

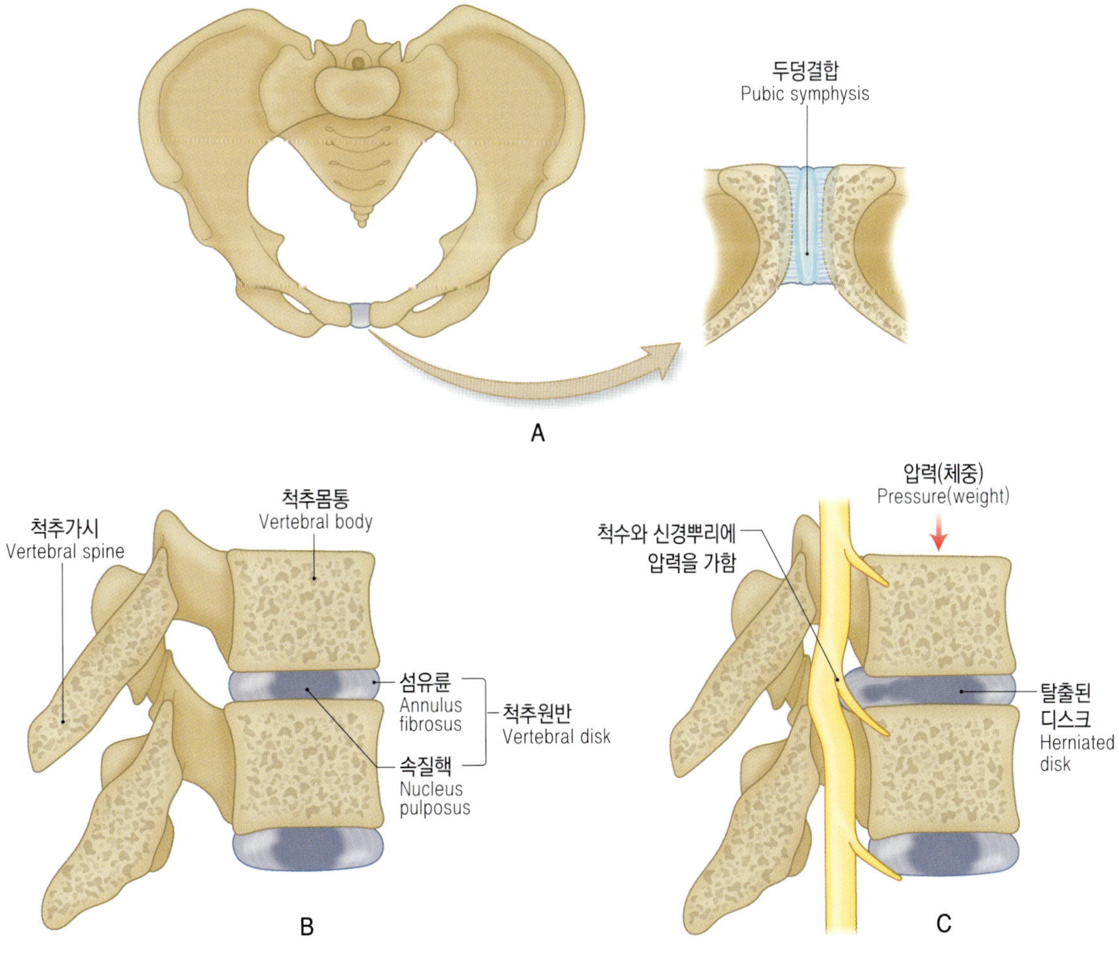

그림 4.25 연골관절과 척추사이원반 탈출. A, B: 못움직관절: 연골관절, C: 척추사이원반 탈출

원반을 다치면 척주관(spinal canal) 안으로 척추사이원반이 밀려 들어가기도 한다. 이러한 상태를 척추사이원반탈출(herniated disk)이라고 한다.

② 움직관절(diarthrosis): 자유롭게 움직임

대부분의 관절은 움직관절이다. 이러한 관절은 다양한 방향으로 움직이거나 한두 방향으로 움직일 수 있다. 움직관절은 관절주머니(joint capsule), 관절공간(joint cavity) 및 관절하고 있는 뼈끝의 연골층으로 이루어져 있다(그림 4.26). 관절주머니의 바깥쪽은 강하고 질긴 섬유결합조직이고, 안쪽은 부드럽고 미끄러운 윤활막(synovial membrane)이다. 윤활막에 매끄러운 윤활액(synovial fluid)이 있어서 마찰을 감소시켜 쉽게 움직일 수 있게 한다. 관절주머니는 2개의 뼈끝을 싸고 있으며, 각 뼈몸통에 견고하게 붙어 뼈를 안전하게 고정시키는 동시에 관절이 움직일 수 있게 한다. 이러한 구조는 관절이 제 기능을 하도록 하는 데 도움을 준다.

인대(ligament)는 관절주머니처럼 강한 섬유결합조직으로 만들어진 줄이나 띠로, 뼈막 바깥에서 2개의 뼈를 묶어 더욱 단단하고 견고하게 고정한다.

관절연골(articular cartilage)의 층은 충격을 흡수한다. 또한 표면이 매우 매끄러워서 관절을 이루고 있는 뼈가 마찰없이 움직일 수 있도록 한다.

액체로 차 있는 작은 윤활주머니(bursa)는 힘줄과 힘줄 밑에 있는 뼈 사이에 위치한다. 이러한 조그만 주머니는 결합조직으로 이루어져 있고 윤활막과 연결되어 있다. 이 윤활막은 윤활주

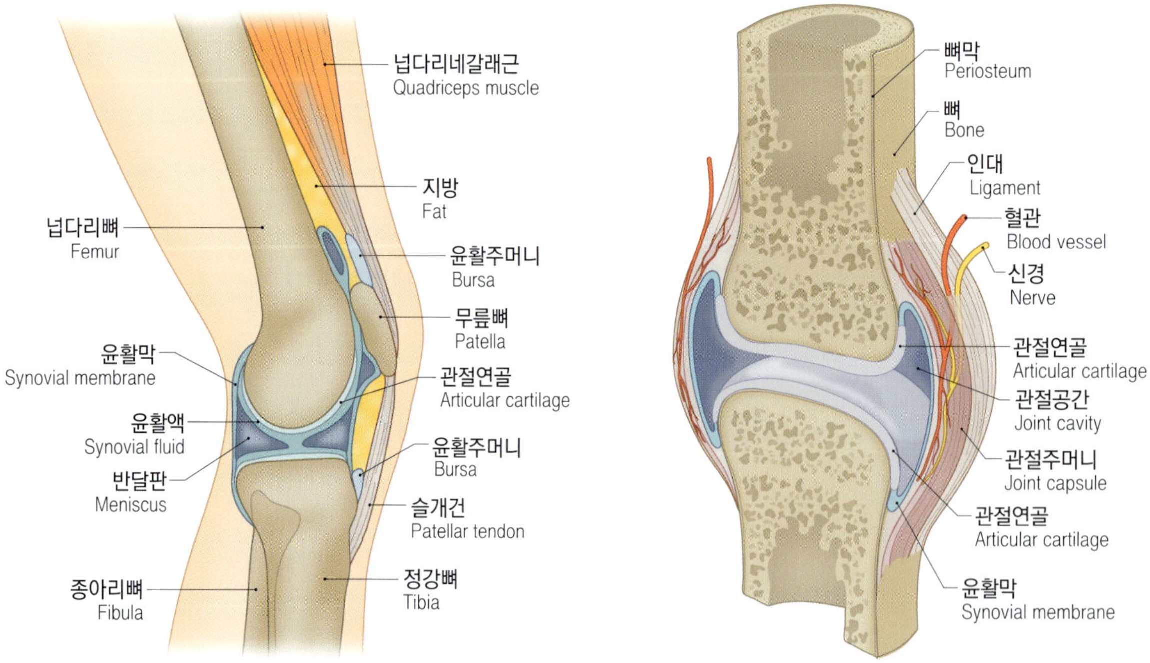

그림 4.26 움직관절의 구조

머니를 채우고 있는 미끄러운 윤활액을 분비한다. 윤활주머니는 작고 유연한 쿠션처럼 힘줄과 연결되어 있어 근육이 수축할 때 힘줄이 뼈 위에서 쉽게 미끄러질 수 있도록 한다.

3. 근육계통

1) 뼈대근육 무리

(1) 뼈대근육

대부분의 뼈대근육은 관절을 이루고 있는 두 개 이상의 뼈에 부착되어 있다. 근육이 부착되어 있는 한 부위는 다른 부위에 비해 움직임이 적다. 움직임이 적은 쪽의 뼈에 부착된 근육 부위를 이는곳(origin)이라고 부르며, 움직임이 더 많은 쪽의 뼈에 붙는 근육 부위를 닿는곳(insertion)이라고 부른다. 근육의 양쪽 끝을 제외한 나머지 부분을 근육 몸통(muscle body)이라고 부른다.

(2) 힘줄

힘줄(tendon)은 조밀한 섬유질 결합조직으로 되어 있어 매우 강하기 때문에 쉽게 찢어지거나 뼈에서 떨어지지 않는다. 힘줄은 힘줄집(tendon sheath)으로 둘러싸여 있다.

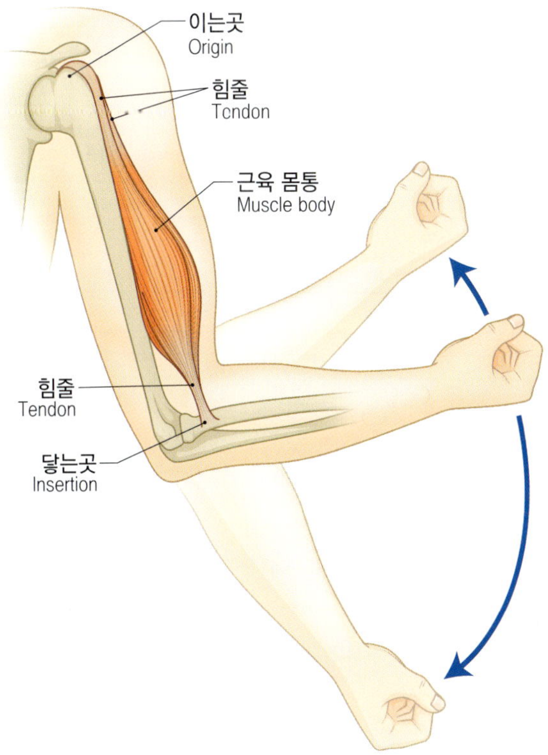

그림 4.27 뼈대근육 무리

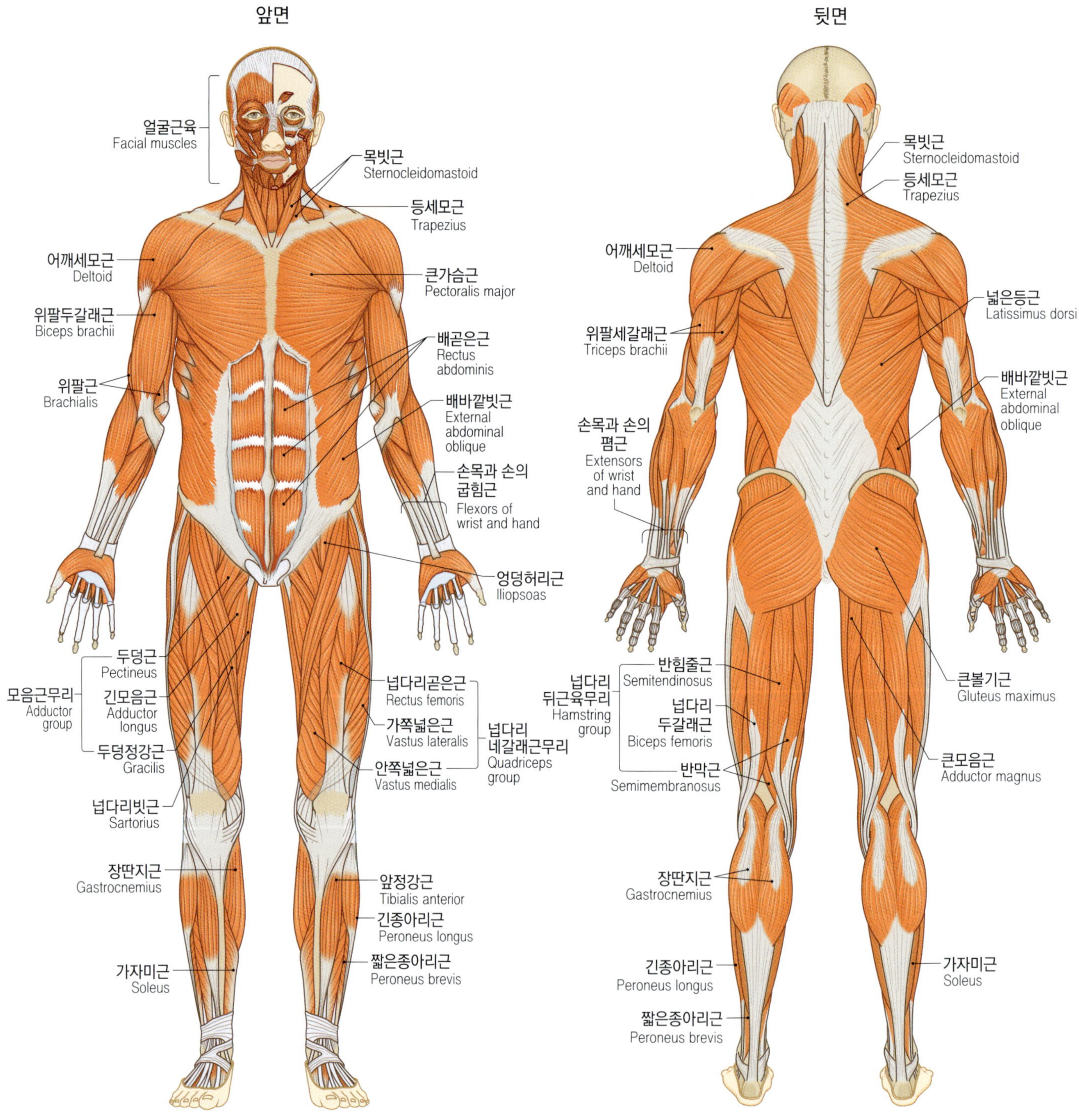

그림 4.28 온몸 근육의 개관

5 몸의 주요 근육

근육	기능	이는곳	닿는곳
머리와 목의 주요 근육			
뒤통수이마근(occipitofrontalis)	눈썹을 올림	머리덮개널힘줄	눈썹의 피부
눈둘레근(orbicularis oculi)	눈꺼풀을 닫음	위턱뼈와 코연골	눈꺼풀 주위 피부
입둘레근(orbicularis oris)	입술을 닫거나 오므림	위턱뼈와 아래턱뼈	입술
광대근(zygomaticus)	입꼬리를 당겨 올림	광대뼈	입꼬리와 윗입술
깨물근(masseter)	아래턱뼈를 위로 당김	광대활	아래턱뼈
관자근(temporalis)	아래턱뼈를 위로 당김	관자오목	아래턱뼈
목빗근(sternocleidomastoid)	머리와 목의 반대쪽으로 돌림과 굽힘	복장뼈와 빗장뼈	꼭지돌기
등세모근(trapezius)	목 폄과 가쪽굽힘, 어깨뼈 올림과 위쪽돌림	뒤통수뼈와 목덜미인대, 목뼈-등뼈 가시돌기	어깨뼈와 빗장뼈
팔의 주요 근육			
큰가슴근(pectoralis major)	위팔 굽힘, 모음, 안쪽돌림	복장뼈, 빗장뼈와 위쪽 갈비뼈 연골	위팔뼈
넓은등근(latissimus dorsi)	위팔 폄, 모음, 안쪽돌림	어깨뼈 아래각, 등뼈-허리뼈 가시돌기, 등허리근막, 엉덩뼈능선	위팔뼈
어깨세모근(deltoid)	위팔 벌림	빗장뼈와 어깨뼈	위팔뼈
위팔두갈래근(biceps brachii)	위팔과 아래팔의 굽힘, 뒤침	어깨뼈	노뼈
위팔세갈래근(triceps brachii)	위팔과 아래팔의 폄	어깨뼈와 위팔뼈	자뼈
몸통의 주요 근육			
배바깥빗근(external abdominal oblique)	몸통의 반대쪽 돌림과 굽힘	아래쪽 가슴우리	백색선, 엉덩뼈, 두덩뼈
배속빗근(internal abdominal oblique)	몸통의 같은쪽 돌림과 굽힘	등허리근막과 엉덩뼈능선	백색선, 아래쪽 가슴우리, 두덩뼈
배가로근(transversus abdominis)	배부 압박	아래쪽 가슴우리, 등허리근막과 엉덩뼈능선	백색선과 두덩뼈
배곧은근(rectus abdominis)	몸통 굽힘	두덩뼈	아래쪽 가슴우리, 복장뼈
가로막(diaphragm)	들숨 시 가슴안 확장	가로막	아래쪽 가슴우리 둘레
척추세움근(erector spinae)	척주의 폄과 가쪽굽힘	목덜미인대, 엉덩뼈능선, 척추뼈의 가시돌기 및 가로돌기, 갈비뼈, 등허리근막	꼭지돌기, 목뼈와 등뼈, 갈비뼈
뭇갈래근(multifidus)	인접 척추를 안정시키고 척추의 움직임 조절	엉치뼈, 위뒤엉덩뼈가시, 모든 척추의 가로돌기	이는곳의 2~4개 위 척추뼈 가시돌기
허리네모근(quadratus lumborum)	몸통 가쪽굽힘, 골반 올림	엉덩뼈능선	12번 갈비뼈와 허리뼈 가로돌기

근육	기능	이는곳	닿는곳
다리의 주요 근육			
엉덩허리근(iliopsoas)	넙다리 굽힘	엉덩뼈와 허리뼈, 엉덩뼈 오목	넙다리뼈
넙다리빗근(sartorius)	넙다리 굽힘, 벌림, 가쪽돌림, 무릎 굽힘	엉덩뼈	정강뼈
큰볼기근(gluteus maximus)	넙다리 폄	엉덩뼈, 엉치뼈, 꼬리뼈	넙다리뼈
다리의 모음근육			
긴모음근(adductor longus)	넙다리 모음, 굽힘, 안쪽돌림	두덩뼈	넙다리뼈
두덩정강근(gracilis)	넙다리 모음, 무릎 굽힘	두덩뼈	정강뼈
두덩근(pectineus)	넙다리 모음, 굽힘	두덩뼈	넙다리뼈
넙다리뒤근육 무리			
반막근(semimembranosus)	넙다리 폄, 무릎 굽힘	궁둥뼈결절	정강뼈
반힘줄근(semitendinosus)	넙다리 폄, 무릎 굽힘	궁둥뼈결절	정강뼈
넙다리두갈래근(biceps femoris)	무릎 굽힘, 넙다리 폄	궁둥뼈와 넙다리뼈	종아리뼈
넙다리네갈래근 무리			
넙다리곧은근(rectus femoris)	무릎 폄, 넙다리 굽힘	엉덩뼈	정강뼈
가쪽넓은근(vastus lateralis)	무릎 폄	넙다리뼈	정강뼈
중간넓은근(vastus intermedius)	무릎 폄	넙다리뼈	정강뼈
안쪽넓은근(vastus medialis)	무릎 폄	넙다리뼈	정강뼈
종아리근육 무리			
앞정강근(tibialis anterior)	발등 굽힘, 안쪽번짐	정강뼈	발허리뼈
장딴지근(gastrocnemius)	무릎 굽힘, 발바닥 굽힘	넙다리뼈	발꿈치뼈
가자미근(soleus)	발바닥 굽힘	정강뼈와 종아리뼈	발꿈치뼈
긴종아리근과 짧은종아리근 (peroneus longus and brevis)	발바닥 굽힘, 가쪽번짐	종아리뼈	발허리뼈

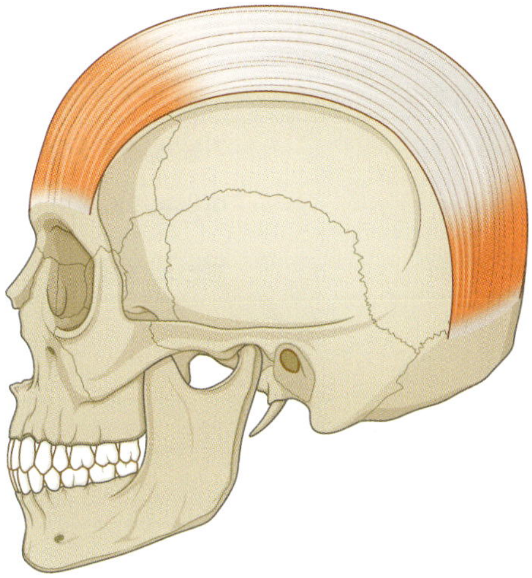

머리와 목의 주요 근육

- **근육:** 뒤통수이마근 (occipitofrontalis)
- **기능:** 눈썹을 올림
- **이는곳:** 머리덮개널힘줄
- **닿는곳:** 눈썹의 피부

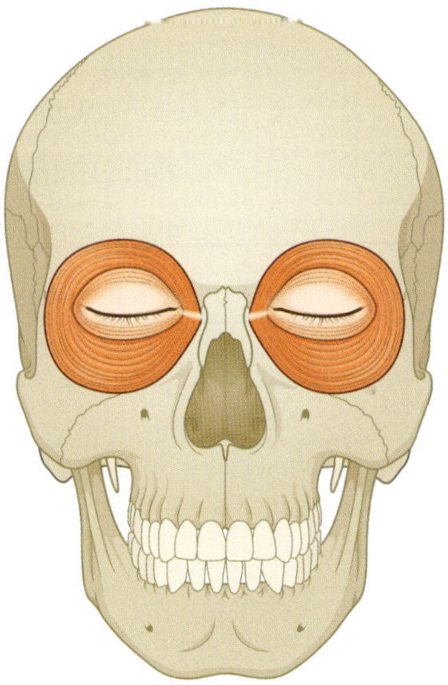

머리와 목의 주요 근육

- **근육:** 눈둘레근 (orbicularis oculi)
- **기능:** 눈꺼풀을 닫음
- **이는곳:** 위턱뼈와 코연골
- **닿는곳:** 눈꺼풀 주위 피부

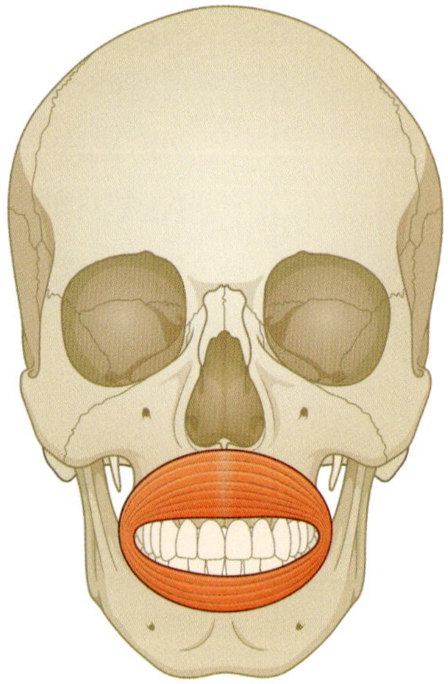

머리와 목의 주요 근육

- **근육:** 입둘레근 (orbicularis oris)
- **기능:** 입술을 닫거나 오므림
- **이는곳:** 위턱뼈와 아래턱뼈
- **닿는곳:** 입술

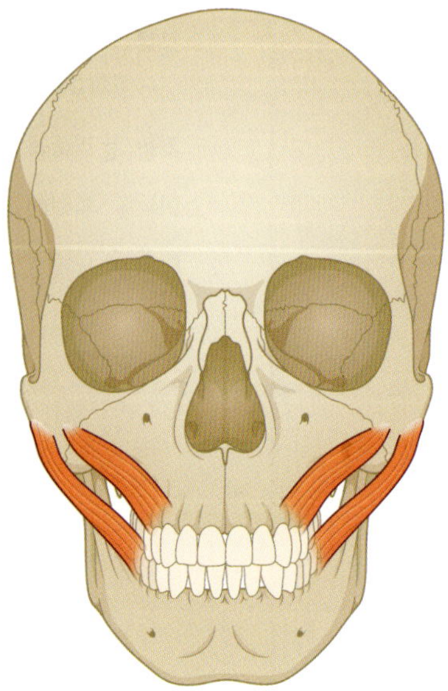

머리와 목의 주요 근육

- **근육:** 광대근 (zygomaticus)
- **기능:** 입꼬리를 당겨 올림
- **이는곳:** 광대뼈
- **닿는곳:** 입꼬리와 윗입술

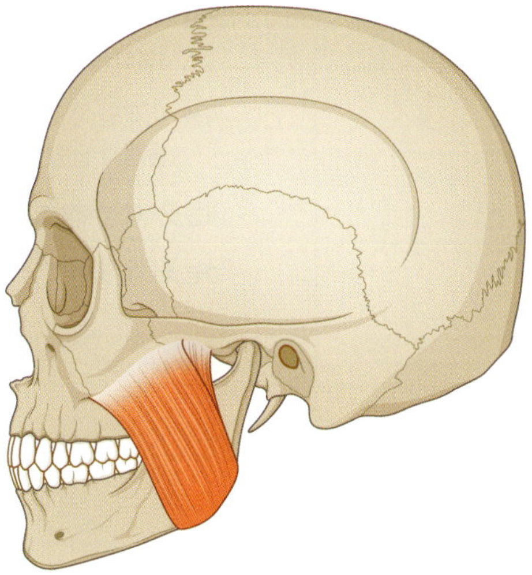

머리와 목의 주요 근육

- **근육**: 깨물근
  (masseter)
- **기능**: 아래턱뼈를 위로 당김
- **이는곳**: 광대활
- **닿는곳**: 아래턱뼈

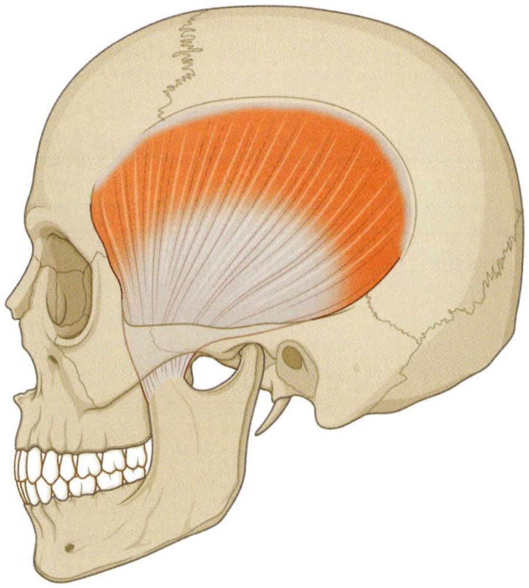

머리와 목의 주요 근육

- **근육**: 관자근
  (temporalis)
- **기능**: 아래턱뼈를 위로 당김
- **이는곳**: 관자오목
- **닿는곳**: 아래턱뼈

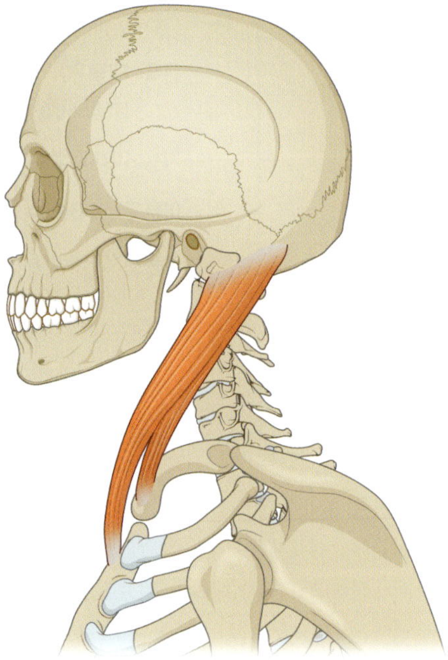

머리와 목의 주요 근육

- **근육:** 목빗근
  (sternocleidomastoid)
- **기능:** 머리와 목의 반대쪽으로
  돌림과 굽힘
- **이는곳:** 복장뼈와 빗장뼈
- **닿는곳:** 꼭지돌기

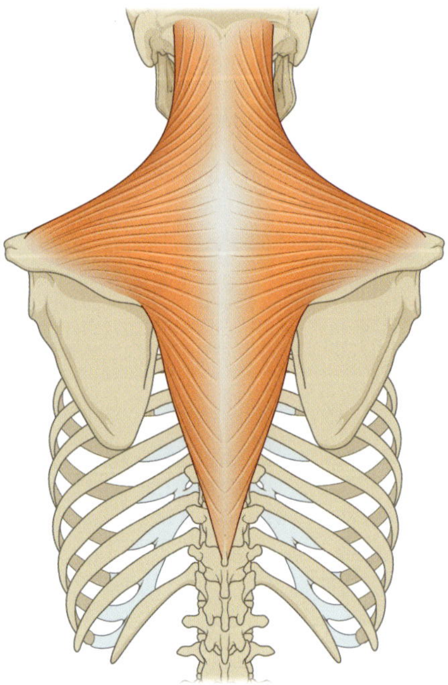

머리와 목의 주요 근육

- **근육:** 등세모근
  (trapezius)
- **기능:** 목 폄과 가쪽굽힘,
  어깨뼈 올림과 위쪽돌림
- **이는곳:** 뒤통수뼈와 목덜미인대,
  목뼈-등뼈 가시돌기
- **닿는곳:** 어깨뼈와 빗장뼈

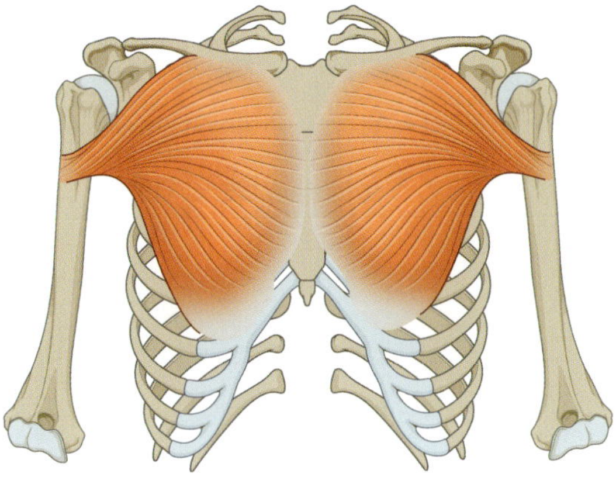

팔의 주요 근육

- **근육:** 큰가슴근
  (pectoralis major)
- **기능:** 위팔 굽힘, 모음, 안쪽돌림
- **이는곳:** 복장뼈, 빗장뼈와
  위쪽 갈비뼈 연골
- **닿는곳:** 위팔뼈

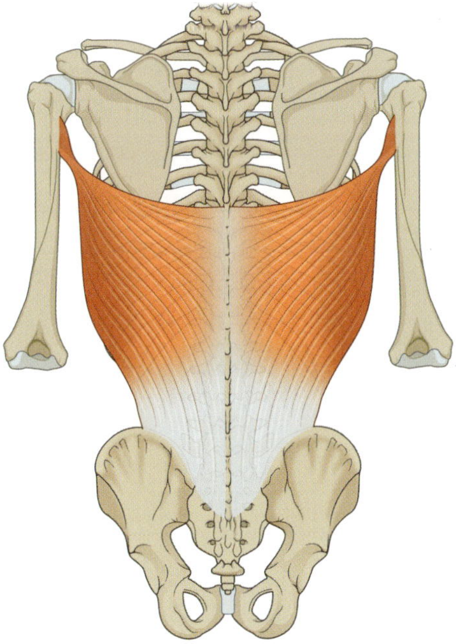

팔의 주요 근육

- **근육:** 넓은등근
  (latissimus dorsi)
- **기능:** 위팔 폄, 모음, 안쪽돌림
- **이는곳:** 어깨뼈 아래각,
  등뼈-허리뼈 가시돌기,
  등허리근막, 엉덩뼈능선
- **닿는곳:** 위팔뼈

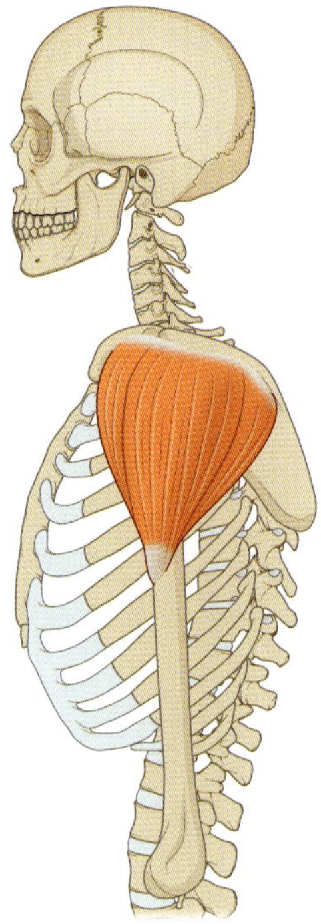

팔의 주요 근육

- **근육**: 어깨세모근
  (deltoid)
- **기능**: 위팔 벌림
- **이는곳**: 빗장뼈와 어깨뼈
- **닿는곳**: 위팔뼈

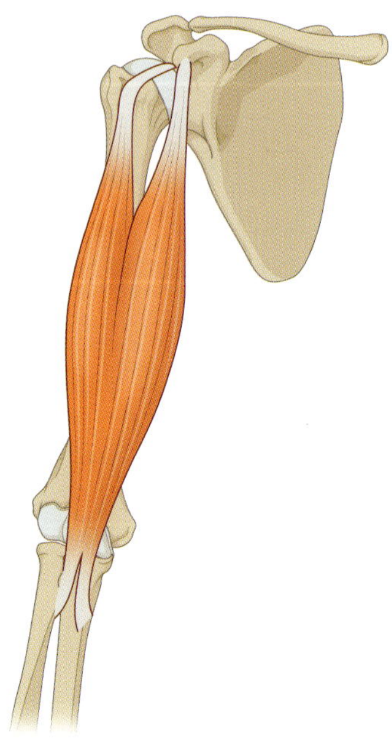

팔의 주요 근육

- **근육**: 위팔두갈래근
  (biceps brachii)
- **기능**: 위팔과 아래팔의 굽힘, 뒤침
- **이는곳**: 어깨뼈
- **닿는곳**: 노뼈

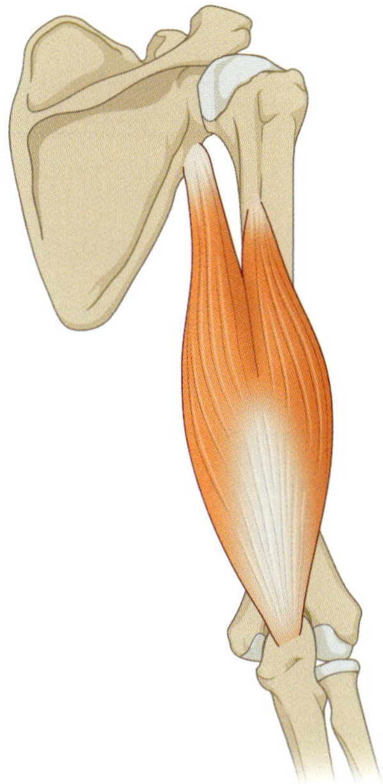

팔의 주요 근육

- **근육**: 위팔세갈래근
  (triceps brachii)
- **기능**: 위팔과 아래팔의 폄
- **이는곳**: 어깨뼈와 위팔뼈
- **닿는곳**: 자뼈

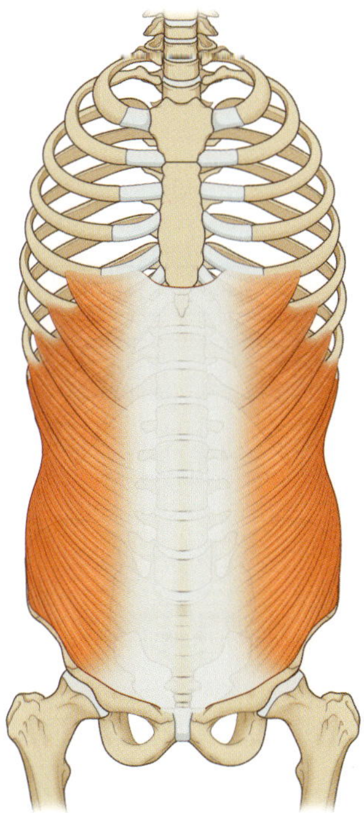

몸통의 주요 근육

- **근육**: 배바깥빗근
  (external abdominal oblique)
- **기능**: 몸통의 반대쪽 돌림과 굽힘
- **이는곳**: 아래쪽 가슴우리
- **닿는곳**: 백색선, 엉덩뼈, 두덩뼈

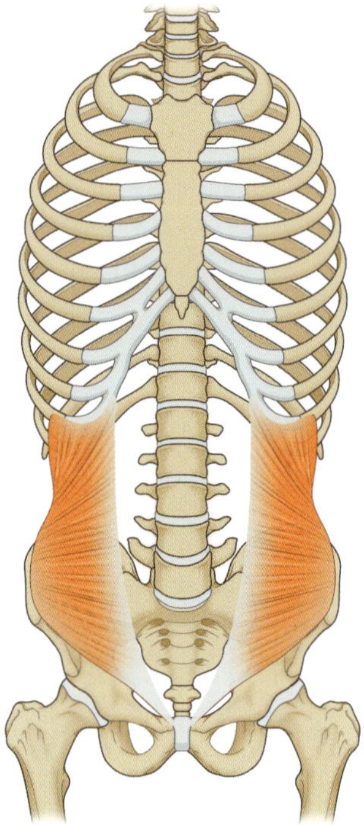

몸통의 주요 근육

- **근육**: 배속빗근 (internal abdominal oblique)
- **기능**: 몸통의 같은쪽 돌림과 굽힘
- **이는곳**: 등허리근막과 엉덩뼈능선
- **닿는곳**: 백색선, 아래쪽 가슴우리, 두덩뼈

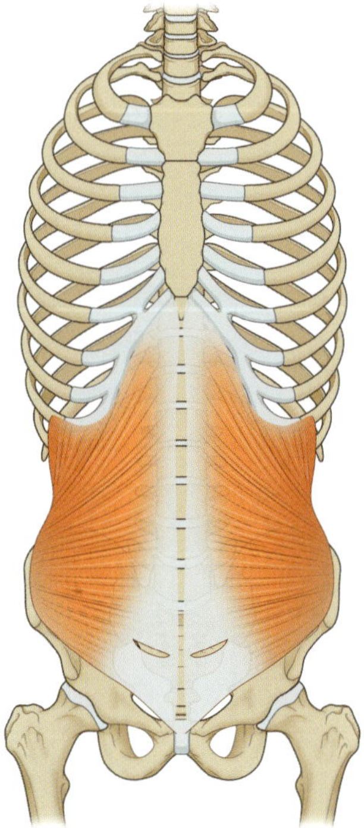

몸통의 주요 근육

- **근육**: 배가로근 (transversus abdominis)
- **기능**: 배부 압박
- **이는곳**: 아래쪽 가슴우리, 등허리근막과 엉덩뼈능선
- **닿는곳**: 백색선과 두덩뼈

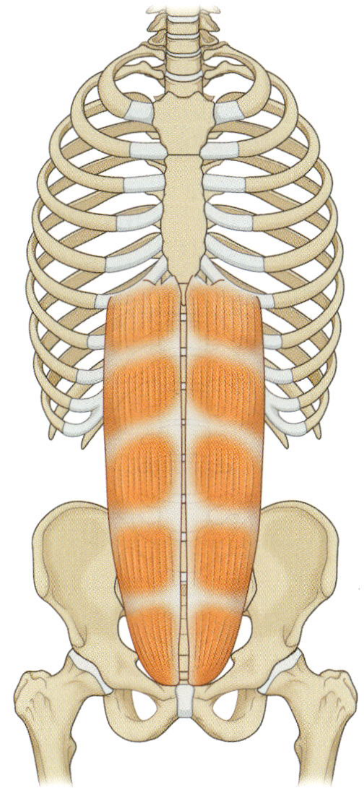

몸통의 주요 근육

- **근육**: 배곧은근
  (rectus abdominis)
- **기능**: 몸통 굽힘
- **이는곳**: 두덩뼈
- **닿는곳**: 아래쪽 가슴우리, 복장뼈

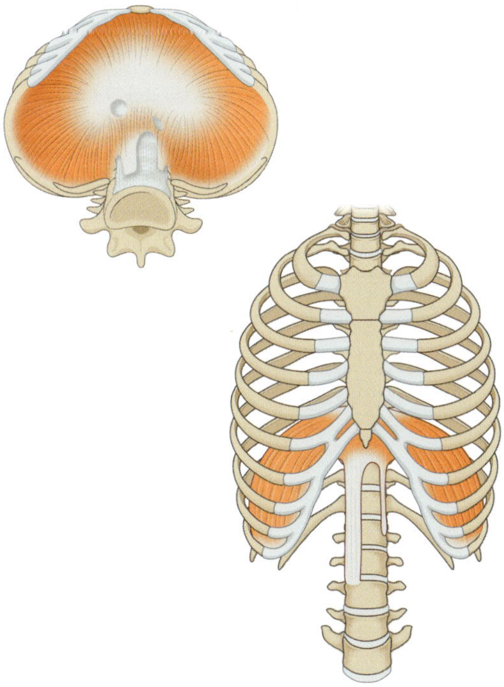

몸통의 주요 근육

- **근육**: 가로막
  (diaphragm)
- **기능**: 들숨 시 가슴안 확장
- **이는곳**: 가로막
- **닿는곳**: 아래쪽 가슴우리 둘레

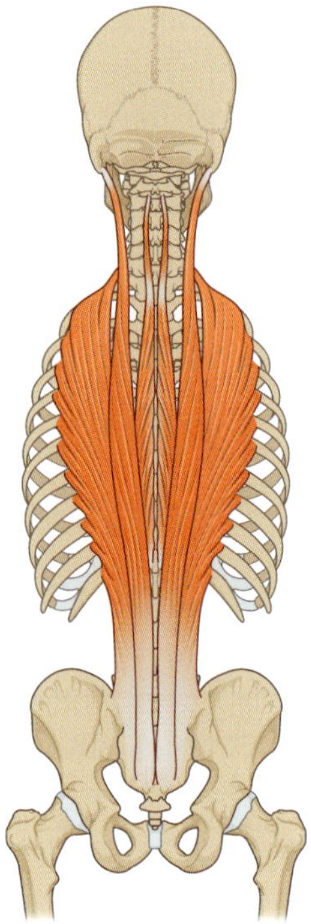

몸통의 주요 근육

- **근육:** 척추세움근 (erector spinae)
- **기능:** 척추의 폄과 가쪽굽힘
- **이는곳:** 목덜미인대, 엉덩뼈능선, 척추뼈의 가시돌기 및 가로돌기, 갈비뼈, 등허리근막
- **닿는곳:** 꼭지돌기, 목뼈와 등뼈, 갈비뼈

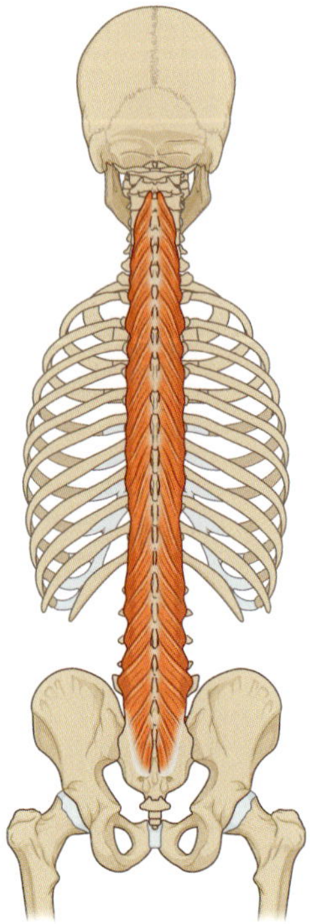

몸통의 주요 근육

- **근육:** 뭇갈래근 (multifidus)
- **기능:** 인접 척추를 안정시키고 척추의 움직임 조절
- **이는곳:** 엉치뼈, 위뒤엉덩뼈가시, 모든 척추의 가로돌기
- **닿는곳:** 이는곳의 2~4개 위 척추뼈 가시돌기

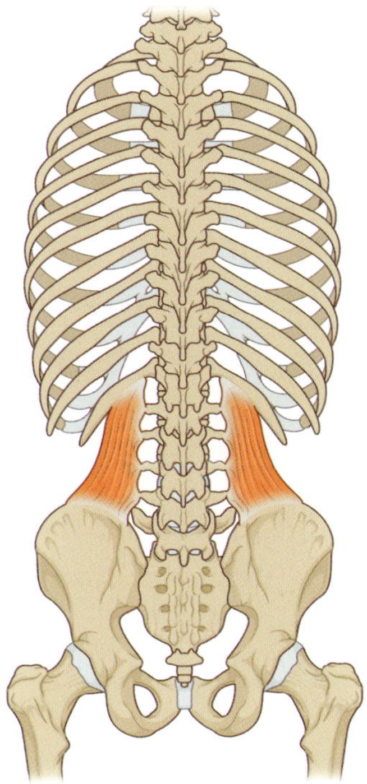

몸통의 주요 근육

- **근육:** 허리네모근 (quadratus lumborum)
- **기능:** 몸통 가쪽굽힘, 골반 올림
- **이는곳:** 엉덩뼈능선
- **닿는곳:** 12번 갈비뼈와 허리뼈 가로돌기

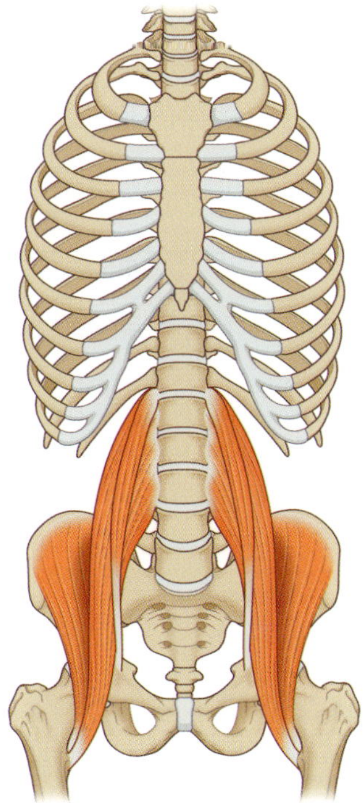

다리의 주요 근육

- **근육:** 엉덩허리근 (iliopsoas)
- **기능:** 넙다리 굽힘
- **이는곳:** 엉덩뼈와 허리뼈, 엉덩뼈 오목
- **닿는곳:** 넙다리뼈

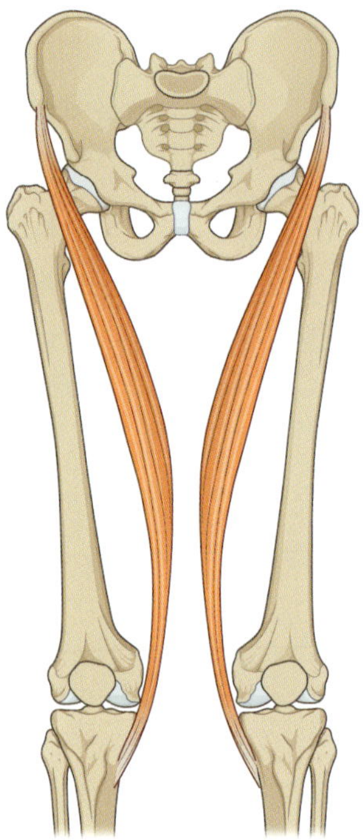

다리의 주요 근육

- **근육:** 넙다리빗근
  (sartorius)
- **기능:** 넙다리 굽힘, 벌림, 가쪽돌림,
  무릎 굽힘
- **이는곳:** 엉덩뼈
- **닿는곳:** 정강뼈

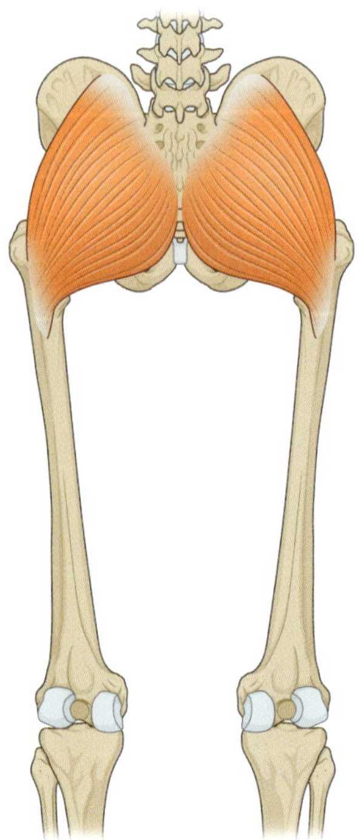

다리의 주요 근육

- **근육:** 큰볼기근
  (gluteus maximus)
- **기능:** 넙다리 폄
- **이는곳:** 엉덩뼈, 엉치뼈, 꼬리뼈
- **닿는곳:** 넙다리뼈

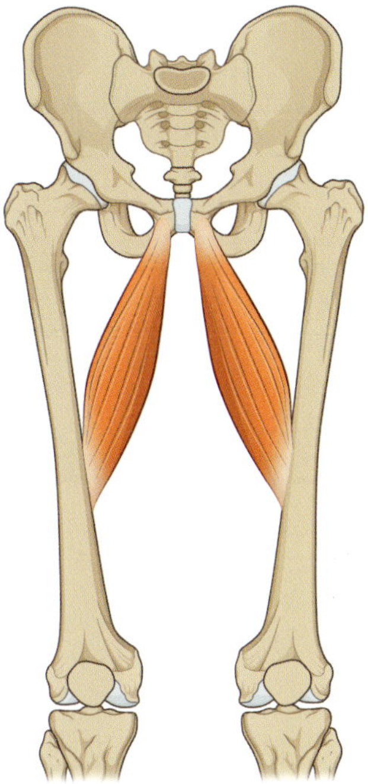

다리의 모음근육

- **근육:** 긴모음근
  (adductor longus)
- **기능:** 넙다리 모음, 굽힘, 안쪽돌림
- **이는곳:** 두덩뼈
- **닿는곳:** 넙다리뼈

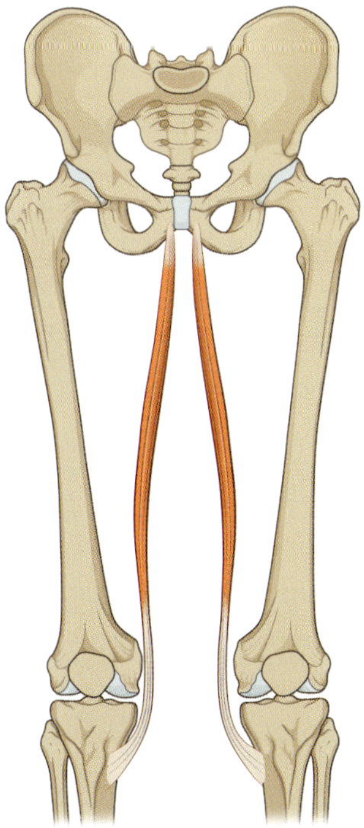

다리의 모음근육

- **근육:** 두덩정강근
  (gracilis)
- **기능:** 넙다리 모음, 무릎 굽힘
- **이는곳:** 두덩뼈
- **닿는곳:** 정강뼈

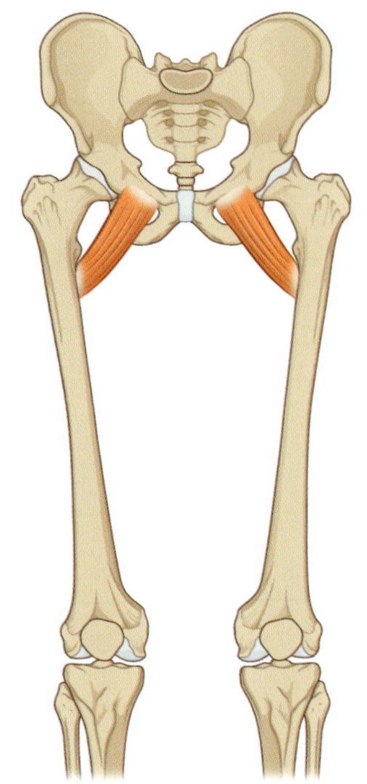

다리의 모음근육

- **근육:** 두덩근
  (pectineus)
- **기능:** 넙다리 모음, 굽힘
- **이는곳:** 두덩뼈
- **닿는곳:** 넙다리뼈

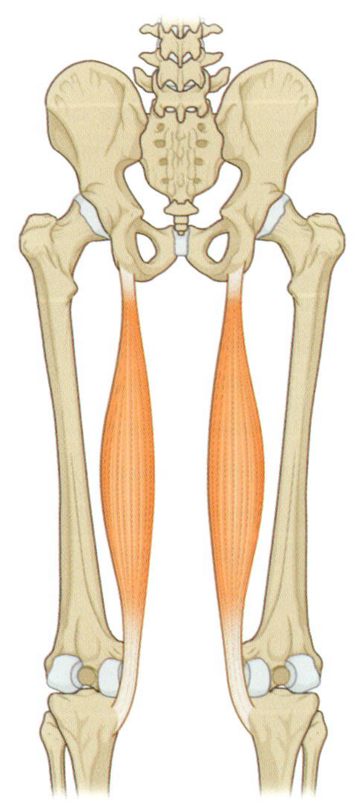

넙다리뒤근육 무리

- **근육:** 반막근
  (semimembranosus)
- **기능:** 넙다리 폄, 무릎 굽힘
- **이는곳:** 궁둥뼈결절
- **닿는곳:** 정강뼈

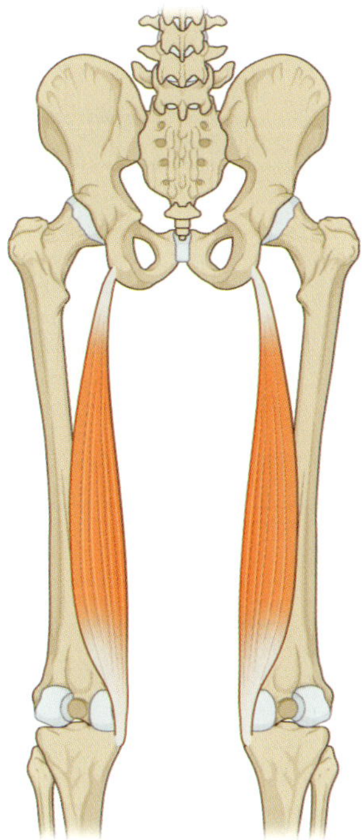

넙다리뒤근육 무리

- **근육**: 반힘줄근
  (semitendinosus)
- **기능**: 넙다리 폄, 무릎 굽힘
- **이는곳**: 궁둥뼈결절
- **닿는곳**: 정강뼈

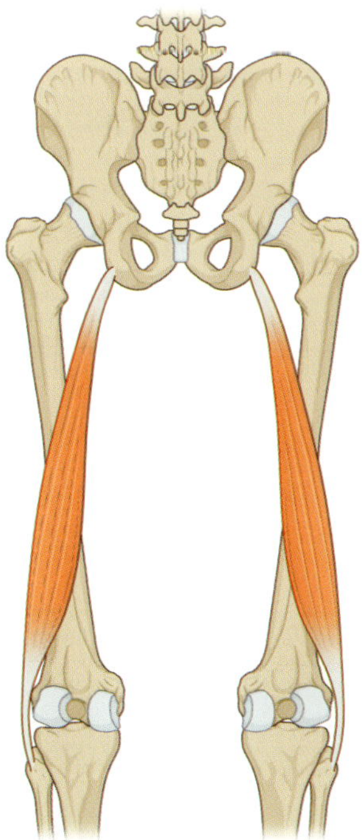

넙다리뒤근육 무리

- **근육**: 넙다리두갈래근
  (biceps femoris)
- **기능**: 무릎 굽힘, 넙다리 폄
- **이는곳**: 궁둥뼈와 넙다리뼈
- **닿는곳**: 종아리뼈

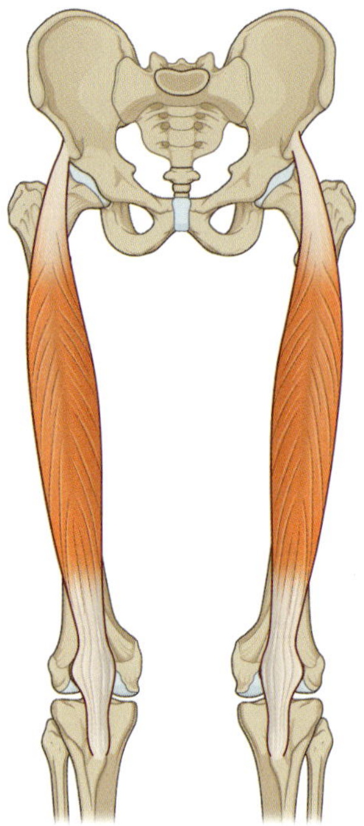

넙다리네갈래근육 무리

- **근육:** 넙다리곧은근
  (rectus femoris)
- **기능:** 무릎 폄, 넙다리 굽힘
- **이는곳:** 엉덩뼈
- **닿는곳:** 정강뼈

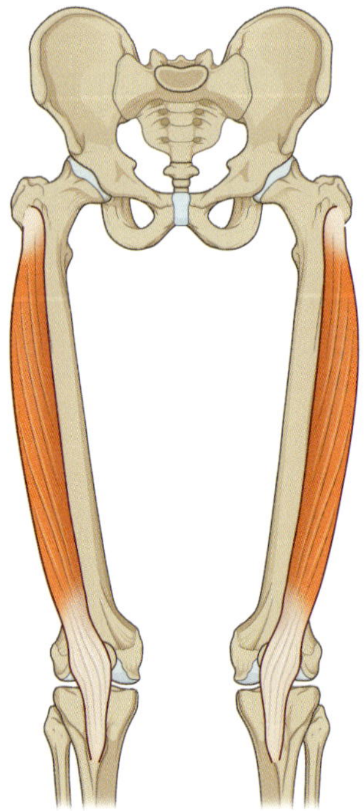

넙다리네갈래근육 무리

- **근육:** 가쪽넓은근
  (vastus lateralis)
- **기능:** 무릎 폄
- **이는곳:** 넙다리뼈
- **닿는곳:** 정강뼈

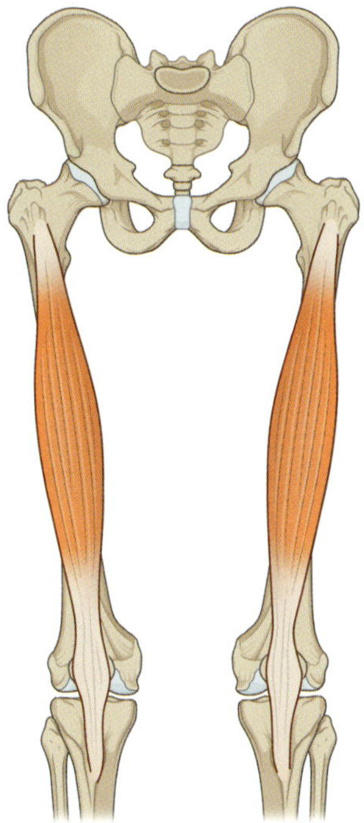

넙다리네갈래근육 무리

- **근육:** 중간넓은근 (vastus intermedius)
- **기능:** 무릎 폄
- **이는곳:** 넙다리뼈
- **닿는곳:** 정강뼈

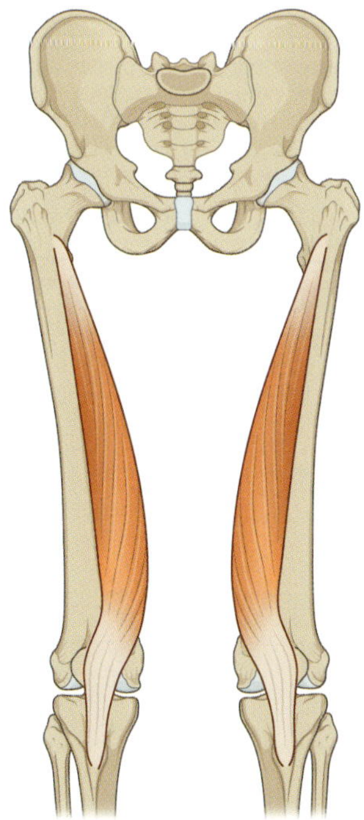

넙다리네갈래근육 무리

- **근육:** 안쪽넓은근 (vastus medialis)
- **기능:** 무릎 폄
- **이는곳:** 넙다리뼈
- **닿는곳:** 정강뼈

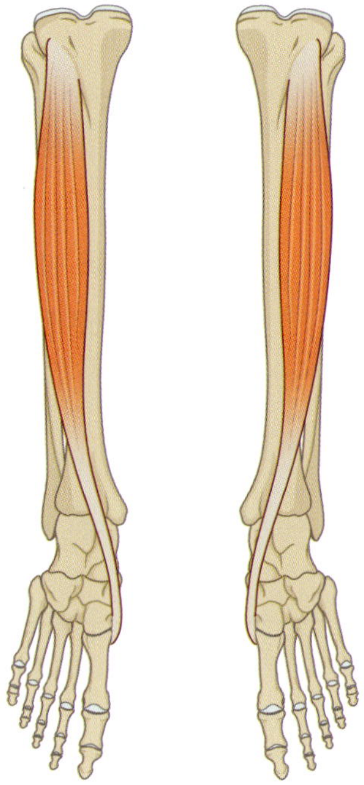

종아리근육 무리

- **근육**: 앞정강근
  (tibialis anterior)
- **기능**: 발등 굽힘, 안쪽번짐
- **이는곳**: 정강뼈
- **닿는곳**: 발허리뼈

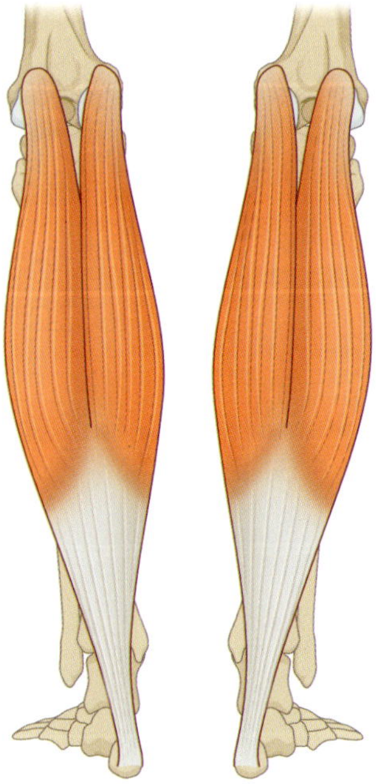

종아리근육 무리

- **근육**: 장딴지근
  (gastrocnemius)
- **기능**: 무릎 굽힘, 발바닥 굽힘
- **이는곳**: 넙다리뼈
- **닿는곳**: 발꿈치뼈

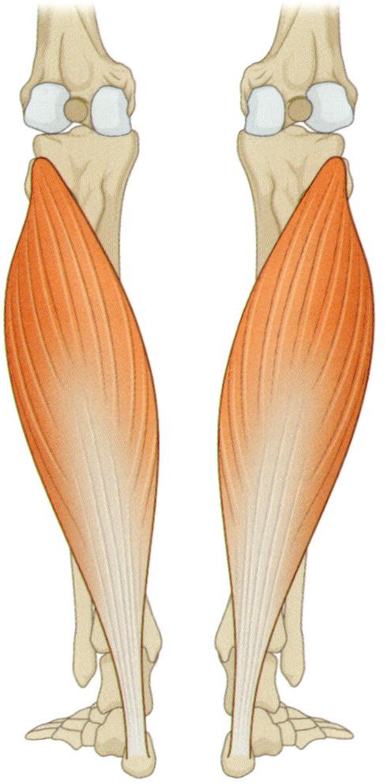

종아리근육 무리

- **근육:** 가자미근
  (soleus)
- **기능:** 발바닥 굽힘
- **이는곳:** 정강뼈와 종아리뼈
- **닿는곳:** 발꿈치뼈

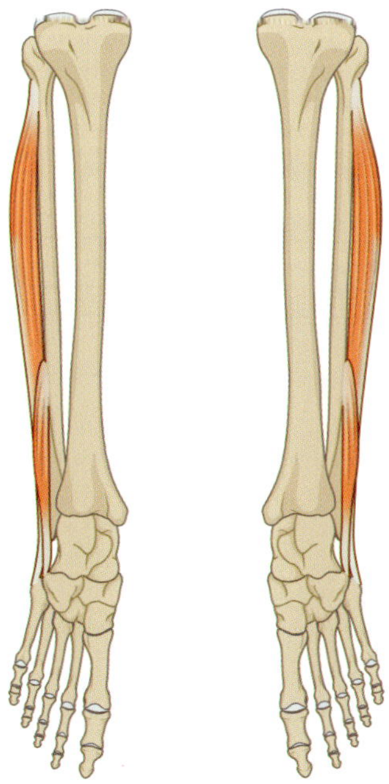

종아리근육 무리

- **근육:** 긴종아리근과 짧은종아리근
  (peroneus longus and brevis)
- **기능:** 발바닥 굽힘, 가쪽번짐
- **이는곳:** 종아리뼈
- **닿는곳:** 발허리뼈

PART II

실전 매트 필라테스

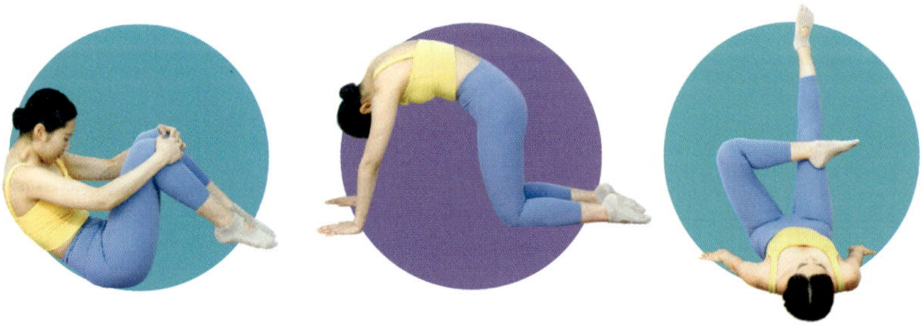

CHAPTER 5

매트 필라테스의 기본 자세

매트 필라테스의 안정적인 동작을 수행하기 위한 바른 자세의 배치 방법

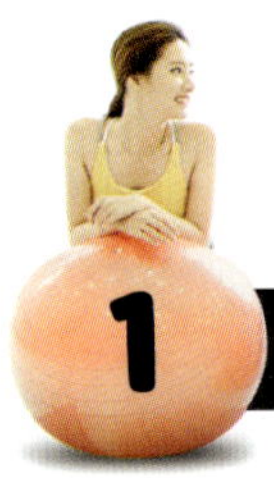

1 골반 중립과 코어 안정성

바로 누운 자세에서 골반과 척추는 중립으로 배치하고 무릎은 굽히며 양발은 골반 너비만큼 벌린다. 손바닥은 아래로 향하도록 하고 팔은 몸통 옆에 길게 둔다. 3~5회 반복한다.

STEP 1 골반 시계

1 바로 누운 자세에서 무릎을 세우고 양발을 골반 너비만큼 벌린 상태로 골반과 척추의 중립위치를 찾는다.

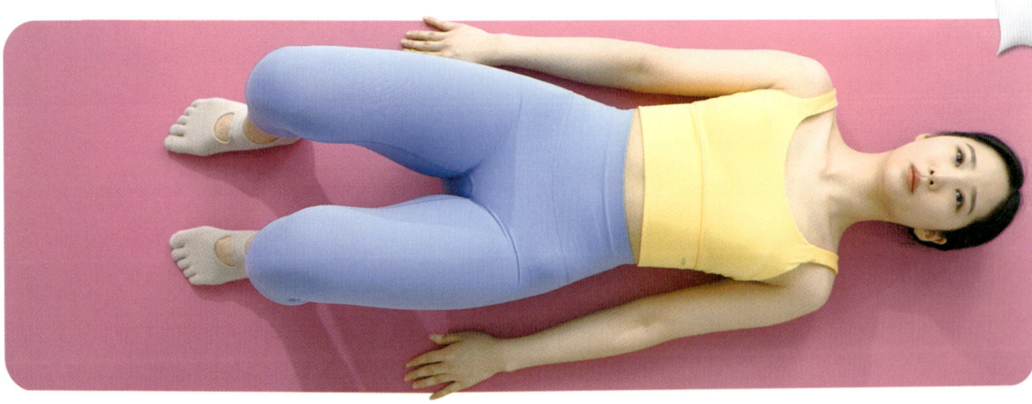

2 배 부위를 4등분하여 12시, 6시, 3시, 9시 방향으로 배 근육을 선택적으로 수축한다.

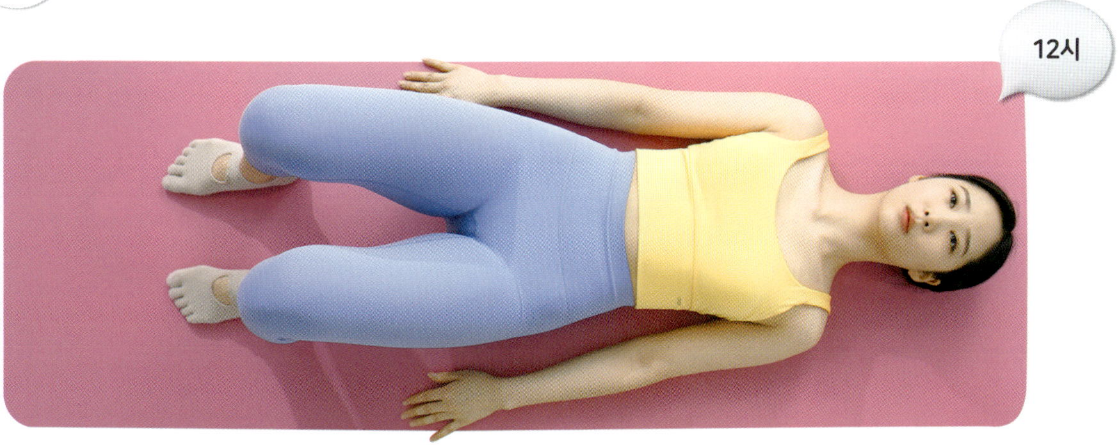

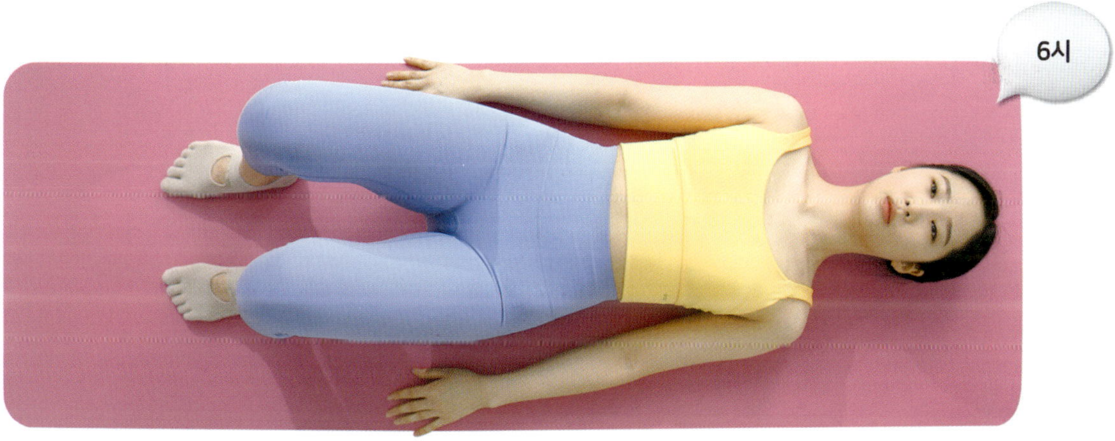

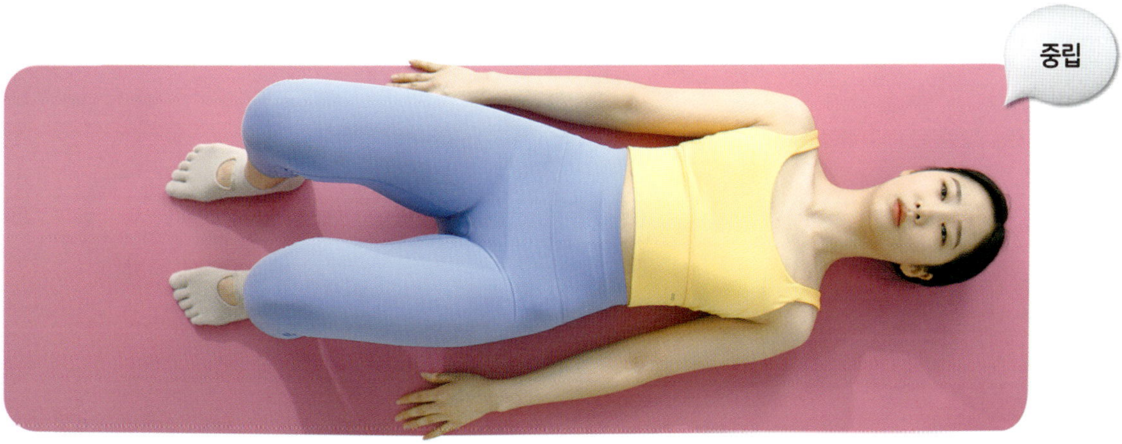

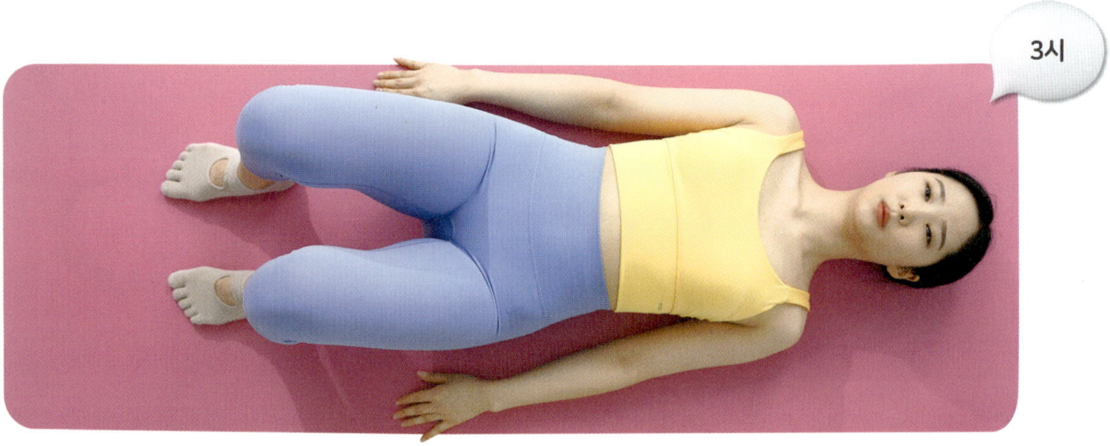
3시

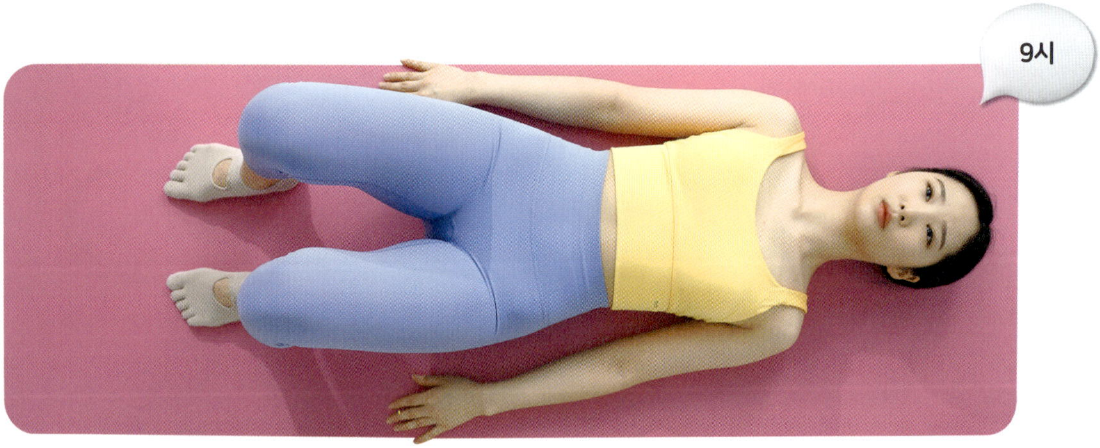
9시

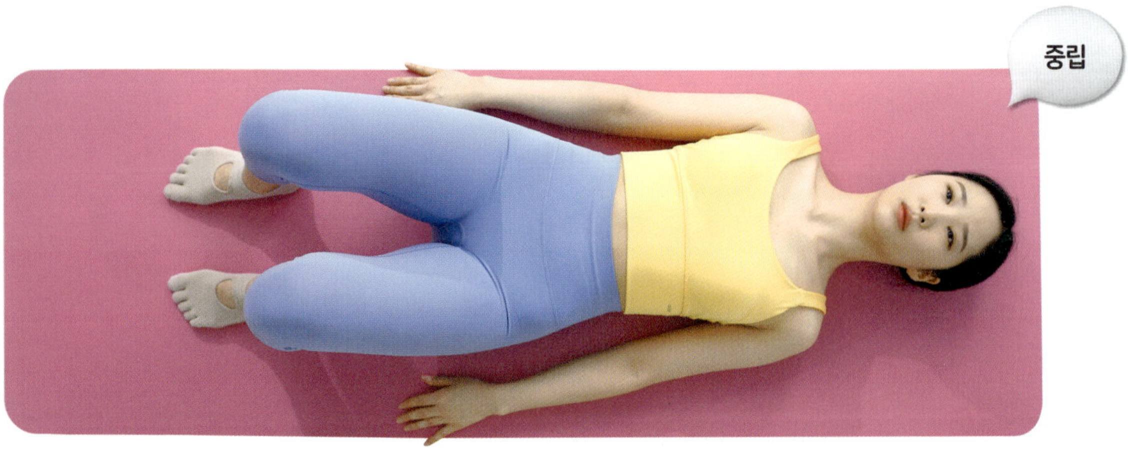
중립

STEP 2

중립 골반-임프린트

주의: 사진에서는 허리와 골반을 보이기 위해 팔을 위로 놓음

1 바로 누운 자세에서 무릎을 세우고 양발을 골반 너비만큼 벌린 상태로 숨을 들이마시면서 중립적인 정렬을 유지한다.

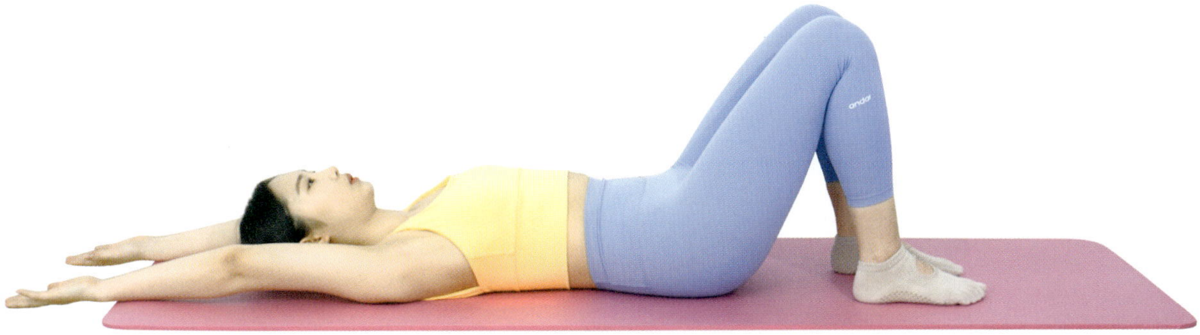

2 숨을 내쉬면서 배 근육을 수축하고 척주를 누른다.
다시 숨을 들이마시면서 자세를 유지하고 숨을 내쉬면서 중립위치로 되돌아간다.

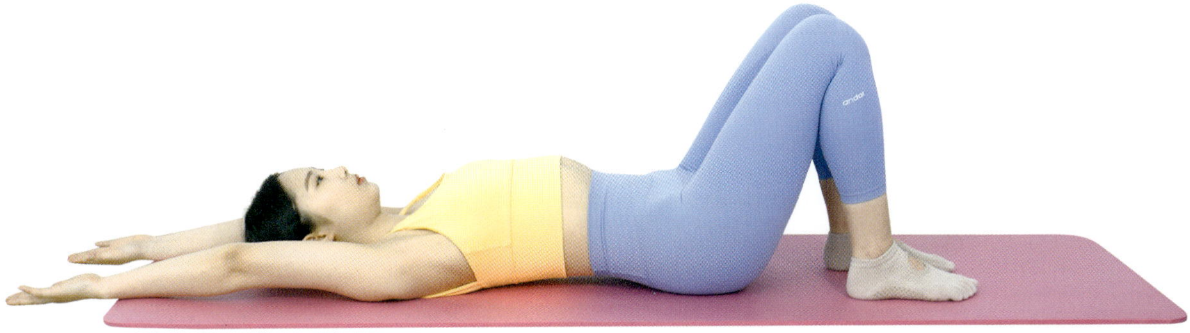

STEP 3

다리 이완

1 바로 누운 자세에서 무릎을 세우고 양발을 골반 너비만큼 벌린 상태로 숨을 들이마시면서 중립적인 정렬을 유지한다.

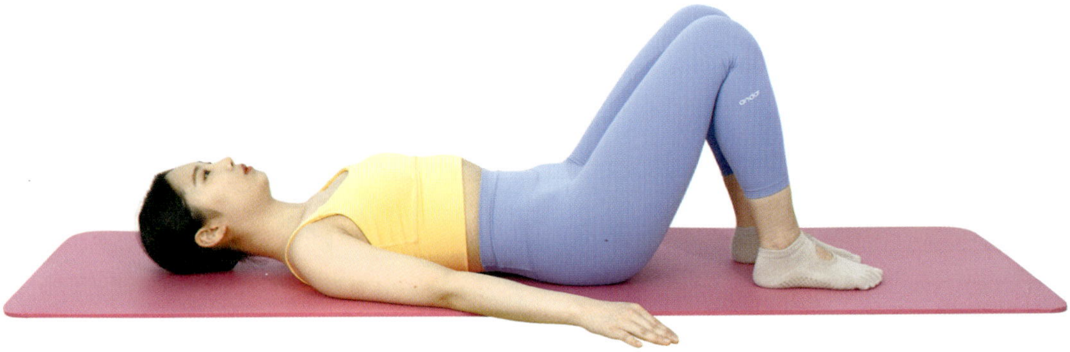

2 숨을 내쉬면서 골반 안정성을 유지하며 한쪽 발꿈치를 매트를 따라 가능한 한 멀리 미끄러지게 한다.

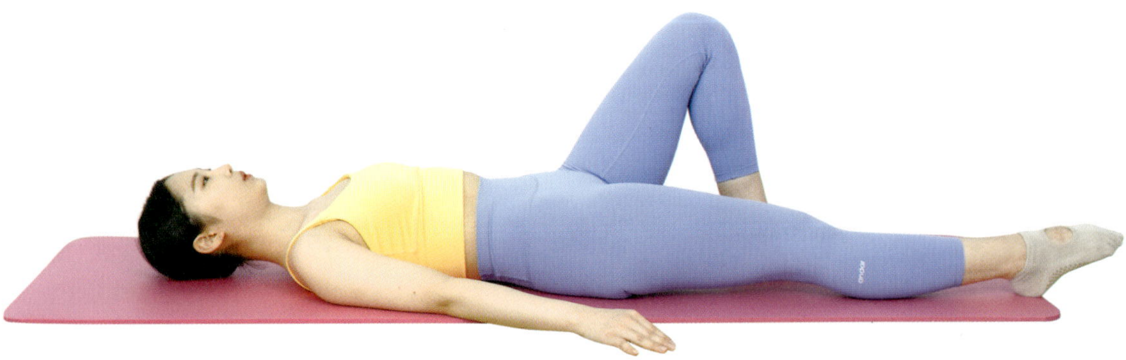

3 숨을 들이마시고 내쉬면서 다리를 옆으로 벌려 시작위치로 되돌아간다.

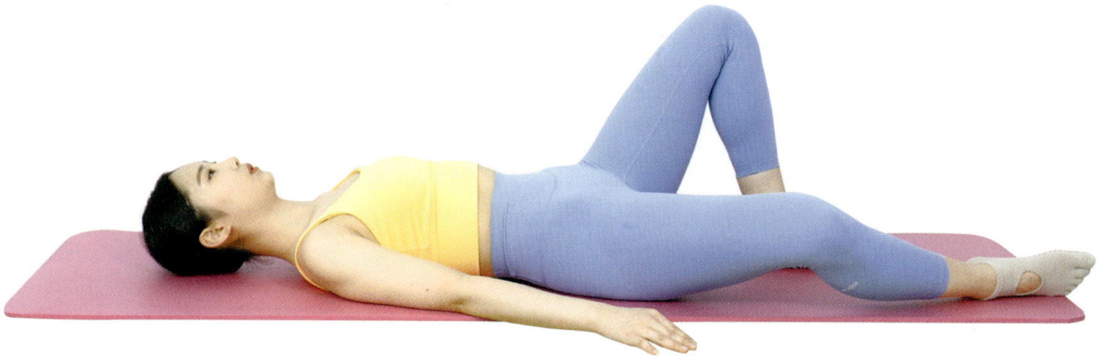

4 양쪽 다리를 한 다리씩 교대로 반복한다.

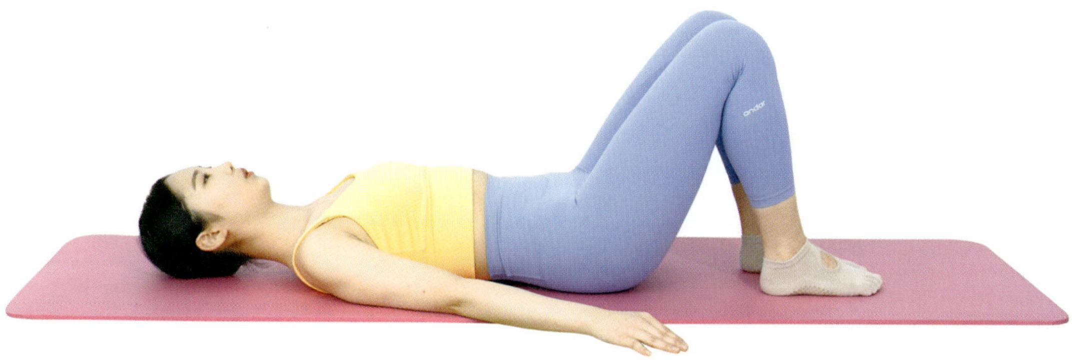

STEP 4

다리 벌리기

1 바로 누운 자세에서 무릎을 세우고 양발을 골반 너비만큼 벌린 상태로 숨을 들이마시면서 중립적인 정렬을 유지한다.

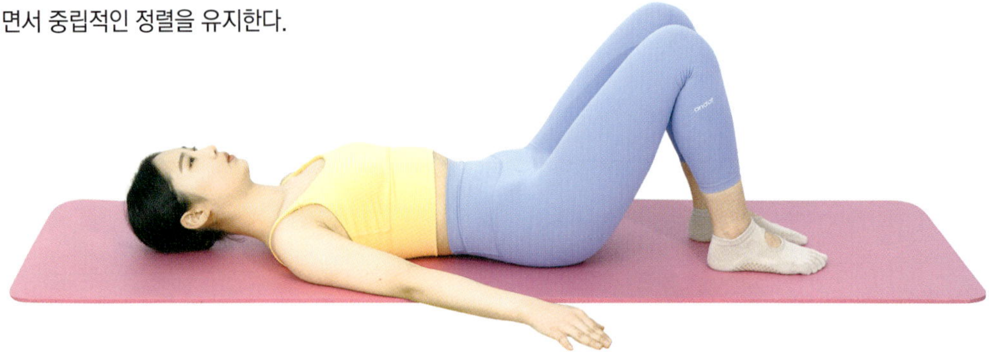

2 숨을 내쉬면서 골반의 안정성을 유지하며 한쪽 다리를 벌릴 수 있는 만큼 벌림한다.

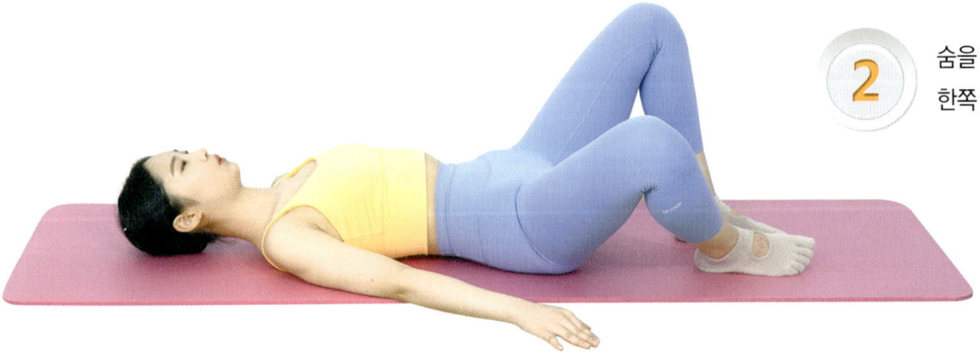

3 숨을 들이마시면서 시작 자세로 되돌아간다. 양쪽 다리를 교대로 반복한다.

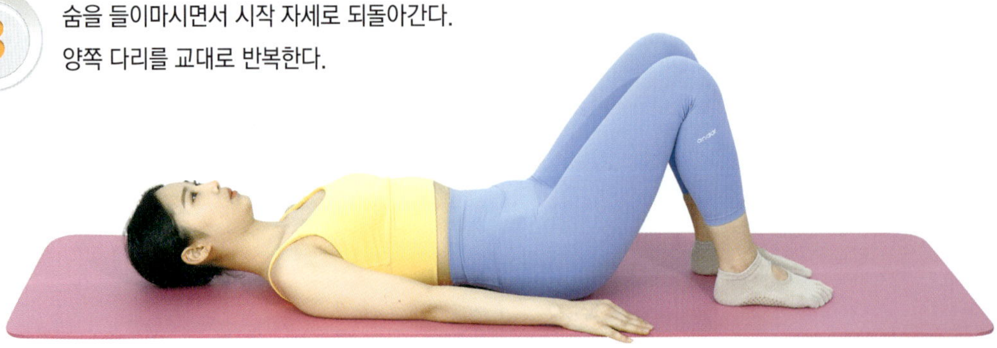

2 가슴우리 중립 자세

바닥에 바로 누워 무릎을 굽히고, 양발은 매트 위에서 골반 너비만큼 벌린 상태로 골반과 척추를 중립위치로 배치시킨다. 손바닥이 아래로 향하도록 하여 팔은 몸통 옆에 편안하게 둔다.

STEP 1

암 플로트

1 바로 누운 자세에서 무릎을 세우고 양발을 골반 너비만큼 벌린 상태로 중립적인 정렬을 유지한다.

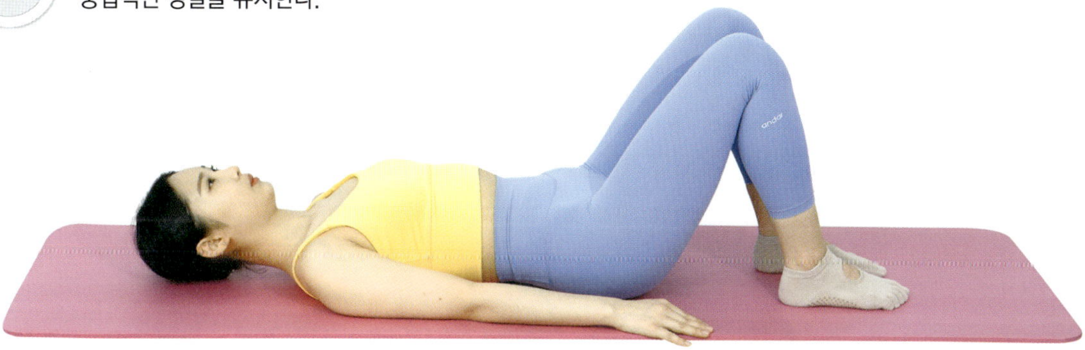

2 숨을 들이마시면서 천장으로 팔을 들어 올린다.

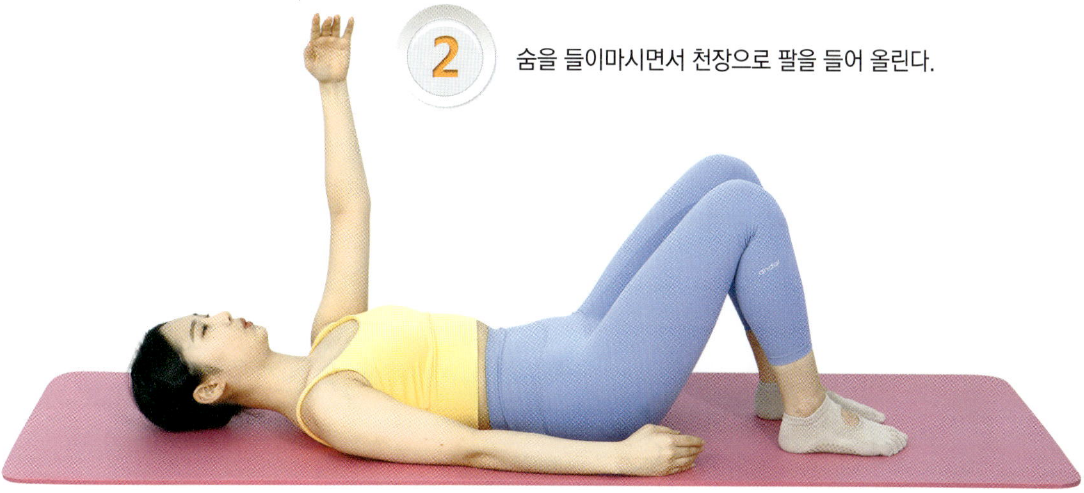

3 숨을 내쉬면서 팔을 옆으로 내린다.

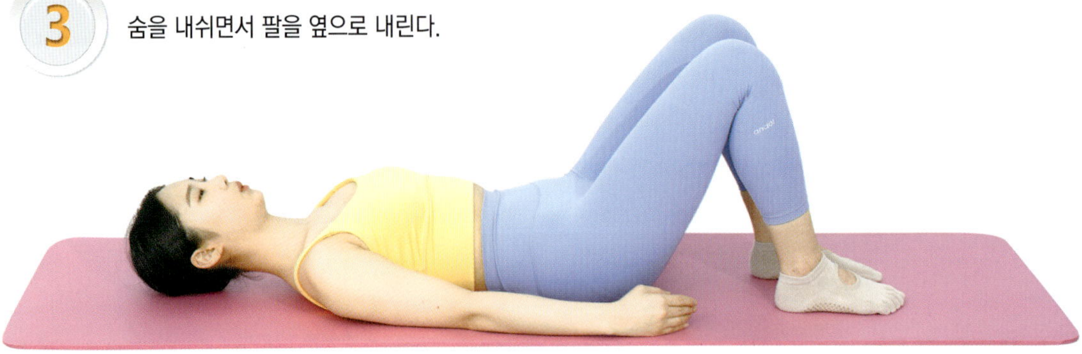

4 숨을 들이마시면서 천장으로 반대쪽 팔을 들어 올린다.

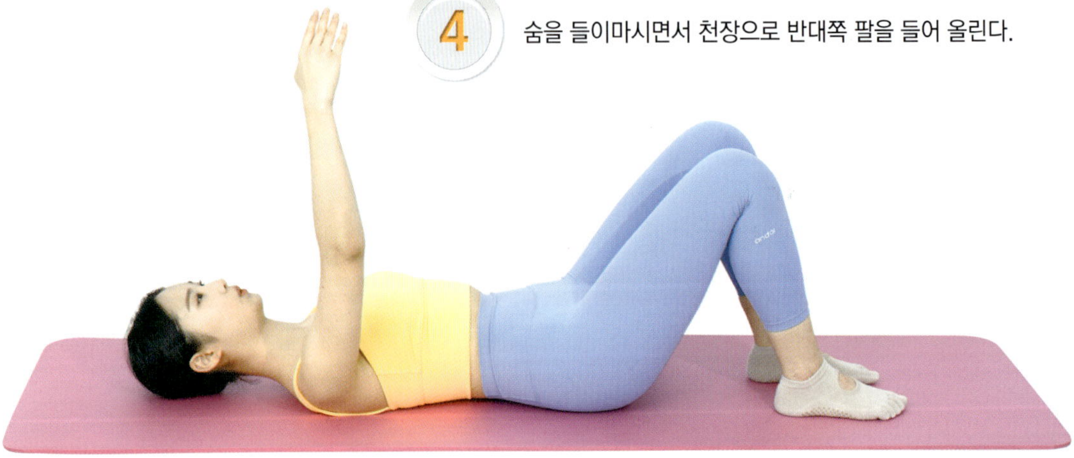

5 숨을 내쉬면서 팔을 옆으로 내려 시작 자세로 되돌아간다.

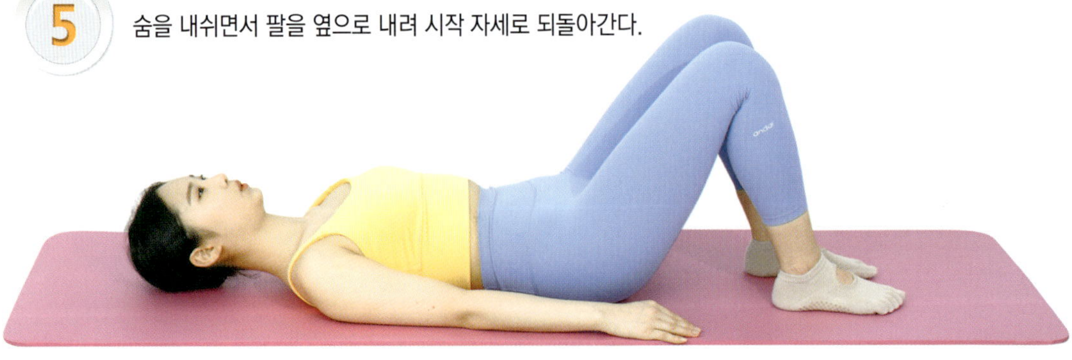

3 어깨뼈의 움직임과 안정화

어깨뼈는 가슴우리와 함께 편평한 곳에 놓여져야 하고 지나치게 앞쪽으로 둥글어지거나 척추 방향으로 압박되어서는 안된다. 올림(elevation)되거나 날개어깨뼈(winged scapula)가 되지 않도록 가슴우리를 가로지르면서 미끄러져야 한다. 편안한 자세에서 어깨뼈는 약간 올림되어져 있을 수 있으므로 어깨뼈의 중립 자세를 인식하는 방법이나 이상적으로 정렬시키는 활동은 개인에 따라 달라질 수 있다.

STEP 1

어깨뼈의 분리 – 내밈과 뒤당김

1 무릎을 굽히고 바로 누운 자세로 골반과 척추를 중립으로 위치시킨다.

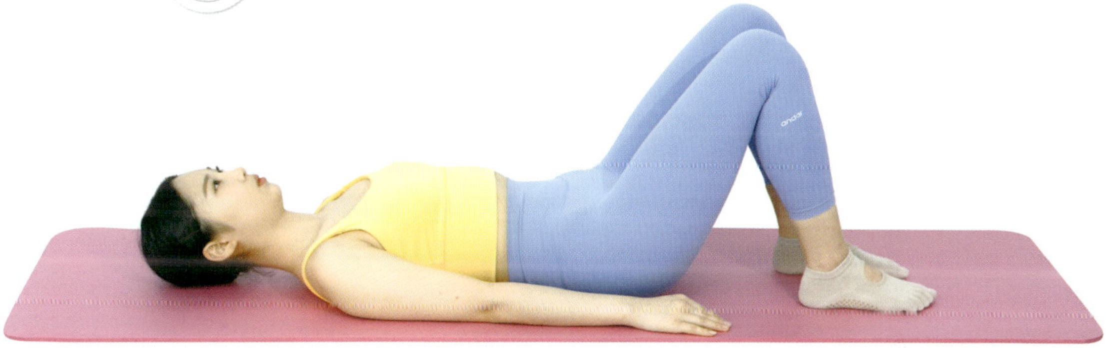

2 한 팔씩 양팔을 천장을 향해 뻗는다.

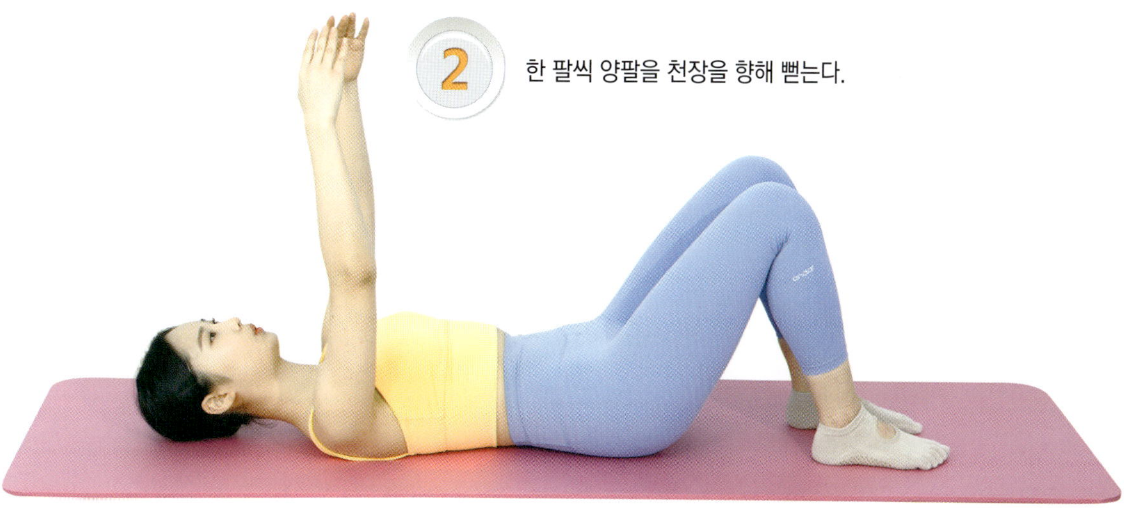

3 숨을 들이마시면서 어깨뼈 사이가 넓어지도록 어깨뼈를 내밈시킨다.

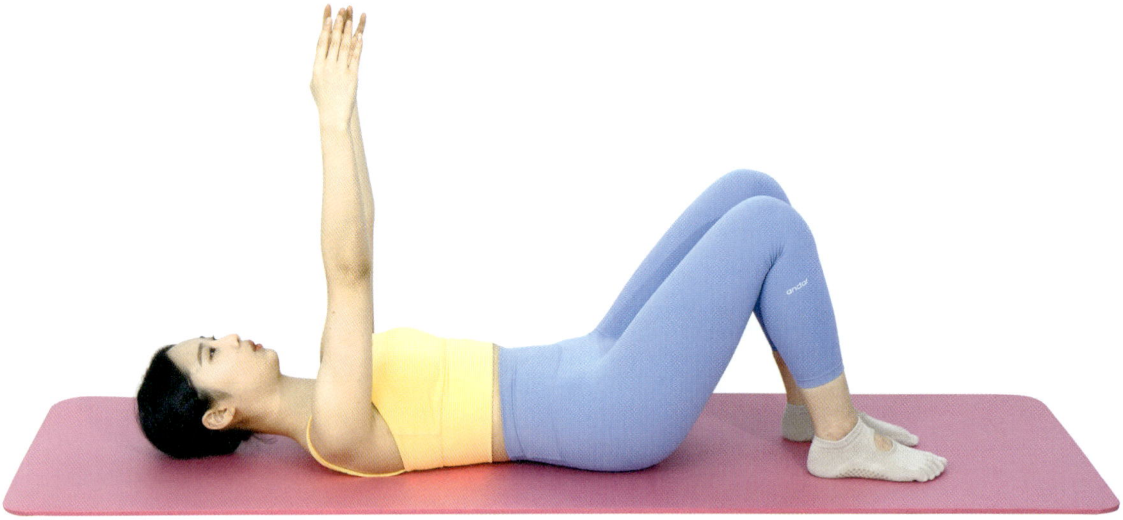

4 숨을 내쉬면서 어깨뼈를 중립 자세로 되돌려 놓는다.

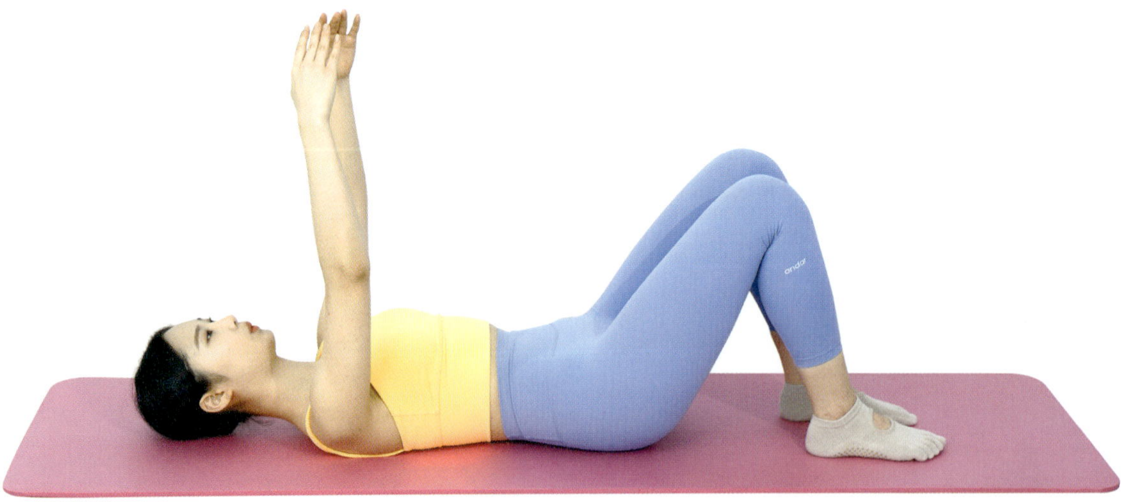

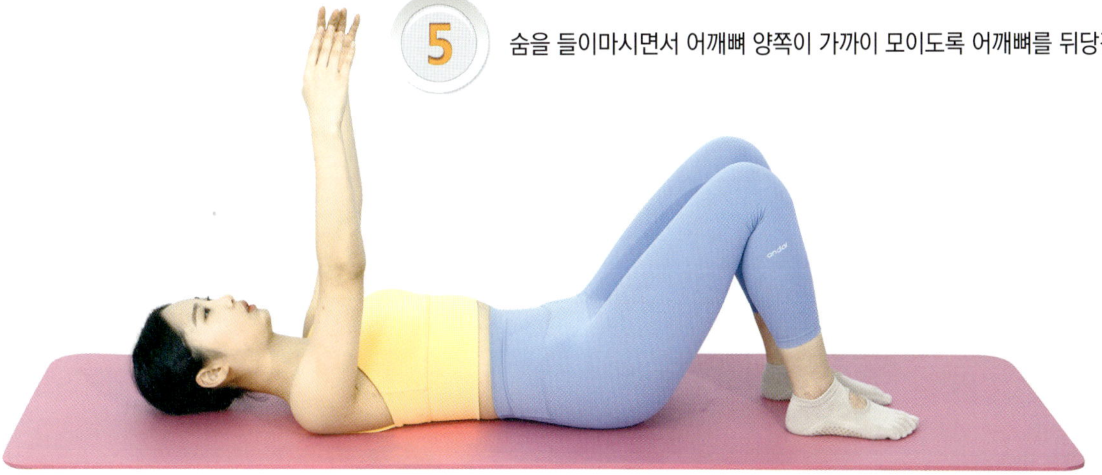

5 숨을 들이마시면서 어깨뼈 양쪽이 가까이 모이도록 어깨뼈를 뒤당김시킨다.

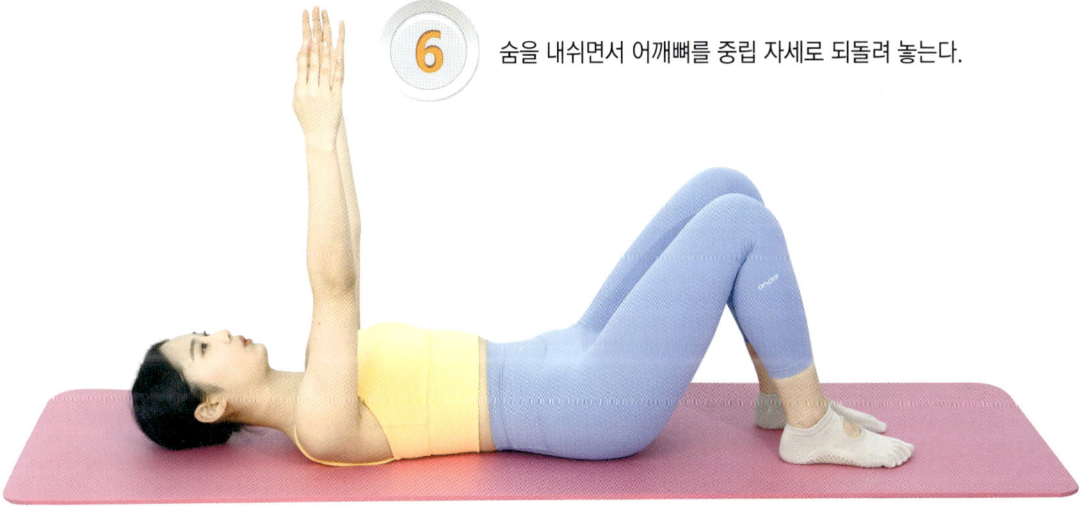

6 숨을 내쉬면서 어깨뼈를 중립 자세로 되돌려 놓는다.

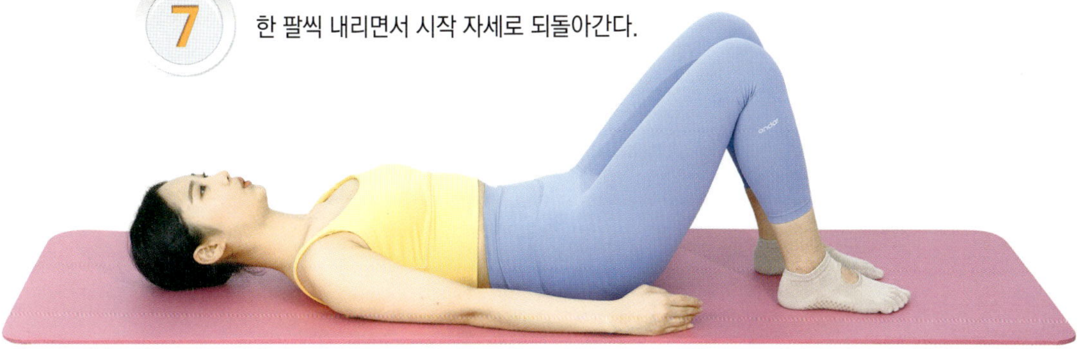

7 한 팔씩 내리면서 시작 자세로 되돌아간다.

STEP 2

팔 교차하기

1 무릎을 굽히고 바로 누운 자세로 골반과 척주를 중립으로 위치시킨다.

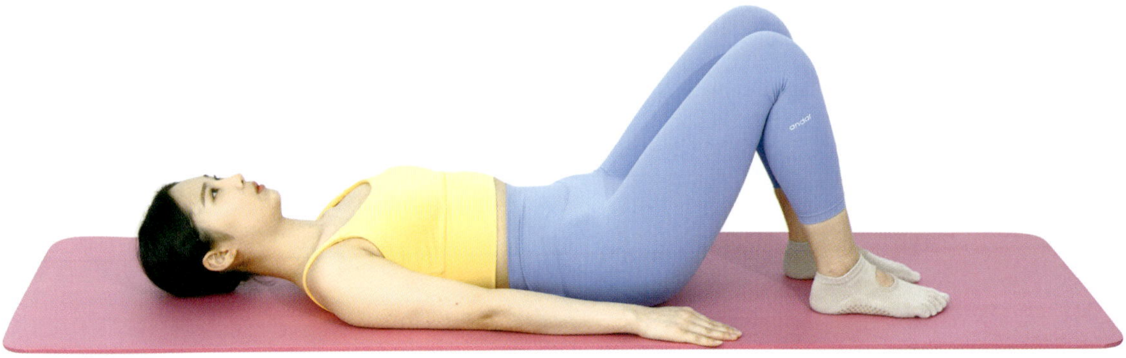

2 한 팔씩 양팔을 천장으로 뻗는다.

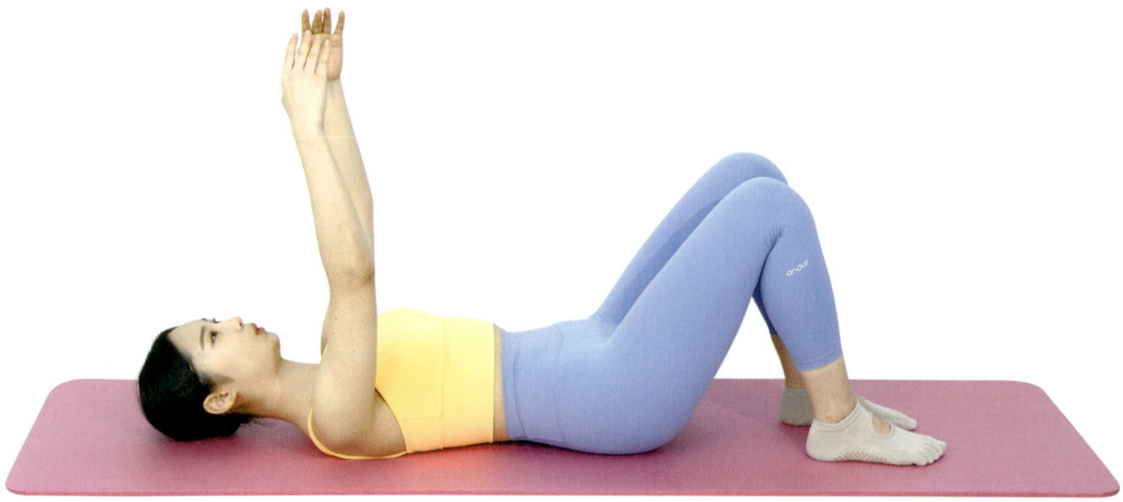

3 숨을 내쉬면서 두 팔이 교차될 수 있도록 한쪽 팔은 머리 위쪽으로, 다른 쪽 팔은 엉덩이 아래로 위치시킨다. 숨을 들이마시면서 어깨뼈를 가슴우리와 매트 사이에 접촉하고 안정화시키는 감각을 느낀다.

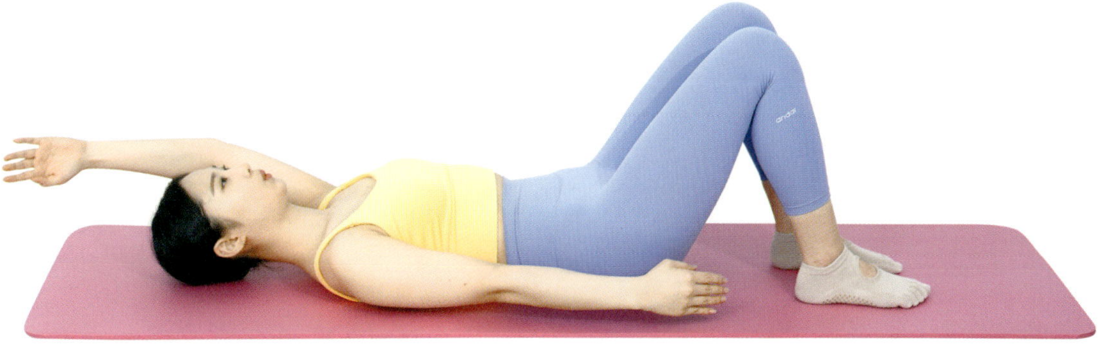

4 숨을 내쉬면서 두 팔을 천장 방향으로 향하게 한다.

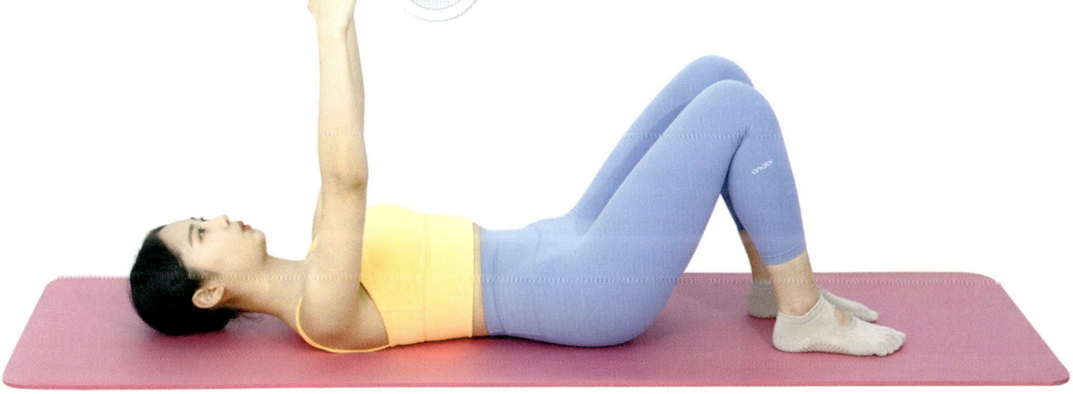

5 숨을 들이마시면서 교차했던 두 팔을 서로 반대 방향으로 반복한다.

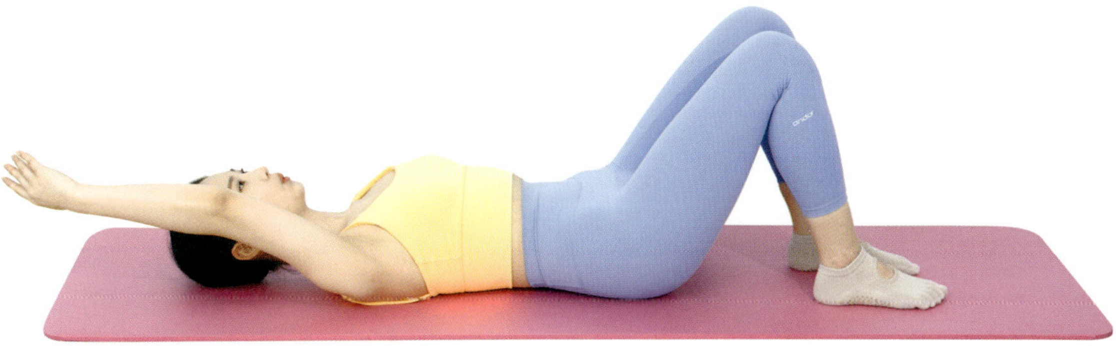

6 숨을 내쉬면서 두 팔을 천장 방향으로 향하게 한다.

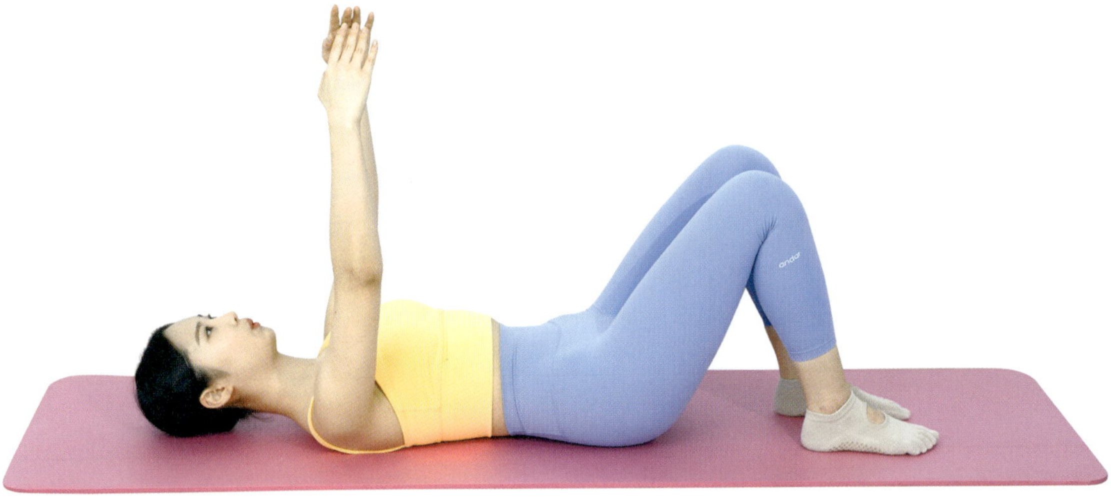

7 한 팔씩 내리면서 시작 자세로 되돌아간다.

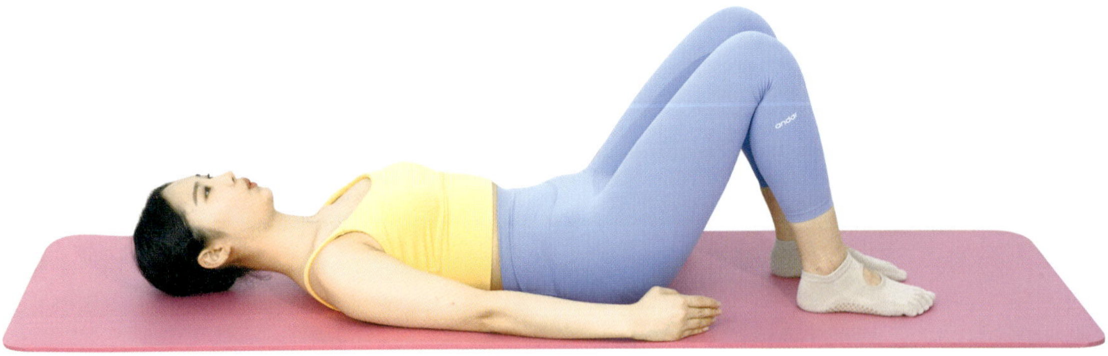

4 머리와 목의 중립 자세

머리와 목의 움직임으로 목뼈와 어깨뼈가 안정되며 등뼈의 폄 운동을 한다. 목뼈의 압박과 과도한 폄을 주의한다. 엎드린 자세에서 가슴/머리 들기를 할 때, 머리를 들어 올릴 때 목뼈와 등뼈의 움직임을 연결한다. 머리를 너무 높이 올리지 않는다. 머리와 목의 중립 자세를 유지한다.

STEP 1 머리-목 굽힘

1. 바로 누운 자세로 골반과 척주를 중립으로 유지하면서 숨을 들이마신다.

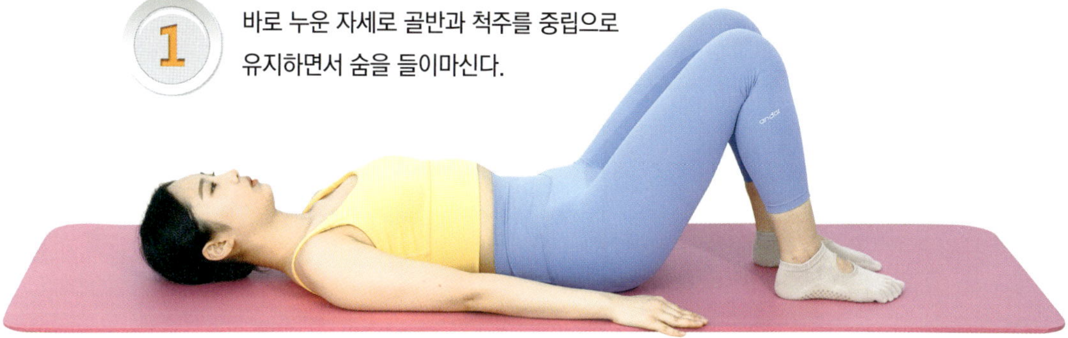

2. 숨을 내쉬면서 머리를 약간 끄덕인다.

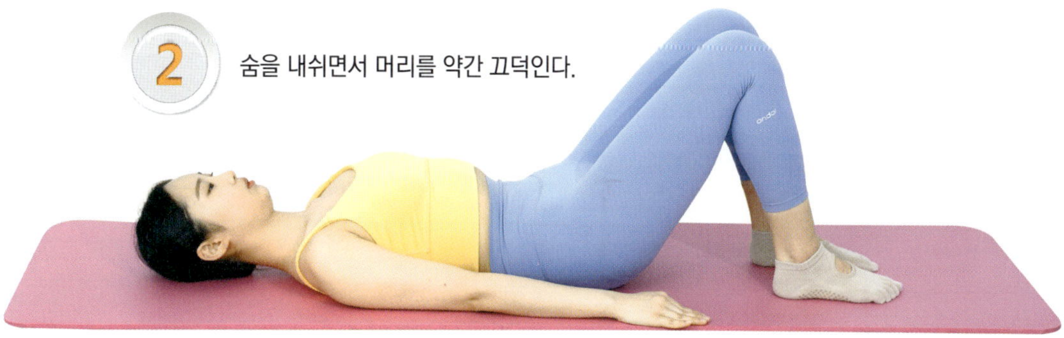

3. 숨을 들이마시며 시작 자세로 되돌아온다.

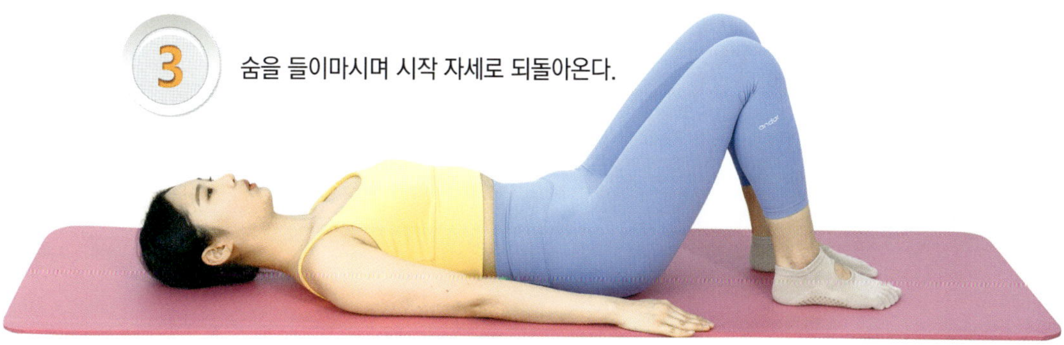

STEP 2

가슴/머리 들기

1 엎드린 자세에서 숨을 들이마신다.

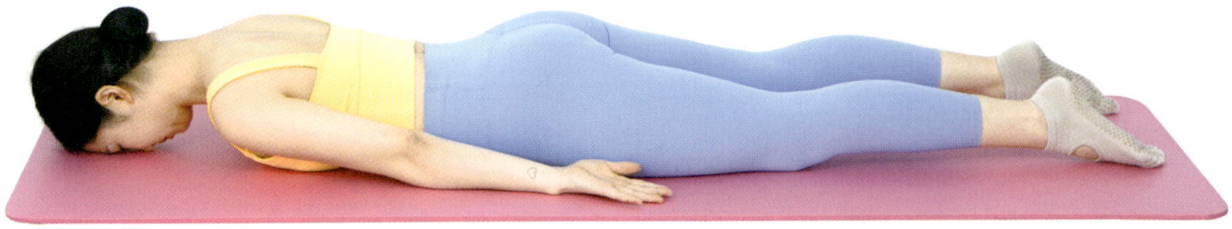

2 숨을 내쉬면서 머리를 들어 올린다.

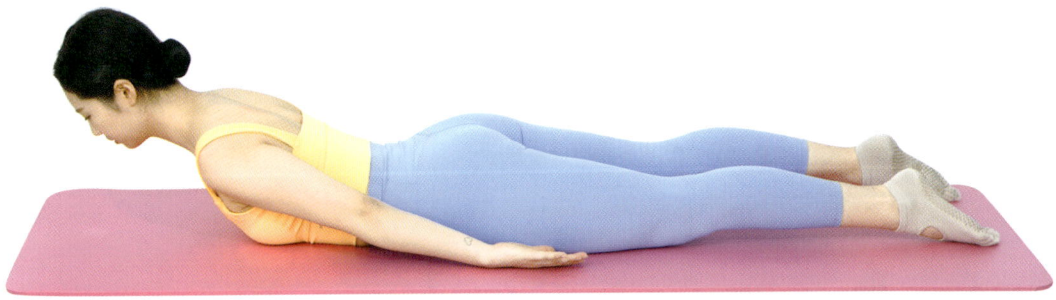

3 숨을 들이마시며 시작 자세로 되돌아온다.

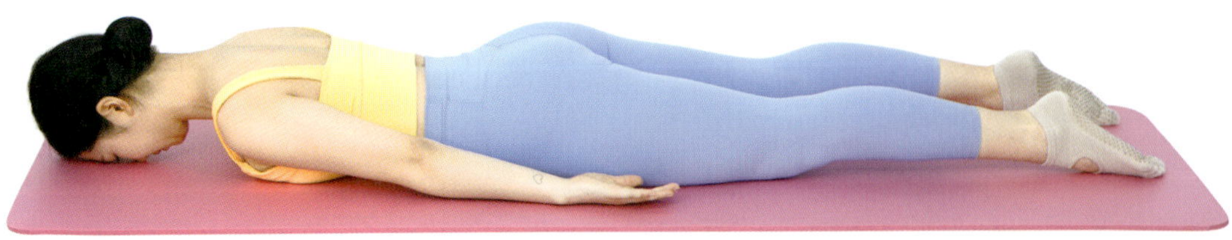

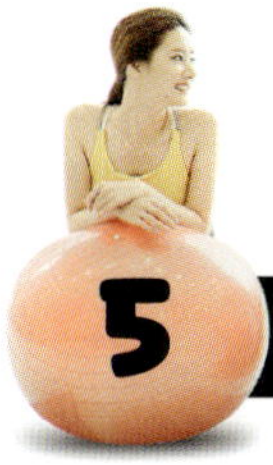

5 앉은 자세에서 호흡

앉은 자세에서 호흡은 가슴우리의 가쪽과 뒤쪽으로 호흡하도록 도와준다. 앉은 자세에서 시작하며 궁둥뼈에 체중을 싣는다. 팔은 이완된 상태로 자신의 손을 무릎에 둔다. 3~5회 반복한다.

STEP 1

앉은 자세에서 호흡하기

1 무릎을 굽히고 발바닥을 바닥에 붙인 채
앉은 자세에서 골반과 척추를 중립으로 유지하며 숨을 들이마신다.

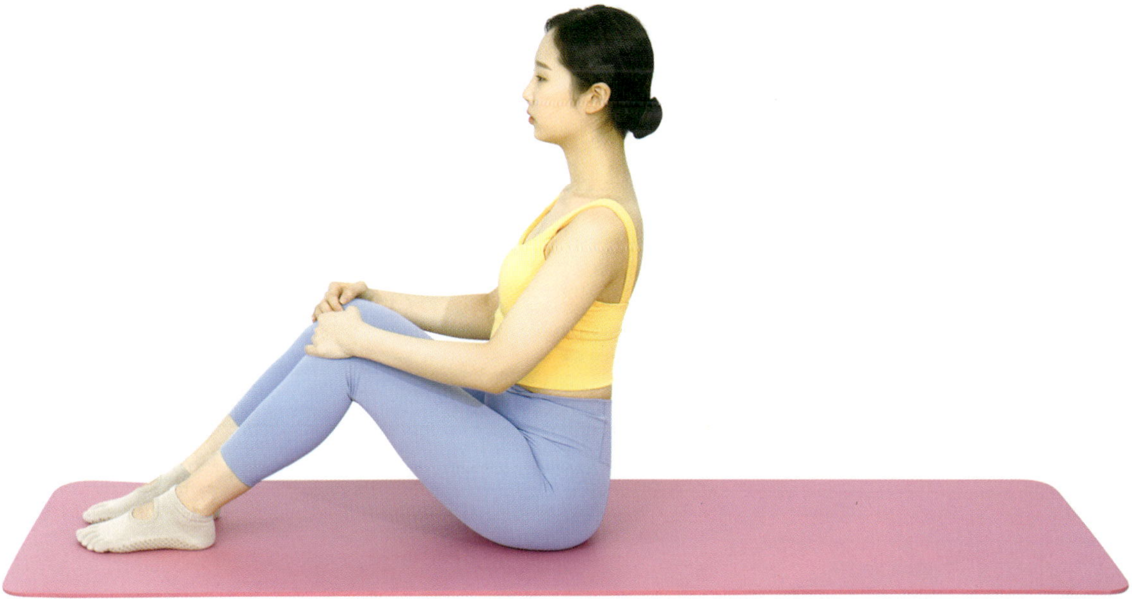

2 숨을 내쉬면서 머리가 무릎에 닿을 때까지 머리와 척추를 하나씩 굽힘시킨다. 코를 통해 숨을 들이마시면서 가슴우리의 가쪽과 뒤쪽이 팽창됨을 느끼고, 입술의 오므림을 통해 숨을 내쉬면서 가슴우리가 닫히도록 한다.

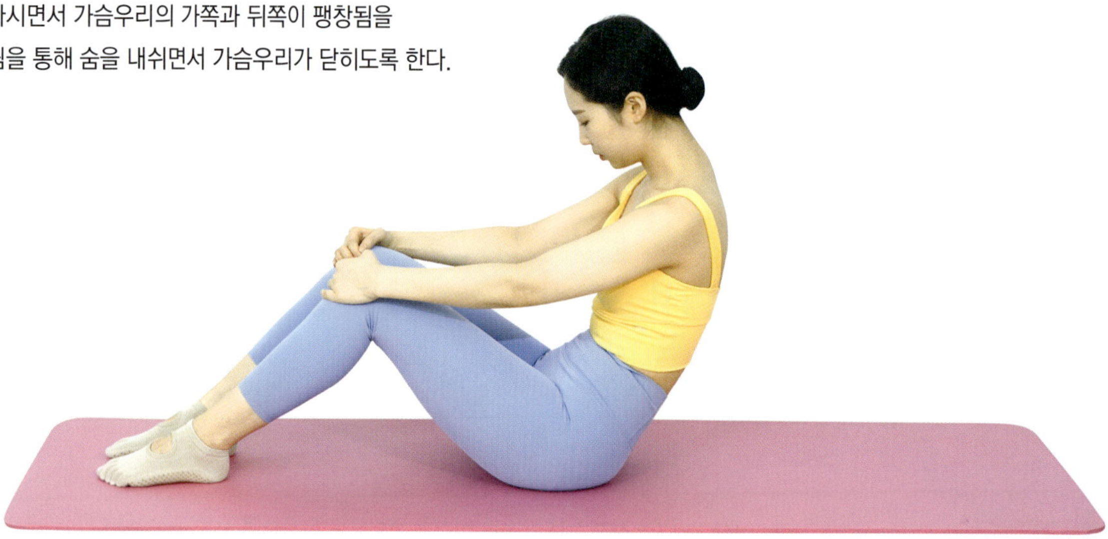

3 숨을 들이마시며 척추 아래에서부터 시작 자세로 돌아온다.

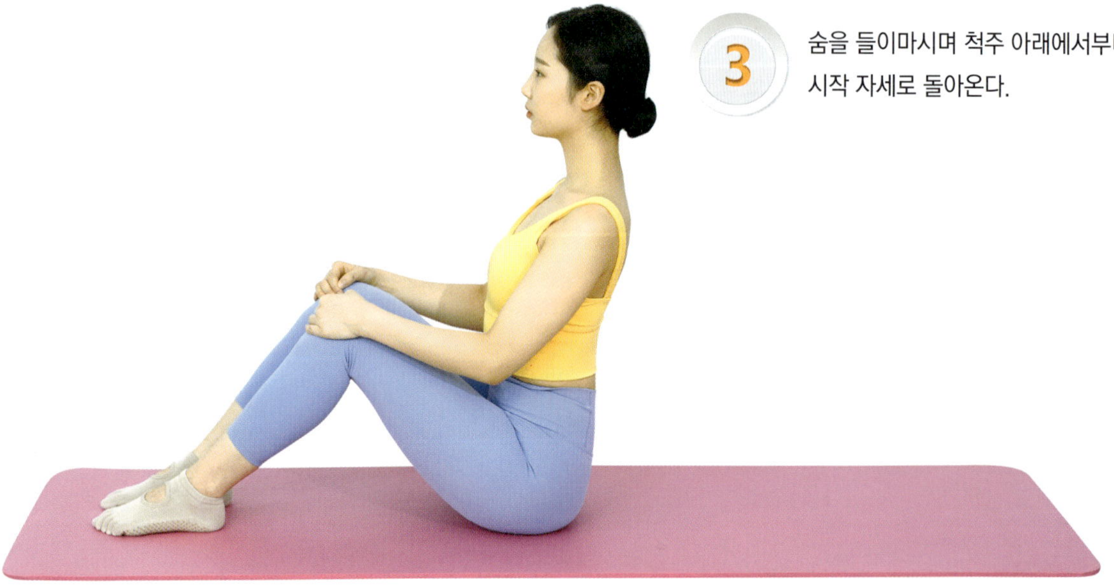

CHAPTER 6

예비 매트 필라테스

현대의 필라테스(contemporary pilates)는 조셉 필라테스의 가르침을 보존하려 한 전통 필라테스(classical/traditional pilates)와 1세대 제자들의 가르침에서 파생된 모던 필라테스(pre/modern pilates)가 있다. 전통 필라테스는 요가, 체조, 무술 등 기본적인 운동을 거친 조셉 필라테스에 의해 고안되었기 때문에 운동 레벨이 있는 운동선수나 무용수에게 적절한 운동법으로, 현대인들에게는 다소 어려운 난이도로 여겨졌다. 초기 도제였던 이브 젠트리(Eve Gentry)는 조셉의 곁을 떠나 무용계에서 전념하였다가 다시 필라테스계로 복귀하였는데, 이 때 전통 필라테스의 원리에 해부생리학, 인체역학, 자세의학을 보강해 매우 부드럽고 조직화된 방식인 예비 필라테스(소급 필라테스, pre-pilates)를 고안하였다.

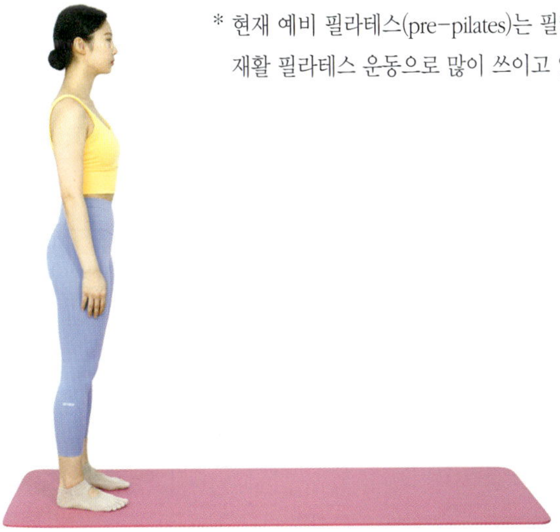

* 현재 예비 필라테스(pre−pilates)는 필라테스 입문자와 재활 필라테스 운동으로 많이 쓰이고 있다.

01 스탠딩 롤 다운 업 Standing roll down up

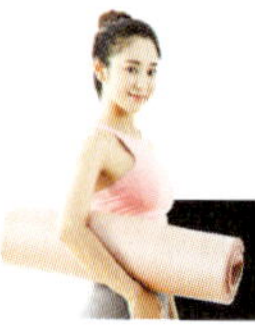

목표

- 척추 분절 운동
- 척주굽힘 시 배 근육 지원 강화

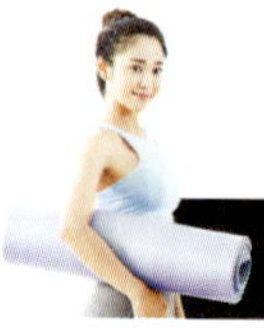

시작 자세

- 선 자세
- 직립 자세(바로 선 자세)

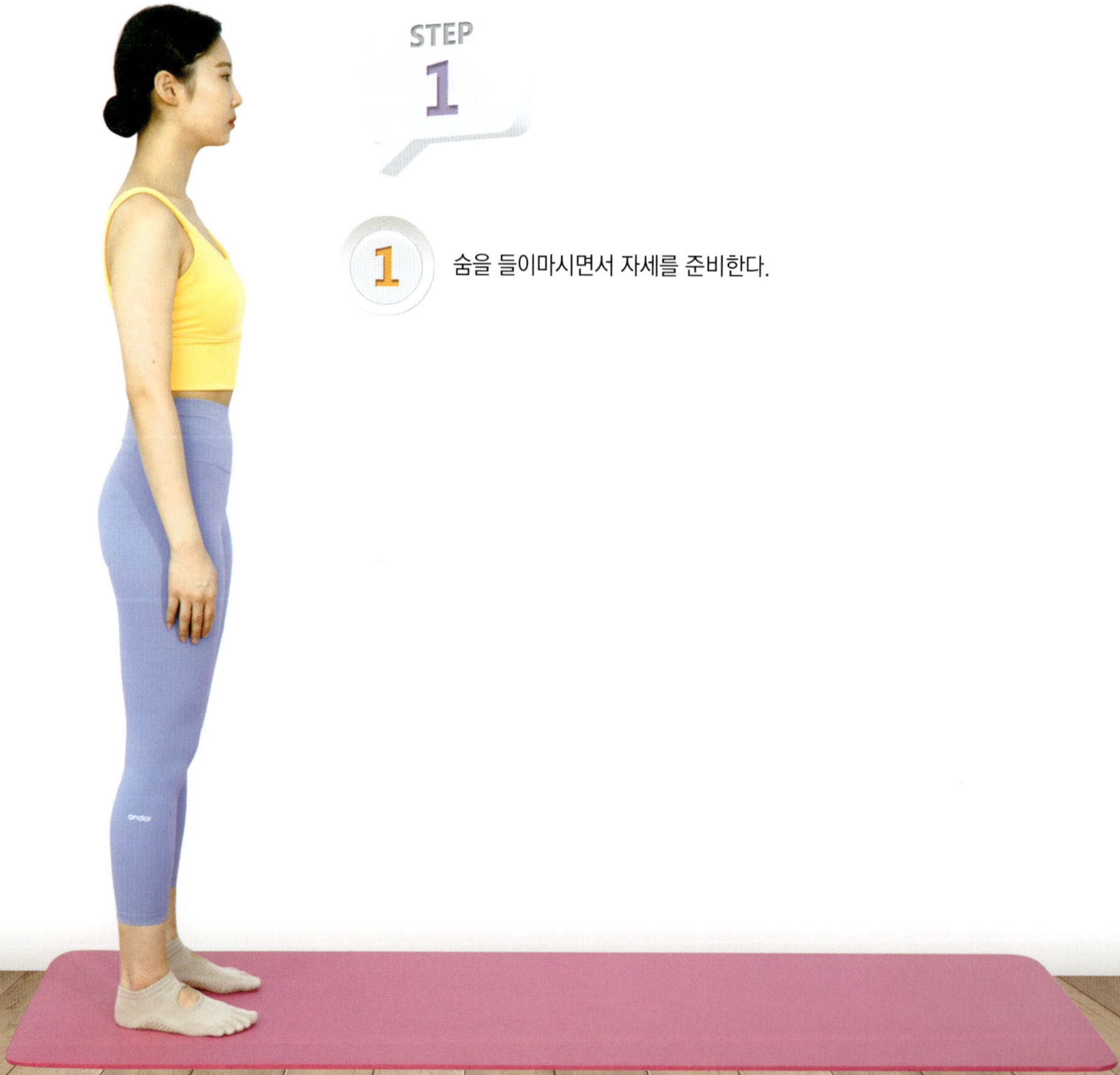

STEP 1

1 숨을 들이마시면서 자세를 준비한다.

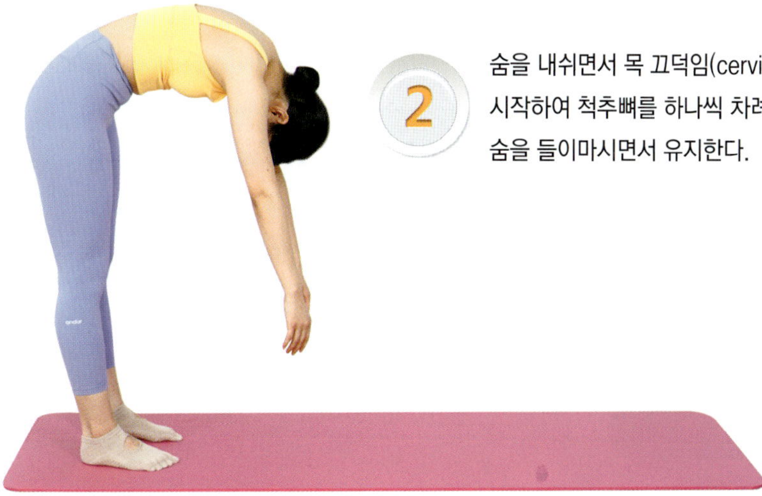

2 숨을 내쉬면서 목 끄덕임(cervical nod)으로 시작하여 척추뼈를 하나씩 차례대로 앞으로 굴리듯 굽힌다. 숨을 들이마시면서 유지한다.

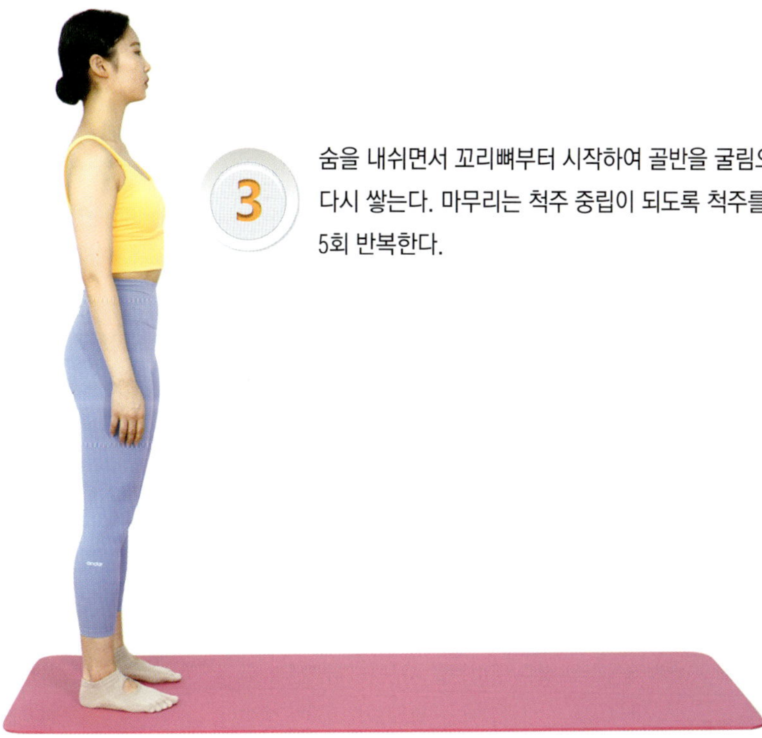

3 숨을 내쉬면서 꼬리뼈부터 시작하여 골반을 굴림으로써 척추뼈를 하나씩 다시 쌓는다. 마무리는 척주 중립이 되도록 척주를 길게 만든다. 5회 반복한다.

작용근

- 코어안정근
- 허리굽힘근
- 허리폄근

관찰

- 척추분절의 움직임
- 선 자세의 정렬

주의사항

- 중심선을 통해 몸무게가 양쪽 발에 동일하게 분포되게 하여 신체 양쪽을 동등하게 한다.
- 운동 내내 배 근육이 수축되도록 한다.
- 발이 안이나 밖으로 접혀지지 않게 올바른 발 정렬을 유지한다.
- 넙다리뒤근의 긴장을 피하기 위해 무릎을 약간 구부릴 수도 있다.

01 무릎 세우고 바로 누운 자세 Hook lie position

목표

- 휴식 자세(active rest position)
- 몸과 정신의 준비 및 상호 연결

시작 자세

- 무릎 세우고 바로 누운 자세
- 매트에 누워(필요한 경우 머리 밑에 작고 단단한 쿠션을 놓는다),
  목은 이완하여 길게 늘이고 목뼈의 자연스러운 곡선이 유지되어야 한다.
- 무릎은 굽히고 다리와 발을 골반 너비로 평행하게 둔다.

STEP 1

1. 척주 전체를 길게 만든다.
   이 자세에 적응하고 척주가 이완할 시간을 제공한다.

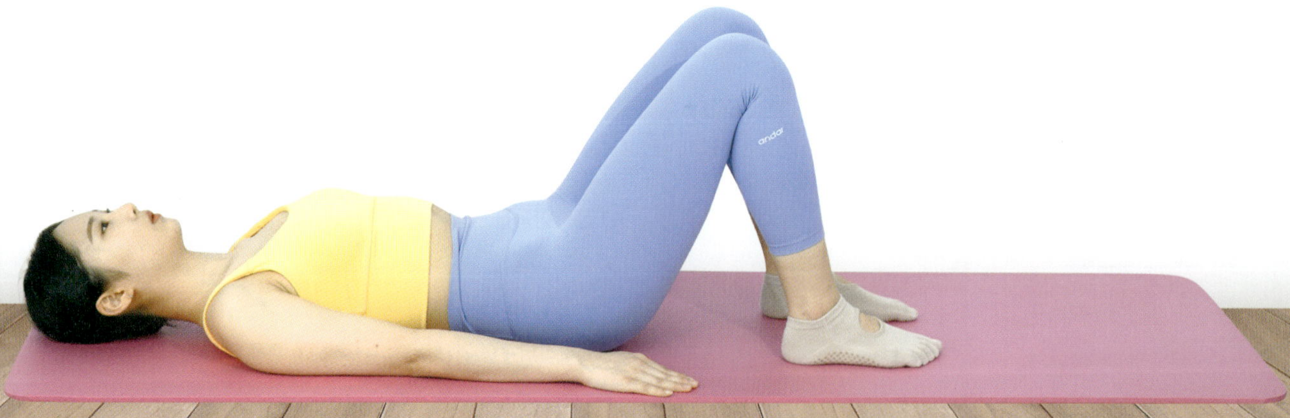

관찰

- 누워 있는 자세

주의사항

- 매트와 접촉하고 있는 신체 부위를 인식하고 지탱하는 무게를 느껴본다.
- 엉치뼈, 가슴우리 뒤쪽과 머리 세 부분의 무게를 느껴본다.
- 허벅지에 힘을 빼고 엉덩이 주변을 부드럽게 만든다.
- 가슴의 너비와 부드러움을 느껴본다.
- 목, 턱 그리고 얼굴을 이완하고 목뼈의 중립 자세를 느껴본다.

02 중립 척주-임프린팅 Neutral spine-Imprinting

목표

- 코어안정근 강화
- 골반과 척주의 중립위치에 대한 인식
- 허리와 골반 연결

시작 자세

- 무릎 세우고 바로 누운 자세

STEP 1

1 숨을 들이마시면서 무릎을 세우고 누운 자세에서 척추 및 골반을 이완한다. 양팔은 몸통 옆에 편안하게 놓는다.

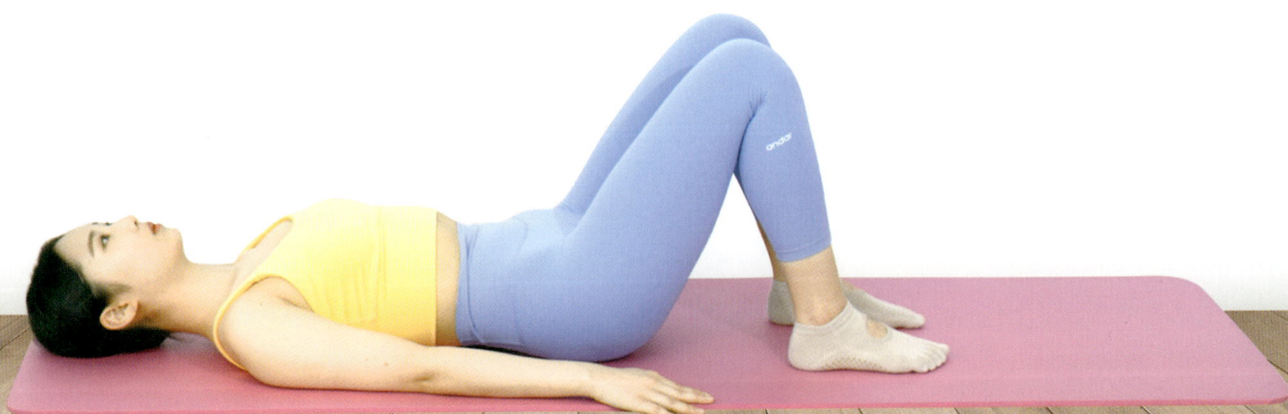

2 숨을 내쉬면서 골반을 뒤쪽 방향으로 기울인다(뒤기울임).
다시 숨을 들이마시고 내쉬면서 허리 뒷부분과 척추 전체를 각인시킨다.

*사진은 허리와 골반을 보여주기 위해 양팔을 천장 쪽으로 향한 자세이다.

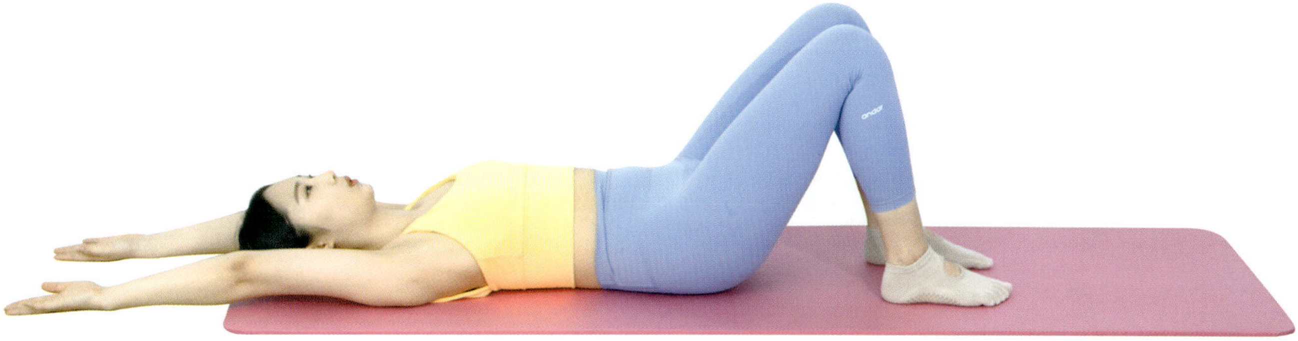

작용근

- 코어안정근
- 골반바닥근

관찰

- 골반과 척추의 움직임
- 코어근육의 수축과 이완
- 골반바닥근의 수축과 이완

주의사항

- 골반의 경사는 쉽고 작게 이루어져야 한다. 척추의 나머지 부분에서 움직임이 약간 나타나지만 괴도해서는 안된다.
- 엉치뼈를 매트에 내려놓으면서 무게를 느껴본다(꼬리뼈를 누르면 안된다).
- 몸통의 가쪽굽힘이 없어야 한다.
- 골반의 양쪽에 동등하게 무게가 배분되어 있고 돌림이 없어야 한다.
- 눈의 초점은 정면을 향해야 하고 목의 정렬은 중립이어야 한다.

03 골반 시계 Pelvic clock

목표

- 골반의 인식 및 조절 학습
- 골반과 허리 이완

시작 자세

- 무릎 세우고 바로 누운 자세
- 배 아래 부분에 시계가 있다고 가정하고 배꼽은 12시, 두덩뼈는 6시, 위앞엉덩뼈가시(ASIS)는 양쪽 3시와 9시로 가정한다.
- 시계 중앙에 구슬이 있다고 상상한다.

STEP 1

1. 숨을 들이마시면서 자세를 준비한다.
숨을 내쉬면서 골반을 뒤로 기울여 구슬이 12시로 굴러가도록 한다.

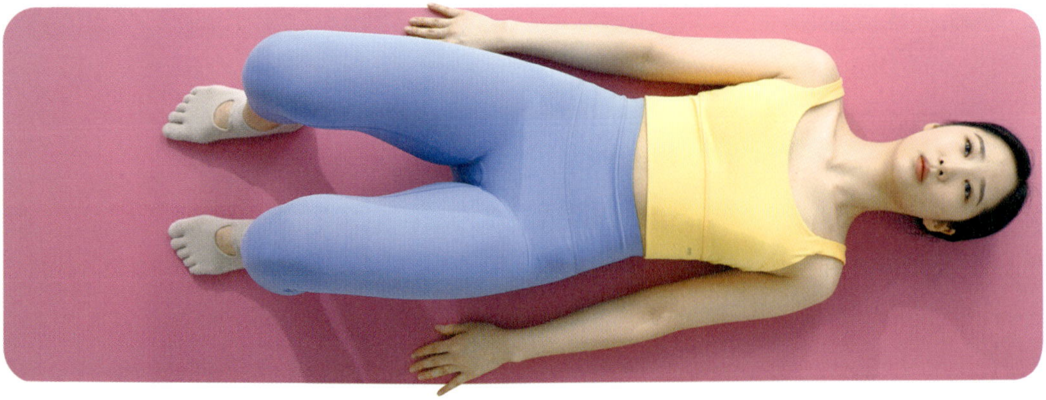

2 구슬이 1시에서 6시로 가도록 골반을 계속 돌림한다.

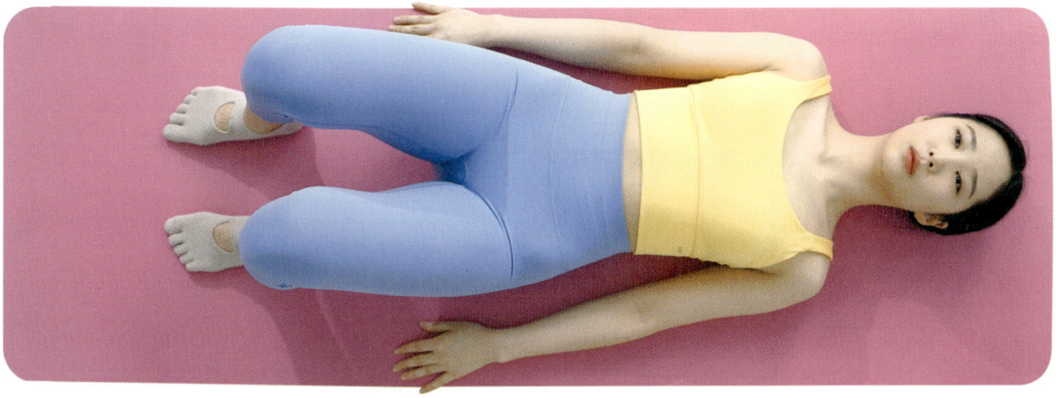

3 6시에서는 골반이 중앙에 위치하게 되고 앞기울임 상태이다.
숨을 들이마시면서 골반을 돌림하여 구슬이 9시, 12시로 굴러가도록 한다.

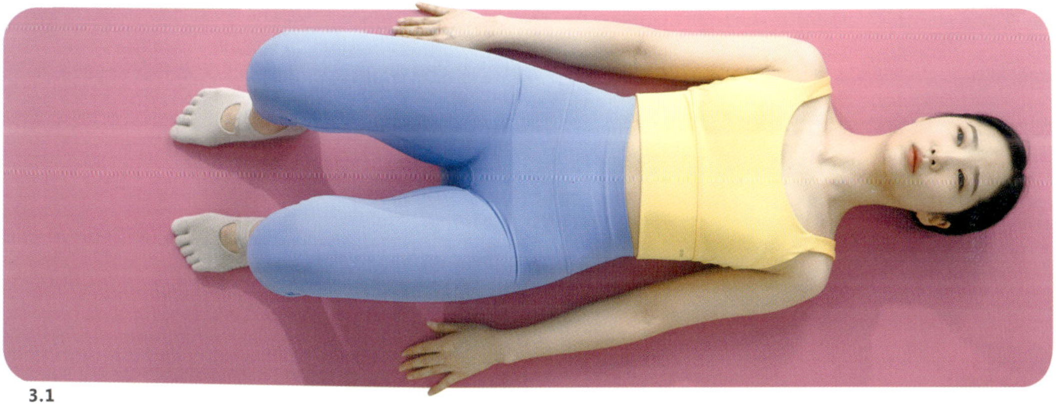

3.1

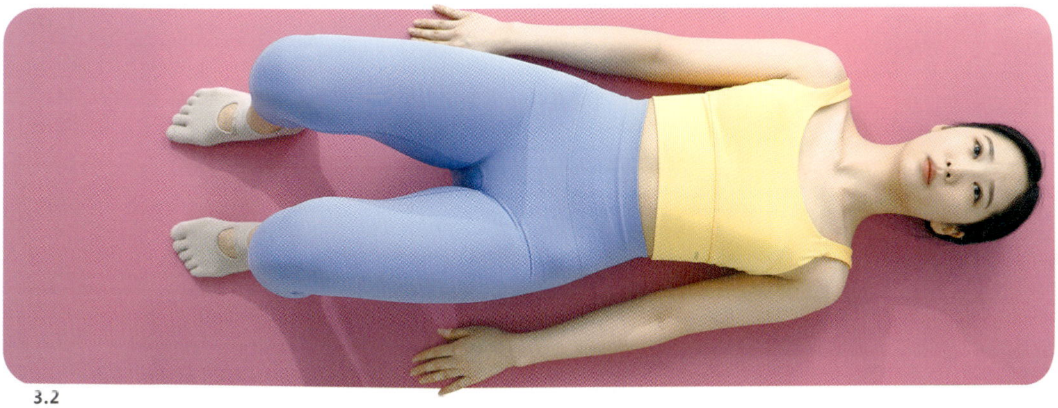

3.2

4 12시에 도착할 때는 다시 중앙에 위치하게 되고 뒤기울임 상태이다.
5회 반복 후 반대 방향으로 다시 5회 반복한다.

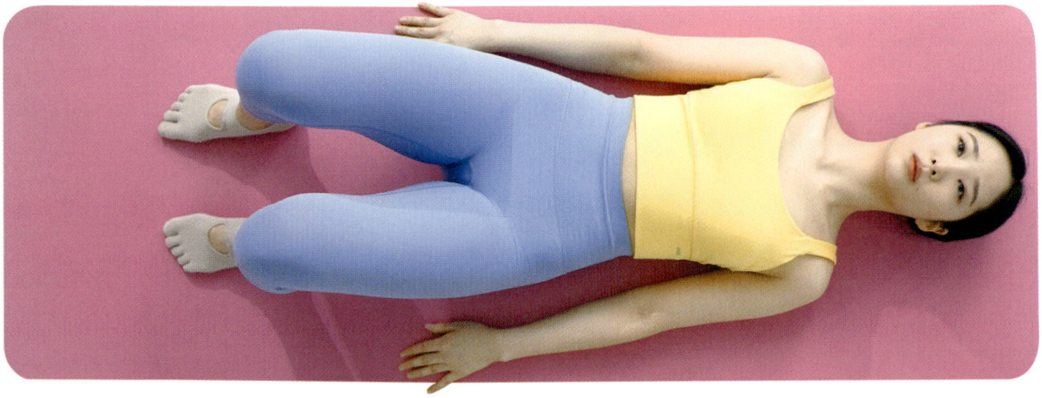

작용근

- 코어안정근
- 골반바닥근

관찰

- 골반 운동의 움직임
- 골반과 다른 신체 부위의 올바른 통합
- 평상 시 골반 자세

주의사항

- 척추에 경사와 돌림이 일어날 수 있지만 가쪽굽힘이 일어나지 않도록 한다.
- 엉덩관절의 긴장을 피해야 한다.
- 다리를 많이 움직여서는 안된다.

04 코 끄덕임 Nose nods

목표

- 머리와 목의 중립위치에 대한 인식 향상
- 목 이완

시작 자세

- 무릎 세우고 바로 누운 자세

STEP 1

1 숨을 들이마시면서 자세를 준비한다.

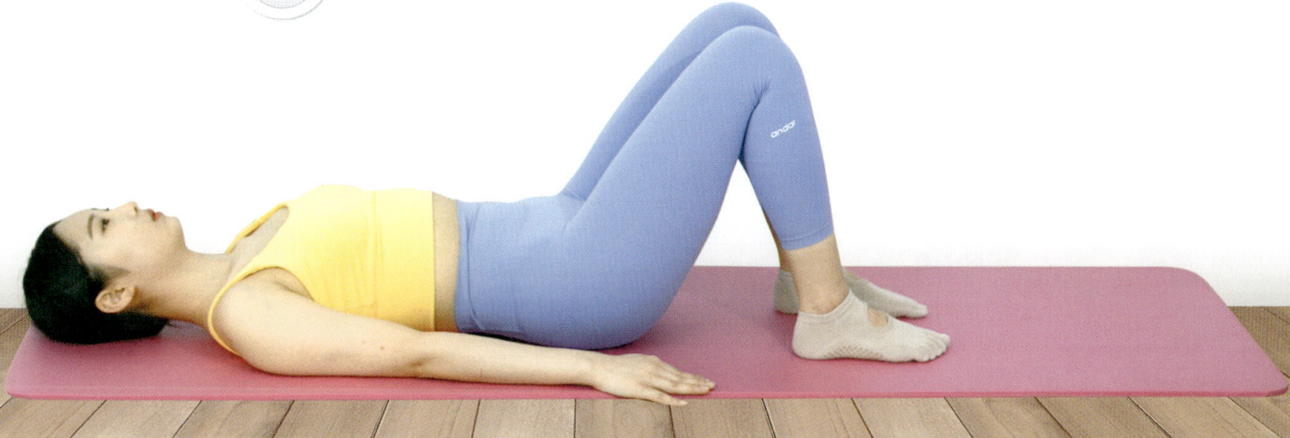

2 숨을 내쉬면서 머리가 매트와 접촉을 유지하며 턱을 집어넣은 상태로 목 뒤를 길게 굽힘한다.
숨을 들이마시면서 머리 뒷부분이 매트와 접촉을 유지한 채 중립을 통해 목을 길게 한다.

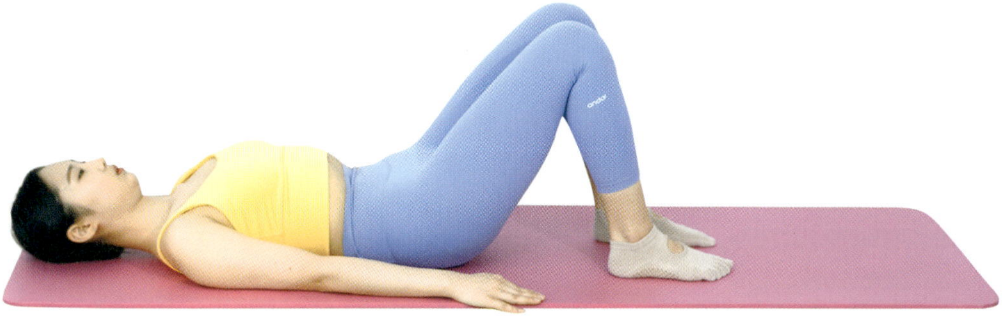

3 시작위치로 돌아간다.
얼굴과 눈의 초점이 천장을 향해 있는 상태가 중립위치이다.

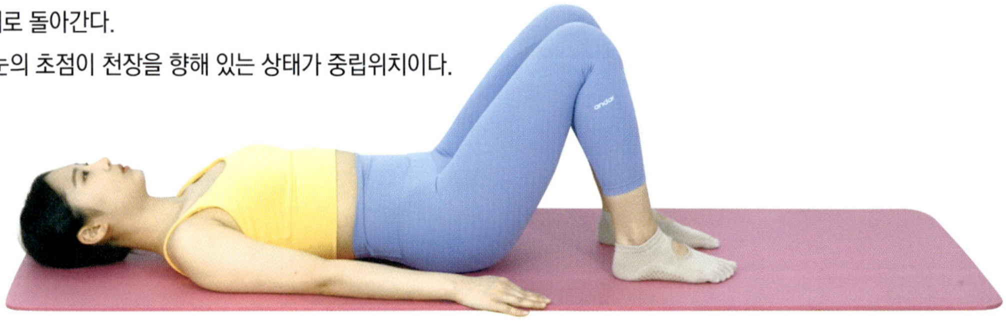

응용 동작: 코 원 그리기(nose circles) 동작은 코를 중심으로 원을 그린다.

참고: 코 끄덕임 시 머리의 굽힘은 머리가 목뼈 1번(C1)에 대해 굽힘하는 것으로 목 끄덕임(cervical nod)과 혼동되지 않아야 하며, 목 끄덕임은 가슴부위의 굽힘을 유발하는 목의 순차적 굽힘을 장려하여 머리가 매트로부터 떨어지게 한다.

작용근	관찰	주의사항
• 목굽힘근 • 목폄근	• 평상 시 목과 머리의 자세 • 운동 움직임 제한	• 코 끄덕임은 쉽고 작게 이루어져야 하며, 운동 속도는 천천히 조절되어야 한다. • 머리를 굽힘하는 동안 목 뒤쪽을 누르지 말고 머리 뒤쪽이 매트에 미끄러지게 하며, 폄 위치에서는 압박이 일어나지 않고 편안하게 유지한다. • 운동 중이나 마지막 위치에서 목을 길게 유지함으로써 가쪽굽힘을 피한다.

05 머리 돌리기 Head rolls

목표

- 목의 운동과 이완

시작 자세

- 무릎 세우고 바로 누운 자세

STEP 1

1. 숨을 들이마시면서 자세를 준비한다.

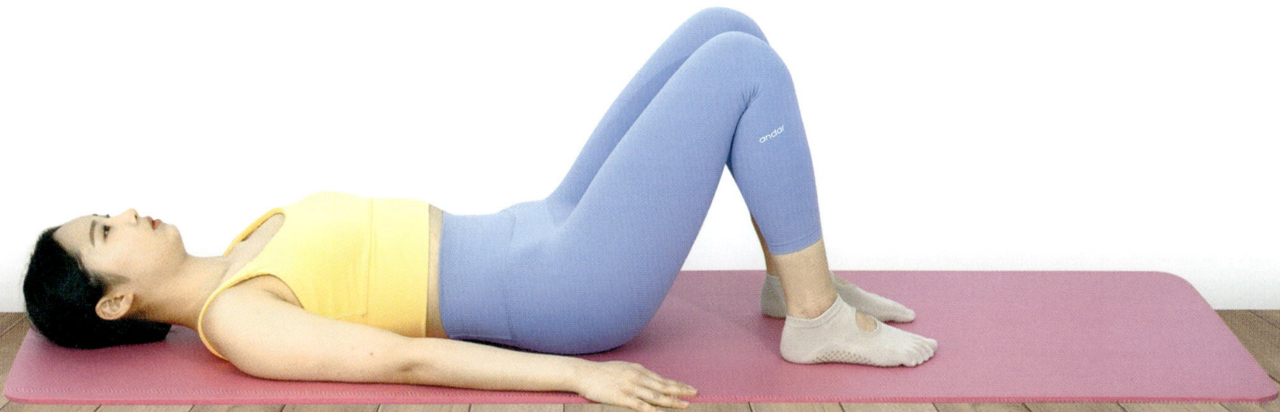

2 숨을 내쉬면서 목을 이완하여 길게 유지하고 머리는 한쪽으로 돌린다.

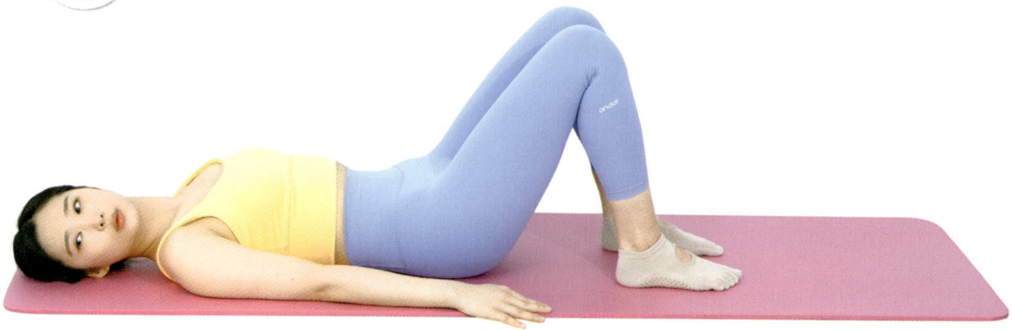

3 숨을 들이마시면서 머리를 중앙으로 되돌린다.
반대 방향도 같은 방법으로 시행하고, 10회 반복한다.

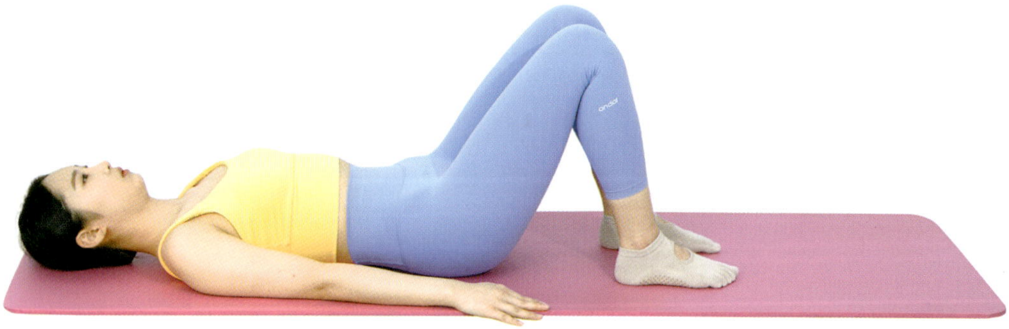

작용근

- 목돌림근

관찰

- 목돌림의 움직임

주의사항

- 운동 속도가 천천히 조절되어야 한다.
- 반복으로 운동범위를 증가시키되 동작을 강요하지 않도록 한다.
- 머리가 매트 위로 미끄러지도록 하고 목을 길게 유지하여 완전한 돌림이 되게 한다.

06 어깨뼈 분리 Scapula isolation

목표

- 어깨뼈의 운동과 어깨관절의 이완
- 팔이음뼈의 위치 인식 향상

시작 자세

- 무릎 세우고 바로 누운 자세
- 두 팔을 가슴 위에 수직으로 올린다.
- 팔을 어깨너비 간격으로 서로 평행하게 두고 손바닥은 마주보게 한다.

STEP 1

1 숨을 들이마시면서 자세를 준비한다.

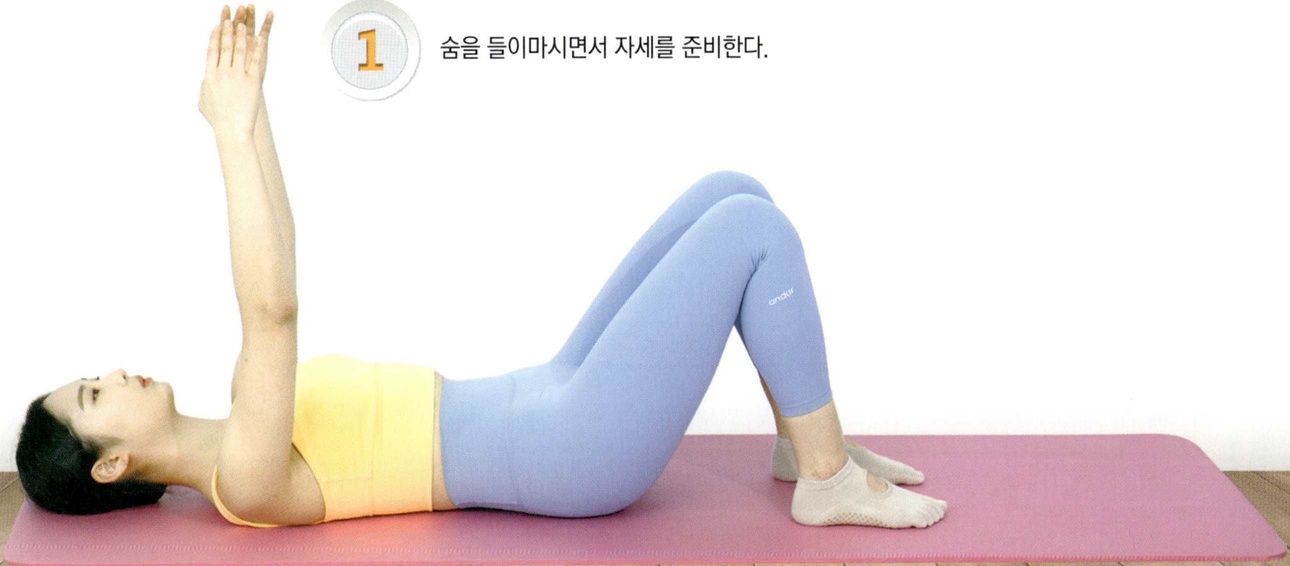

2 숨을 들이마시면서 두 팔을 천장을 향해 올려 어깨가 매트에서 떨어지게 한다.

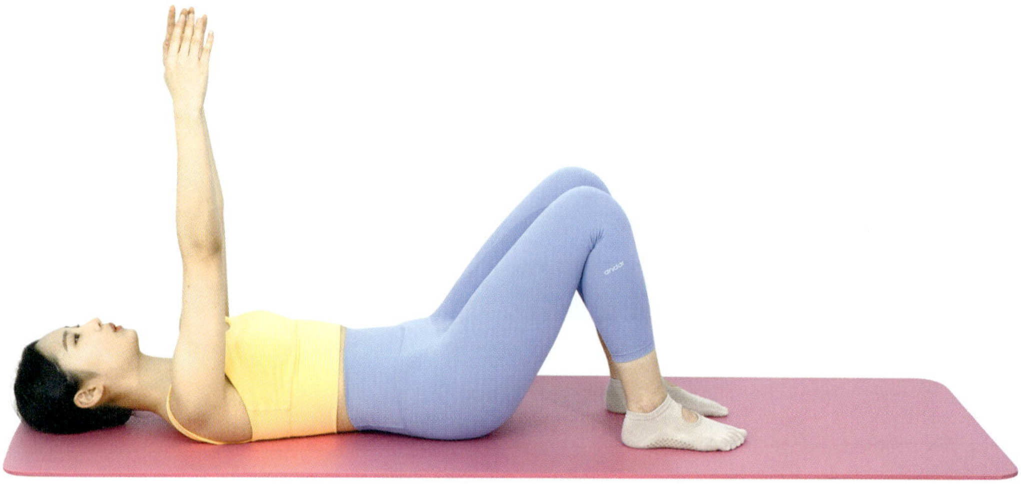

3 숨을 내쉬면서 부드럽게 팔을 아래로 이완해서 어깨를 매트 위로 돌아오게 한다.
5회 반복한다.

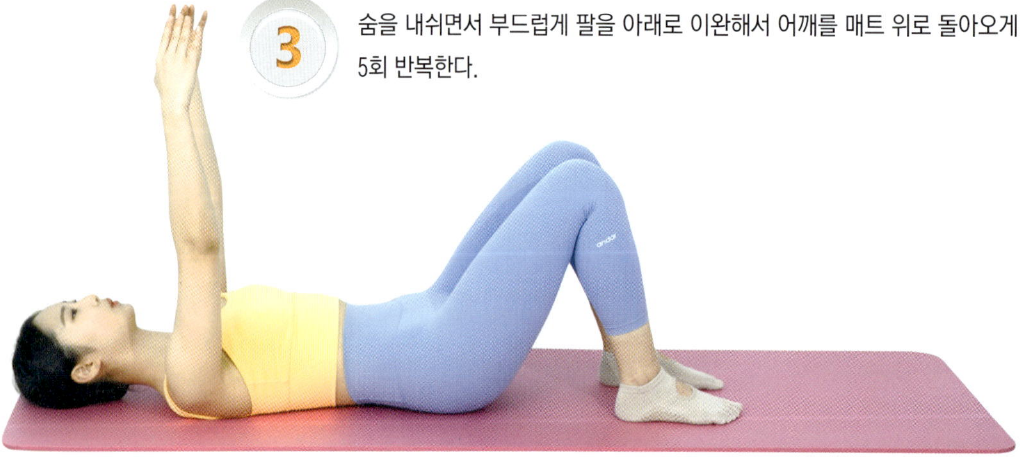

작용근

- 어깨내밈근
- 어깨뒤침근
- 어깨안정근

관찰

- 어깨의 움직임

주의사항

- 어깨가 분리됨을 느끼도록 한다.
- 목을 길게 하여 귀와 어깨 사이의 거리를 유지한다.
- 팔을 최대한 길어지게 하되 팔꿉관절을 과다 폄하지 않는다.

07 어깨 안정화

암 플로트 Arm floats
암 오버 헤드 Arms over head
얼터네이트 암 Alternate arms

목표

- 어깨뼈의 운동과 어깨관절의 이완
- 팔이음뼈의 위치 인식 향상

시작 자세

- 무릎 세우고 바로 누운 자세

STEP 1 암 플로트

1 자세를 준비한다.

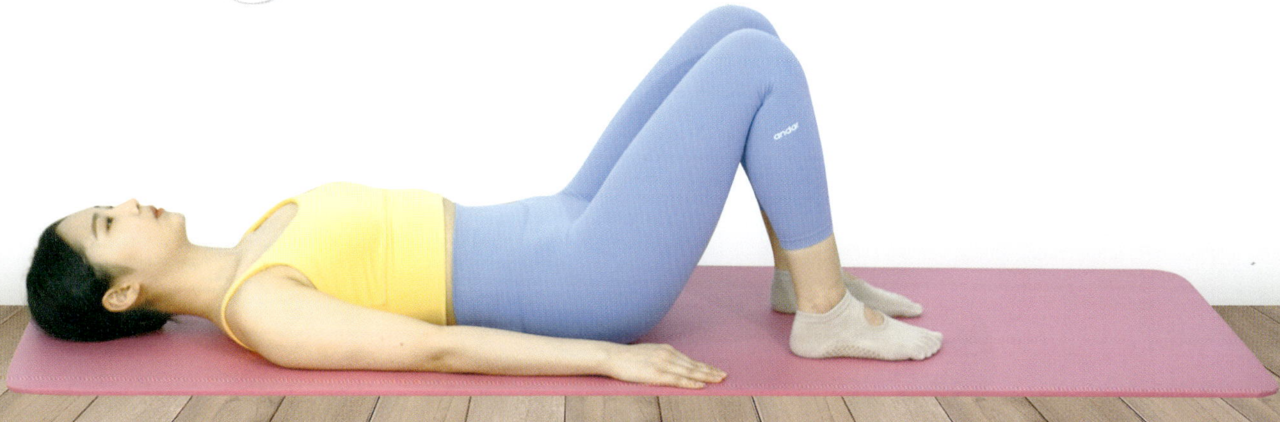

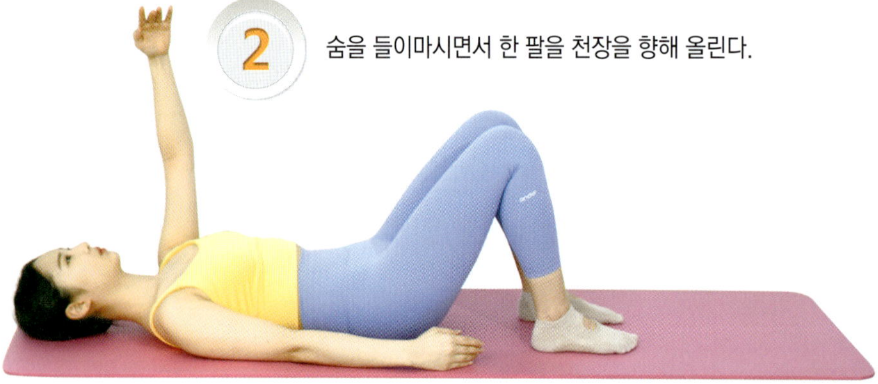

2 숨을 들이마시면서 한 팔을 천장을 향해 올린다.

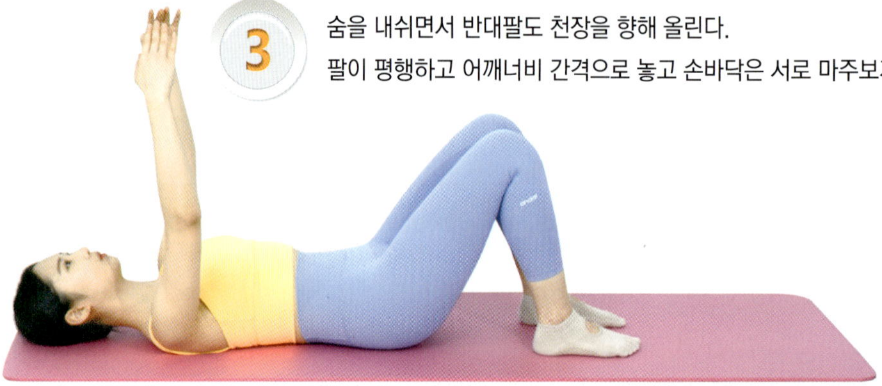

3 숨을 내쉬면서 반대팔도 천장을 향해 올린다.
팔이 평행하고 어깨너비 간격으로 놓고 손바닥은 서로 마주보게 한다.

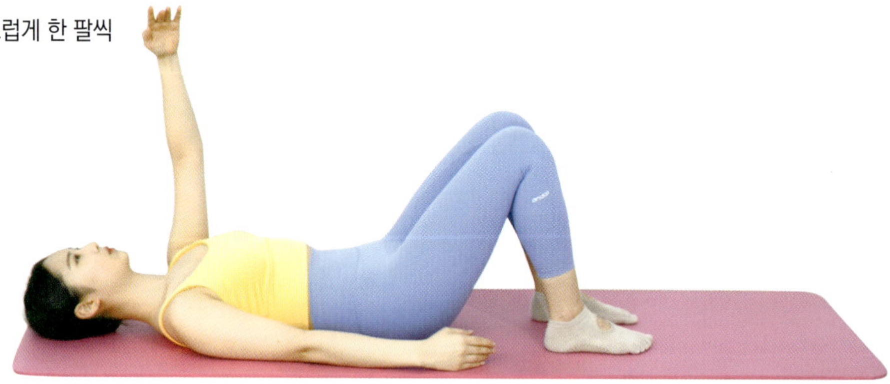

4 숨을 들이마시면서 부드럽게 한 팔씩 매트로 내려놓는다.

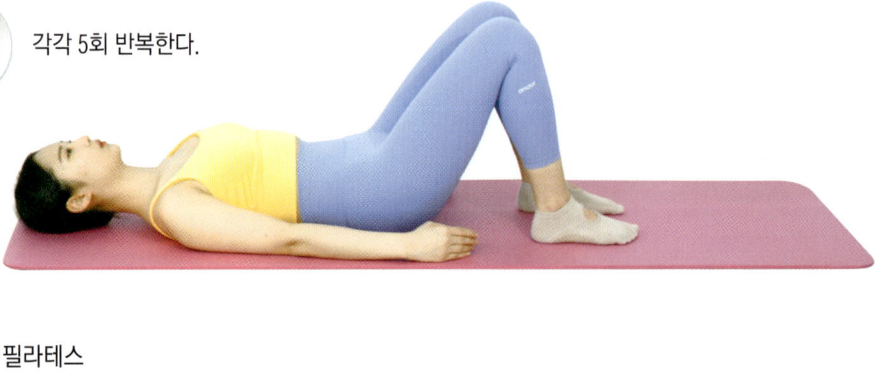

5 각각 5회 반복한다.

STEP 2

암 오버 헤드-single

1 암 플로트와 같이 팔을 천장을 향해 올린다.
팔이 평행하고 어깨너비 간격으로 놓고 손바닥은 서로 마주보게 한다.

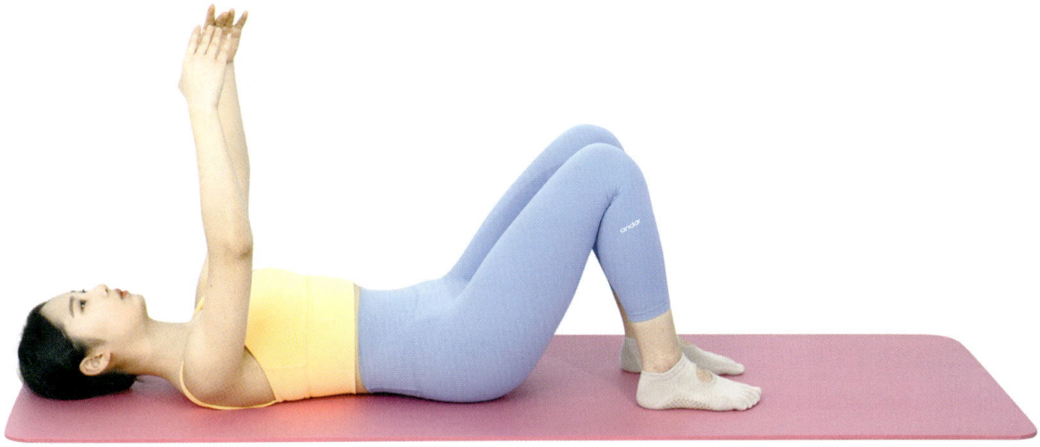

2 숨을 들이마시면서 한 팔씩 머리 뒤쪽으로 내리고 숨을 내쉬면서 올린다.
반대쪽도 같은 방법으로 각각 5회 반복한다.

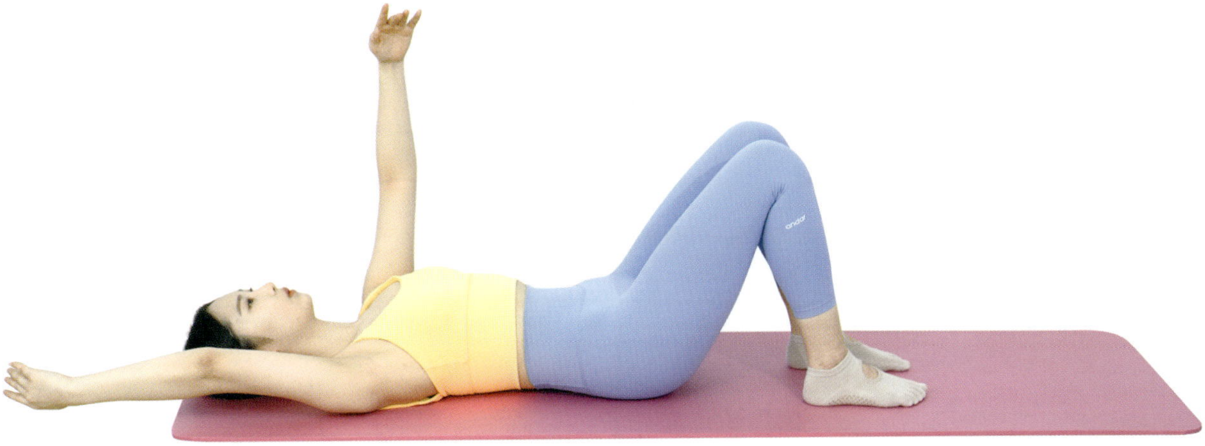

STEP 3

암 오버 헤드-double

1 암 플로트와 같이 팔을 천장을 향해 올린다.
팔이 평행하고 어깨너비 간격으로 놓고 손바닥은 서로 마주보게 한다.

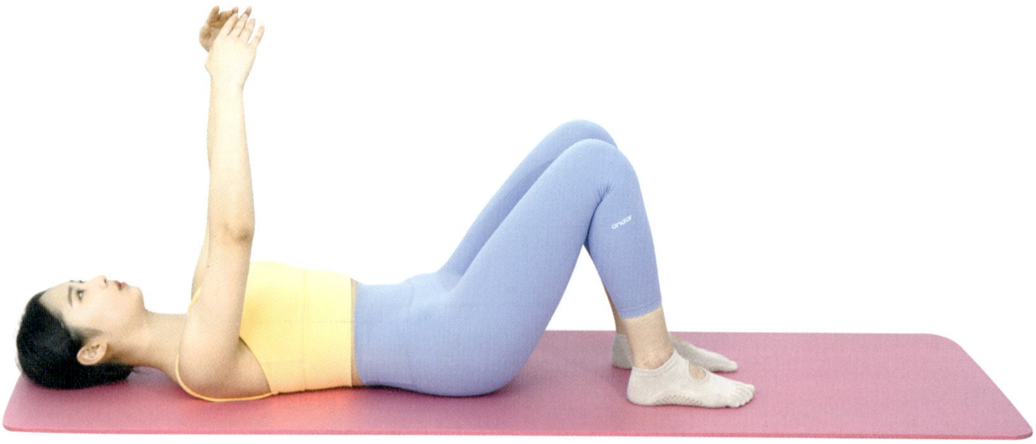

2 숨을 들이마시면서 동시에 두 팔을 머리 뒤쪽으로 내리고
숨을 내쉬면서 올린다.

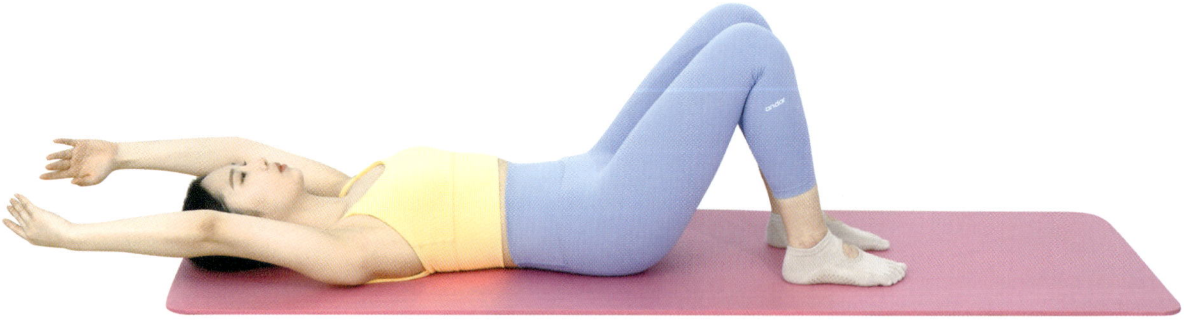

STEP 4

얼터네이트 암

1 암 플로트와 같이 팔을 천장을 향해 올린다.
팔이 평행하고 어깨너비 간격으로 놓고 손바닥은 서로 마주보게 한다.

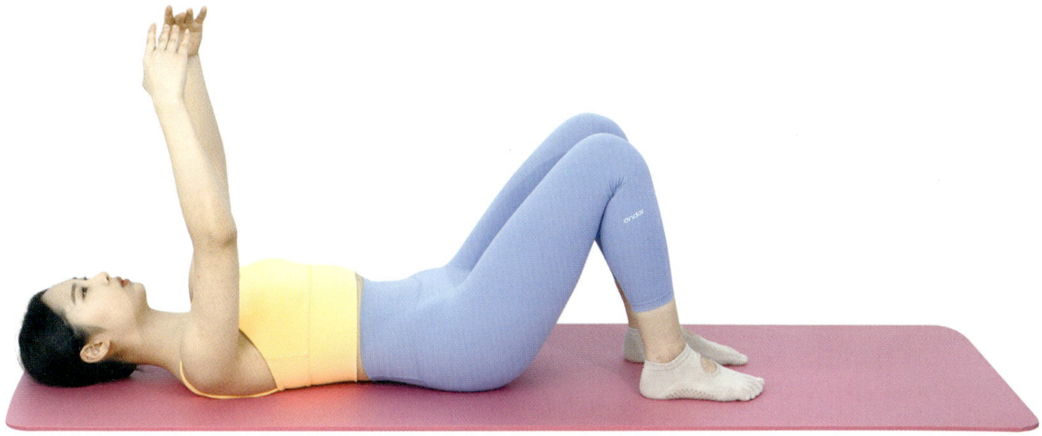

2 팔을 머리 뒤쪽으로 숨을 들이마시면서 교차하여 내리고
숨을 내쉬면서 올린다. 5회 반복한다.

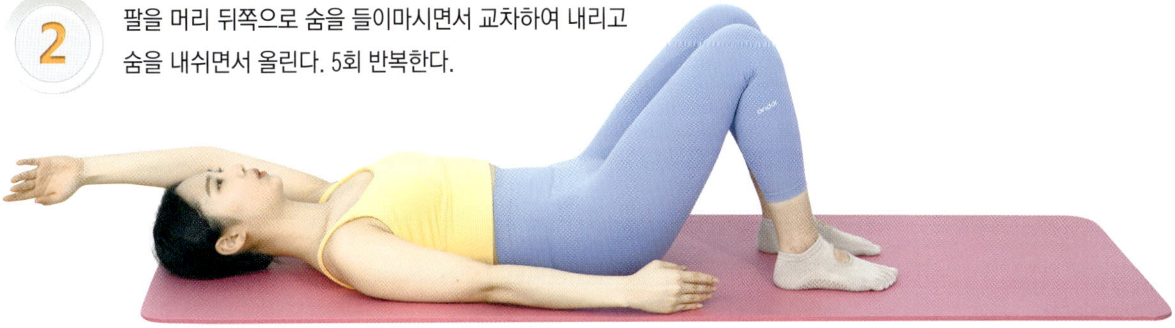

작용근

- 어깨굽힘근
- 어깨폄근

관찰

- 운동 움직임 제한
- 운동 시 보상 작용

주의사항

- 목을 길게 하여 귀와 어깨 사이의 거리를 유지하며, 운동하는 동안 머리를 안정되게 유지한다.
- 들숨으로 운동을 도와주고 날숨으로 이완을 촉진한다.

08 어깨뼈 올림과 내림 Elevation & depression of scapula

목표

- 어깨뼈의 운동과 어깨관절의 이완
- 어깨뼈의 안정성 향상

시작 자세

- 무릎 세우고 바로 누운 자세

STEP 1

1 숨을 들이마시면서 자세를 준비한다.

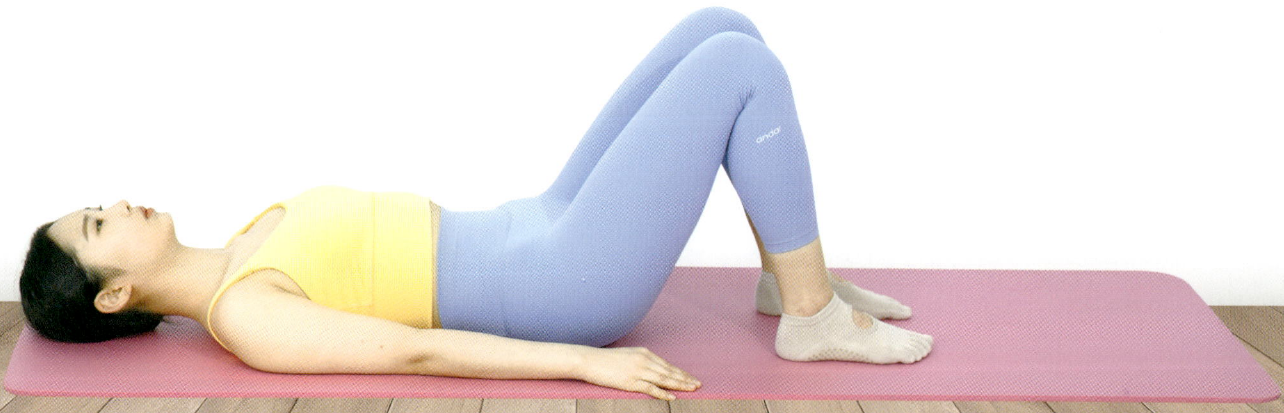

2 숨을 내쉬면서 어깨를 귀 쪽으로 올린다.

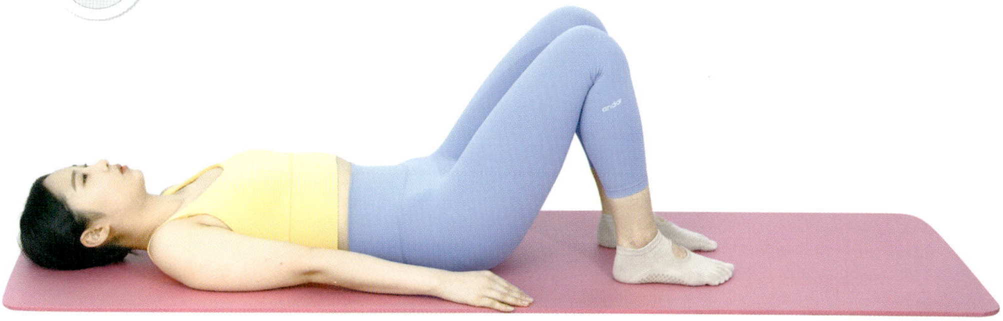

3 숨을 들이마시면서 부드럽게 어깨를 아래로 이완해서 시작위치로 돌아오도록 한다.

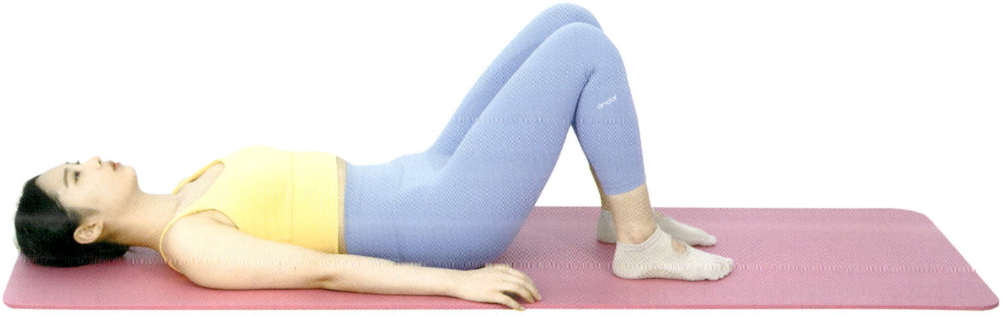

4 숨을 내쉬면서 어깨와 팔을 아래로 내린다.

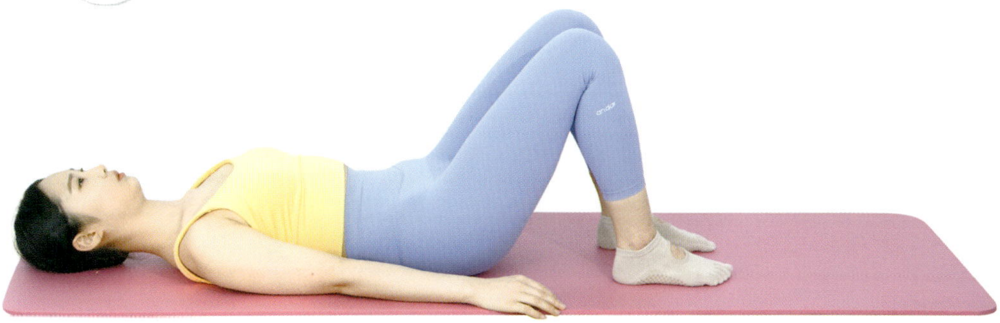

5 숨을 들이마시면서 부드럽게 어깨와 팔을 이완하여 시작위치로 돌아온다. 5회 반복한다.

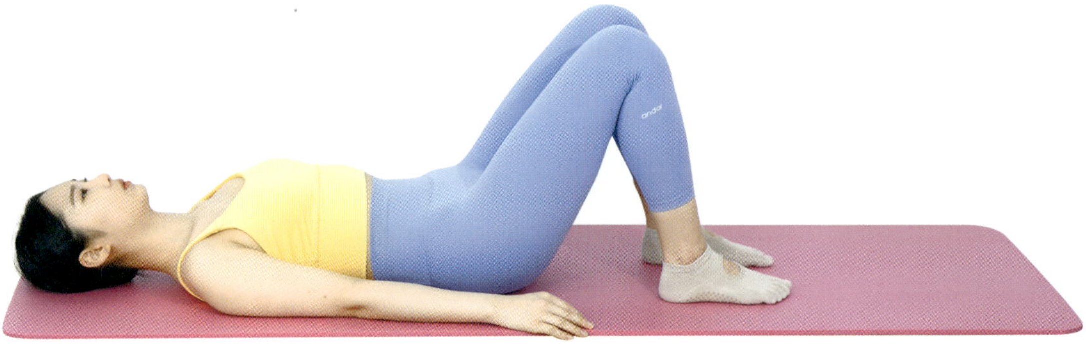

작용근

- 어깨올림근
- 어깨내림근
- 어깨안정근

관찰

- 어깨의 움직임

주의사항

- 움직이는 동안 목과 머리를 안전하게 유지한다.
- 어깨를 부드럽게 유지한다.

09 윈드밀 암 Windmill arms

목표

- 팔이음뼈 운동과 올바른 어깨위팔 리듬 향상
- 어깨의 움직임 증가

시작 자세

- 무릎 세우고 바로 누운 자세
- 두 팔을 가슴 위에 수직으로 올린다.
- 팔을 어깨너비 간격으로 서로 평행하게 두고 손바닥은 마주보게 한다.

STEP 1

1 자세를 준비한다.

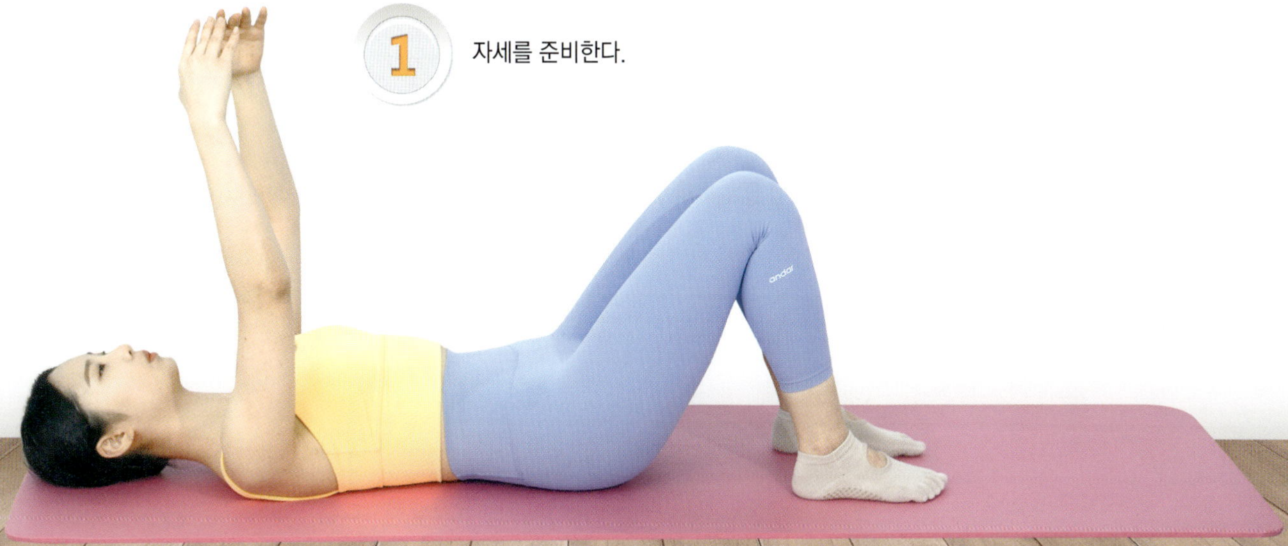

2 숨을 들이마시면서 척추를 안정적으로 유지하며 오른팔을 머리 위로 올리지만 바닥에 닿지는 않는다. 동시에 왼쪽 팔은 매트를 향해 몸 옆으로 내려놓는다.

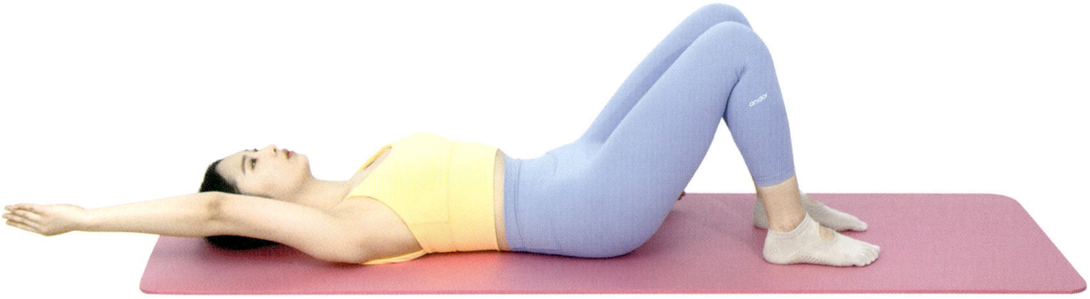

3 숨을 내쉬면서 왼쪽 팔과 오른쪽 팔을 돌림하여 어깨 높이로 수평위치로 하며, 손바닥은 천장을 향하도록 한다. 숨을 들이마시면서 자세를 유지한다.

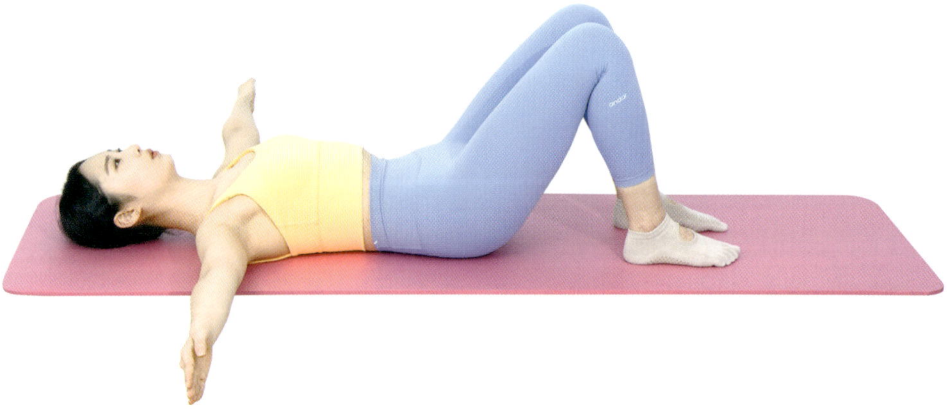

4 동시에 오른쪽 팔을 몸을 향해 아래쪽으로 돌림하고, 왼쪽 팔은 머리 위로 올리면서 돌림하여 손바닥은 몸 쪽을 향한다.

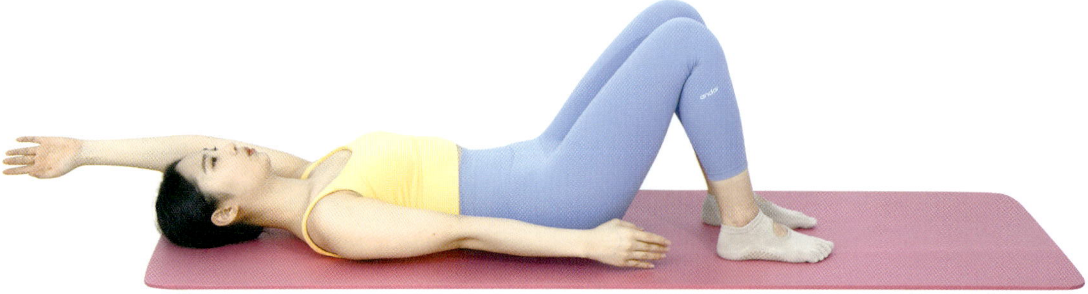

5 양방향으로 5회 반복한다.

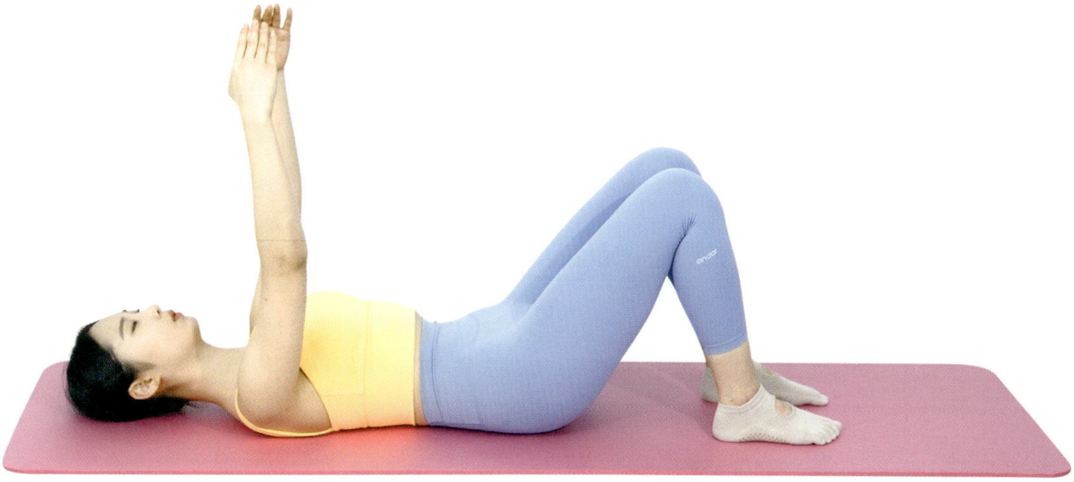

작용근

- 어깨관절 돌림근
- 어깨관절 굽힘근
- 어깨관절 폄근
- 어깨안정근

관찰

- 어깨관절의 움직임

주의사항

- 올바른 어깨위팔 리듬을 확인한다. 위팔뼈를 먼저 이동한 후 팔을 머리 위로 올려 어깨뼈가 가슴우리 주위로 부드럽게 미끄러지도록 한다.
- 골반과 척추의 안정성을 유지하면서 전체 어깨 운동을 장려한다.
- 팔이 돌림할 동안 어깨관절 앞쪽의 개방을 유지하기 위해 팔을 같은 선상에 놓는다.
- 빗장뼈를 열린 상태로 유지하고 특히 팔을 반환할 때 위팔뼈의 머리가 앞으로 롤링되지 않도록 한다.

10 싱글 레그 슬라이드 Single leg slides

목표

- 엉덩관절과 무릎관절의 운동
- 골반과 척추의 안정성
- 골반으로부터 허벅지 분리
- 다리의 정렬

시작 자세

- 무릎 세우고 바로 누운 자세

STEP 1

1 숨을 들이마시면서 자세를 준비한다.

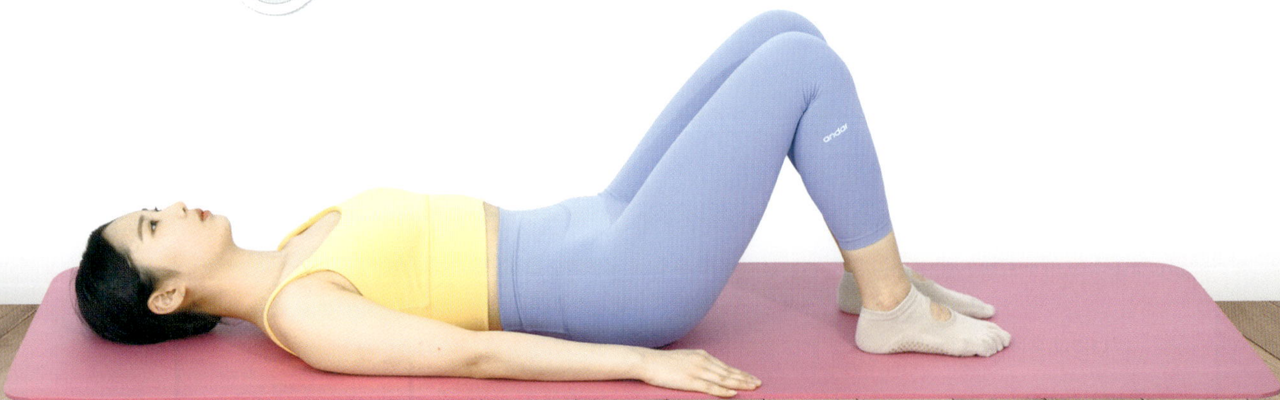

2 숨을 내쉬면서 골반을 안정적으로 유지하며 한쪽 다리를 몸통으로부터 멀어지도록 매트를 따라 미끄러지게 한다. 숨을 들이마시면서 유지한다.

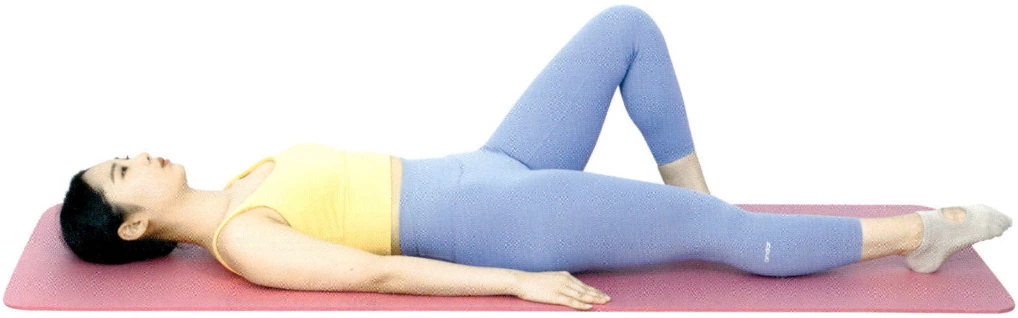

3 숨을 내쉬면서 다리를 시작위치로 되돌린다.
골반과 척추의 안정성을 다시 한 번 확인한다. 다리 양쪽 5회씩 반복한다.

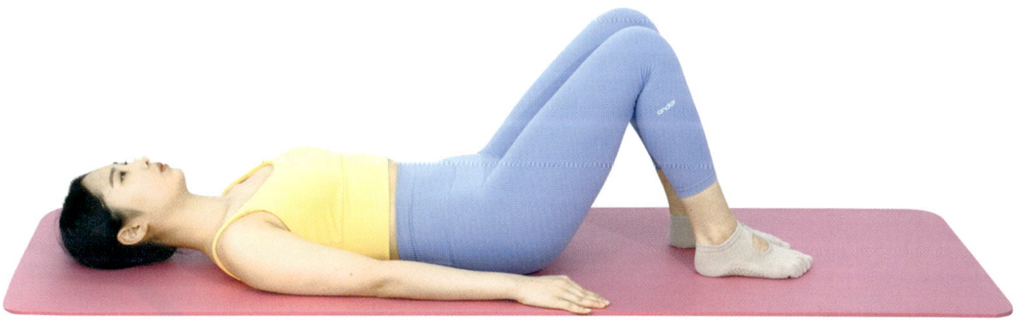

작용근

- 무릎굽힘근
- 무릎폄근
- 엉덩관절 굽힘근
- 엉덩관절 폄근

관찰

- 골반의 안정성
- 엉덩관절과 무릎관절, 발목관절의 움직임 제한

주의사항

- 골반의 움직임이 없어야 하며, 동작 중 등이 긴장되지 않도록 한다.
- 발바닥이 매트와 떨어지더라도 발뒤꿈치는 운동 내내 매트에 붙어 있어야 한다.

11 힙 릴리즈 Hip release

목표

- 엉덩관절 이완, 다리의 정렬
- 코어의 안정성

시작 자세

- 무릎 세우고 바로 누운 자세

STEP 1

1 숨을 들이마시면서 자세를 준비한다.

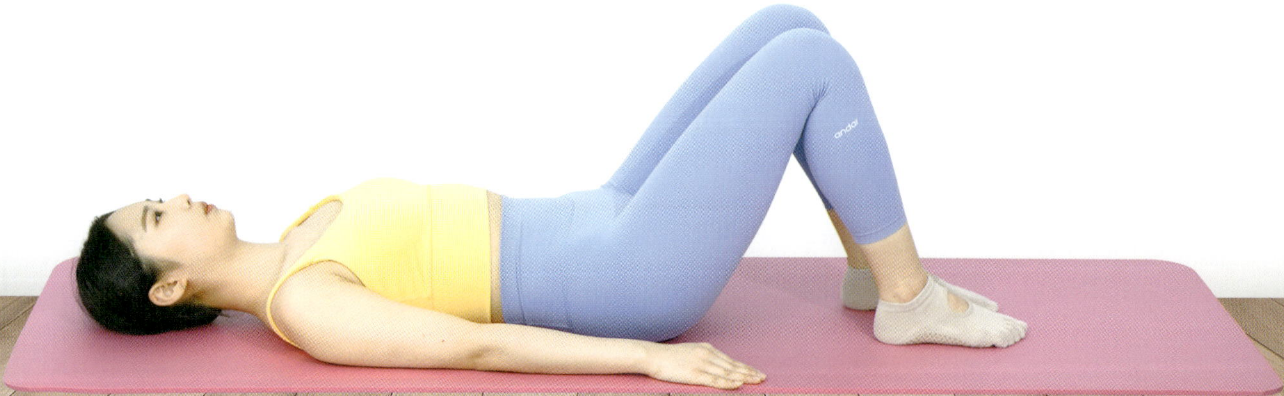

2 숨을 내쉬면서 중립 골반이 유지될 수 있는 내에서 다리를 옆으로 눕힌다.

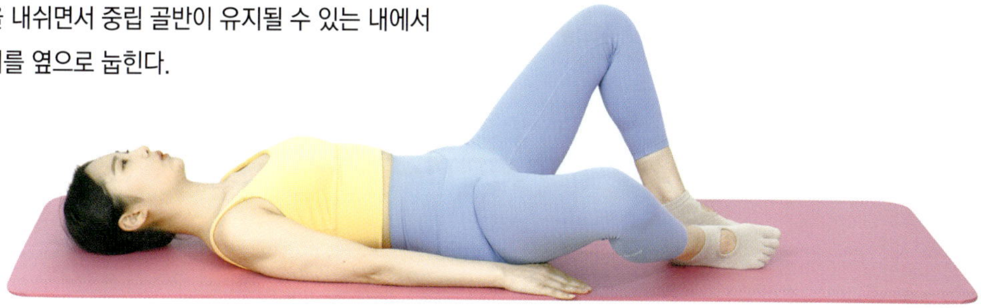

3 옆으로 눕힌 다리를 밑으로 미끄러지게 한다. 발은 발바닥굽힘한다.

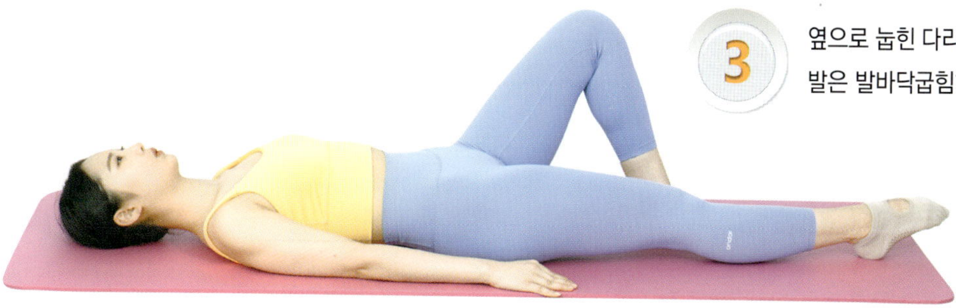

4 숨을 들이마시면서 골반의 안정성을 유지하며 다리를 시작위치로 돌아오게 한다. 양쪽 5회씩 반복한다.

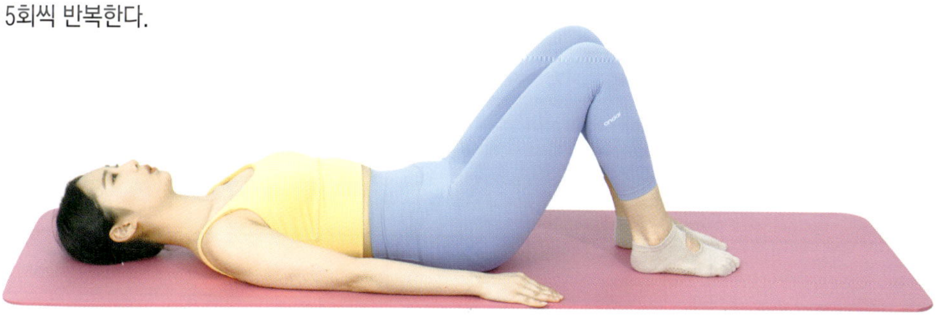

작용근

- 코어안정근
- 엉덩관절 굽힘근 및 폄근
- 엉덩관절 가쪽돌림근 및 안쪽돌림근
- 무릎관절 굽힘근 및 폄근

관찰

- 엉덩관절과 무릎관절의 움직임

주의사항

- 운동을 조절하기 위해 배 근육을 사용한다. 다리의 무게가 운동을 이끄는 것을 피하도록 한다.
- 운동 내내 가슴은 넓게 편 상태로 유지한다.

12 싱글 니 사이드 Single knee side

목표

- 엉덩관절 분리 운동
- 골반과 척추의 안정성

시작 자세

- 무릎 세우고 바로 누운 자세
- 다리는 평행 상태로 골반보다 약간 넓게 벌린다.

STEP 1

1 숨을 들이마시면서 자세를 준비한다.

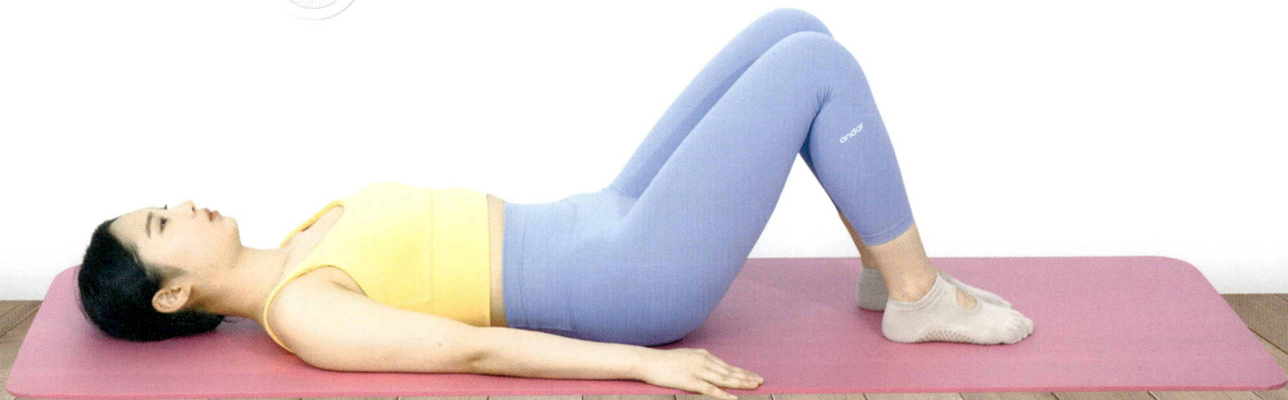

2 숨을 내쉬면서 골반을 안정적으로 유지하면서 오른쪽 다리를 옆으로 벌린다.

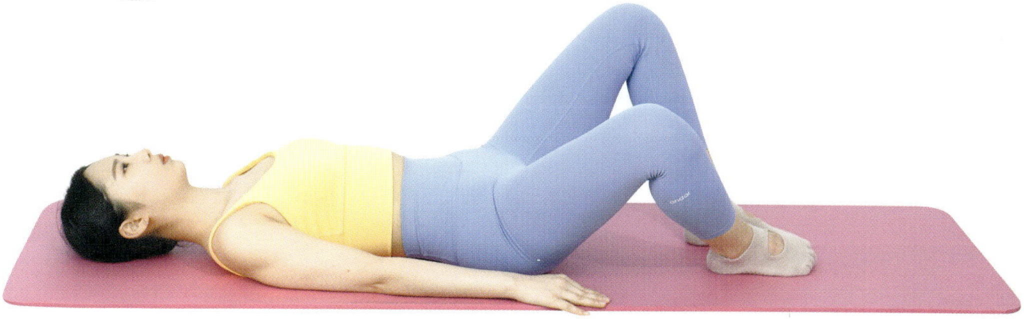

3 숨을 들이마시면서 다리를 움직여 다시 시작위치로 되돌린다.
양쪽 5회씩 반복한다.

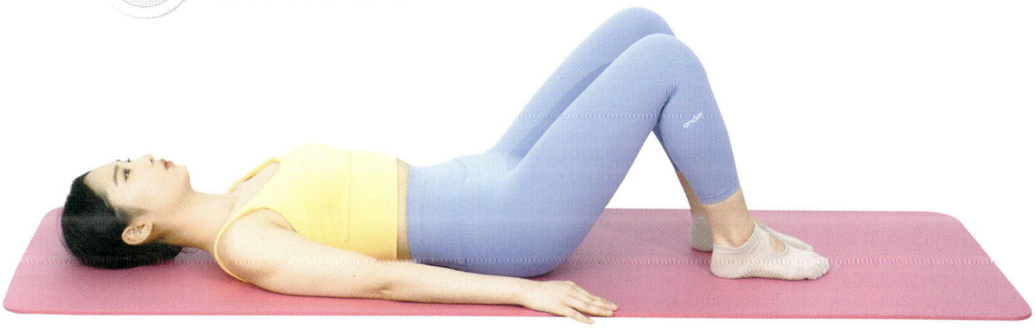

작용근

- 코어안정근
- 엉덩관절 벌림근
- 엉덩관절 모음근

관찰

- 골반의 안정성
- 엉덩관절의 가동범위
- 코어의 안정성

주의사항

- 운동은 무릎이 아닌 엉덩관절에서 일어나지만 엉덩관절을 가능한 이완하도록 한다.
- 골반과 척추의 안정적인 위치 내에서 엉덩관절의 전체 운동범위를 장려한다.

13 힙 롤 Hip rolls

목표

- 척추 운동과 강화
- 척추 이완

시작 자세

- 무릎 세우고 바로 누운 자세
- 팔은 어깨보다 약간 낮게 하여 가쪽에 놓는다.

STEP 1

1 숨을 들이마시면서 자세를 준비한다.

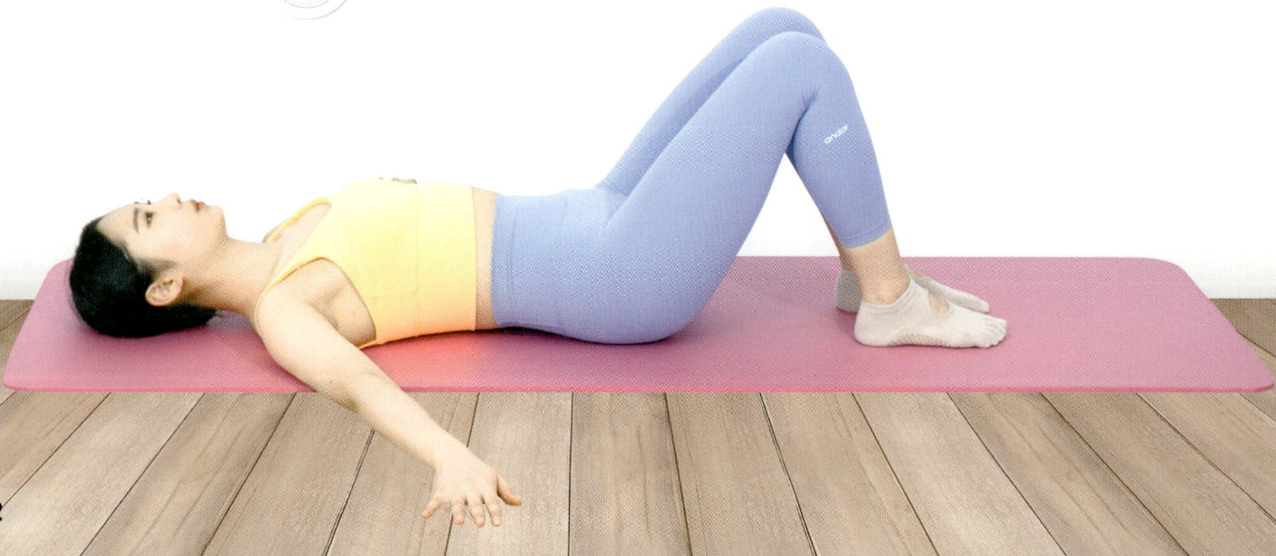

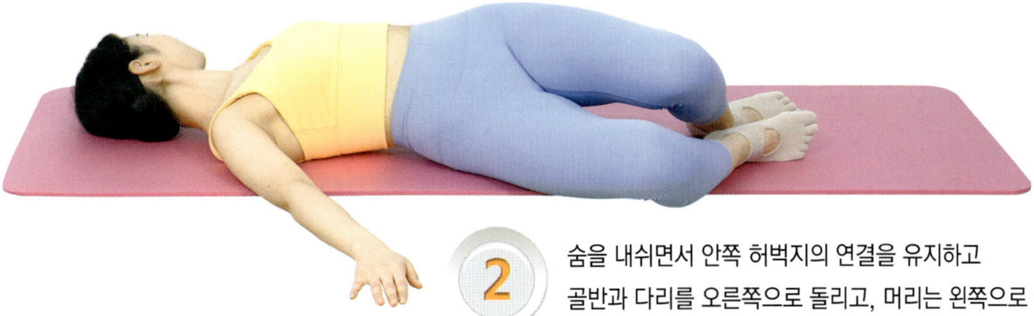

2. 숨을 내쉬면서 안쪽 허벅지의 연결을 유지하고 골반과 다리를 오른쪽으로 돌리고, 머리는 왼쪽으로 돌린다. 왼쪽 아래 갈비뼈가 매트에서 떨어짐에 따라 왼발과 골반의 왼쪽도 같이 떨어진다. 숨을 들이마시면서 척추의 길이, 코어의 연결을 느끼며 자세를 유지한다.

3. 숨을 내쉬면서 몸통의 안정성을 유지하며 골반과 다리를 시작위치로 돌아오게 한다. 양쪽 5회씩 반복한다.

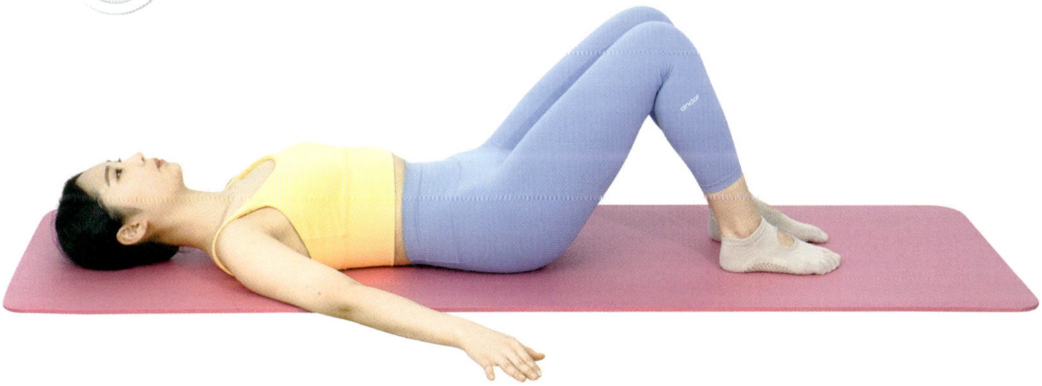

작용근

- 코어안정근
- 척추돌림근

관찰

- 척추돌림 움직임

주의사항

- 척추의 움직임은 돌림이어야 하며, 굽힘, 폄, 가쪽굽힘은 피한다.
- 골반과 다리를 하나의 단위로 움직이도록 하며, 운동은 골반의 롤링에서 시작되어야 한다.
- 움직임을 조절하는 데는 배 근육을 사용한다. 다리의 무게가 움직임을 이끄는 것을 피하도록 한다.

14 니 플로트 Knee float

목표

- 엉덩관절 운동
- 골반과 척추의 안정성 및 골반으로부터 허벅지 분리
- 코어 강화 기초단계

시작 자세

- 무릎 세우고 바로 누운 자세

STEP 1 니 플로트-single

1 숨을 들이마시면서 자세를 준비한다.

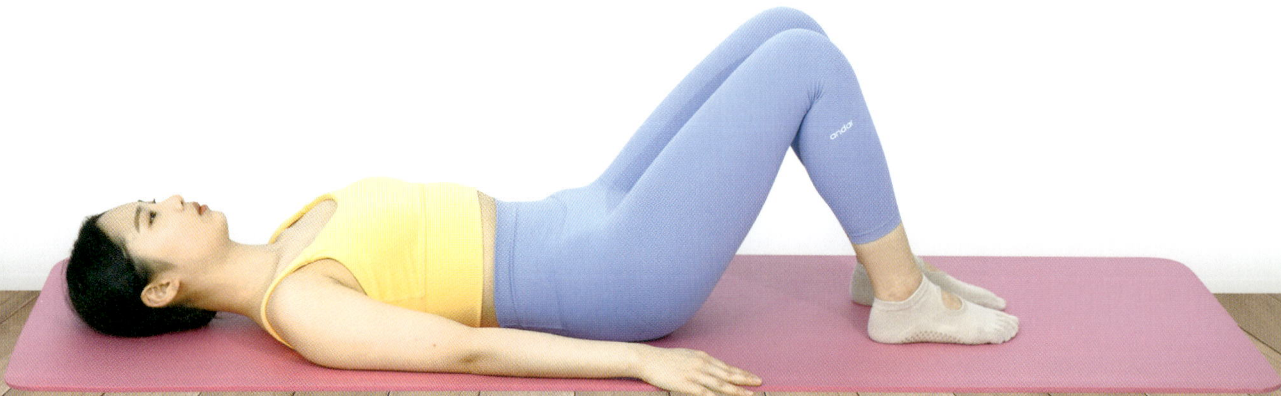

2 숨을 내쉬면서 골반을 안정적으로 유지하며 오른쪽 엉덩관절을 굽힘하여 몸 쪽으로 다리를 접는다. 숨을 들이마시면서 유지한다.

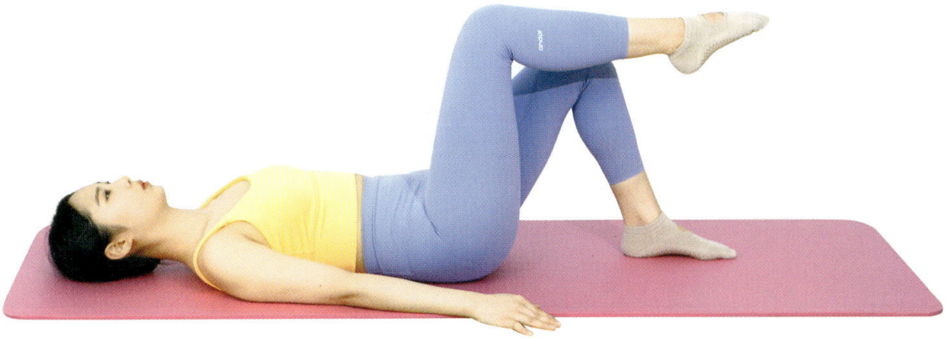

3 숨을 내쉬면서 시작위치로 다리를 복귀시키고 골반과 척추의 안정성을 다시 한번 확인한다. 다리를 번갈아 가며 한쪽마다 5회까지 반복한다.

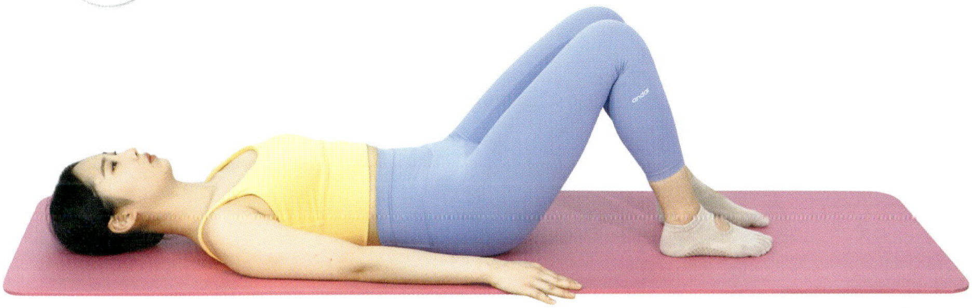

STEP 2 니 플로트-double

1 숨을 들이마시면서 자세를 준비한다.

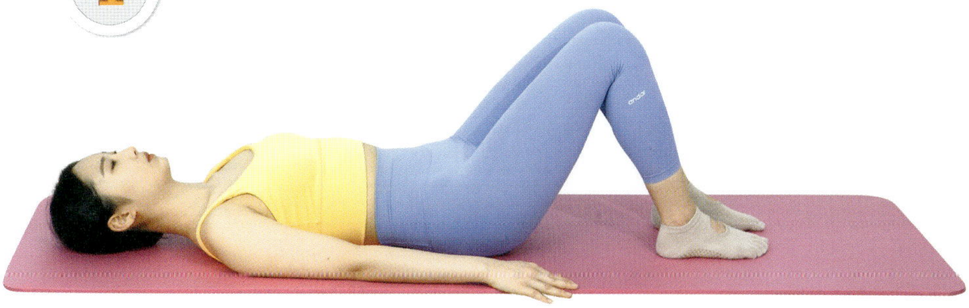

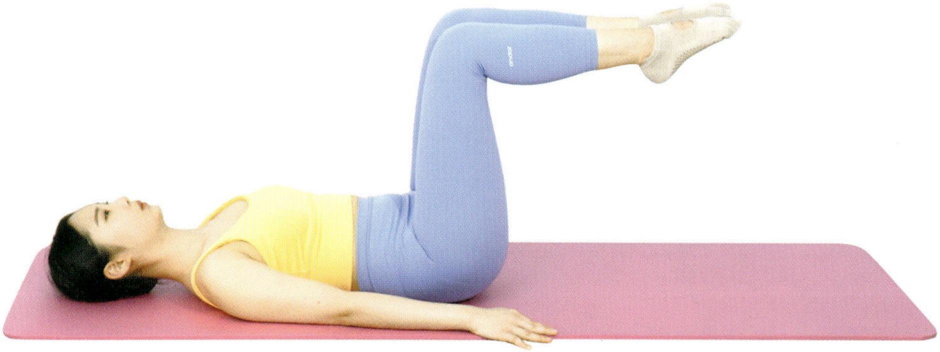

2 숨을 내쉬면서 골반을 안정적으로 유지하며
양쪽 엉덩관절을 굽힘하여 몸 쪽으로 다리를 접는다.
숨을 들이마시면서 유지한다.

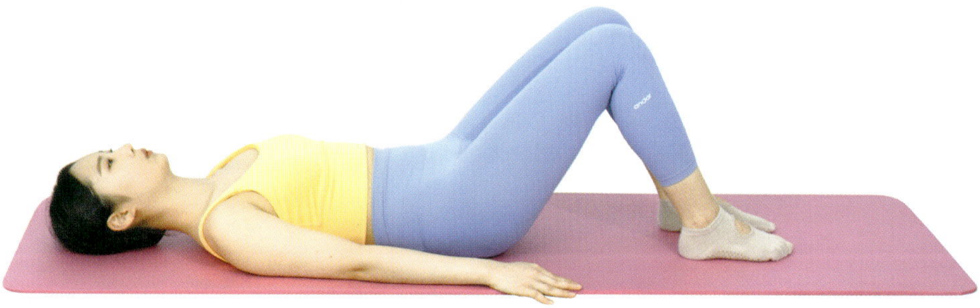

3 숨을 내쉬면서 시작위치로 다리를 복귀시키고
골반과 척추의 안정성을 다시 한번 확인한다. 5회까지 반복한다.

작용근

- 코어안정근
- 엉덩관절 굽힘근
- 엉덩관절 폄근
- 무릎관절 굽힘근

관찰

- 동작 시 골반과 척추의 움직임 제한
- 엉덩관절 움직임

주의사항

- 중립 골반과 척추를 유지한다.
- 지지하는 다리에 움직임이 없어야 한다.
- 발을 동일한 시작위치로 반환하여 매트에 놓는다.
- 가슴은 열려 있고 상체가 긴장하지 않게 한다.
- 다리를 내릴 때 허리가 뜨지 않게 골반과 척추의 안정성을 유지한다.

15 레그 업 업 다운 다운 Legs up up down down

목표

- 협응력 강화
- 골반과 척추의 안정성 및 엉덩관절 운동

시작 자세

- 무릎 세우고 바로 누운 자세

STEP 1

1 자세를 준비한다.

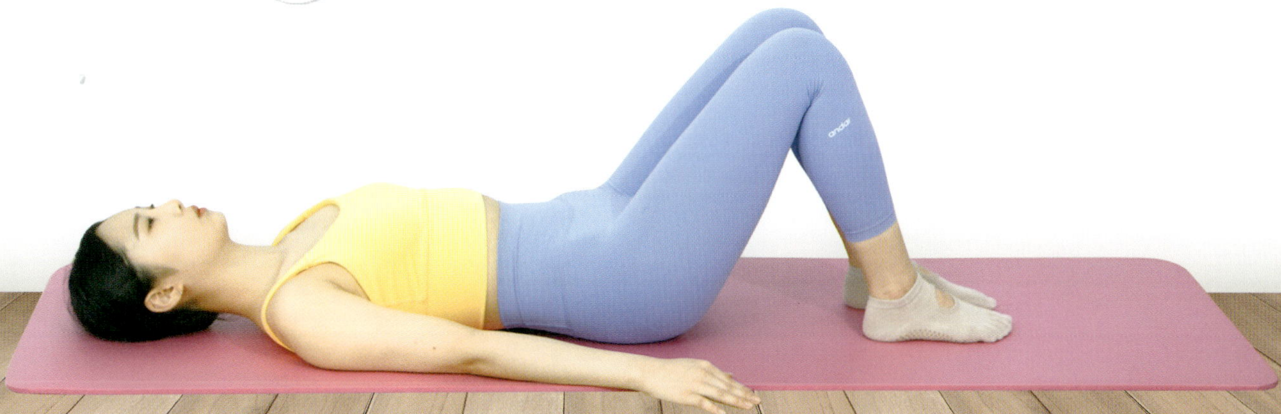

2 숨을 들이마시면서 골반을 유지하며 오른쪽 엉덩관절을 굽힘하여 몸 쪽으로 다리를 접는다.

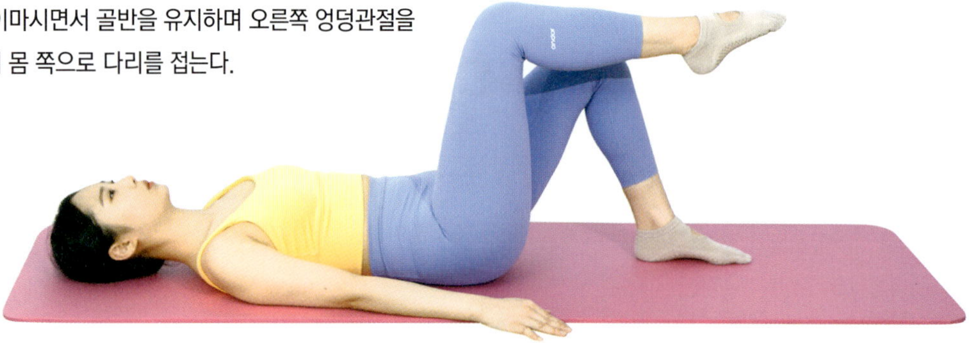

3 숨을 내쉬면서 골반을 안정적이고 움직임 없이 유지하며 왼쪽 엉덩관절을 굽힘하여 몸 쪽으로 다리를 접는다.

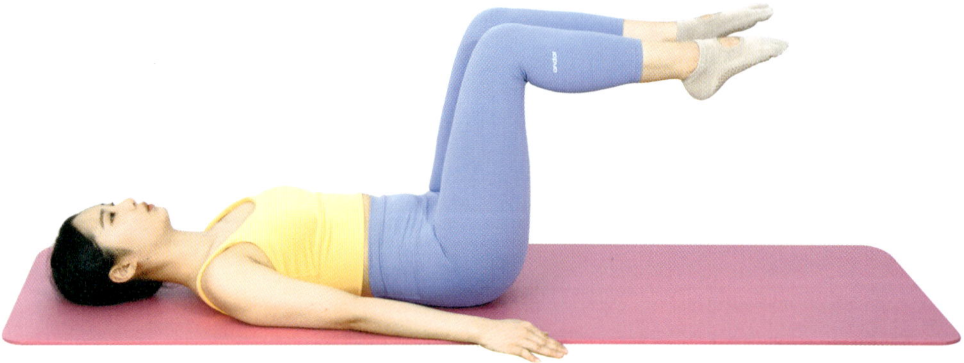

4 숨을 들이마시면서 두 번째 올린 다리를 시작위치로 내려놓는다.

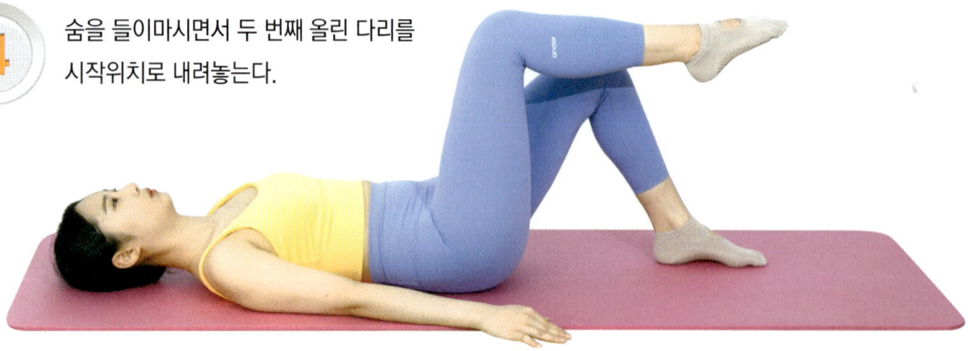

5 숨을 내쉬면서 처음 올린 다리를 내려놓는다(1세트).
골반과 척추의 안정성을 다시 한번 확인한다. 5세트까지 반복한다.

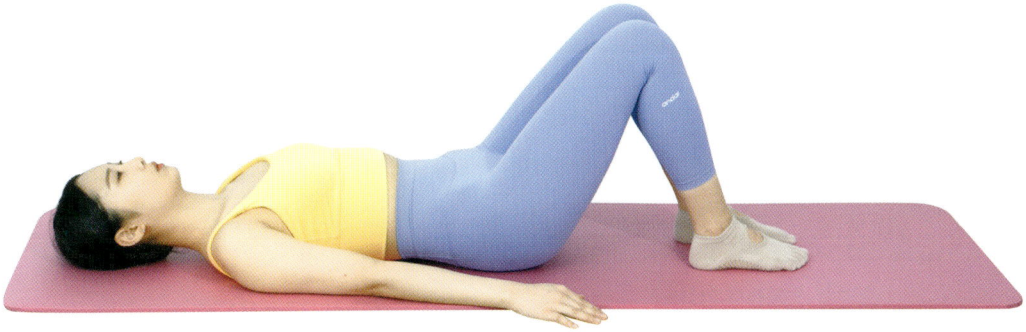

작용근	관찰	주의사항
• 코어안정근 • 엉덩관절 굽힘근 • 엉덩관절 폄근	• 협응력 • 엉덩관절의 움직임 제한	• 니 플로트의 주의사항과 동일하다. • 들숨, 날숨마다 다리 동작을 한다.

16 토 탭스 Toe taps

목표

- 순발력, 인지능력 향상
- 엉덩관절 운동과 이완
- 골반과 척추의 안정성
- 코어 강화 2단계(재활단계)

시작 자세

- 바로 누운 자세
- 두 다리를 무릎과 엉덩관절을 굽혀 들어 올린다.
- 정강뼈는 바닥과 평행하게 하고, 다리는 골반 너비 정도로 벌린다.
- 발목은 발바닥굽힘한다.

STEP 1 토 탭스-single

1 숨을 들이마시면서 자세를 준비한다.

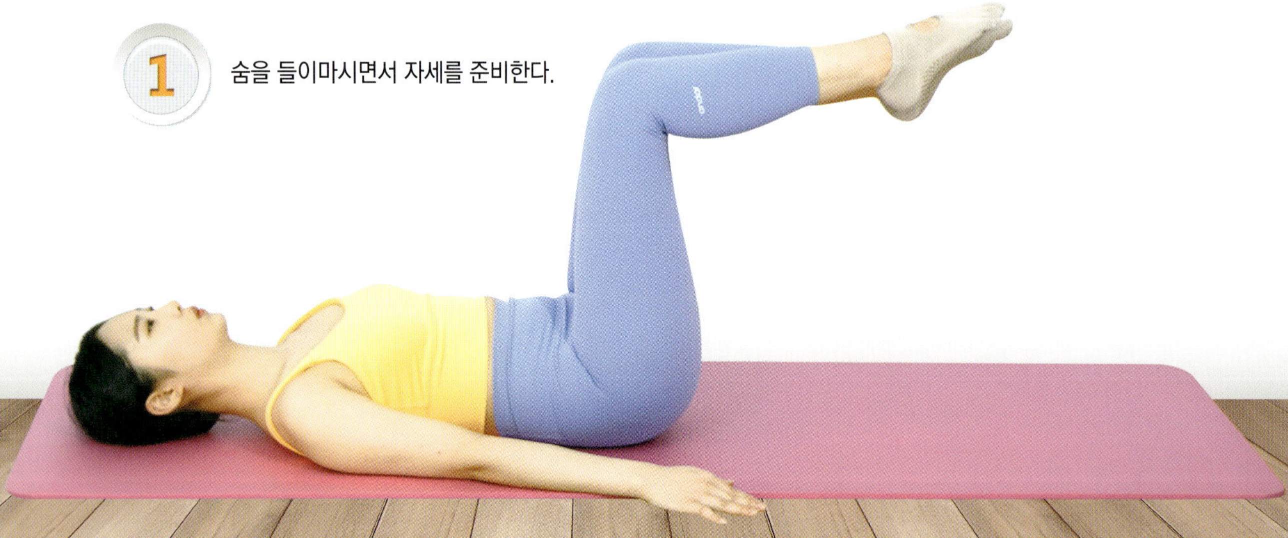

2

숨을 내쉬면서 골반과 척추를 안정적으로 유지하며 왼쪽 엉덩관절을 폄시킨다.
동작을 하는 동안 무릎의 굽힘을 유지하고 발가락이 매트를 터치할 때까지 다리를 내린다.

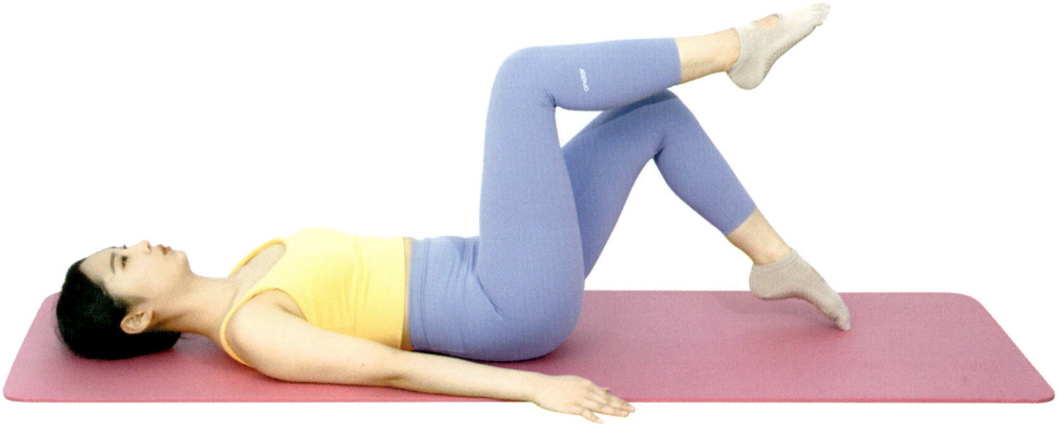

3

숨을 들이마시면서 골반과 척추를 인징직이고 움직임 없이 유지하고
무릎의 굽힘도 유지한다.
왼쪽 엉덩관절을 굽힘하여 다리를 몸 쪽으로 당기면서 시작위치로 돌아온다.
다리를 바꾸어 각각 5회 반복한다.

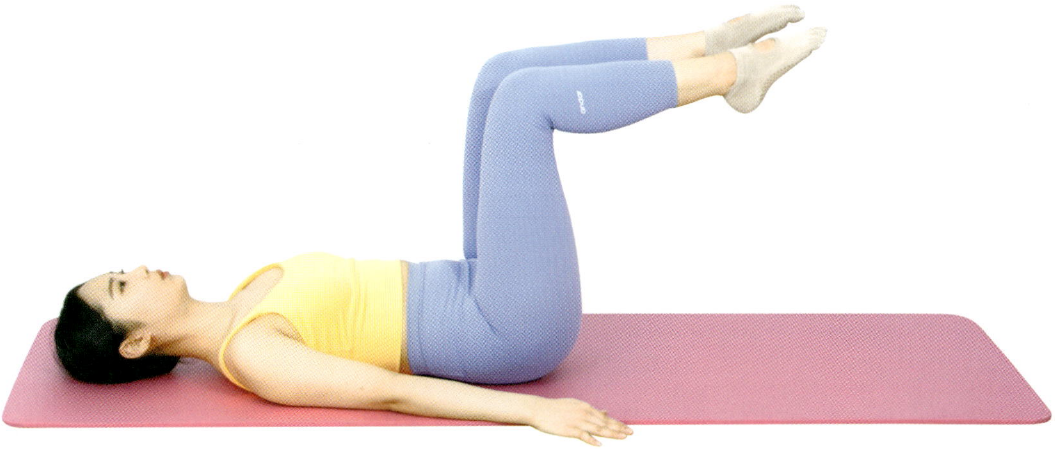

STEP 2

토 탭스-double

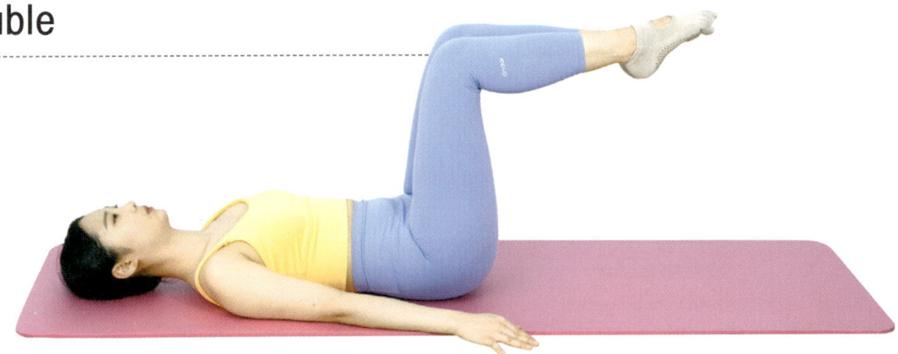

1 숨을 들이마시면서 자세를 준비한다.

2 숨을 내쉬면서 동시에 양쪽 엉덩관절을 펴시킨다.
동작을 하는 동안 무릎의 굽힘을 유지하고 발가락이 매트를 터치할 때까지 다리를 내린다.

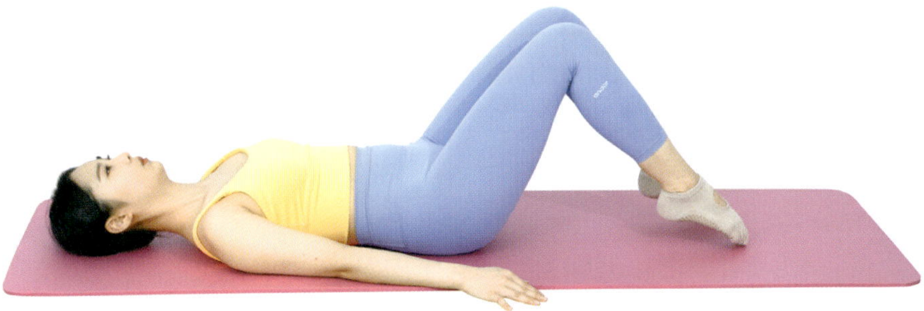

3 숨을 들이마시면서 시작 자세로 돌아온다.
5회 반복한다.

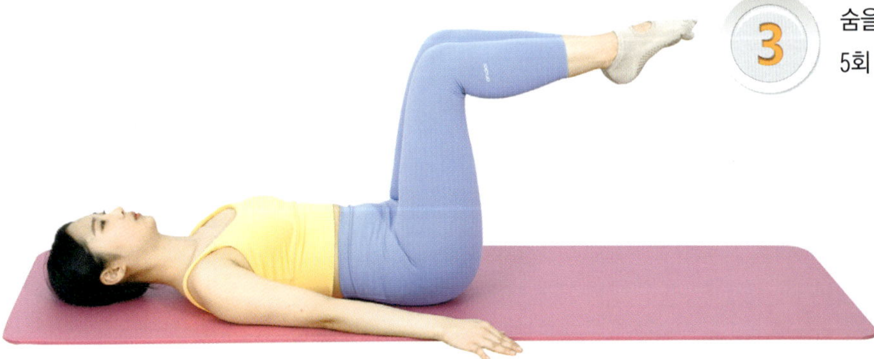

작용근

- 코어안정근
- 엉덩관절 굽힘근
- 엉덩관절 폄근

관찰

- 코어의 안정성
- 인지능력, 순발력

주의사항

- 운동범위는 개인별 코어의 강도에 따라 달라진다.
  안정성이 허용하는 한도까지만 발가락을 매트에 닿게 한다.
- 다리를 내릴 때 골반과 척추의 중립을 유지한다.

17 벤트 싱글 니 서클 Bent single knee circles

목표

- 엉덩관절 운동과 이완
- 골반과 척추의 안정성
- 골반으로부터 허벅지 분리

시작 자세

- 무릎 세우고 바로 누운 자세

STEP 1

1. 숨을 들이마시면서 자세를 준비한다.

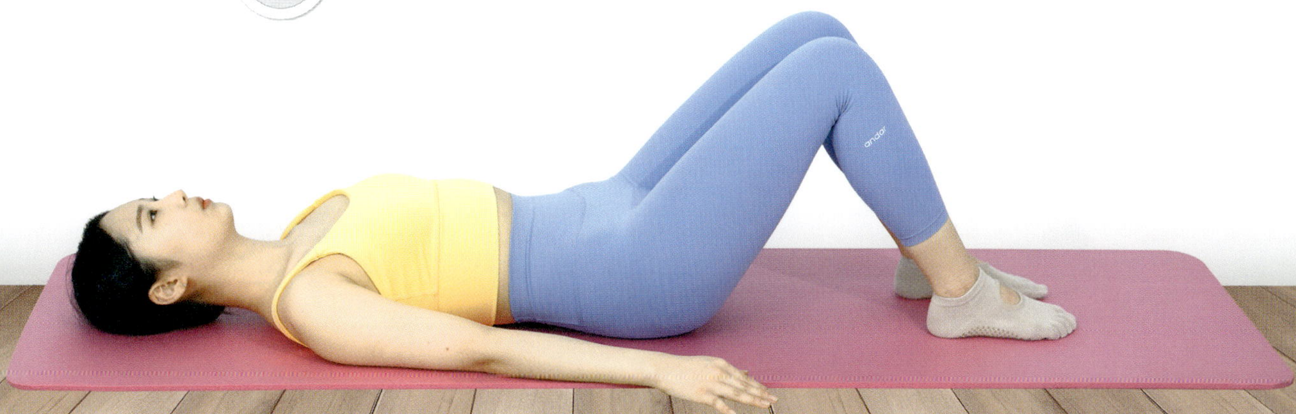

2 숨을 내쉬면서 왼쪽 엉덩관절을 굽힘하여 몸 쪽으로 다리를 접는다.
무릎은 굽히고 다리 아래쪽은 이완되도록 한다.

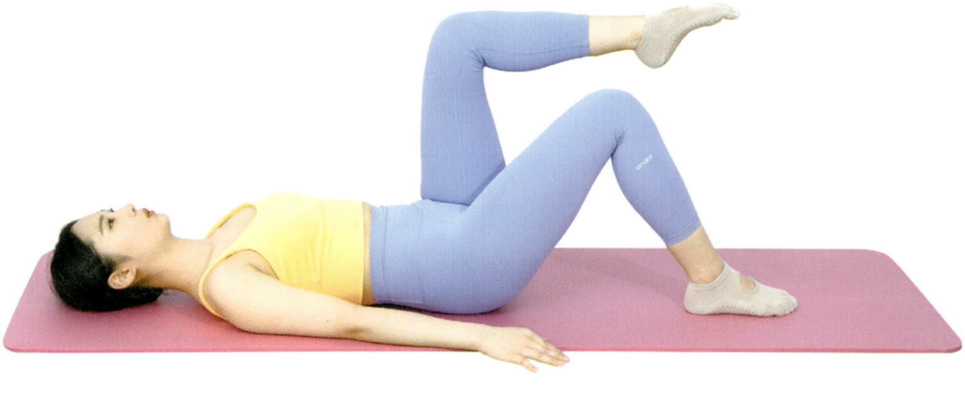

3 골반을 안정적으로 유지하면서 다리를 신체의 중간선을 향해 원을 그리기 시작하여
아래로 내려갔다가 다시 올라오면서 시작위치로 돌아온다.
원을 만드는 동안 자연스럽게 숨을 쉰다.

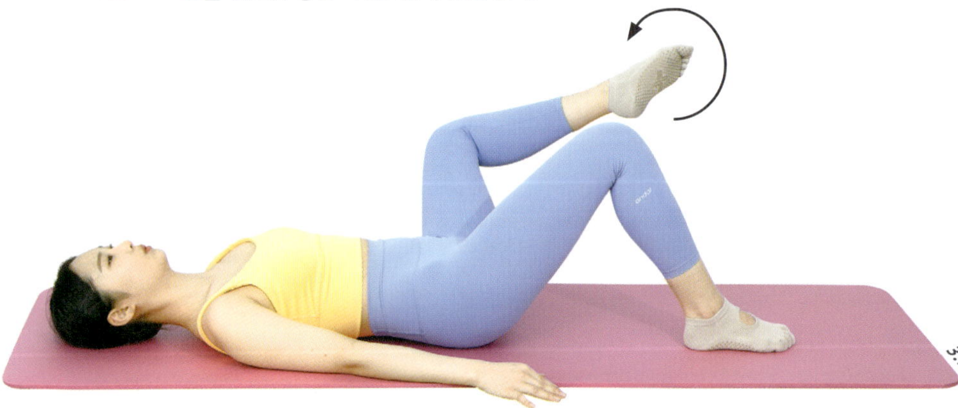

3.1

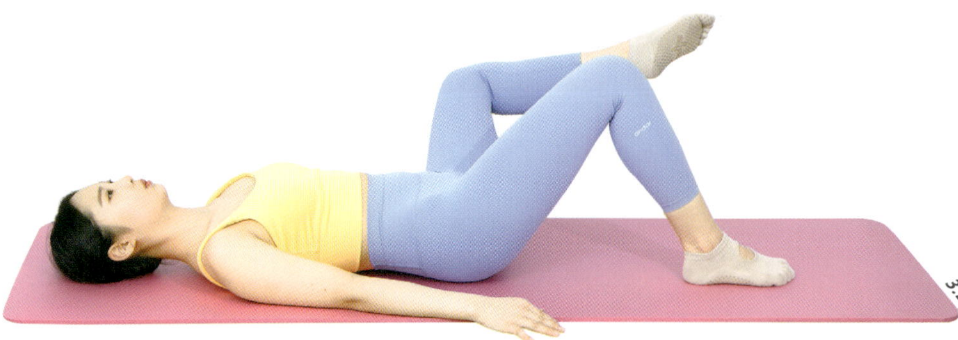

3.2

4

3~5회 반복 후 원의 방향을 반대로 바꾼다.
숨을 들이마시면서 다리의 위치를 엉덩관절과 같은 선으로 유지한다.

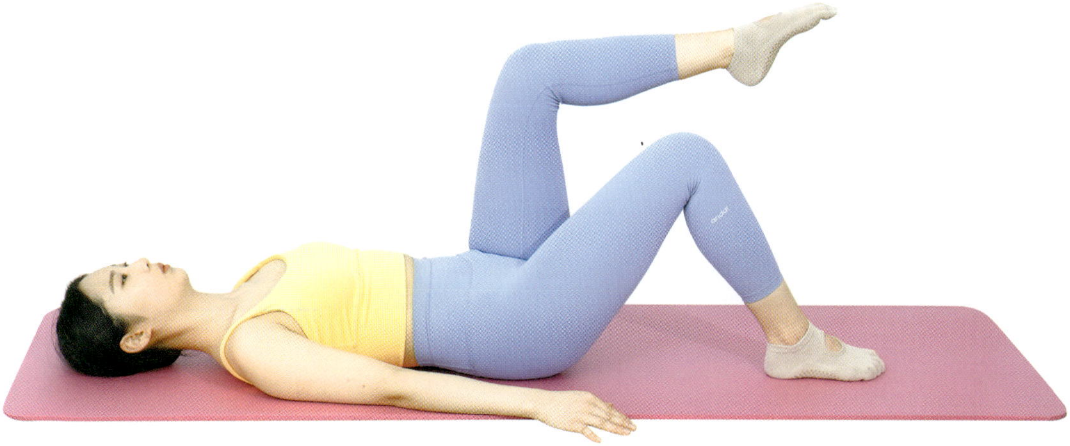

5

숨을 내쉬면서 다리를 시작위치로 복귀시키고 골반과 척추의 안정성을 다시 한번 확인한다.
반대쪽 다리도 실시한다.

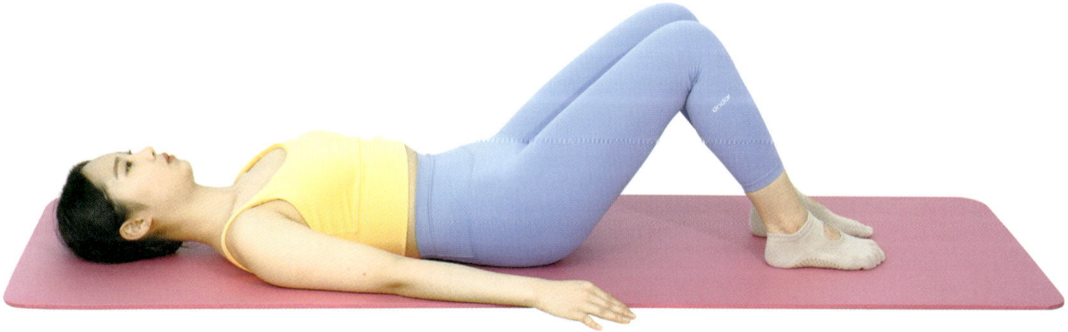

작용근

- 코어안정근
- 엉덩관절 돌림근

관찰

- 골반과 척추 중립
- 코어의 안정성
- 엉덩관절 움직임

주의사항

- 원을 시작할 때는 작게 시작한다.
- 운동 중 중립 골반과 척추를 유지한다.
- 가능한 제어를 유지하면서 엉덩관절의 전체 범위를 장려한다.
- 운동을 마친 발을 시작과 동일한 위치로 매트에 놓는다.

18 벽을 이용한 엉덩이 스트레치 Buttock stretch up wall

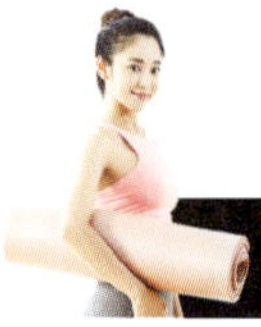

목표

- 넙다리뒤근 신장
- 엉덩근육 신장

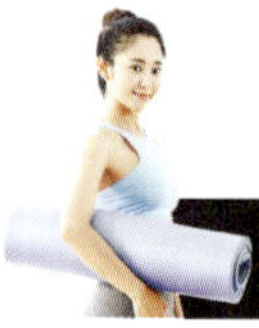

시작 자세

- 바로 누운 자세
- 한쪽 다리(발바닥)를 벽에 대고 다른 쪽 다리는 벽에 댄 다리의 넙다리 부위에 놓는다.

STEP 1

1 숨을 들이마시면서 자세를 준비한다. 골반과 척추를 안정적으로 유지하며 왼쪽 다리를 오른쪽 넙다리 부위에 올려 놓는다.

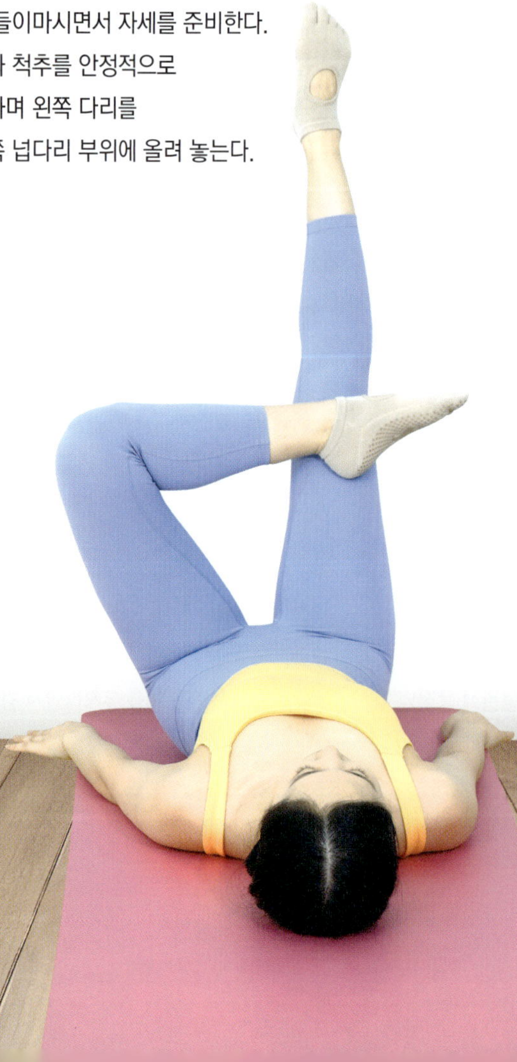

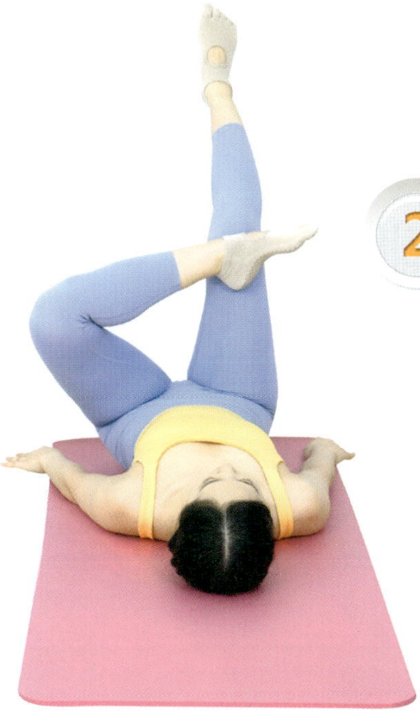

2 숨을 내쉬면서 오른쪽 발을 벽에 대고 천천히 내린다.
골반의 안정 상태를 유지한다.

3 숨을 들이마시면서 골반과 척추 그리고 무릎의 굽힘을 안정적이고 움직임 없이 유지한다.
시작위치로 복귀한다. 다리를 바꾸어 양쪽 5회 반복한다.

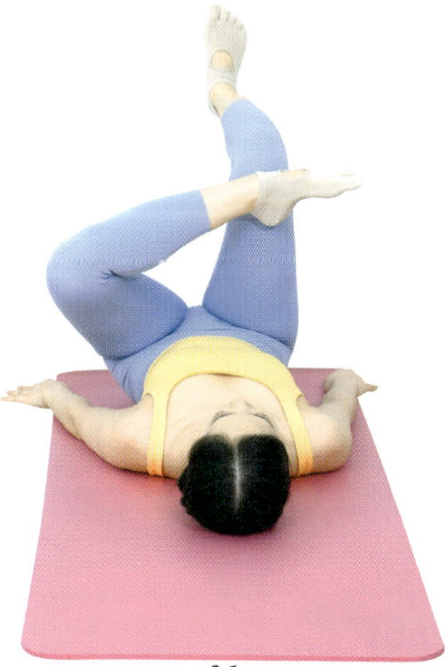

3.1

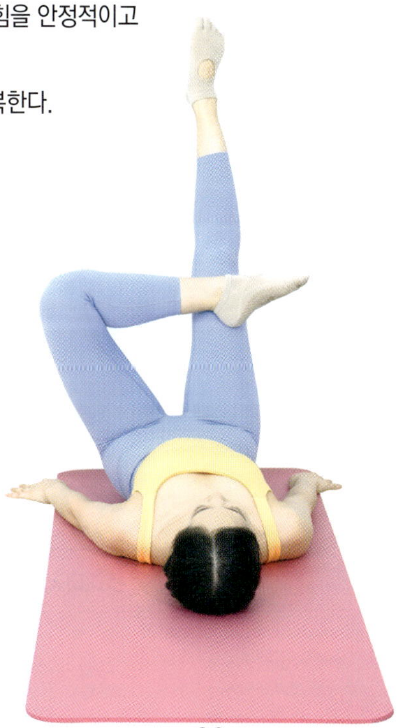

3.2

작용근

- 엉덩관절 굽힘근 및 폄근
- 무릎관절 굽힘근 및 폄근
- 엉덩근육

관찰

- 중립 골반 유지
- 엉덩근육의 신장

주의사항

- 중립 골반과 척추를 유지한다.
- 골반의 안정적인 위치를 유지하면서 엉덩관절의 운동 전체 범위를 장려한다.

19 엉덩이 스트레치 Buttock stretch

목표

- 넙다리뒤근 신장
- 엉덩근육 신장

시작 자세

- 무릎 세우고 바로 누운 자세

STEP 1

1 숨을 들이마시면서 자세를 준비한다.

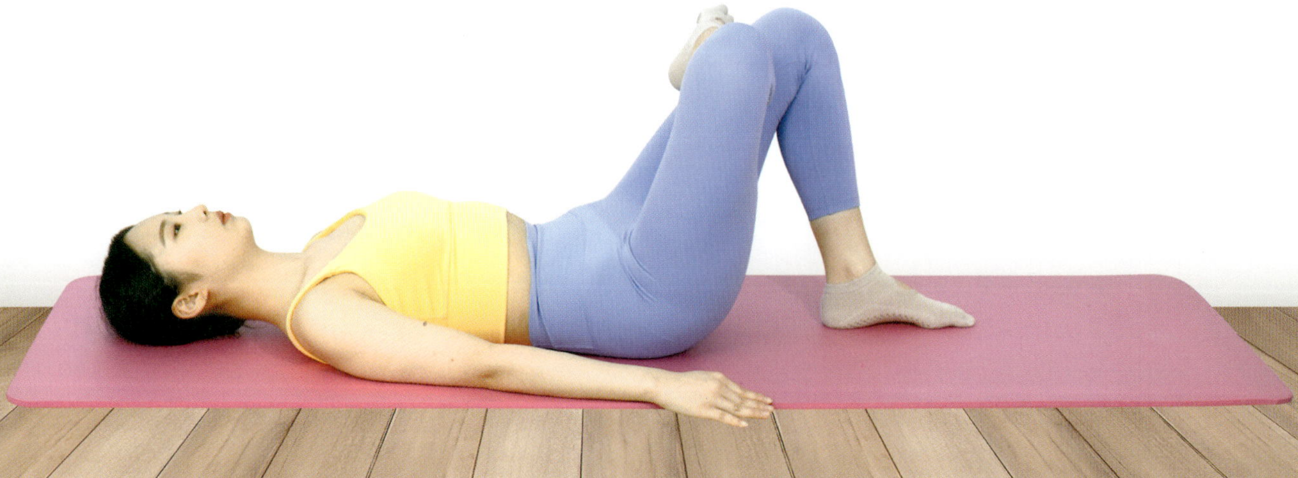

2 숨을 내쉬면서 골반과 척추를 안정적으로 유지하며 오른쪽 다리를 왼쪽 허벅지에 올려놓는다.
양손으로 왼쪽 허벅지를 잡는다.

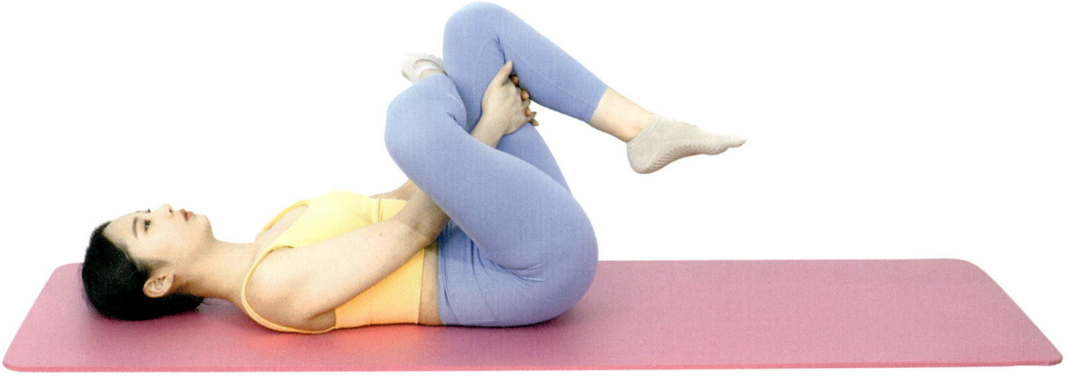

3 숨을 들이마시면서 왼쪽 다리를 가슴 쪽으로 천천히 당기며 신장한다.
골반과 척추 그리고 무릎의 굽힘을 안정적이고 움직임 없이 7초간 유지한다.
다리를 바꾸어 양쪽마다 5회 반복한다.

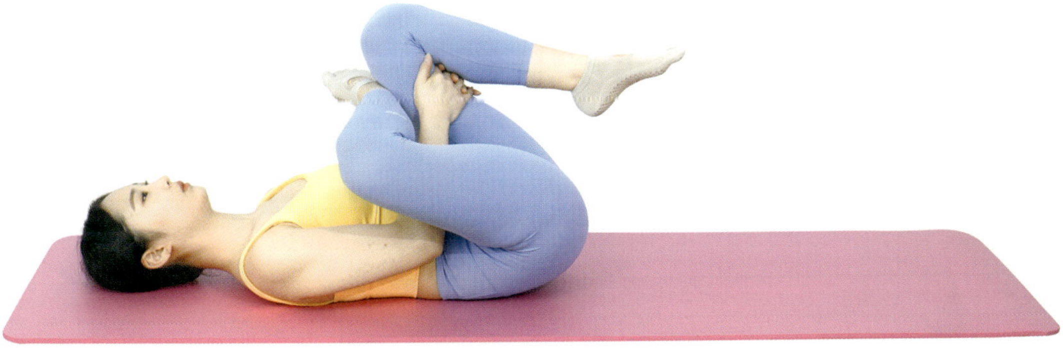

작용근

- 넙다리뒤근
- 엉덩근육

관찰

- 골반의 안정성
- 등뼈와 목뼈의 안정성
- 엉덩근육의 수축 및 신장

주의사항

- 운동 중 중립 골반과 척추를 유지한다.
- 목과 상체가 긴장하지 않게 유지한다.

20 필로우 스퀴즈 Pillow squeeze

목표

- 코어안정근 강화
- 엉덩관절 모음근 강화
- 골반바닥근 강화

시작 자세

- 바로 누운 자세
- 무릎 사이에 작은 쿠션이나 공을 놓는다.

STEP 1

1 숨을 들이마시면서 자세를 준비한다.

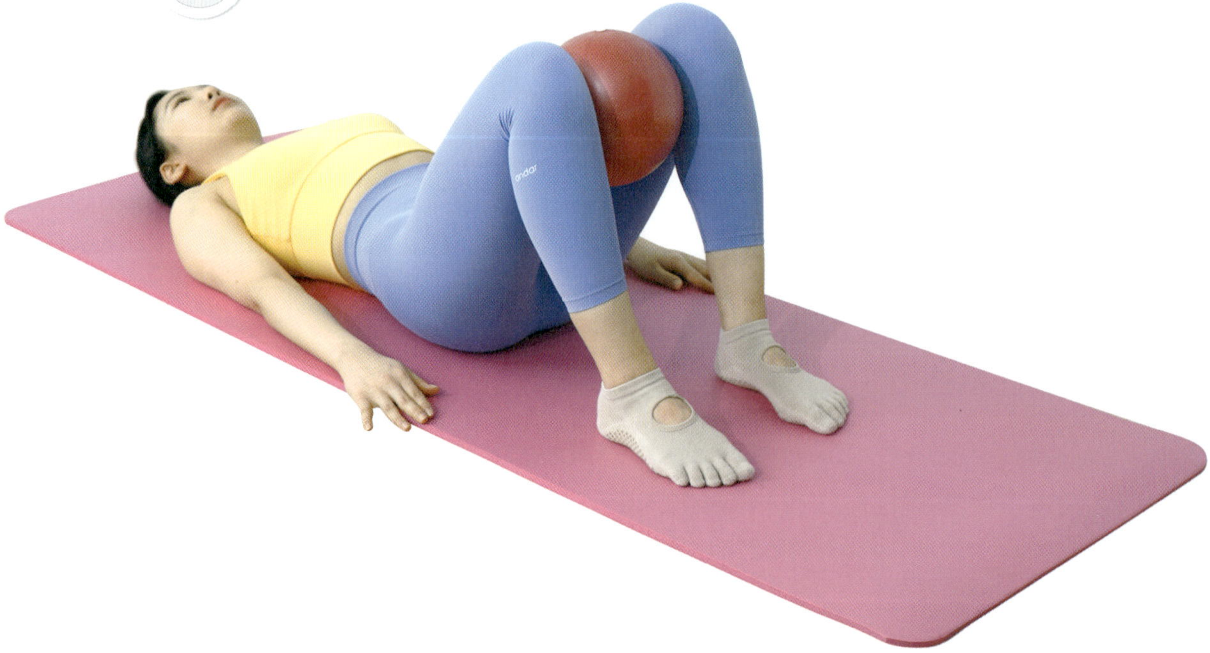

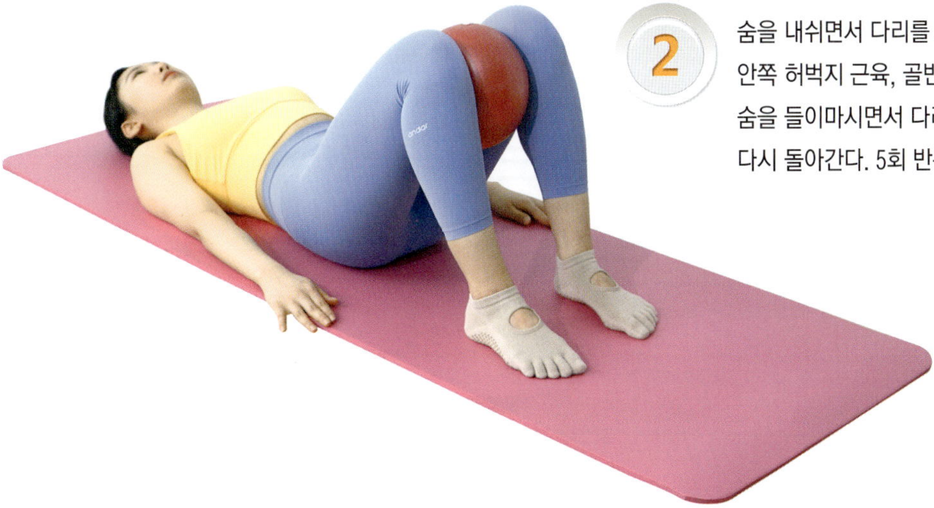

2 숨을 내쉬면서 다리를 모아서 부드럽게 공을 조인다.
안쪽 허벅지 근육, 골반바닥과 깊은 배 부위 근육을 연결한다.
숨을 들이마시면서 다리를 이완하여 시작위치로
다시 돌아간다. 5회 반복한다.

3 운동 강도를 위해 필라테스 링을 사용할 수 있다.

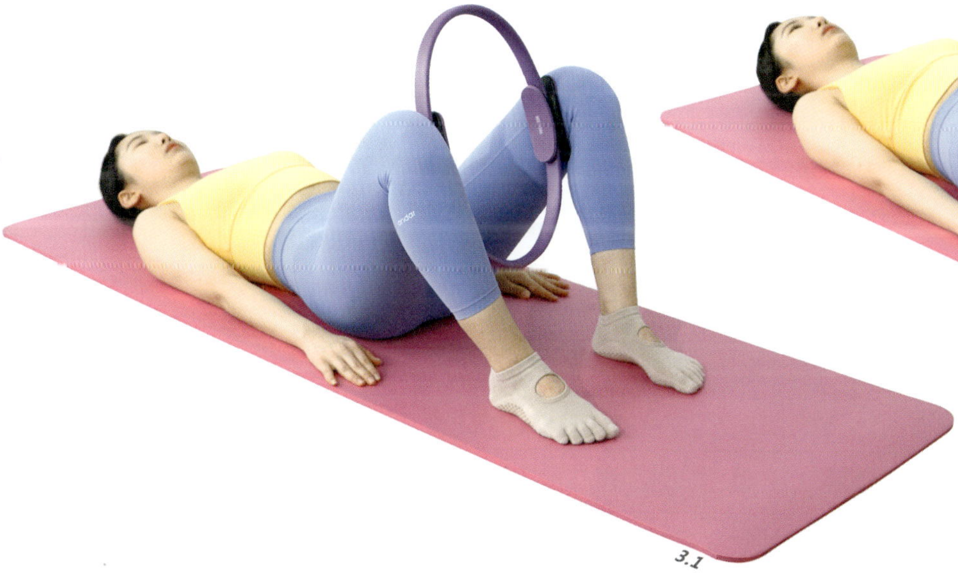

3.1

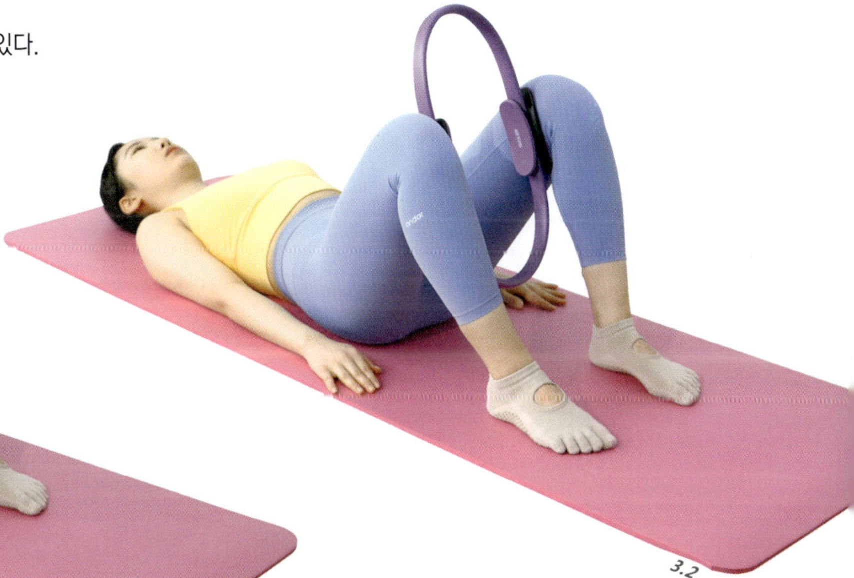

3.2

작용근

- 코어안정근
- 엉덩관절 모음근
- 골반바닥근

관찰

- 코어의 안정성(강도)
- 모음근의 수축 강도

주의사항

- 운동 내내 긴장이나 과활동이 없어야 한다.
- 동작은 엉덩관절의 모음이므로 엉덩관절의 안쪽돌림이 일어나지 않도록 한다.
- 다리와 발의 올바른 정렬을 유지한다.

21 리프티드 프로그 Lifted frogs

목표

- 엉덩관절로부터 허벅지 분리
- 모음근 신장

시작 자세

- 바로 누운 자세
- 무릎을 굽히고 다리를 들어 개구리(frog) 자세

STEP 1

1 숨을 들이마시면서 자세를 준비한다.

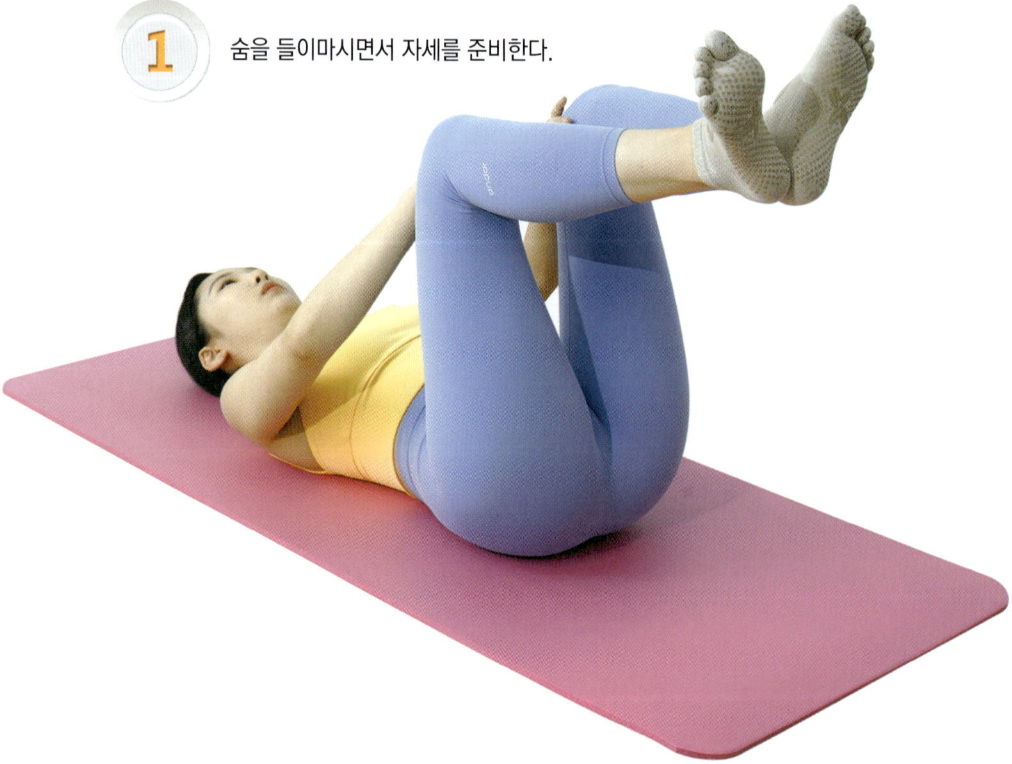

2 숨을 내쉬면서 양손을 허벅지 안쪽에 대고 다리를 바깥쪽으로 벌린다.

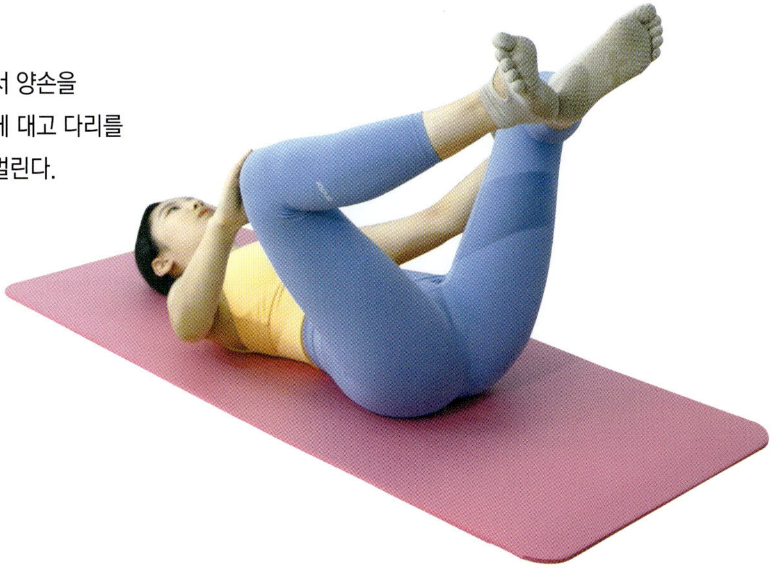

3 숨을 들이마시면서 다리를 이완하여 시작위치로 다시 돌아가도록 한다. 5회 반복한다.

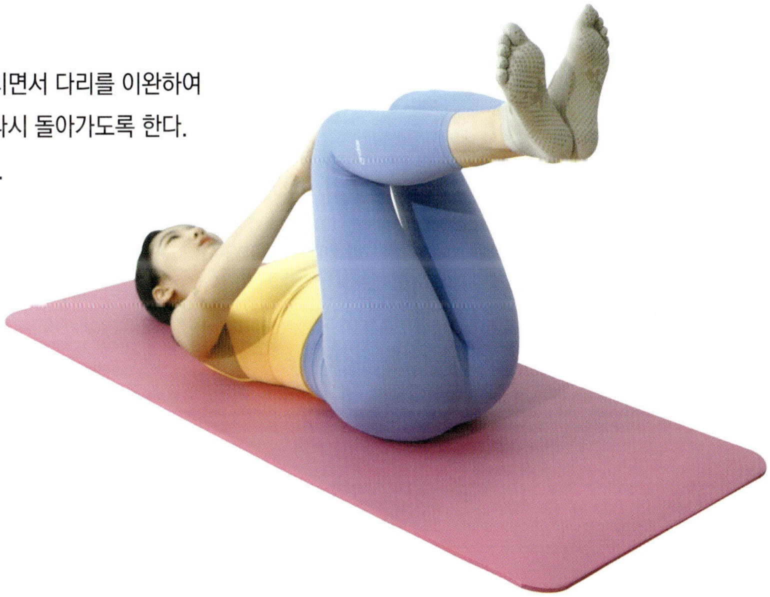

작용근	관찰	주의사항
• 엉덩관절 모음근 • 엉덩관절 벌림근	• 엉덩관절 움직임 제한	• 운동 중 중립 골반과 척추를 유지한다. • 골반과 척추의 안정성을 유지하고 최대한 벌림한다.

22 스트랩을 이용한 햄스트링 스트레치

Hamstring stretch with strap

목표

- 넙다리뒤근 신장

시작 자세

- 무릎 세우고 바로 누운 자세

STEP 1

1 가죽끈 또는 밴드를 이용하여 발바닥에 고정시켜 잡는다.

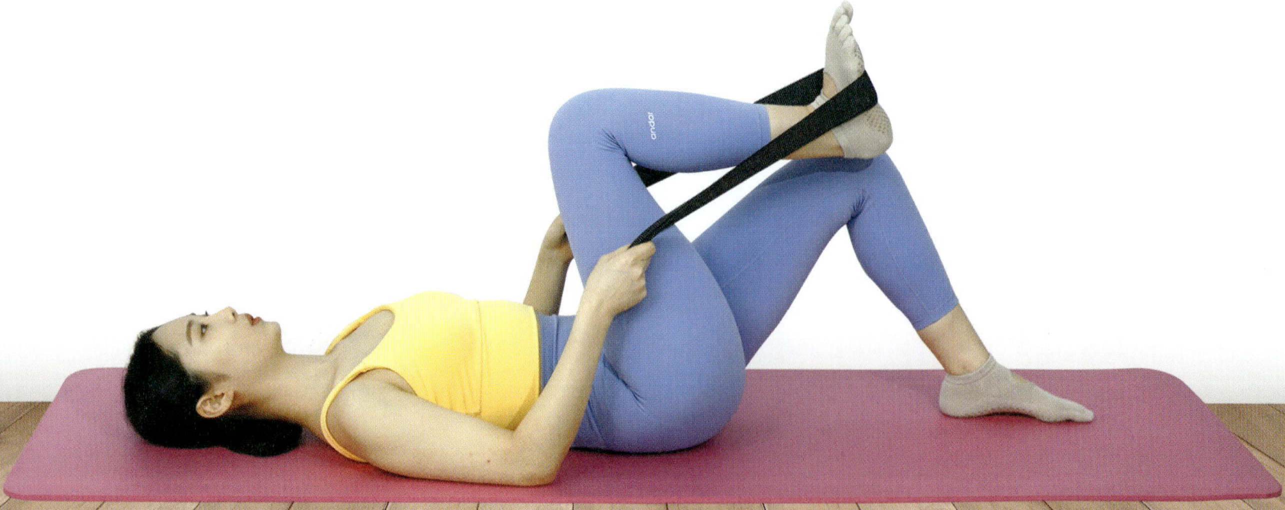

2 숨을 내쉬면서 골반을 중립으로 유지하고 발바닥에 고정된 가죽끈 또는 밴드를 당겨 다리를 위로 올리는 동시에 무릎을 최대한 펴도록 한다.

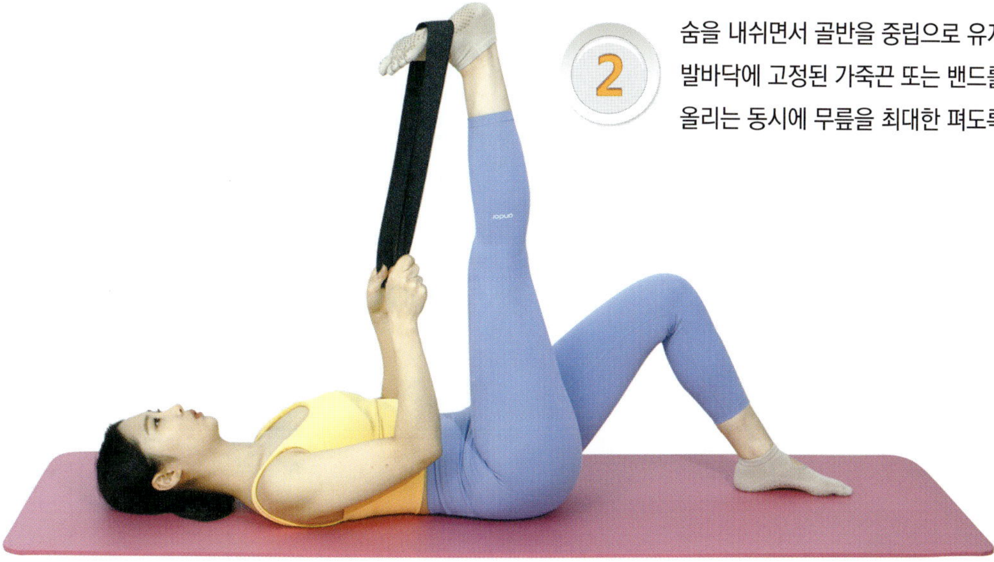

3 숨을 들이마시면서 다리를 움직여 다시 시작위치로 온다. 양쪽 5회씩 반복한다.

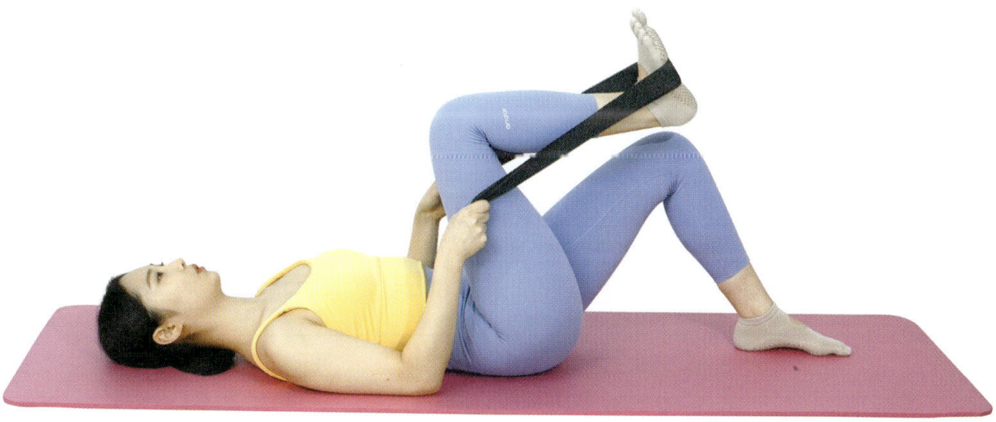

작용근

- 무릎관절 굽힘근
- 무릎관절 폄근
- 넙다리뒤근

관찰

- 골반과 척추 중립 자세
- 넙다리뒤근육 길이

주의사항

- 운동 중 중립 골반과 척추를 유지한다.
- 골반과 척추의 중립위치에서 엉덩관절 운동의 전체 범위를 장려한다.

23 꼬리 말기 Coccyx curl

목표

- 척추와 엉덩관절 운동
- 골반바닥근 강화

시작 자세

- 무릎 세우고 바로 누운 자세

STEP 1

1 숨을 들이마시면서 무릎을 구부리며 발을 매트에 편평하게 대고 골반 너비로 벌린다.
팔을 몸의 양옆에 두고 손바닥을 아래로 향하게 한다.
내면에 집중하고, 골반을 중립 자세로 유지하면서 목, 어깨 및 등 아래 근육을 의식적으로 이완시킨다.

*사진은 허리와 골반을 보여주기 위해 양팔을 천장 쪽으로 향한 자세이다.

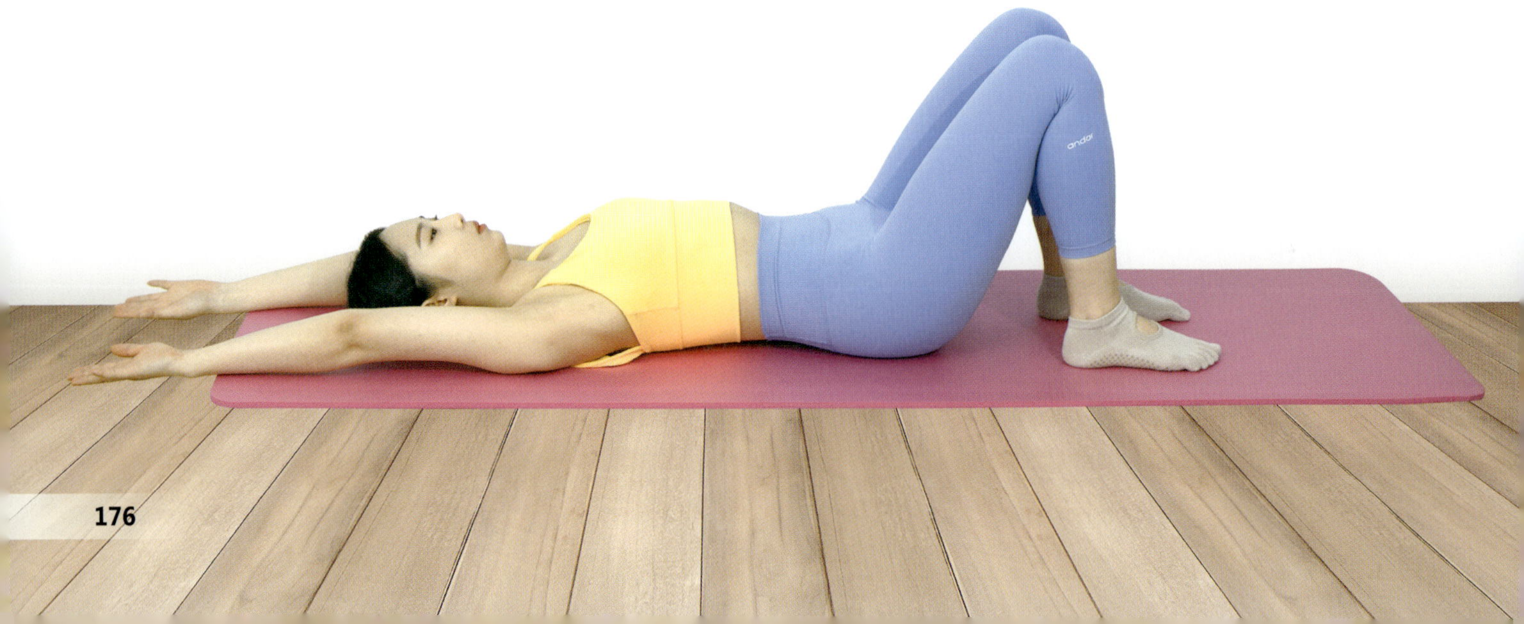

2 숨을 내쉬면서 배벽을 안쪽으로 당기고, 꼬리뼈와 골반을 순차적으로 매트에서 천천히 감아 올린다. 숨을 들이마시면서 골반바닥근을 수축하여 자세를 유지한다.

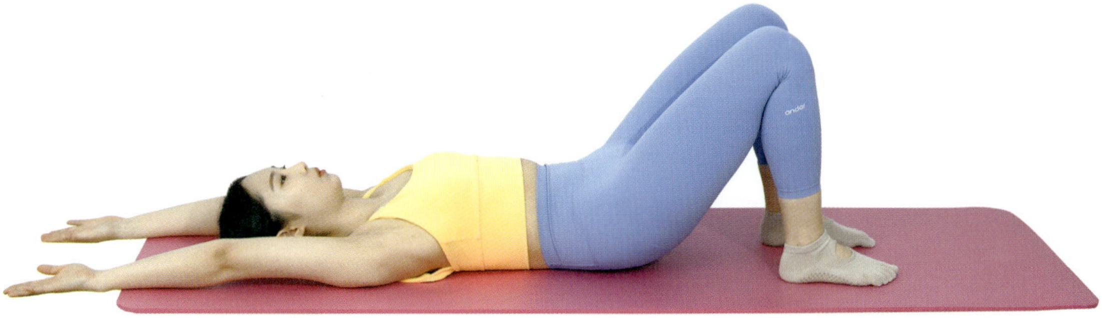

3 숨을 내쉬면서 천천히 내려 시작 자세로 되돌아간다. 10회 반복한다.

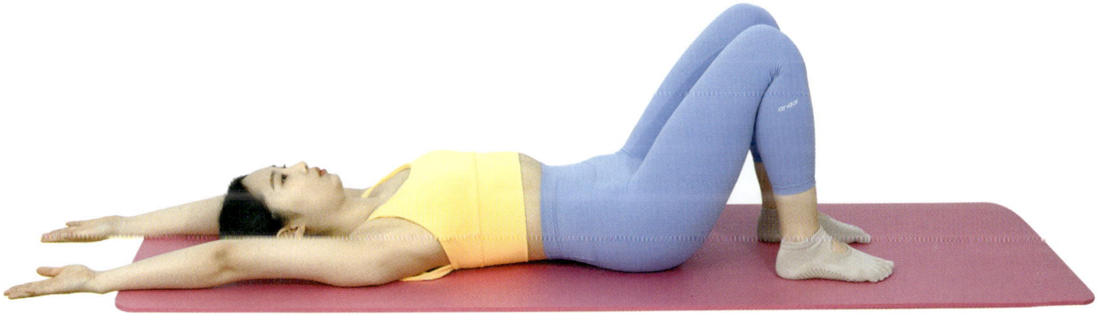

작용근

- 코어안정근
- 척추굽힘근
- 골반바닥근

관찰

- 꼬리뼈 움직임
- 골반 움직임 제한 (10° 뒤굽음)
- 골반바닥근 움직임

주의사항

- 숨을 내쉬기 시작할 때 골반바닥근을 위쪽으로 당기고 배벽을 척추 쪽으로 당긴다. 배 근육을 사용하기 바로 전에 배가로근의 사용을 촉진해야 한다.
- 발은 매트를 밀고, 골반의 바닥을 들어 올리면서 궁둥뼈를 무릎 쪽으로 가볍게 당긴다고 생각한다.
- 골반바닥근과 배가로근 활성화에 집중하고 척추의 분절 움직임으로 운동한다.

24 골반 들어 올리기, 브릿지 Pelvic roll up, Bridge

목표

- 척추 분절 및 척추 유연성 향상
- 코어 조절 및 안정성 향상
- 엉덩근, 넙다리뒤근 강화

시작 자세

- 무릎 세우고 바로 누운 자세

STEP 1

1 숨을 들이마시면서 자세를 준비한다.

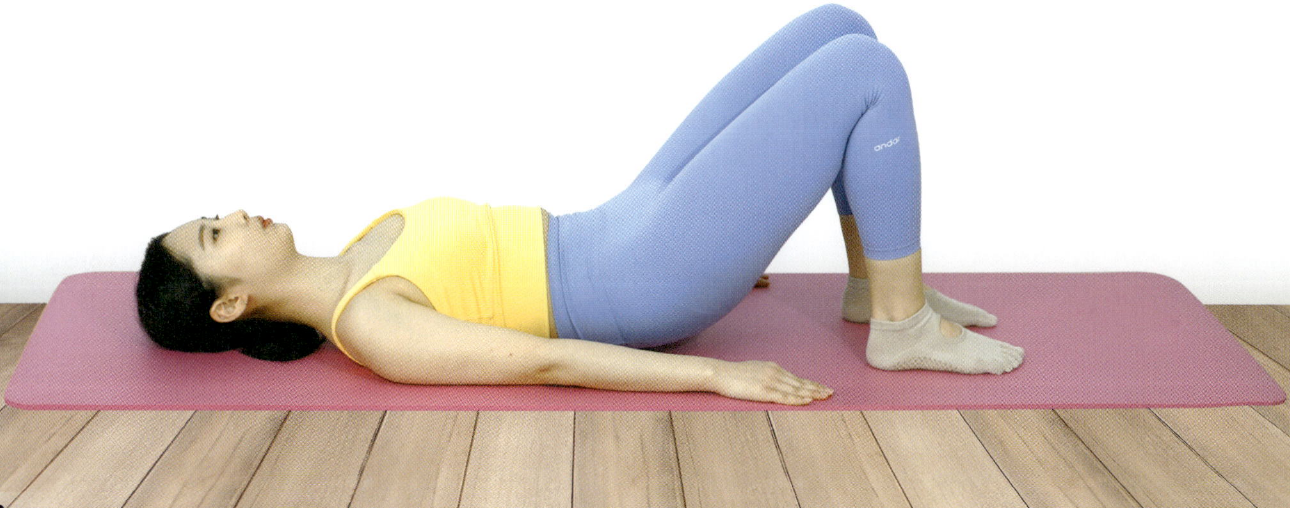

2 꼬리뼈를 감아올리며 시작한다.

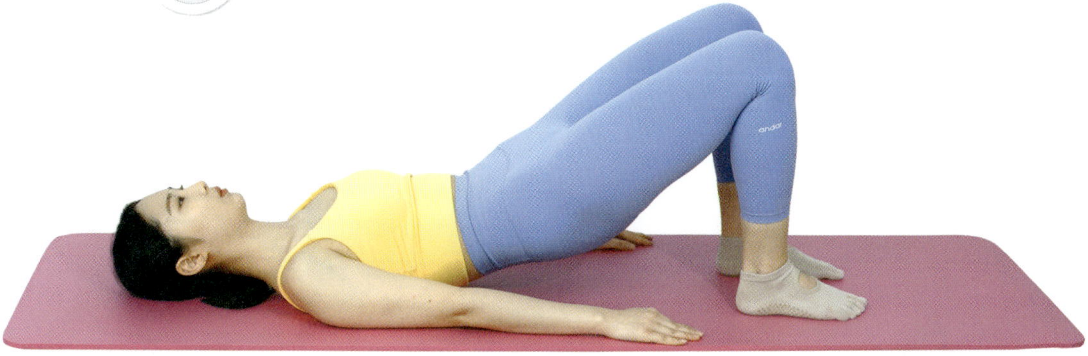

3 숨을 내쉬면서 골반 뒤기울임을 시작으로 척추 마디를 굴려 하나씩
매트에서 떨어지게 한나.
어깨뼈의 아래각까지 척추를 올린다.
숨을 들이마시면서 자세를 유지하며 골반은 중립 상태에서 척추를 길게 한다.
팔을 길게 하고 가슴을 넓게 한다.

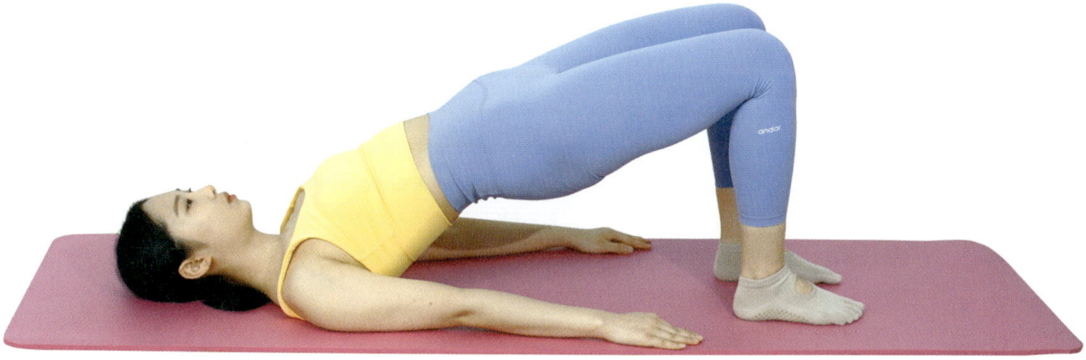

4 숨을 내쉬면서 복장뼈를 부드럽게 만드는 것으로 시작하여
척추를 한번에 한 마디씩 다시 매트에 놓이게 내린다.
골반을 매트 위로 가져간다.
숨을 들이마시면서 위치를 유지하고 골반을 중립으로 놓는다.
10회까지 반복한다.

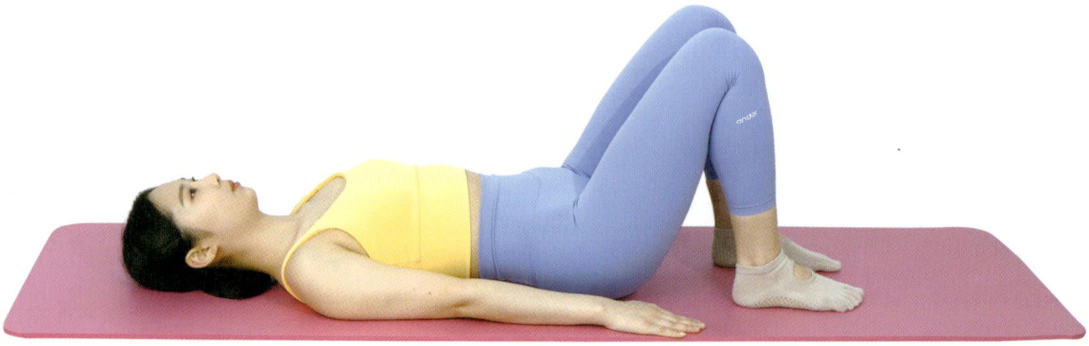

작용근

- 코어안정근
- 엉덩관절 폄근
- 척추세움근
- 넙다리뒤근

관찰

- 척추분절 움직임 제한
- 엉덩관절 폄 제한
- 코어의 안정성

주의사항

- 골반은 수평으로 유지하며, 허리는 양쪽에 같이 길어진 상태이며 가쪽굽힘이나 돌림이 일어나지 않도록 한다.
- 발은 매트로 밀고, 골반바닥을 들어 올리면서 궁둥뼈를 무릎 쪽으로 가볍게 당기는 것을 생각하여 엉덩관절 폄근(특히 넙다리뒤근) 사용을 강조한다. 무릎관절 폄근은 시작 자세에서 넙다리를 위로 올리도록 돕는다.
- 팔로 매트를 밀어 어깨관절 폄근이 상체의 들어 올림을 보조하도록 한다.
- 무릎은 운동 내내 앞쪽으로 향한 상태이며, 평행하게 유지되고 있는지 확인한다.
- 양발에 같은 무게를 배분하고 발이 안 또는 밖으로 돌려져 있지 않은지 발 정렬을 확인한다.

25 스파인 컬 Spine curls

목표

- 척추 분절 및 척추 유연성 향상
- 코어 조절 및 안정성 향상
- 엉덩근, 넙다리뒤근 강화

시작 자세

- 무릎 세우고 바로 누운 자세
- 양팔을 머리 위로 올려 바닥에 닿지 않도록 한다.

STEP 1

1 숨을 들이마시면서 자세를 준비한다.

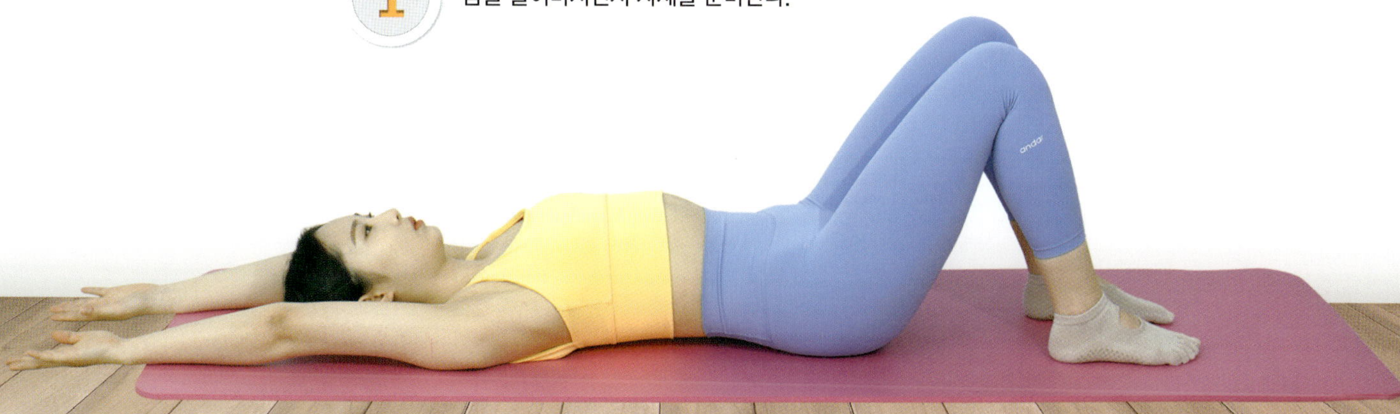

2

숨을 내쉬면서 골반 뒤기울임을 시작으로 척추 마디를 굴려 매트에서 하나씩 떨어지게 한다.
어깨뼈까지 척추를 굴린다. 숨을 들이마시면서 자세를 유지한다.

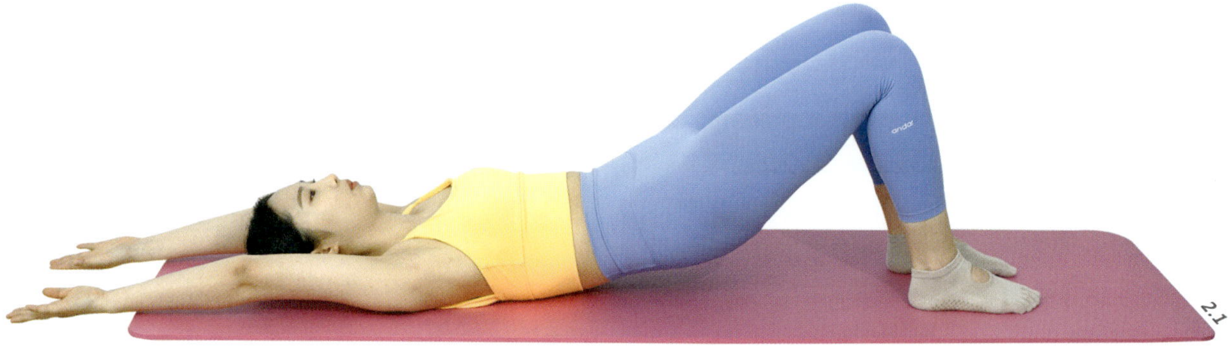

2.1

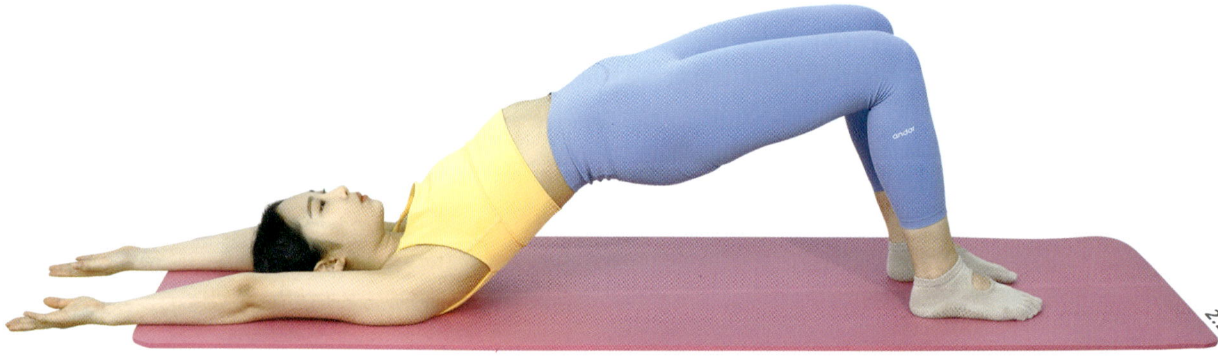

2.2

3 숨을 내쉬면서 팔의 위치를 유지하며 복장뼈부터 척추를 한 마디씩 매트에 다시 놓여지게 굴린다. 골반을 다시 매트 위에 반환하고 중립 상태로 이완한다.
10회 반복한다.

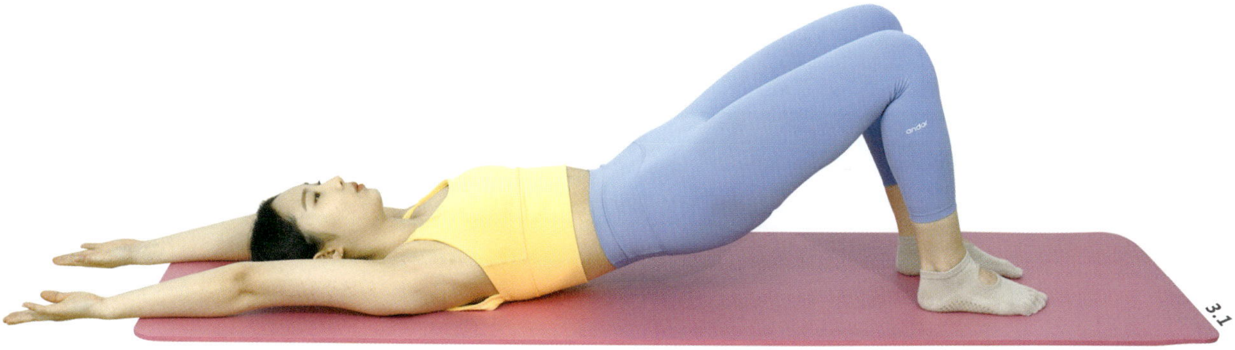

3.1

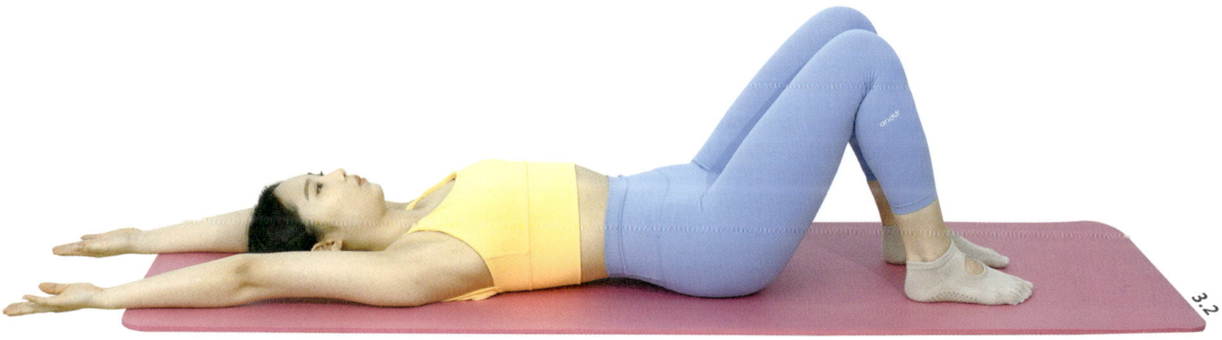

3.2

작용근

- 코어안정근
- 몸통굽힘근 및 폄근
- 엉덩관절 굽힘근 및 폄근

관찰

- 척추분절 움직임
- 엉덩관절 움직임

주의사항

- 팔의 길이를 유지하고, 손목과 팔꿉관절의 정확한 정렬을 확인하되 팔꿈치는 과다 펴하지 않는다.
- 올바른 어깨위팔 리듬을 확인한다. 위팔뼈를 먼저 이동하고 그다음 팔을 머리 위로 올려 어깨뼈가 가슴우리 주위로 부드럽게 미끄러지게 한다.

26 숄더 브릿지 [예비동작] Shoulder bridge

목표

- 척추 분절 및 척추 유연성 향상
- 코어 조절 및 안정성 향상
- 엉덩근, 넙다리뒤근 강화

시작 자세

- 무릎 세우고 바로 누운 자세

STEP 1

1. 숨을 들이마시면서 자세를 준비한다.

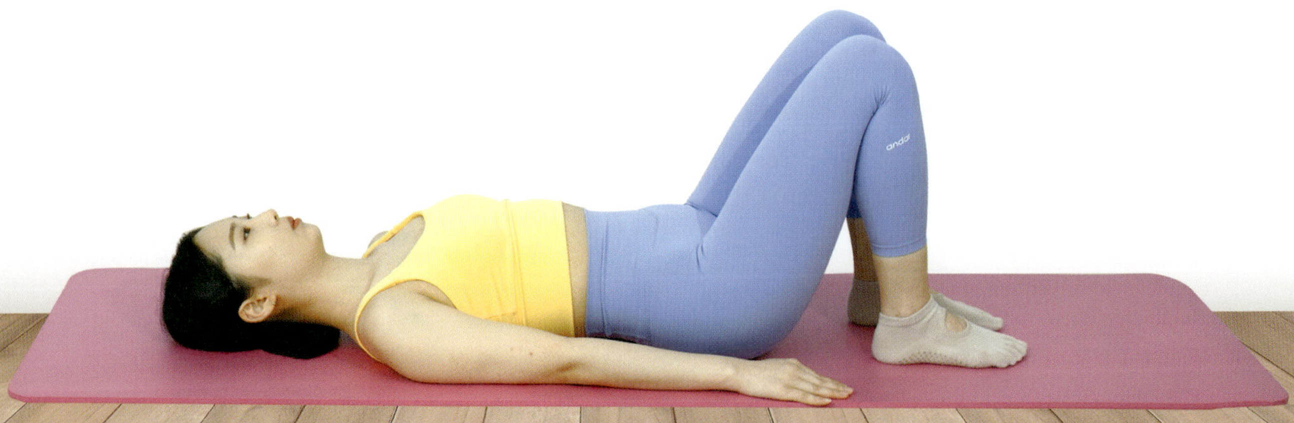

2

숨을 내쉬면서 골반 뒤기울임을 시작으로 척추 마디를
굴려 하나씩 매트에서 떨어지게 하여 어깨뼈 끝까지 척추를 굴린다.
숨을 들이마시면서 자세를 유지하며 골반은 중립 상태에서 척추를 길게 한다.
팔을 길게 하고 가슴을 넓게 한다.

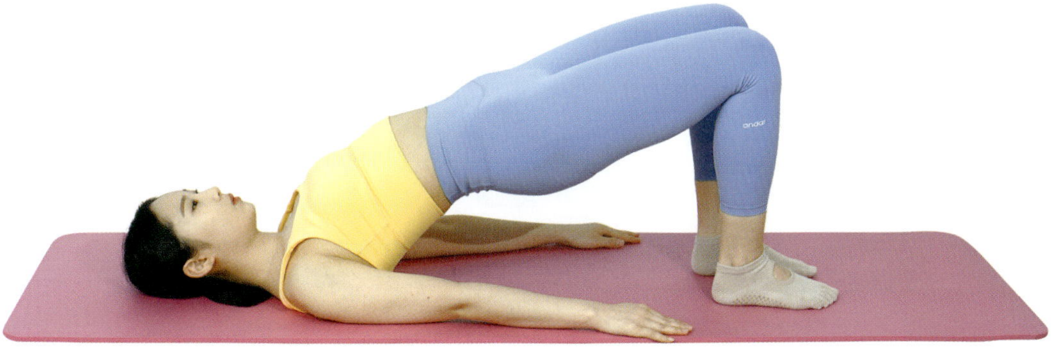

3

숨을 내쉬면서 한쪽 다리의 무릎을 편다.
숨을 들이마시면서 한쪽 다리를 복귀시킨다(반대쪽 다리도 동일한 방법으로 한다).

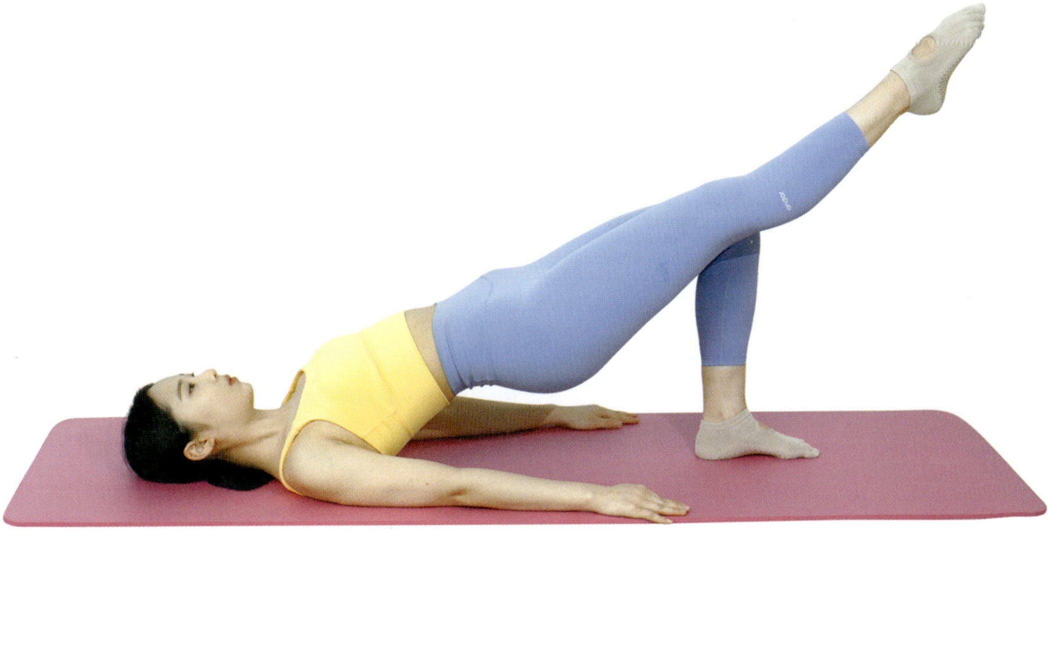

4

숨을 내쉬면서 복장뼈를 부드럽게 만드는 것을 시작으로 척추를 한번에 한 마디씩 매트에 놓이게 굴린다.
골반을 매트 위로 복귀시킨다.
숨을 들이마시면서 자세를 유지하고 골반을 중립으로 놓는다.
10회 반복한다.

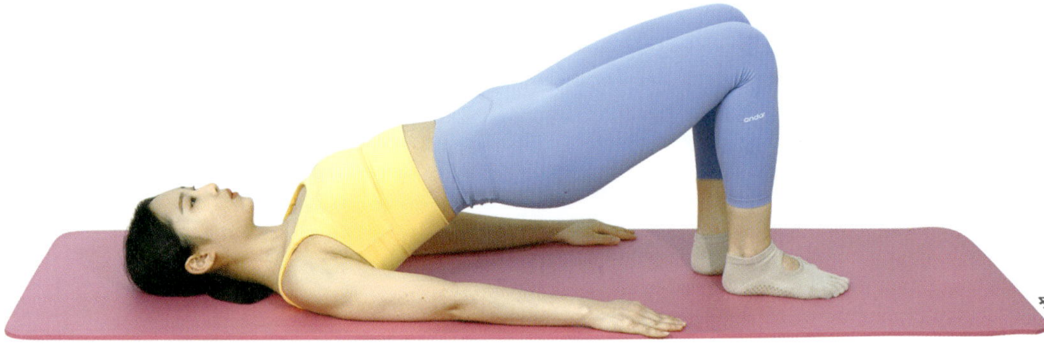
4.1

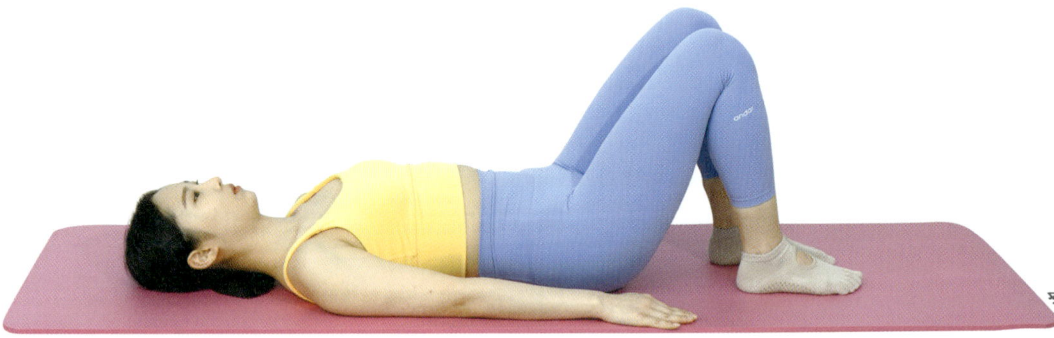
4.2

작용근

- 코어안정근
- 엉덩관절 굽힘근 및 폄근
- 무릎관절 굽힘근 및 폄근
- 골반바닥근
- 몸통굽힘근 및 폄근

관찰

- 척추분절의 움직임
- 골반과 엉덩관절의 움직임

주의사항

- 골반은 수평을 유지한다.
- 최종 위치에서 척추를 과다 폄하지 않는다.
- 양쪽 발에 같은 무게를 배분하고 발의 정렬을 유지한다.
- 무릎은 서로 평행을 유지한다.
- 한쪽 다리를 들어 펼 때 골반과 척추의 중립을 유지한다.

27 데드 버그 Dead bugs

목표

- 몸통의 안정성과 협응력 향상
- 코어, 엉덩관절 근육 강화
- 엉덩관절, 어깨관절 분리 운동

시작 자세

- 바로 누운 자세
- 엉덩관절, 무릎관절을 90°로 굽혀 두 다리를 든다(double knee float).
- 두 팔을 가슴 위에 수직으로 올린다.
- 팔을 어깨너비 간격으로 서로 평행하게 두고 손바닥은 마주보게 한다.
- 정강뼈가 바닥과 평행하도록 하고 다리는 골반 너비 정도로 벌림한다.
- 발목은 발바닥굽힘 상태로 유지한다.

STEP 1

1 숨을 들이마시면서 자세를 준비한다.

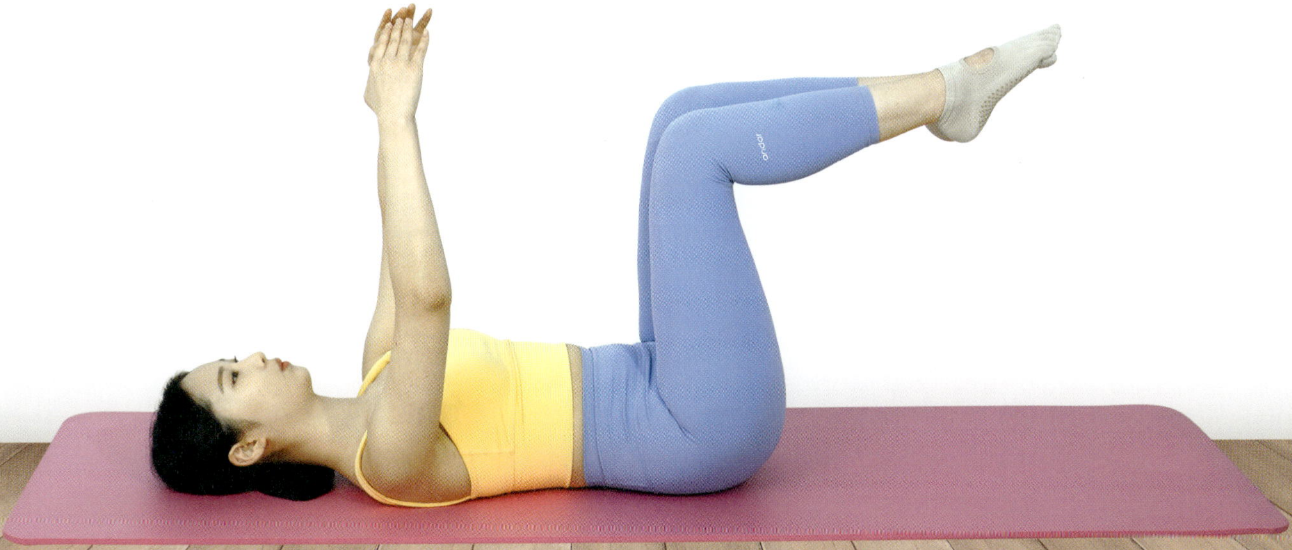

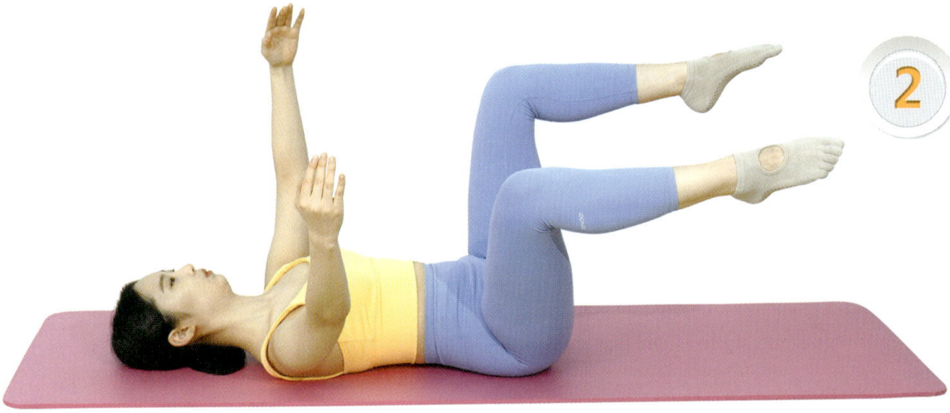

2 숨을 내쉬면서 골반을 안정적으로 유지하며 오른쪽 다리와 팔을 같은 각도와 같은 속도로 옆으로 벌린다. 숨을 들이마시면서 유지한다.

3 숨을 내쉬면서 시작위치로 다시 다리를 가져온다. 골반과 척추의 안정성을 다시 한번 확인한다. 반대쪽 다리와 팔도 각각 3~5회 반복한다.

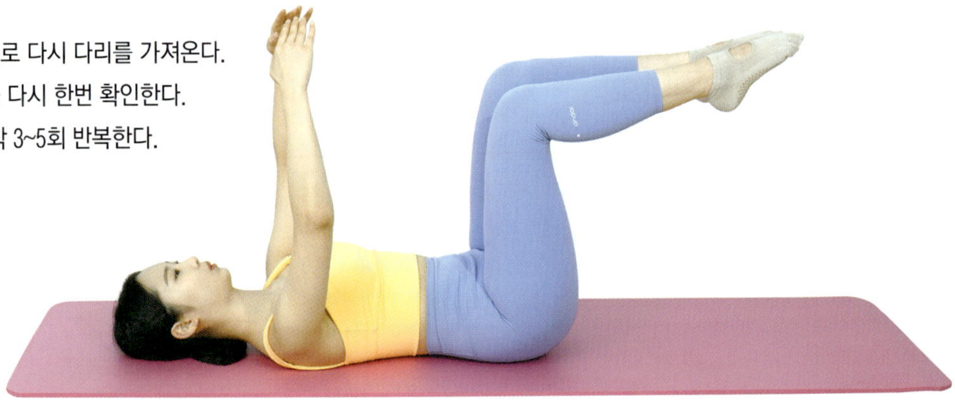

STEP 2

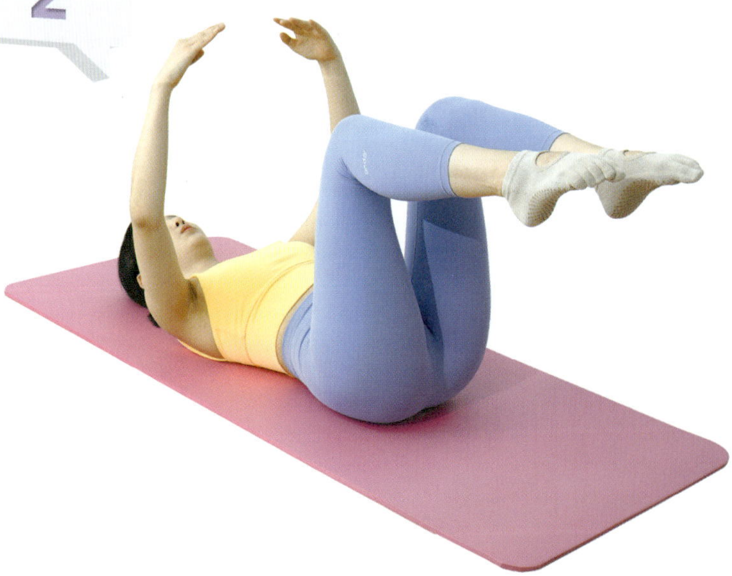

1 숨을 들이마시면서 자세를 준비한다.

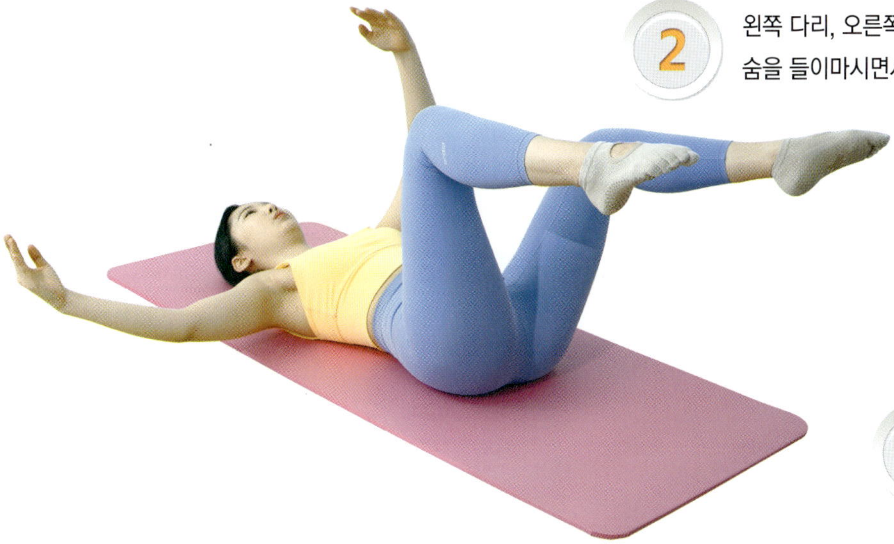

2 왼쪽 다리, 오른쪽 팔을 같은 속도와 각도로 옆으로 벌린다. 숨을 들이마시면서 자세를 유지한다.

3 숨을 내쉬면서 시작 자세로 돌아온다. 골반과 척추의 안정성을 확인한다.

4 반대쪽 다리와 팔도 각각 3~5회 반복한다.

STEP 3

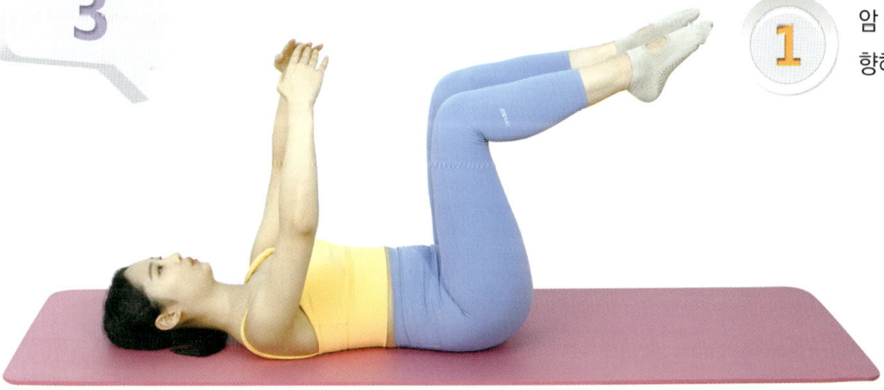

1 암 플로트와 같이 팔을 천장을 향해 올린다.

2 숨을 들이마시고 내쉬면서 골반의 안정성을 유지하고 왼쪽 다리의 무릎을 펴고 아래로 이동, 왼쪽 팔을 머리 위로 이동한다.

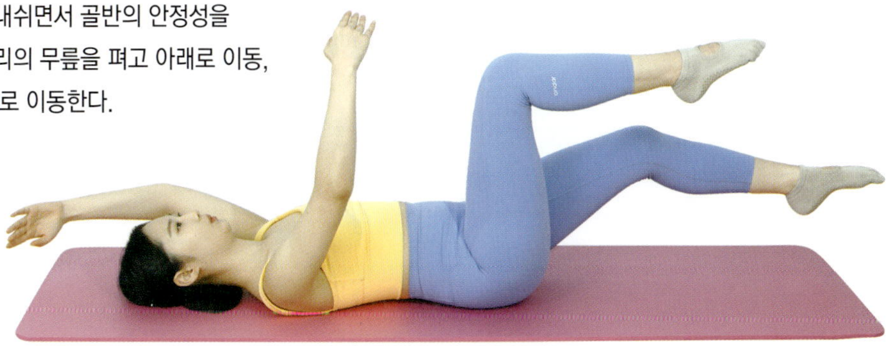

3. 숨을 들이마시고 내쉬면서 시작 자세로 돌아온다.

4. 반대쪽 다리와 팔도 각각 3~5회 반복한다.

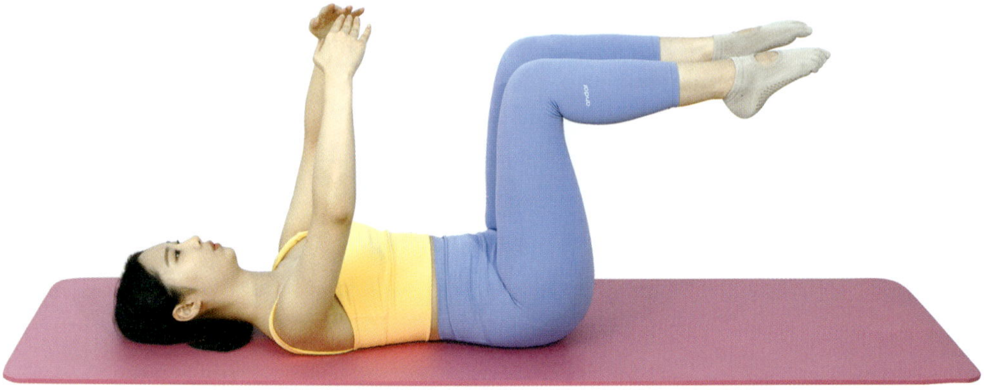

STEP 4

1. 숨을 들이마시면서 자세를 준비한다.

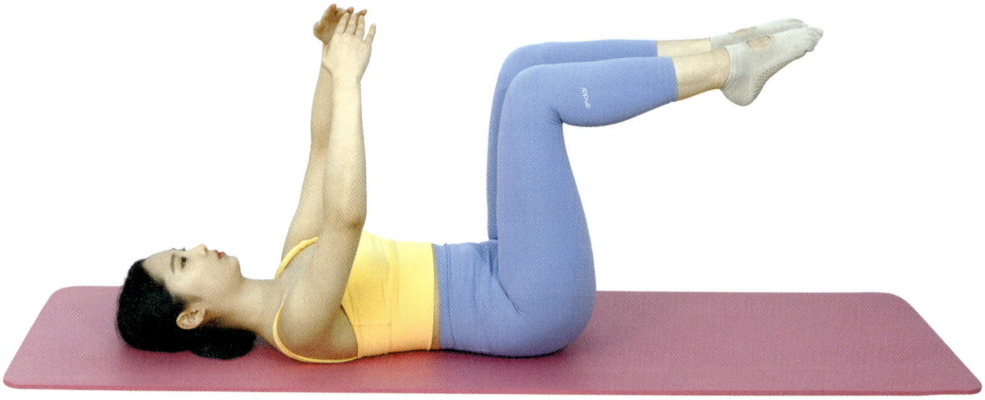

2 숨을 들이마시고 내쉬면서 왼쪽 다리의
무릎을 펴고 아래로 이동하고,
오른쪽 팔은 머리 위로 이동한다.

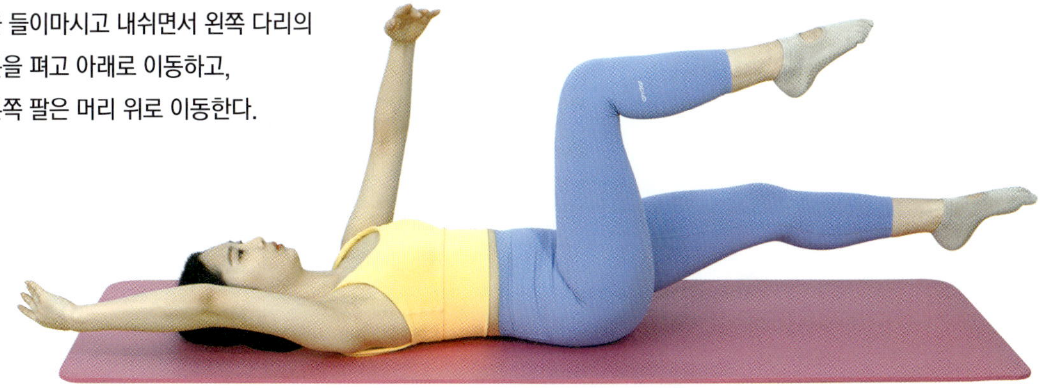

3 숨을 들이마시고 내쉬면서 시작 자세로 돌아온다.

4 반대쪽 다리와 팔도 각각 3~5회 반복한다.

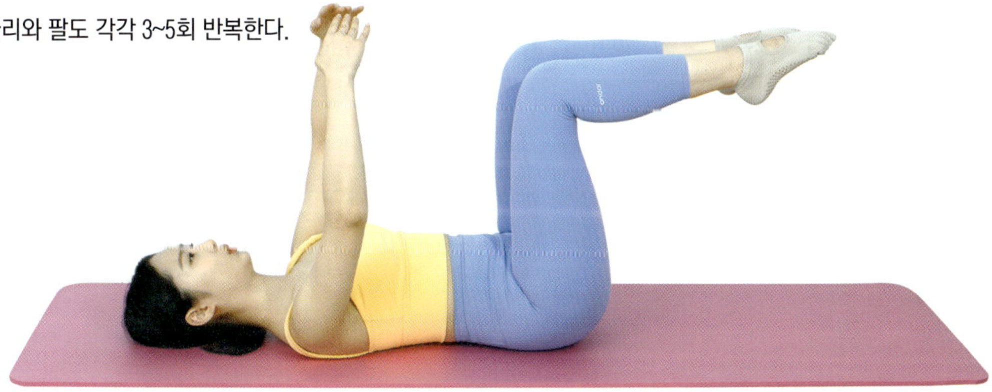

작용근

- 코어안정근
- 어깨벌림근
- 어깨모음근
- 어깨굽힘근
- 어깨폄근
- 엉덩관절 벌림근
- 엉덩관절 모음근
- 엉덩관절 굽힘근
- 엉덩관절 폄근

관찰

- 협응력
- 골반과 척추의 안정성

주의사항

- 운동 중 중립 골반과 척추를 유지한다.
- 운동 중 엉덩관절과 어깨관절의 전체 운동범위를 장려한다.
- 운동 중 지지하는 다리와 팔의 움직임 없이 시행한다.

28 컬 업 Curl ups

목표

- 목과 등 척추의 운동
- 배 근육 강화

시작 자세

- 무릎 세우고 바로 누운 자세

STEP 1

1 숨을 들이마시면서 자세를 준비한다.

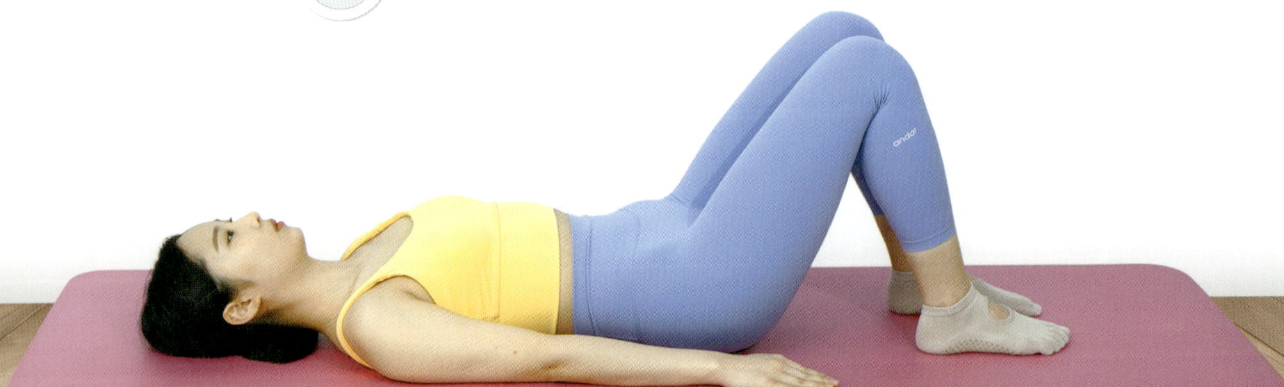

2 숨을 내쉬면서 목 끄덕임으로 시작하여 차례대로 등 척추를 매트에서 띄우기 시작한다.
팔은 앞쪽을 향한다(어깨 높이). 숨을 들이마시면서 유지한다.

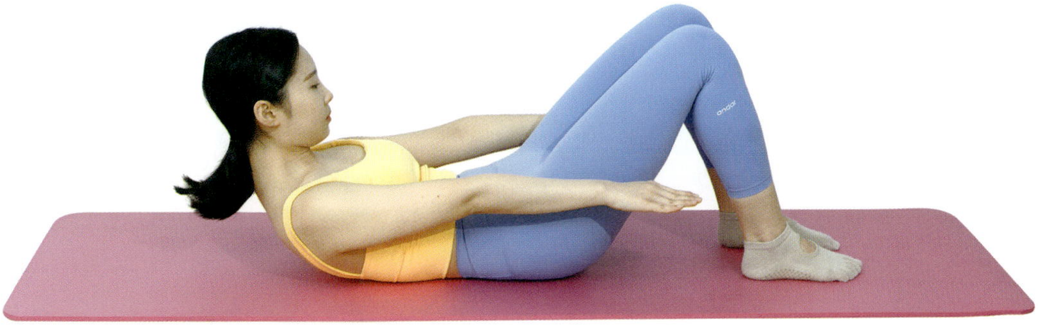

3 숨을 내쉬면서 중심부터 척추를 차례대로 내려 시작위치로 돌아온다.
5회 반복한다.

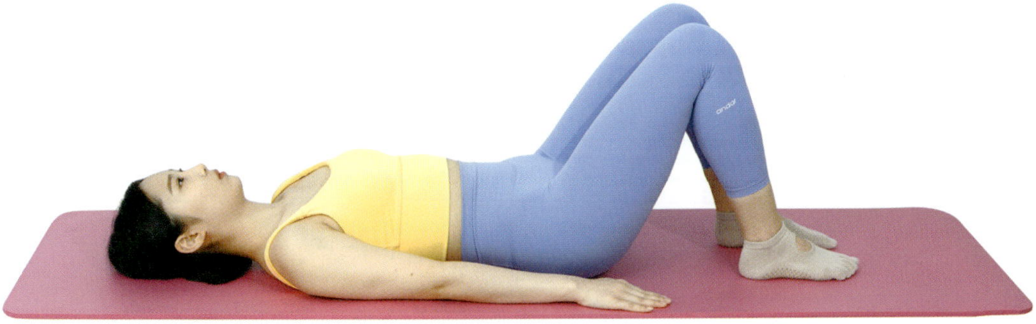

STEP 2

대각선 방향

1 숨을 들이마시면서 자세를 준비한다.

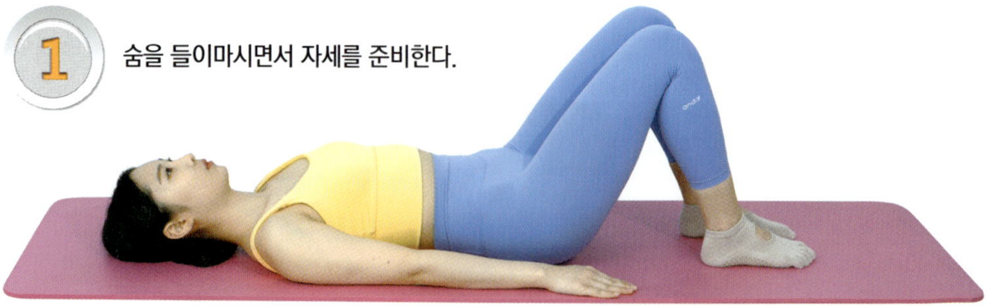

2 숨을 내쉬면서 목 끄덕임으로 시작하여 차례대로 등 척추를 매트에서 띄우기 시작한다.
팔은 대각선 방향을 향한다.

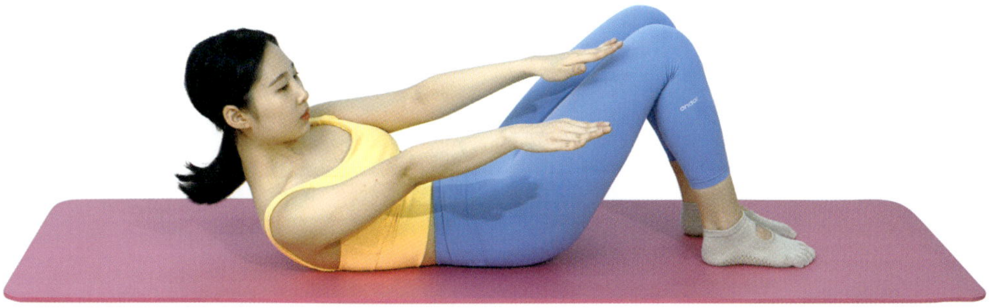

작용근

- 코어안정근
- 척추굽힘근
- 몸통굽힘근
- 배속빗근
- 배바깥빗근

관찰

- 목뼈의 움직임

주의사항

- 운동 중 중립 골반을 유지한다.
- 중립 골반을 유지할 수 있는 만큼만 컬 업을 한다.
- 숨을 내쉬면서 척추를 순차적으로 굽힘시키며 갈비뼈 닫힘을 한다. 척추를 굽힘하기 전에 목뼈의 끄덕임으로 먼저 시작한다.
- 어깨뼈 하각이 바닥에서 떨어지지 않도록 주의한다.
- 척추를 굽힘할 때 팔꿈치가 어깨 라인과 일치하도록 한다.
- 배 근육을 사용하여 몸통을 시작 자세로 내리는 것을 조절한다. 척추 부위가 긴장되지 않도록 척추뼈를 하나씩 순차적으로 매트에 내리는 데 집중한다.
- 목을 길게 하고 긴장이 없어야 한다.

29 벤트 레그 롤 업 Bent leg roll ups

목표

- 코어안정근 강화
- 척추분절

시작 자세

- 무릎 세우고 바로 누운 자세
- 팔은 머리 위로 보내고 손바닥은 위를 향한다.

STEP 1

1. 숨을 들이마시면서 팔을 들어 올려 머리 위로 놓는다.
동시에 골반을 뒤쪽으로 기울이면서 턱을 가슴 쪽으로 당긴다.

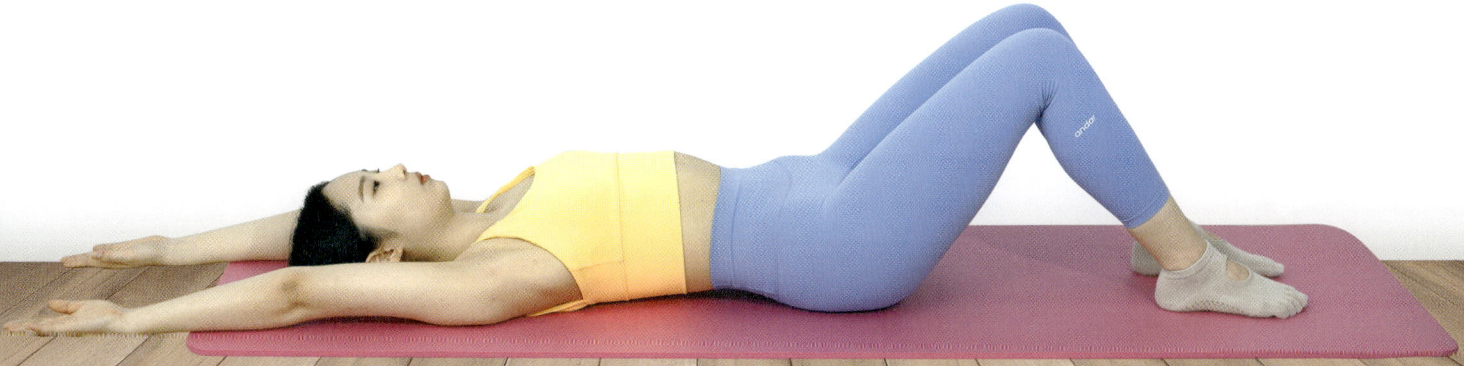

2

숨을 내쉬면서 목뼈를 굽힘으로 시작으로 척추를 차례로 분절하면서 앉는 자세를 취하고 무릎을 폄한다. 팔은 천장 쪽으로 올려 발 끝을 향하면서 호흡을 조절한다.

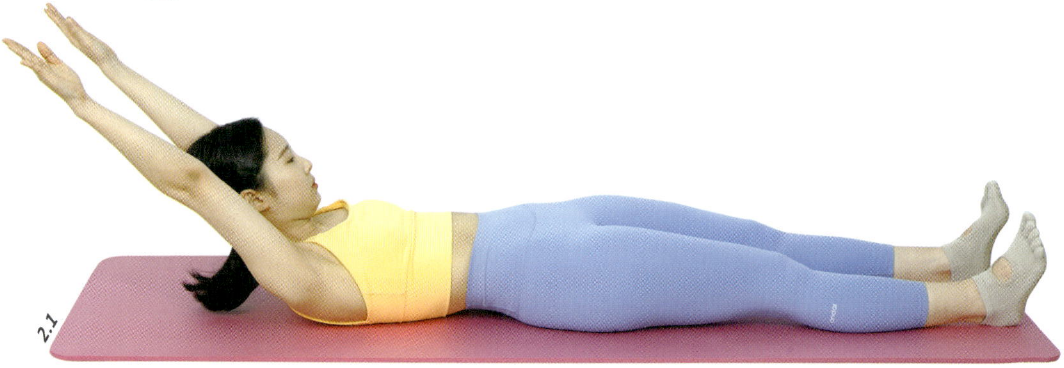

2.1

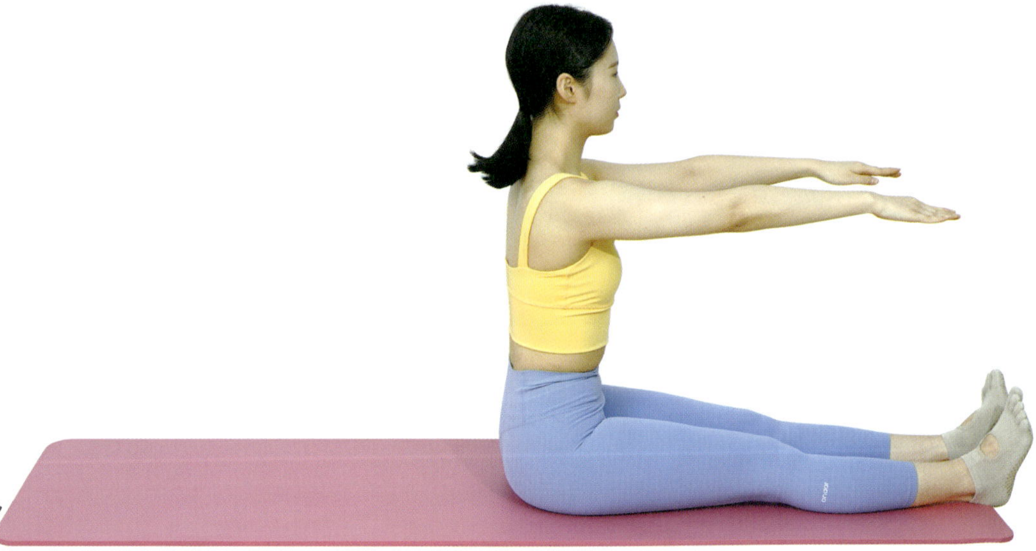

2.2

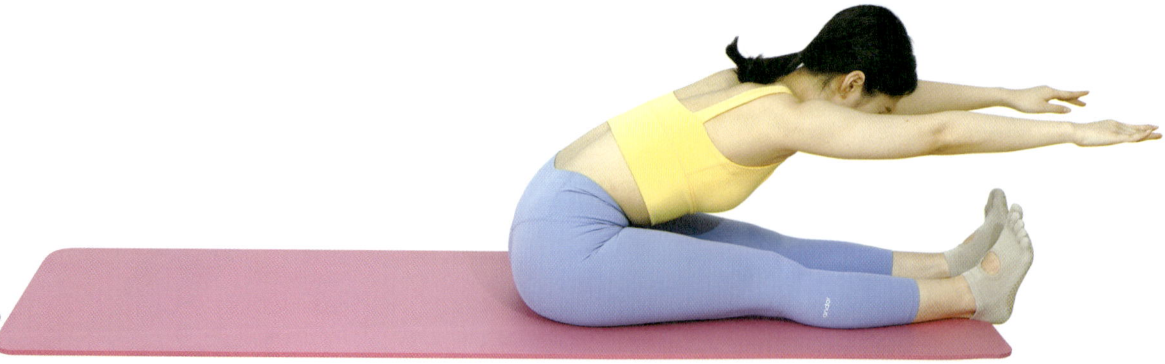

2.3

3 숨을 들이마시고 내쉬면서 골반을 뒤쪽으로 기울이기 시작하여 척추분절을 하면서 팔을 머리 위로 올려 시작 자세로 돌아간다. 10회 반복한다.

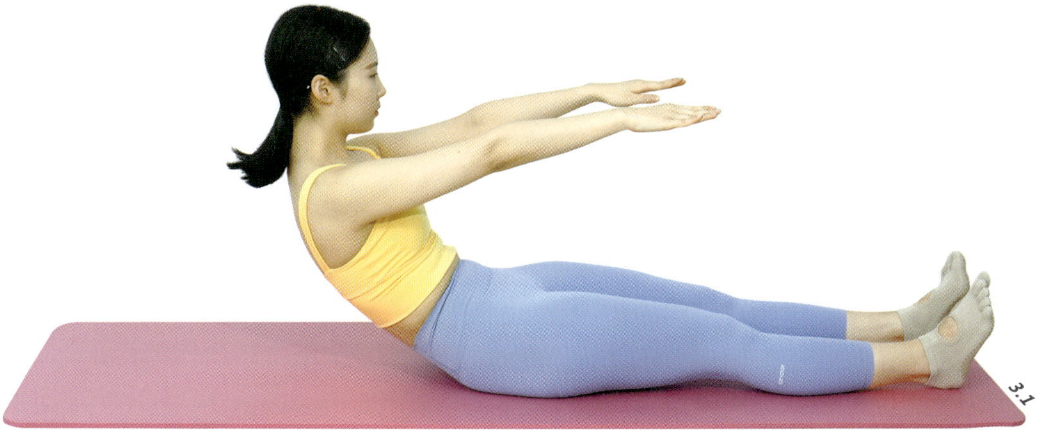

3.1

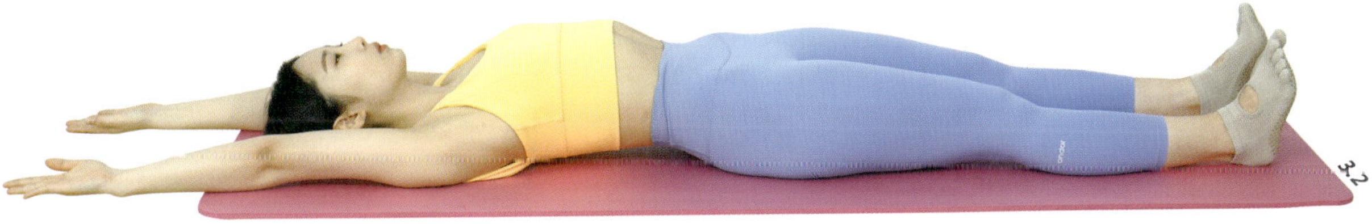

3.2

작용근

- 코어안정근
- 엉덩관절 굽힘근
- 엉덩관절 폄근
- 목굽힘근
- 몸통굽힘근

관찰

- 코어의 안정성과 힘
- 척추분절의 움직임

주의사항

- 몸통을 들어 올릴 때 배벽을 끌어당겨 골반을 후방 경사한다.
- 몸통을 들어 올릴 때 배굽힘근을 이용한다.
- 머리를 과도하게 굽힘하지 않는다.
- 발을 발바닥굽힘한다.

30 싱글 레그 서클 [예비동작] Single leg circles

목표

- 엉덩관절 운동과 이완
- 골반과 척추의 안정성
- 골반으로부터 허벅지 분리

시작 자세

- 무릎 세우고 바로 누운 자세

STEP 1

1 숨을 들이마시면서 자세를 준비한다.

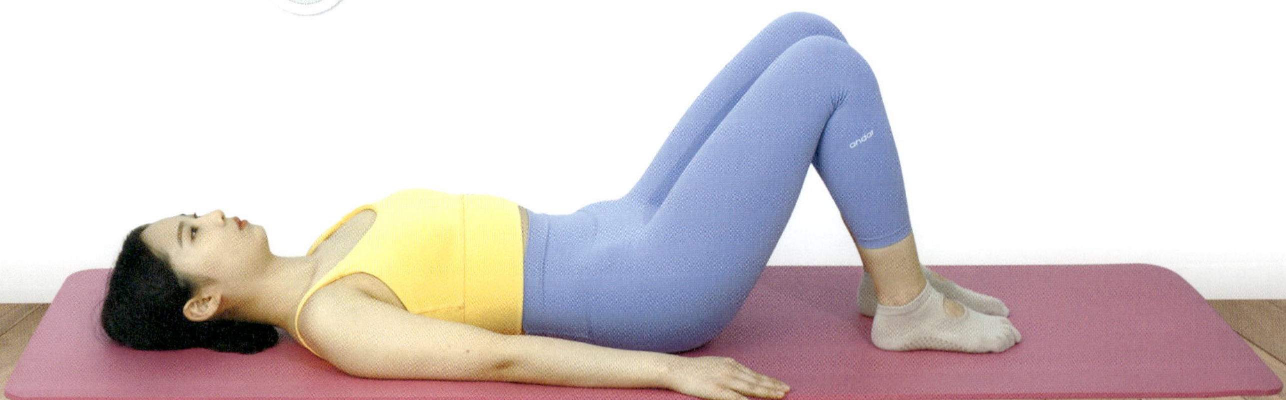

2 숨을 내쉬면서 안정적이고 움직임 없이
골반을 유지하면서 왼쪽 다리의 무릎을 펴고
엉덩관절을 굽힘시켜 위로 올린다.
원을 만드는 동안은 자연스럽게 숨을 쉰다.

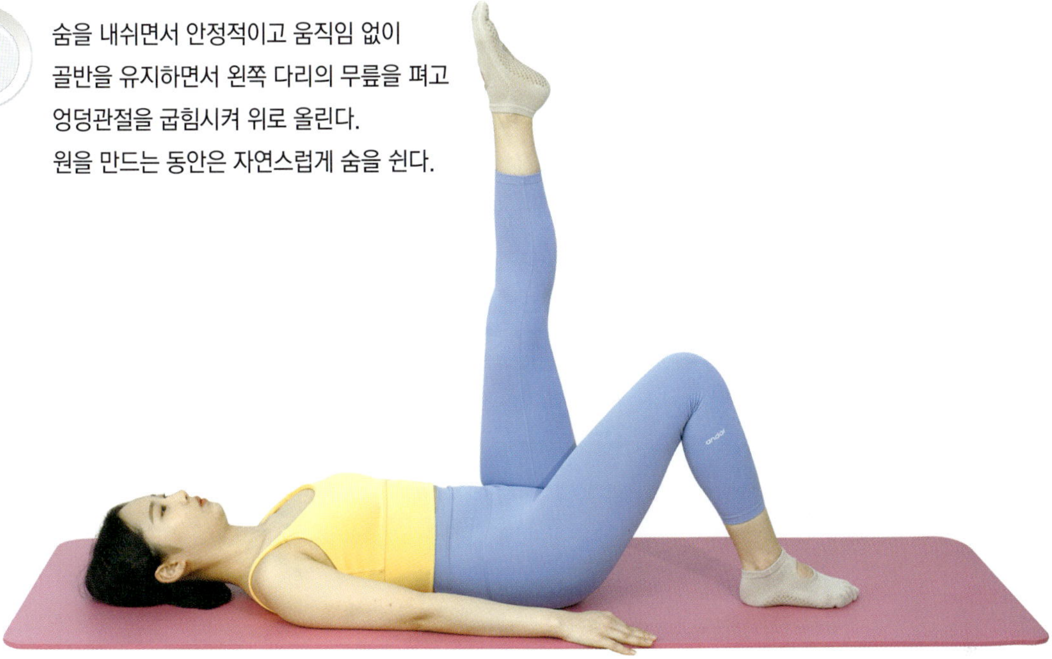

3 안정적인 골반을 유지하면서 다리로 원을 그리기 위해 아래로 내려갔다가
다시 올라오면서 시작위치로 돌아온다.
골반을 유지하면서 다리를 몸 쪽으로 최대한 가까이 당긴다.

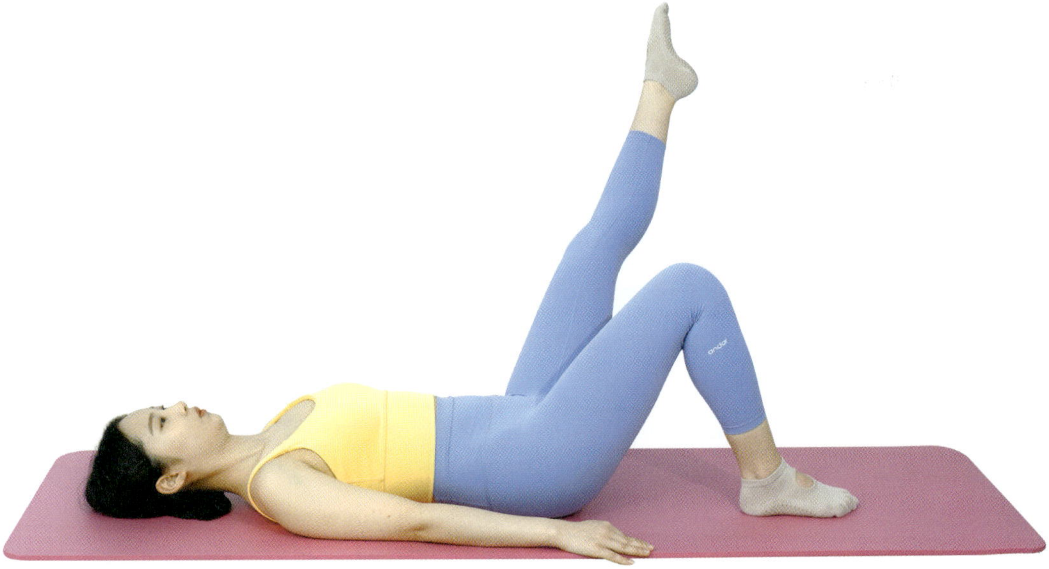

4 5회 반복 후 반대 방향으로 5회 반복한다.
다리의 위치를 엉덩관절과 같은 선으로 유지한다.

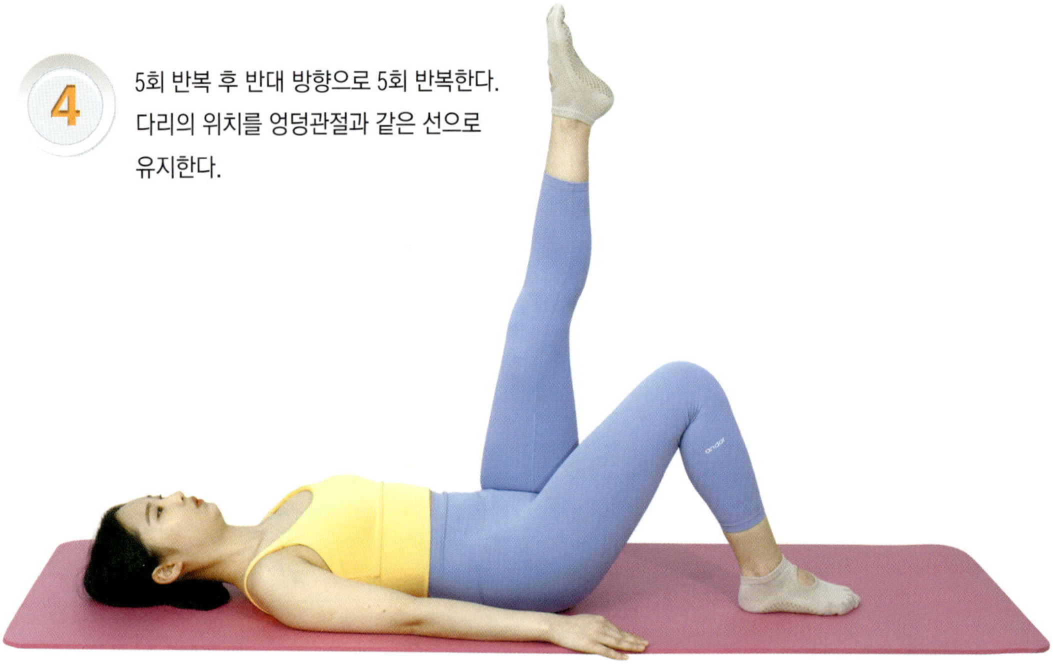

5 다리를 시작위치로 복귀시키고 골반과 척추의 안정성을 다시 한번 확인한다.
반대쪽 다리도 실시한다.

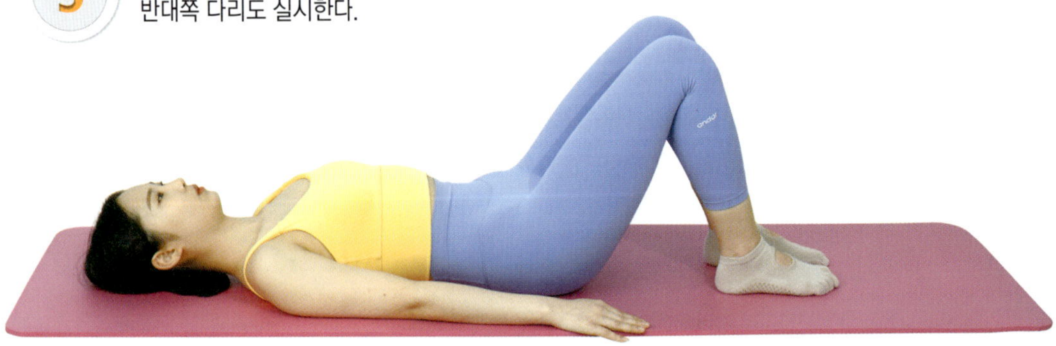

작용근

- 코어안정근
- 엉덩관절 돌림근
- 골반바닥근

관찰

- 코어의 안정성
- 엉덩관절의 움직임

주의사항

- 운동 중 중립 골반과 척추를 유지한다.
- 골반의 안정적인 위치를 손상시키지 않고 엉덩관절의 작은 운동범위를 시작으로 한다.
- 운동은 엉덩관절의 소켓에 있는 대퇴골의 머리에서 발생되어야 한다.
- 가슴은 열려 있고 상체가 긴장하지 않게 한다.

31 헌드레드 [예비동작] Hundreds

목표

- 마음과 몸을 연결하고 호흡패턴에 초점을 맞춤
- 코어근육 강화
- 엉덩관절 굽힘근 강화

시작 자세

- 바로 누운 자세
- 두 다리 굽히고 들기(double knee fold)
- 다리는 평행하고 모음 상태

STEP 1

1 숨을 들이마시면서 자세를 준비한다.

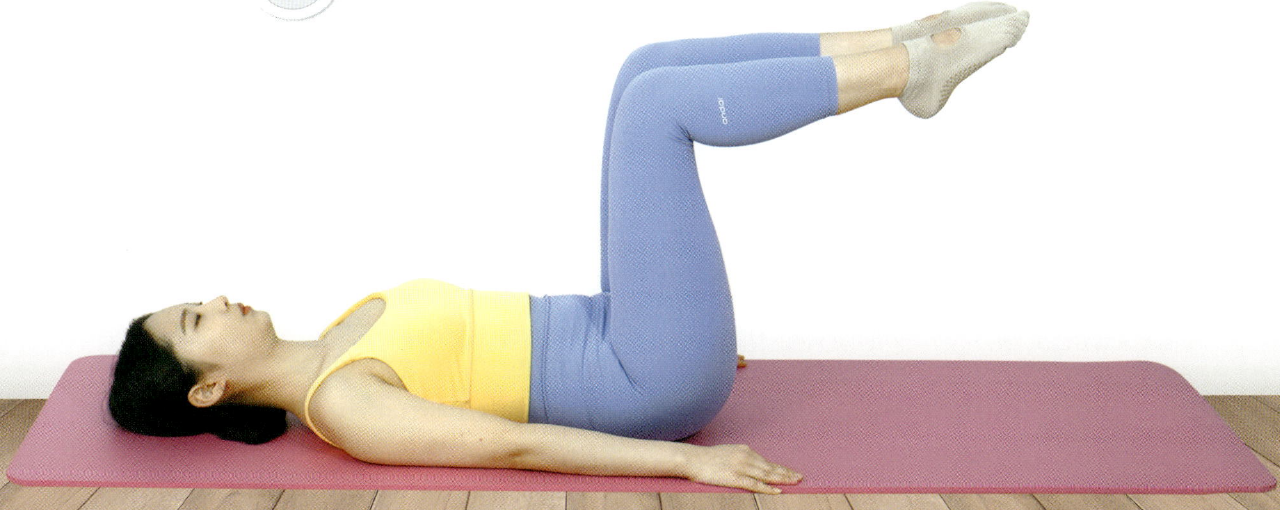

2

숨을 내쉬면서 컬 업과 함께 팔을 매트로부터 약간 올린다.
숨을 들이마시면서 머리와 척추의 굽힘된 자세를 안정적으로 유지한다. 5까지 세면서 팔을 위아래로 5회 올리고 내린다.
호흡을 가슴우리로 넓게 하면서 코어의 연결을 유지하는 데 중점을 둔다.
숨을 내쉬면서 머리와 척추의 굽힘된 자세를 안정적으로 유지한다. 다시 5까지 세면서 팔을 위아래로 5회 올리고 내린다.
총 10세트(100회) 시행한다.

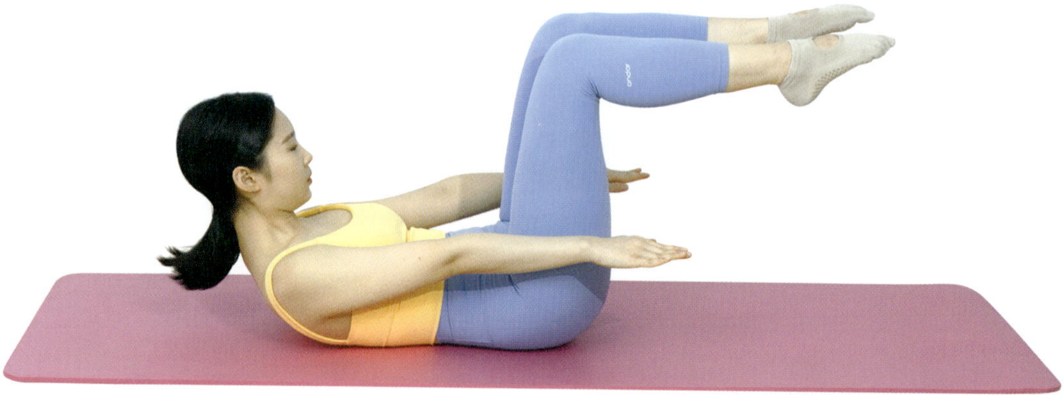

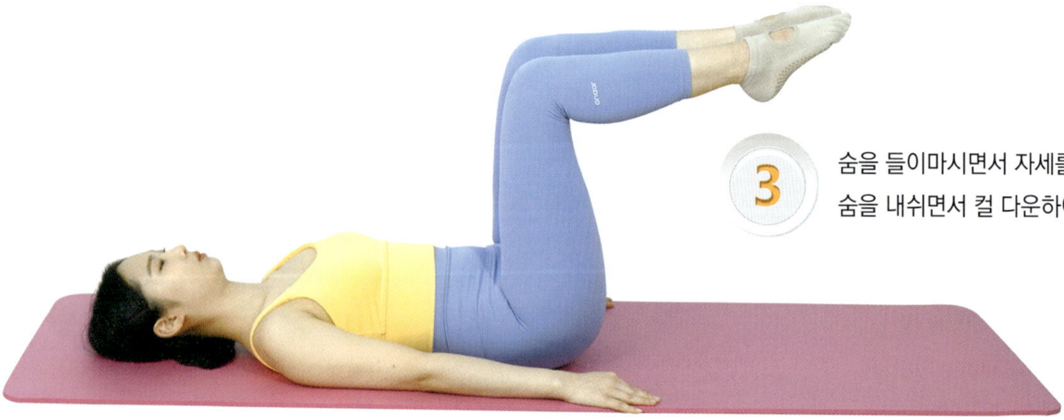

3

숨을 들이마시면서 자세를 유지하고
숨을 내쉬면서 컬 다운하여 시작위치로 되돌아간다.

작용근

- 코어안정근
- 엉덩관절 굽힘근
- 무릎관절 굽힘근 및 폄근
- 몸통굽힘근
- 어깨안정근
- 목굽힘근

관찰

- 코어근육의 수축
- 골반과 척추의 중립
- 머리와 어깨관절의 안정성

주의사항

- 목 끄덕임을 시작으로 중립 골반을 유지할 수 있는 범위 내에서 컬 업한다.
- 날숨하는 동안은 가슴우리를 모으는 것에, 들숨하는 동안은 가슴우리의 점차적인 확장에 집중한다.
- 팔의 동작이 척추의 위치와 안정성에 영향을 주면 안 된다.
- 팔꿉관절이 과다 폄되지 않도록 한다.

32 싱글 레그 스트레치 [예비동작] Single leg stretches

목표

- 코어의 안정성 및 근력 증가
- 엉덩관절 운동
- 골반과 척추의 안정성

시작 자세

- 무릎 세우고 바로 누운 자세

STEP 1

1 숨을 들이마시면서 자세를 준비한다.

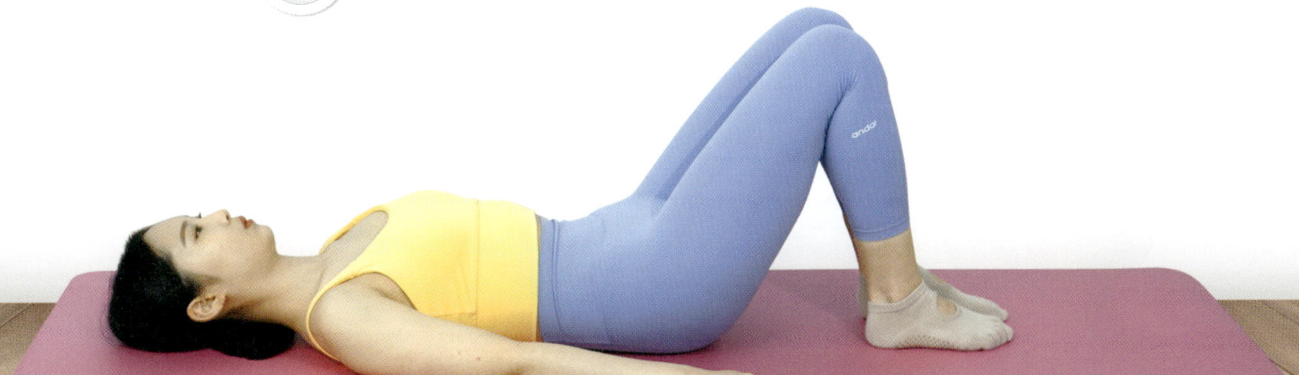

2 엉덩관절, 무릎관절을
90˚로 굽혀 두 다리를 든다(double knee float).

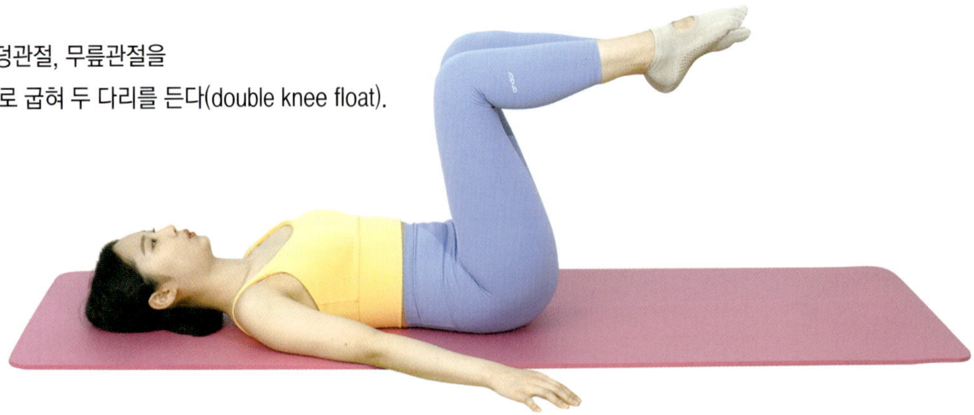

3 숨을 내쉬면서 골반을 안정적으로 유지하며 오른쪽 엉덩관절을 굽힘하여 다리를 몸 쪽으로 접는다.
머리와 상체를 들어 올려 무릎에 두 손을 얹고 가슴을 개방한다.
왼쪽 다리는 몸통으로부터 떨어지게 매트를 따라 뻗는다(45˚).

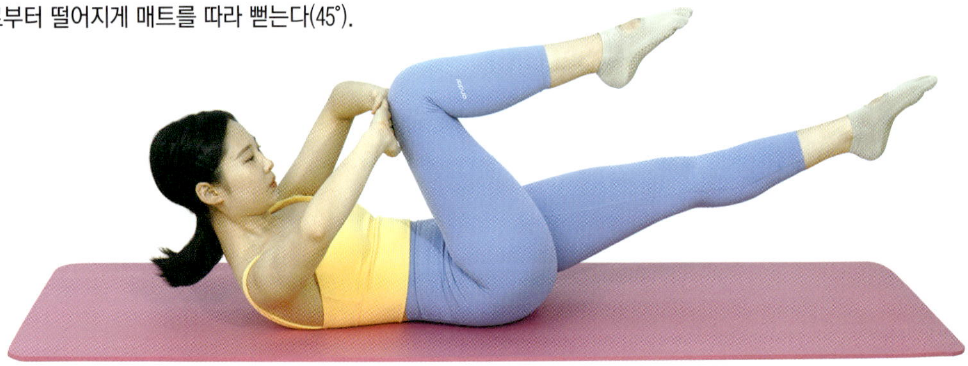

4 숨을 들이마시면서 자세를 유지한다. 왼쪽 다리를 몸통 방향으로 당기고 오른쪽 다리를 매트 위로 길게 뻗는다(45˚). 골반과 척추의 중립을 유지한다.
숨을 들이마시면서 자세를 유지하며 오른쪽 다리를 몸통 방향으로 당기고 왼쪽 다리를 매트 위로 길게 뻗는다. 손의 위치를 바꾸며 골반과 척추의 중립을 유지한다.

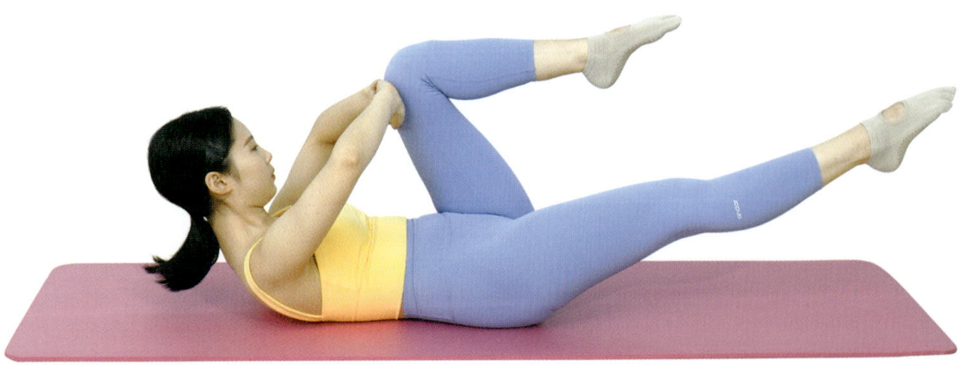

5 시작위치로 돌아온다. 양쪽 모두 5~10회씩 반복한다.

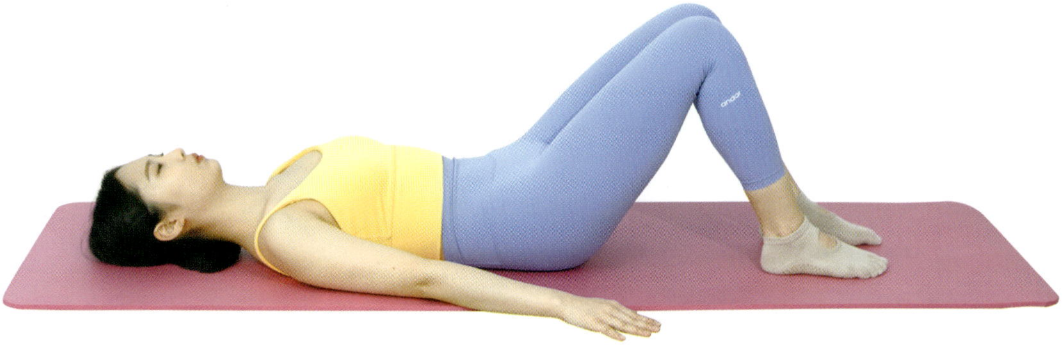

작용근

- 코어안정근
- 엉덩관절 굽힘근
- 엉덩관절 폄근
- 무릎관절 굽힘근
- 무릎관절 폄근
- 어깨안정근
- 목굽힘근
- 몸통굽힘근

관찰

- 코어의 안정성
- 엉덩관절과 다리의 움직임

주의사항

- 운동은 제어하지만 자연스럽게 물 흐르듯이 이루어져야 한다.
- 골반의 안정적인 위치에서 엉덩관절 굽힘 및 폄의 전체 범위를 장려한다.
- 다리를 펼 때 무릎관절이 과다 폄되지 않도록 한다.
- 운동 내내 부드럽게 발바닥굽힘한다. 발가락 긴장으로 인해 굽힘되지 않도록 한다.
- 운동 내내 다리의 정렬은 유지한다.
- 운동 내내 컬 업 상태를 유지한다.
- 다리의 움직임을 컨트롤하는 타이밍이 필수적이다.

01 호흡하기 Breathing

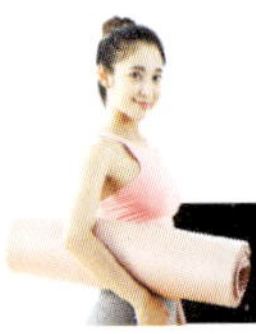

목표

- 코어의 안정성 향상

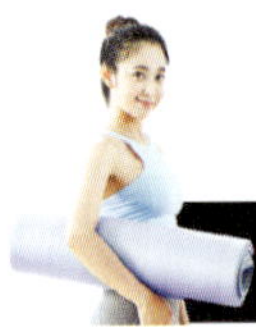

시작 자세

- 엎드려 누운 자세
- 골반과 척추는 중립 상태이다.
- 발은 골반 너비의 평행 상태이다.
- 손끝은 모으고 팔꿈치는 굽힌다. 이마에 손등을 놓는다(이 위치는 개인별 자세에 따라 다를 수 있다).

STEP 1

1. 숨을 들이마시면서 자세를 준비한다.

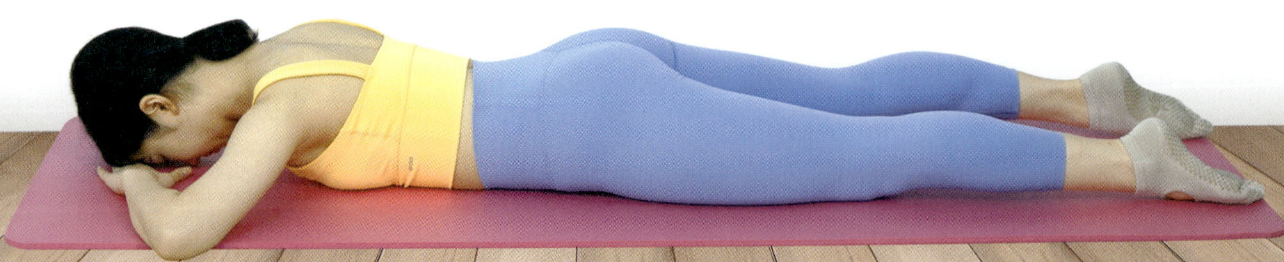

2 숨을 내쉬면서 배 부위를 등 쪽으로 밀어 내쉬는 호흡을 충분하게 하며, 배꼽이 바닥에서 많이 떨어지게 한다.
갈비뼈 아래 부분은 매트와 접촉을 유지하고 양쪽 다리를 붙여 골반바닥근에 힘을 준다(두 발을 붙이면서 엉덩이를 강하게 수축시킨다).
숨을 들이마시면서 유지하고 내쉬면서 시작위치로 돌아온다.
10회 반복한다.

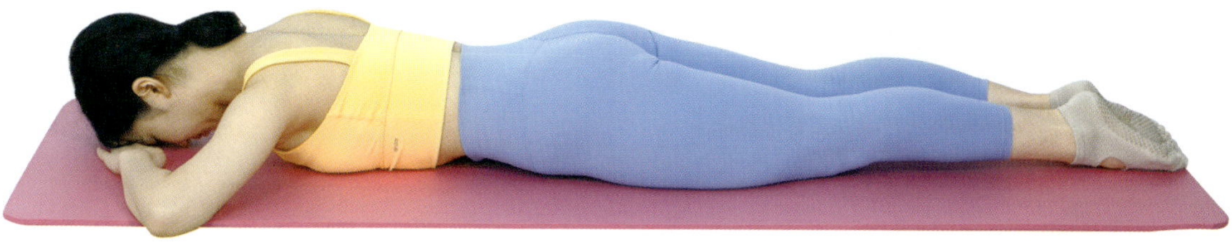

작용근

- 코어안정근
- 호흡근

관찰

- 갈비뼈 아래 부분이 바닥과 섭촉(배꼽이 바닥에서 떨어지는지)
- 어깨의 안정성

주의사항

- 팔에 너무 힘을 주지 않는다.
- 어깨관절의 앞면은 열고 긴장이 없어야 한다.

02 싱글 엘보우 업 Single elbow up

목표

- 어깨의 유연성 운동
- 어깨의 안정성 인식

시작 자세

- 엎드려 누운 자세
- 골반과 척추는 중립 상태이다.
- 발은 골반 너비의 평행 상태이다.
- 한쪽 손끝은 모으고 팔꿈은 굽힌다. 이마에 손등을 놓는다(이 위치는 개인별 자세에 따라 다를 수 있다. 어깨에 문제가 있다면, 어깨의 안정성을 확보하기 위해 팔의 각도를 더 벌릴 수 있다).
- 한쪽 손끝이 위앞엉덩뼈가시(ASIS)를 터치하게 놓는다(손등이 바닥 쪽으로).

STEP 1

1 숨을 들이마시면서 자세를 준비한다.

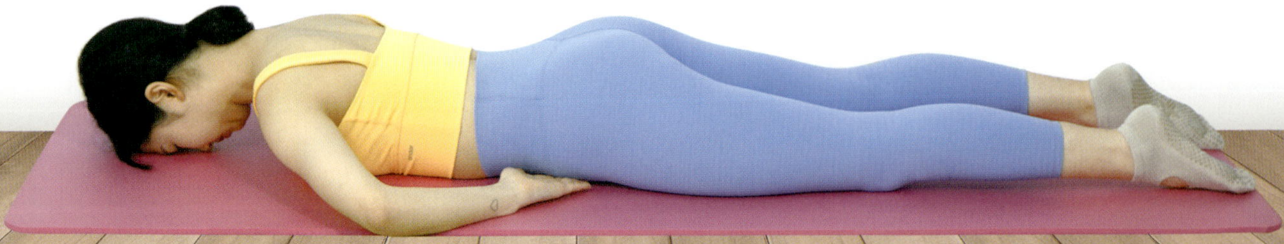

2 숨을 내쉬면서 팔꿈치를 올린다. 동작을 시행할 때 최소한의 어깨움직임을 허용한다. 숨을 들이마시면서 유지한다.

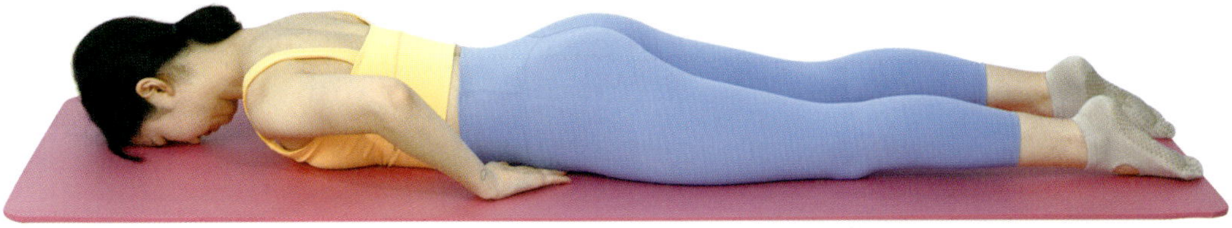

3 숨을 내쉬면서 부드럽게 팔을 아래로 이완해서 팔을 매트 위로 놓는다. 팔을 번갈아 가며 5회 반복한다.

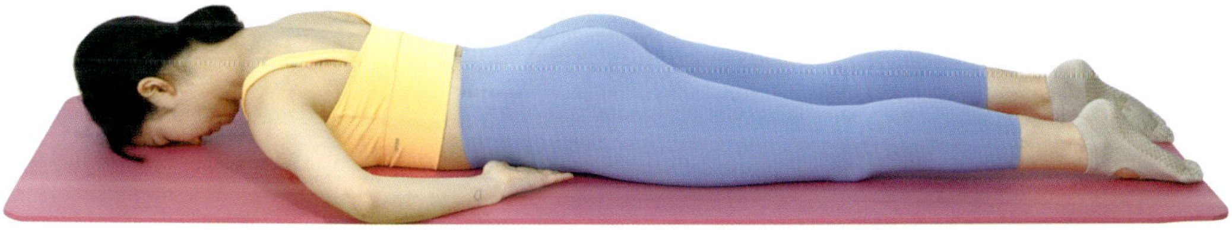

작용근

- 어깨안정근

관찰

- 어깨관절의 움직임

주의사항

- 목을 길게 하여 귀와 어깨 사이의 거리를 유지한다.
- 운동 내내 머리가 안정되게 유지한다.
- 팔을 최대한 길어지게 하되 팔꿉관절을 과다 펌하지 않는다.
- 어깨관절의 움직임을 활성화한다.

03 숄더 풀 다운 Shoulder pull down

목표

- 어깨뼈 운동과 어깨관절의 이완
- 어깨 거들의 위치 인식

시작 자세

- 엎드려 누운 자세
- 골반과 척추는 중립 상태이며, 필요한 경우 이마 밑에 쿠션을 놓는다.
- 팔은 몸 옆으로 길게 하여 매트에 놓는다. 손바닥은 천장을 향하게 한다.
- 다리를 길게 하고 골반 너비의 평형 자세를 한다.

STEP 1 숄더 풀 다운-single

1. 숨을 들이마시면서 자세를 준비한다.

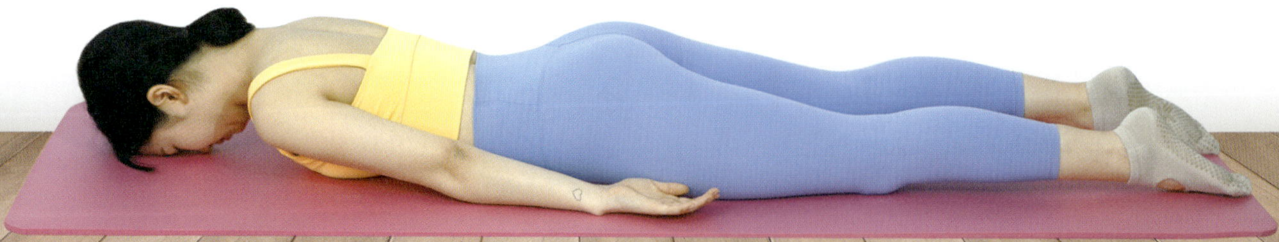

2 숨을 내쉬면서 머리를 길게 하며 살짝 들어 오른쪽 어깨를 밑으로 내린다.
숨을 들이마시면서 유지한다.

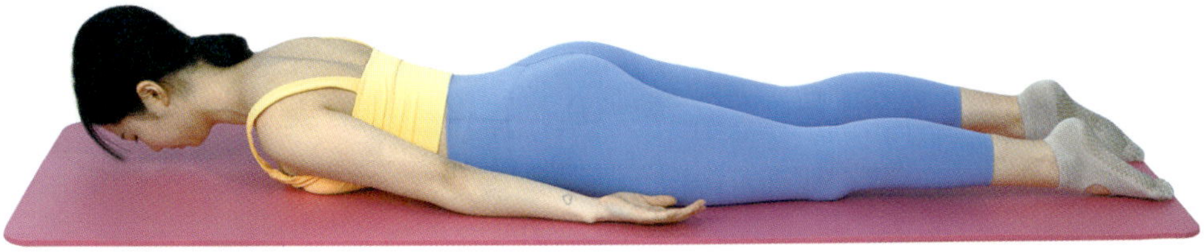

3 숨을 내쉬면서 부드럽게 팔을 아래로 이완해서 팔을 매트 위로 놓는다.
팔을 번갈아 가며 5회 반복한다.

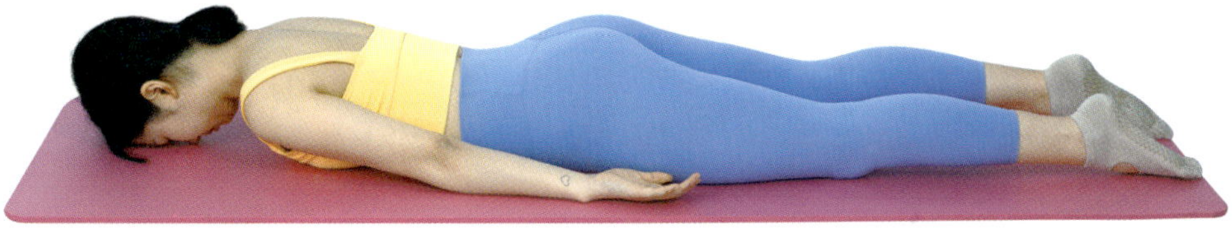

STEP 2

숄더 풀 다운-double

1 숨을 들이마시면서 자세를 준비한다.

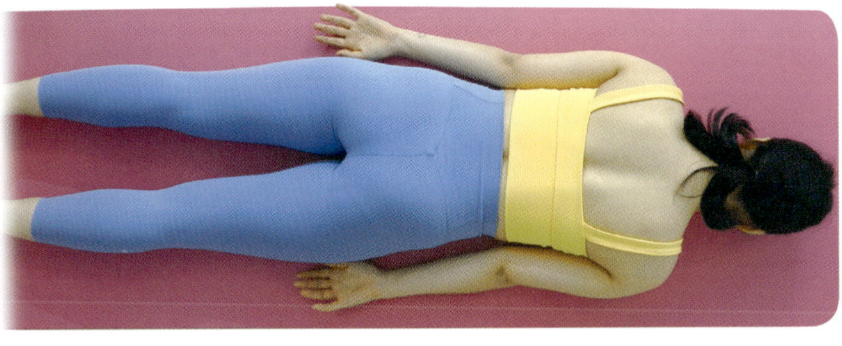

2 숨을 내쉬면서 머리를 길게 하며 살짝 들어 양쪽 어깨를 밑으로 내린다. 숨을 들이마시면서 유지한다.

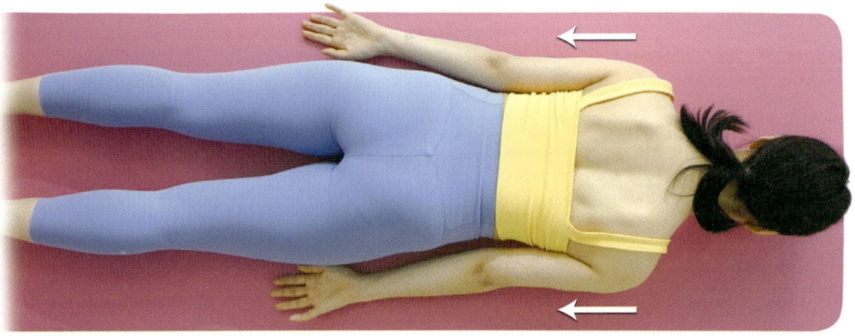

3 숨을 내쉬면서 시작위치로 돌아온다. 5회 반복한다.

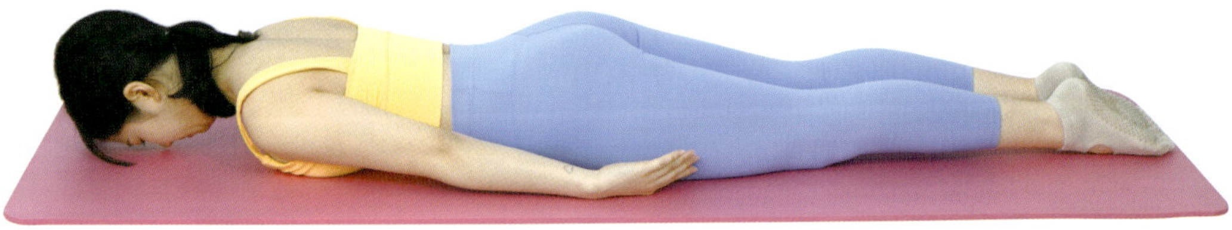

작용근

- 코어안정근
- 어깨올림근
- 어깨내림근
- 목폄근

관찰

- 중립 골반과 척추 유지
- 코어의 안정성

주의사항

- 목을 길게 하여 귀와 어깨 사이의 거리를 유지한다.
- 운동 내내 머리가 무겁게 안정되게 유지한다.
- 팔이 최대한 길어지게 하되 팔꿈치를 과도하게 확장하지 않는다.

04 다트 Dart

목표

- 목과 등 척추의 운동과 강화

시작 자세

- 엎드려 누운 자세
- 골반과 척추는 중립 상태이다. 필요한 경우 이마 밑에 쿠션을 놓는다.
- 팔은 몸 옆으로 길게 하여 매트에 놓는다. 손바닥은 천장을 향하게 한다.
- 다리를 길게 하고 골반 너비의 평형 자세를 한다.

STEP 1

1 숨을 들이마시면서 자세를 준비한다.

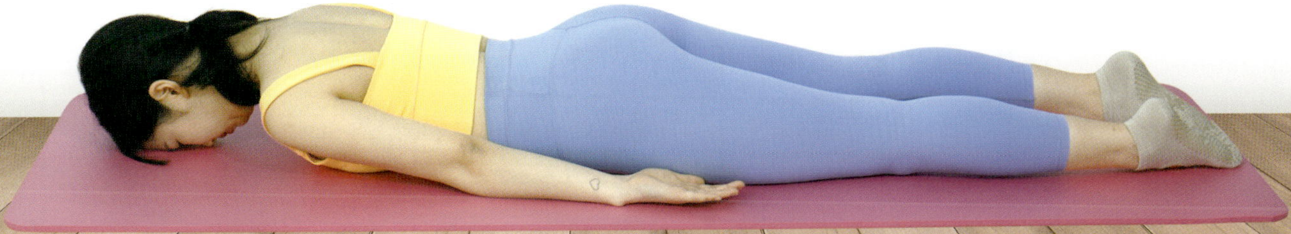

2 숨을 내쉬면서 머리부터 목, 등 척추를 하나씩 차례대로 들어 올린다.
갈비뼈 아래 부분은 매트와 접촉을 유지한다.
팔은 가쪽돌림을 하기 위해 약간 들어 올리고 손바닥은 몸통을 향하게 한다.
동시에 평행하게 놓인 다리를 안쪽 허벅지를 이용하여 모은다.
숨을 들이마시면서 자세를 유지하며 척추와 길이와 코어의 강도를 느낀다.

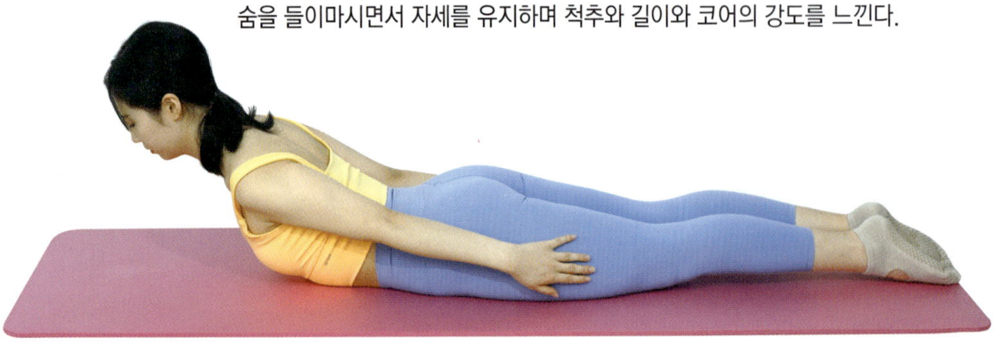

3 숨을 내쉬면서 길이와 강도를 유지하며 척추와 머리를 차례로 매트에 돌아오게 한다.
동시에 팔과 다리도 시작위치로 돌아오게 한다. 10회까지 반복한다.

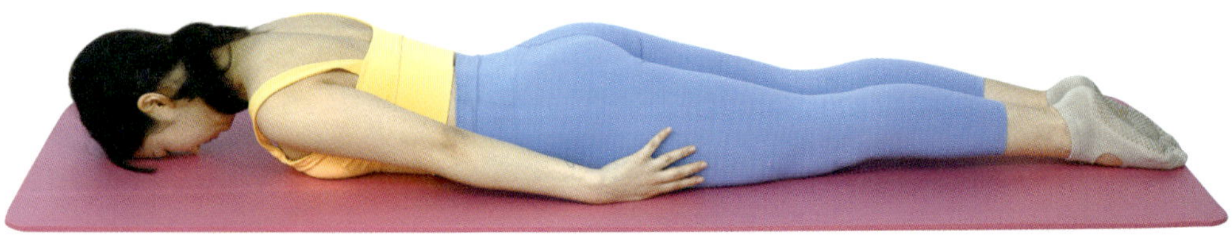

작용근

- 코어안정근
- 척추폄근
- 엉덩관절 모음근
- 골반바닥근

관찰

- 척추의 움직임
- 골반바닥근, 모음근의 수축과 이완

주의사항

- 목 폄의 운동범위는 최소로 유지되어야 하며, 반드시 등 폄과 연결되어야 한다.
- 가슴부를 폄하기 전에 머리가 먼저 매트로부터 떨어지게 한다.
- 허리를 길게 하고 골반이 앞이나 뒤로 기울이지 않게 한다.
- 다리 운동의 주요 초점은 가쪽돌림이 아니라 모음이며, 다리의 동작은 작고 긴장이 없어야 한다.
- 발은 매트와 접촉을 유지하며, 발목 및 발의 정렬을 확인한다.

05 다트 인투 사이드 밴드 Dart into side bend

목표

- 목과 등 척추 운동과 강화

시작 자세

- 엎드려 누운 자세
- 골반과 척추는 중립 상태이다. 필요한 경우 이마 밑에 쿠션을 놓는다.
- 팔은 몸통 옆 매트에 길게 놓는다. 손바닥은 천장을 향하게 한다.
- 다리는 길게 하고 골반뼈의 평형 자세를 한다.

STEP 1

1 숨을 들이마시면서 자세를 준비한다.
숨을 내쉬면서 머리부터 척추 위쪽을 차례로 하나씩 들어 올린다.
갈비뼈 아래 부분은 매트와 접촉을 유지한다.
팔은 가쪽돌림이 되도록 약간 들어 올리고 손바닥은 몸을 향하게 한다.
동시에 다리를 평행한 상태로 유지한다.

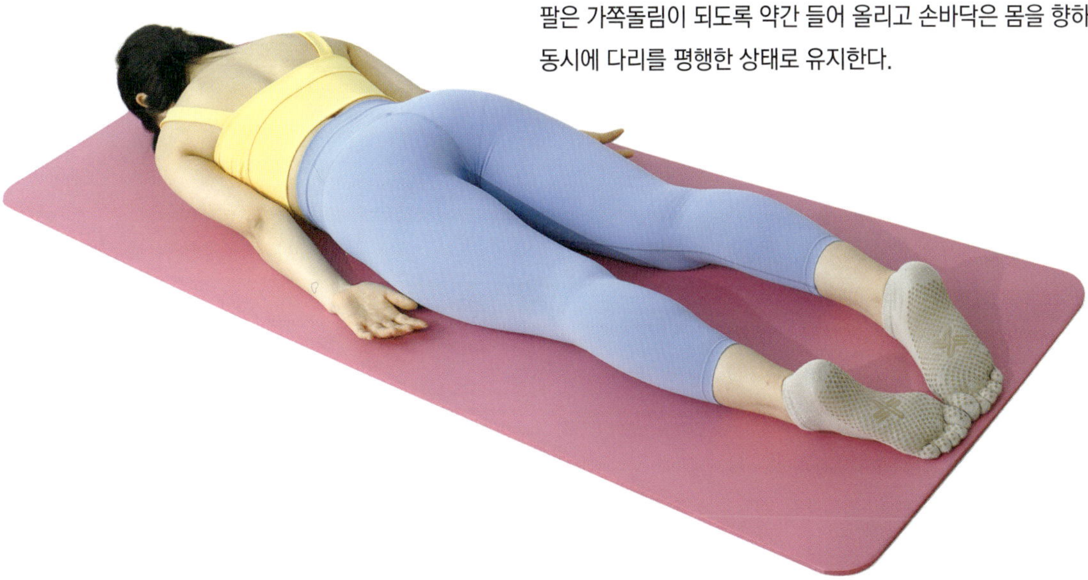

2 숨을 들이마시고 내쉬면서 자세를 유지하며 어깨를 왼쪽으로 밀어 몸통을 가쪽굽힘되도록 한다.

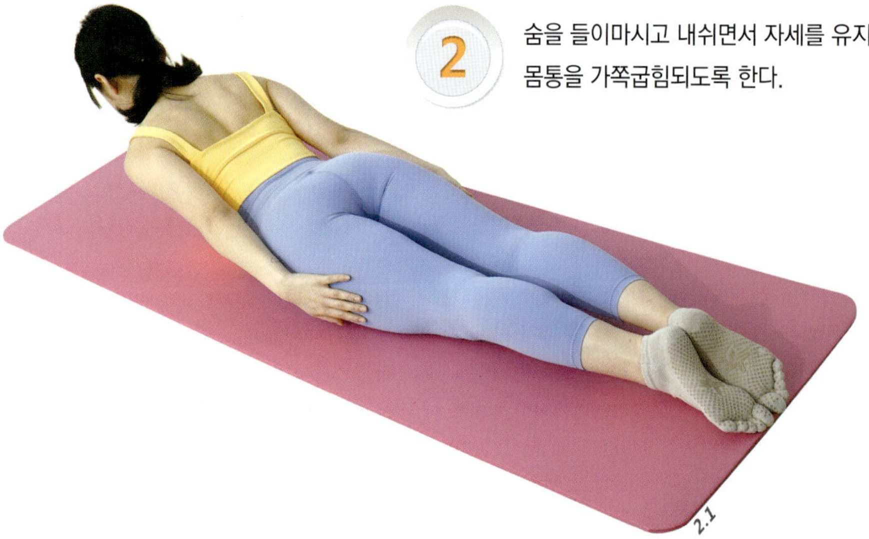

2.1

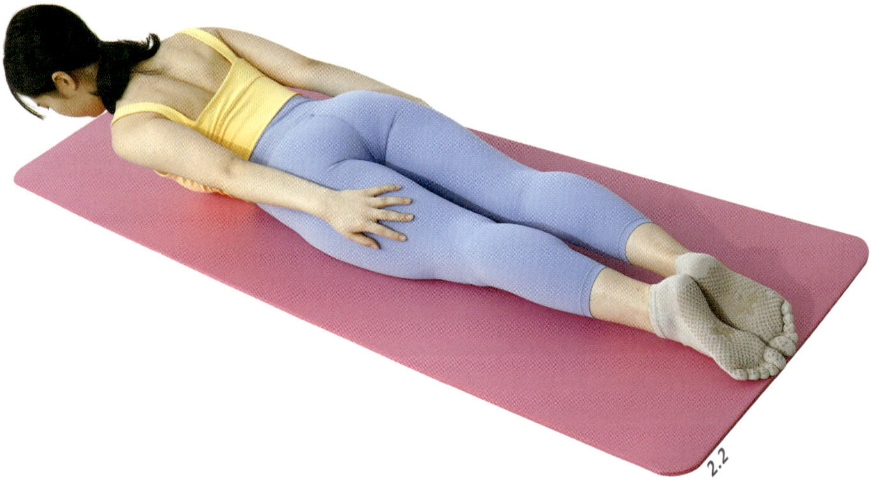

2.2

3 숨을 들이마시면서 몸통을 중립위치로 되돌린다.

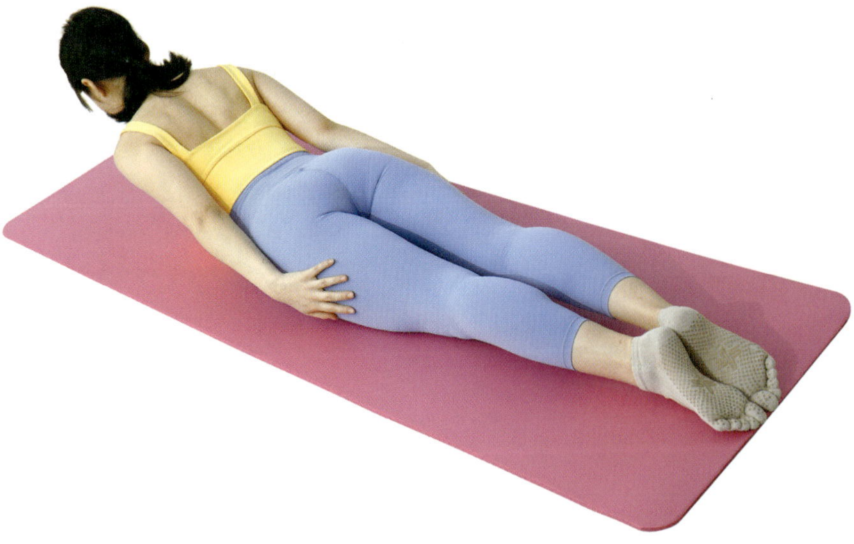

4 숨을 내쉬면서 어깨를 오른쪽으로 밀어 몸통을 가쪽굽힘되도록 한다.

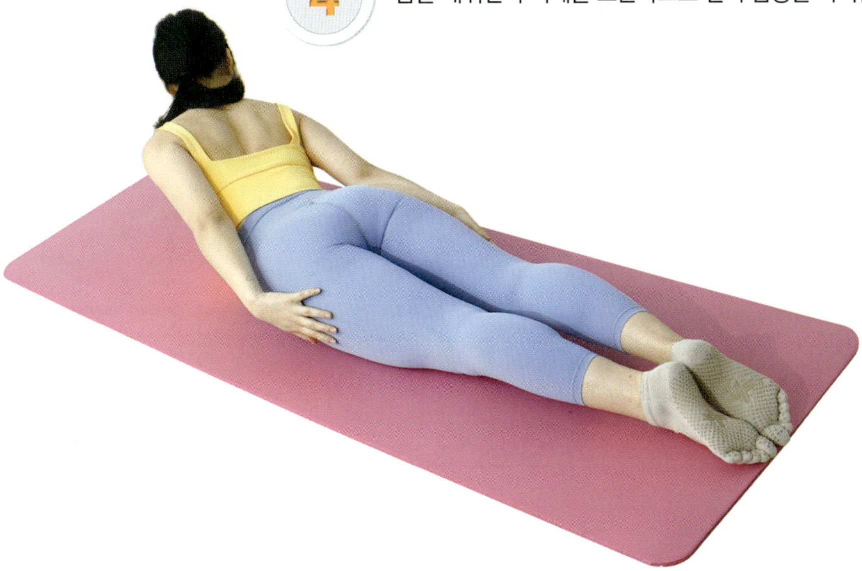

5 숨을 들이마시고 내쉬면서 시작위치로 돌아온다. 5회까지 반복한다.

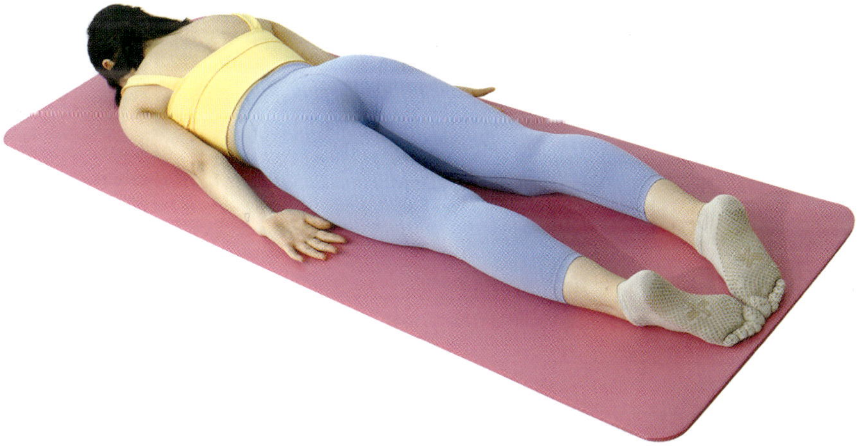

작용근	관찰	주의사항
• 코어안정근 • 척추 가쪽굽힘근 및 폄근 • 엉덩관절 모음근	• 척추 가쪽굽힘 운동 움직임	• 목 폄은 등 폄과 반드시 연결되어야 한다. • 등 척추가 펴하기 전에 머리가 먼저 매트로부터 떨어지게 한다. • 가쪽굽힘 시 골반과 다리를 고정시킨다.

06 더블 암 리프트 Double arm lift

목표

- 목과 등 척추의 운동과 강화
- 어깨뼈 운동과 강화, 어깨관절의 안정성

시작 자세

- 엎드려 누운 자세
- 팔은 머리 위로 길게 하여 매트에 놓고, 손바닥은 바닥을 향하게 한다.
- 다리를 길게 하고 골반 너비의 평형 자세를 한다.

STEP 1

1. 숨을 들이마시면서 자세를 준비한다.

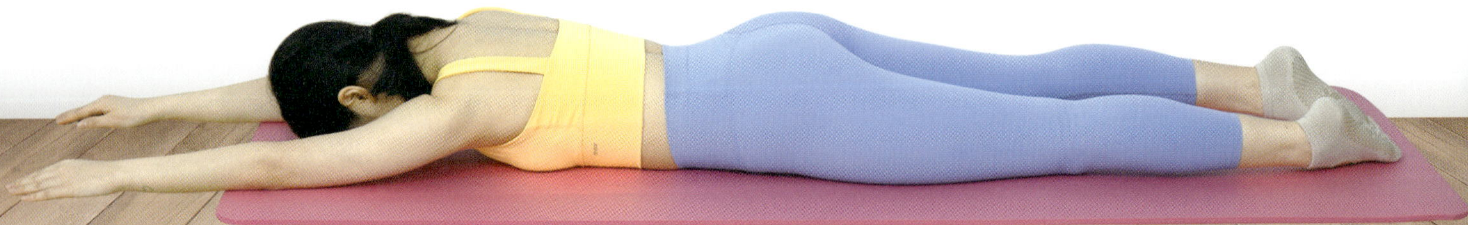

2 숨을 내쉬면서 골반바닥을 수축하며 팔을 들어 올리고, 머리부터 시작하여 목과 등 척추를 하나씩 들어 올린다. 갈비뼈 아래 부분은 매트와 접촉을 유지한다.
팔과 어깨의 정렬에 집중한다. 팔을 귀 부분까지 들어 올리고 손바닥은 바닥을 향한다. 동시에 다리를 모은다.
숨을 들이마시면서 자세를 유지하며 척추의 길이와 코어 강도를 느낀다.

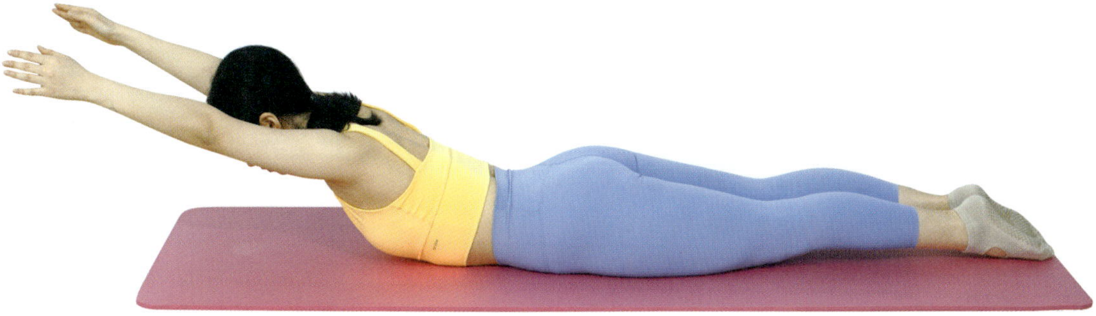

3 숨을 내쉬면서 길이와 강도를 유지하며 차례로 척추와 머리를 시작위치로 돌아오게 한다.
동시에 팔과 다리도 시작위치로 돌아오게 한다. 10회까지 반복한다.

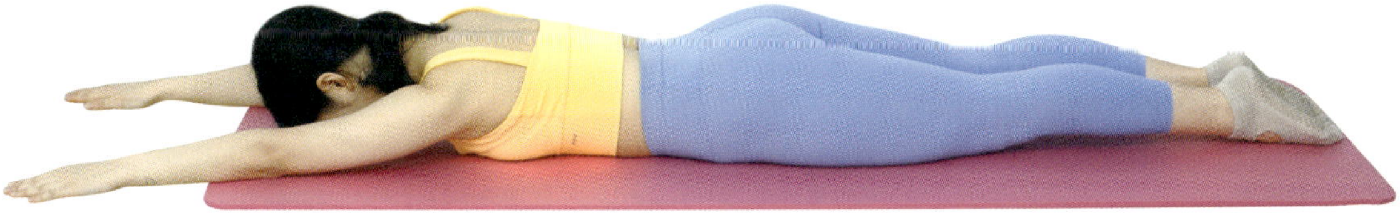

작용근

- 코어안정근
- 척추세움근
- 엉덩관절 폄근
- 어깨관절 굽힘근
- 목폄근

관찰

- 등뼈 척추의 폄 전에 목뼈 척추의 폄 발생
- 어깨관절의 움직임

주의사항

- 허리 척추를 길게 하고 골반이 앞이나 뒤로 기울이지 않게 한다.
- 운동 내내 다리의 길이와 힘을 유지하되 무릎은 과다 폄하지 않는다.
- 팔은 귀 높이까지 올린다.

07 머리/가슴 들기 Head/chest lift

목표

- 목과 등 척추의 운동과 강화
- 다트(dart) 운동의 준비

시작 자세

- 엎드려 누운 자세
- 팔은 몸 옆으로 길게 하여 매트에 놓고, 손바닥은 천장을 향하게 한다.
- 다리를 길게 이완하고 골반 너비로 벌린다.

STEP 1

1 숨을 들이마시면서 자세를 준비한다.

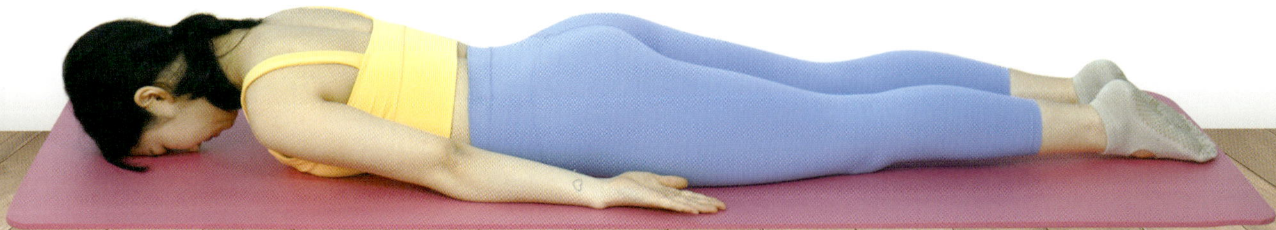

2 숨을 내쉬면서 머리부터 시작하여 목과 등 척추를 하나씩 들어 올린다.
갈비뼈 아래 부분은 매트와 접촉을 유지한다.
팔을 길게 만들어 약간 들어 올리고 숨을 들이마시면서 자세를 유지하며 척추의 길이와 코어 강도를 느낀다.

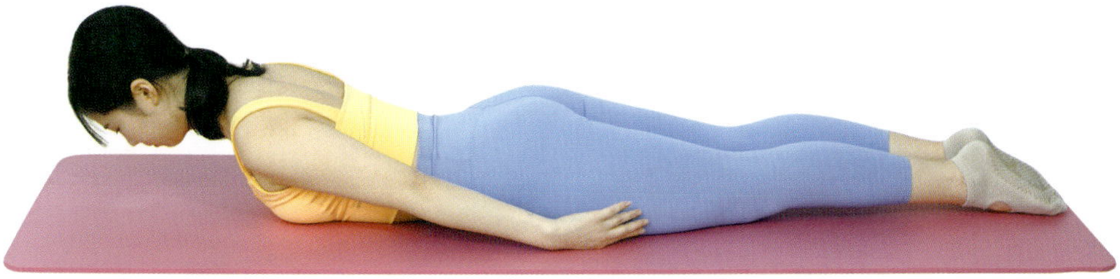

3 숨을 내쉬면서 길이와 강도를 유지하며 차례로 척추와 머리를 시작위치로 돌아오게 한다.
10회까지 반복한다.

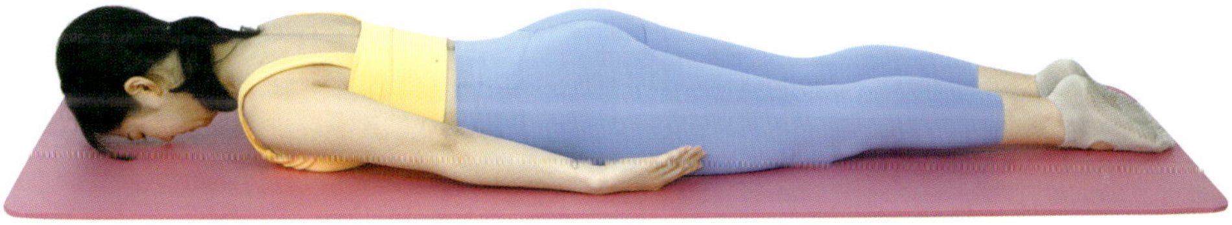

작용근

- 척추폄근
- 목폄근

관찰

- 목뼈의 폄과 등뼈의 폄의 연결 움직임

주의사항

- 가슴을 많이 올리지 않는다. 다리와 엉덩이에 힘이 많이 들어가지 않게 한다.
- 등 척추를 폄하기 전에 머리가 먼저 매트로부터 떨어지게 한다.
- 발은 매트와 접촉을 유지한다.

08 다이아몬드 프레스 Diamond press

목표

- 목과 등 척추의 운동과 강화
- 스완(swan) 준비

시작 자세

- 엎드려 누운 자세
- 다리는 골반 너비보다 약간 넓게 한다.
- 팔꿉관절은 굽힌 후 손바닥을 매트에 놓고 다이아몬드 모양으로 만든다.

STEP 1

1. 숨을 들이마시면서 자세를 준비한다.

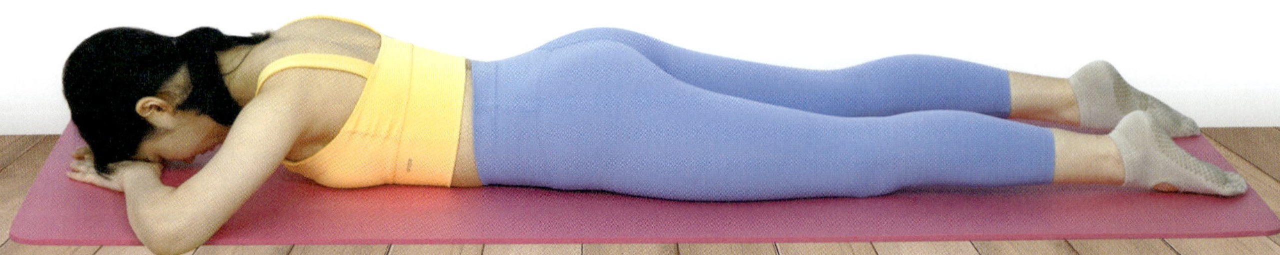

2 숨을 내쉬면서 머리부터 시작하여 목과 등 척추를 하나씩 들어 올린다.
갈비뼈 아래 부분은 매트로부터 약간 떨어지도록 한다.
팔꿉관절은 조금씩 펴지기 시작한다.
숨을 들이마시면서 자세를 유지하며 척추의 길이와 코어 강도를 느낀다.

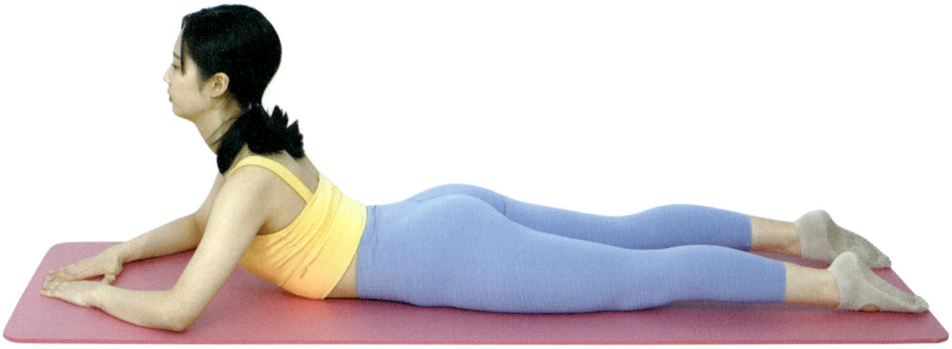

3 숨을 내쉬면서 팔꿉관절을 굽히고 길이와 강도를 유지하며 차례로 척추와 머리를 시작위치로 돌아오게 한다.
10회까지 반복한다.

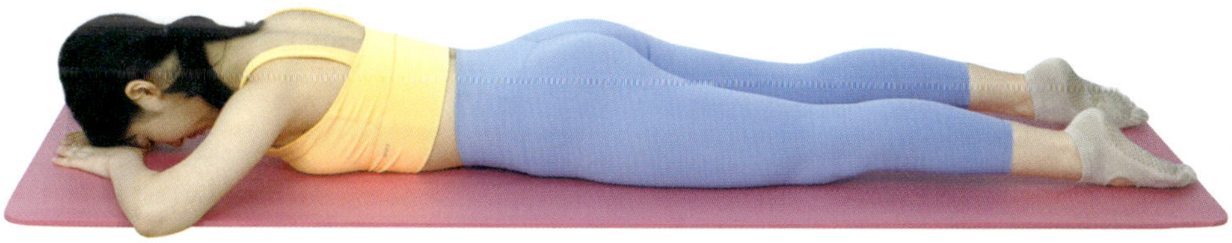

작용근

- 척추폄근
- 어깨관절 안정근
- 목폄근

관찰

- 목뼈와 등뼈의 폄과 연결
- 가슴우리의 들림 움직임
- 신체 정렬

주의사항

- 목뼈의 폄이 등뼈의 폄과 연결되도록 한다.
- 목뼈와 등뼈 척추만 폄이 되게 한다.
- 허리 척추의 압박을 피하기 위해 낮게 들어 올리고 가슴우리가 매트에 닿아 있도록 한다.
- 어깨관절의 앞면을 열고 긴장이 없어야 한다.

09 스핑크스 Sphinx

목표

- 어깨와 척추 자세 정렬

시작 자세

- 엎드려 누운 자세
- 다리는 골반 너비보다 약간 넓게 한다.
- 손은 손바닥을 매트에 놓고 어깨보다 약간 위쪽에 배치한다.
- 팔꿉관절은 굽히고 매트에 닿게 한다.

STEP 1

1 숨을 들이마시면서 자세를 준비한다.

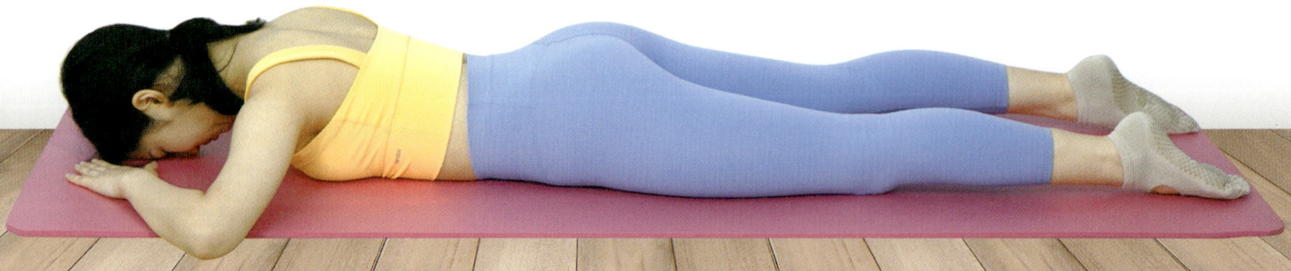

2 숨을 내쉬면서 머리부터 시작하여 몸통을 서서히 들어 올린다.
팔꿈치는 어깨너비 정도로 바닥을 지지한 상태에서 자세를 유지한다.

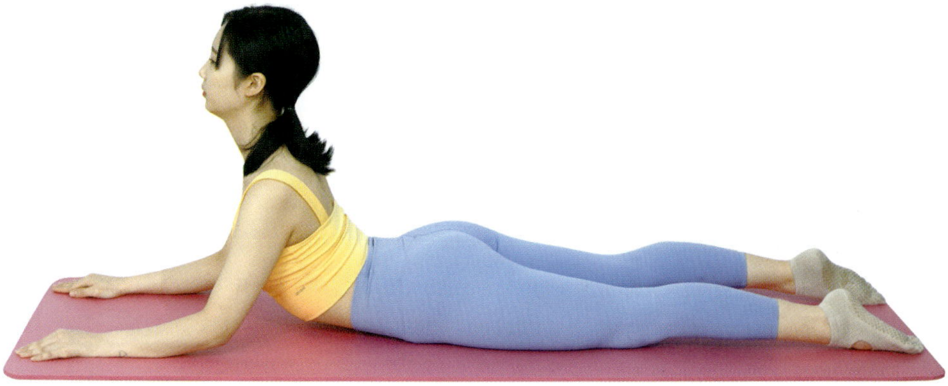

3 숨을 들이마시면서 시작 자세로 돌아온다.

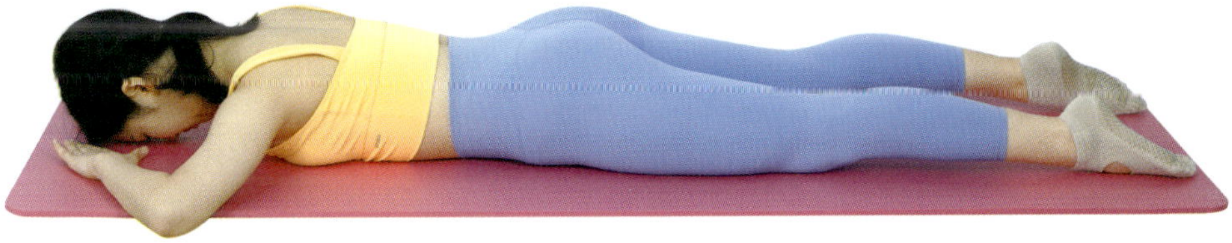

작용근

- 척추세움근
- 어깨안정근
- 팔꿈치굽힘근 및 폄근
- 목폄근

관찰

- 중립 골반 유지
- 어깨관절의 각도
- 척추분절

주의사항

- 목뼈의 폄이 등뼈의 폄과 연결되도록 한다.
- 팔꿈치가 매트에 닿아 있도록 한다.
- 어깨관절과 팔꿈치관절이 90°를 유지하도록 한다.

10 스완 Swan

목표

- 목과 등 척추의 운동과 강화
- 척추 폄의 안정성
- 엉덩관절 폄의 향상

시작 자세

- 엎드려 누운 자세
- 다리를 골반 너비보다 약간 넓게 한다.
- 손은 손바닥을 매트에 놓고 어깨보다 약간 위쪽에 배치하고 어깨너비 정도로 벌린다.
- 팔꿉관절은 구부리고 매트에 닿게 한다.

STEP 1

1 숨을 들이마시면서 자세를 준비한다.

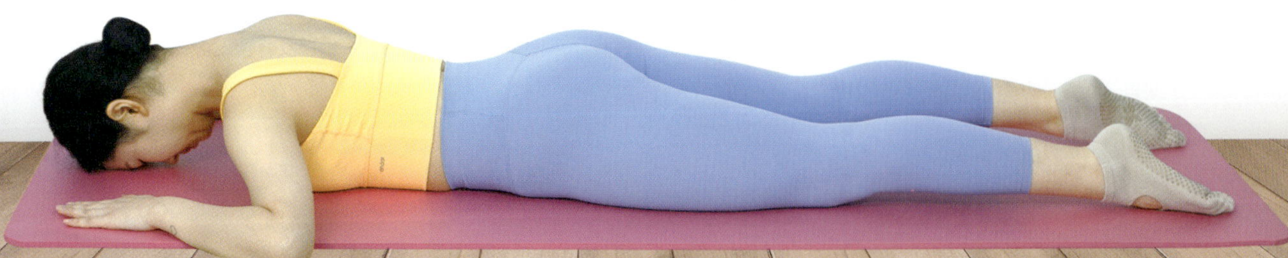

2 숨을 내쉬면서 머리부터 시작하여 목과 등 척추를 하나씩 들어 올린다.
갈비뼈 아래 부분은 매트로부터 약간 떨어진다.
팔꿉관절은 조금씩 펴지기 시작한다.
숨을 들이마시면서 자세를 유지하고, 척추의 길이와 코어 강도를 느낀다.

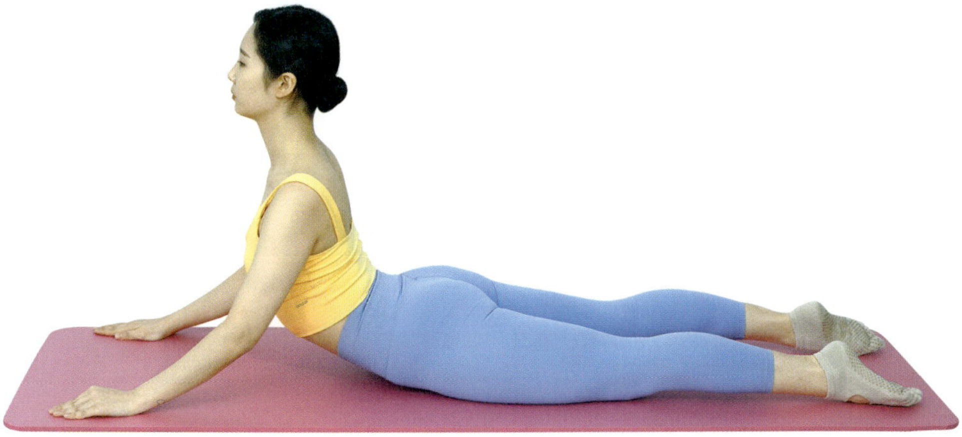

3 숨을 내쉬면서 팔꿉관절을 구부리고
길이와 강도를 유지하면서 차례로 척추와 머리를 매트에 내린다.
10회까지 반복한다.

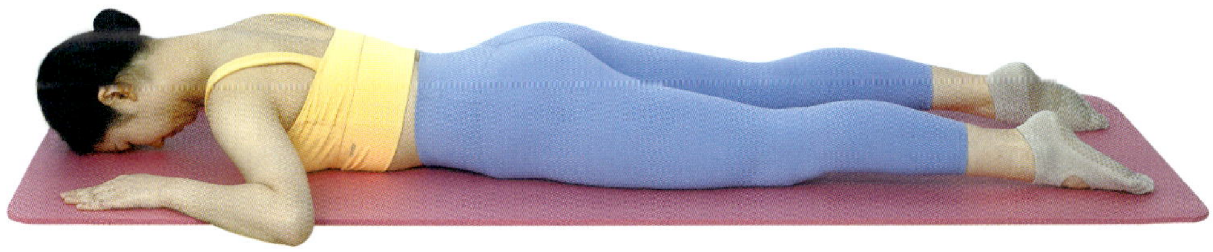

작용근

- 척추폄근
- 엉덩관절 폄근
- 어깨관절 안정근
- 목폄근

관찰

- 어깨의 정렬
- 허리 척추의 압축 움직임

주의사항

- 허리 척추의 강한 압축을 피한다.
- 목뼈 척추의 과도한 폄이 되지 않도록 한다.
- 눈의 초점 위치는 동작에 따라서 조정한다.
- 어깨의 긴장이 없도록 하고, 특히 척추를 매트로 반환 시 어깨를 들어 올리지 않는다.
- 운동 내내 다리의 길이와 에너지를 유지하되 무릎을 과다 확장하지 않는다.

11 레그 리프트 Leg lift

목표

- 엎드린 자세에서 코어의 안정성
- 다리의 정렬과 엉덩관절 폄근 강화

시작 자세

- 엎드려 누운 자세
- 골반과 척추는 중립 상태이다.
- 다리는 골반 너비의 평행 상태이다.
- 손끝은 모으고 팔꿉관절은 굽힌다. 이마에 손등을 놓는다(이 위치는 개인별 자세에 따라 다를 수 있다. 어깨에 문제가 있다면, 어깨의 안정성을 확보하기 위해 팔의 각도를 더 벌릴 수 있다).

STEP 1 싱글 레그 리프트

1. 숨을 들이마시면서 자세를 준비한다.

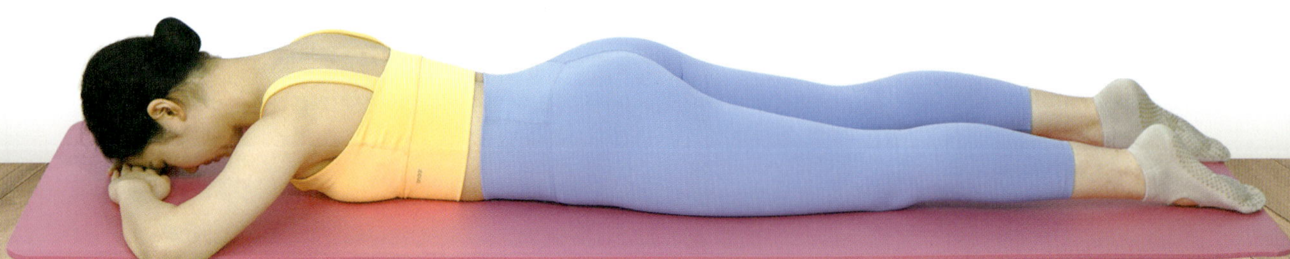

2 숨을 내쉬면서 배 부위를 등 쪽으로 당겨 내쉬는 호흡을 충분하게 한다.
한쪽 다리를 들어 골반 높이까지 올린다. 발은 발바닥굽힘 상태이다.
숨을 들이마시면서 유지한다.

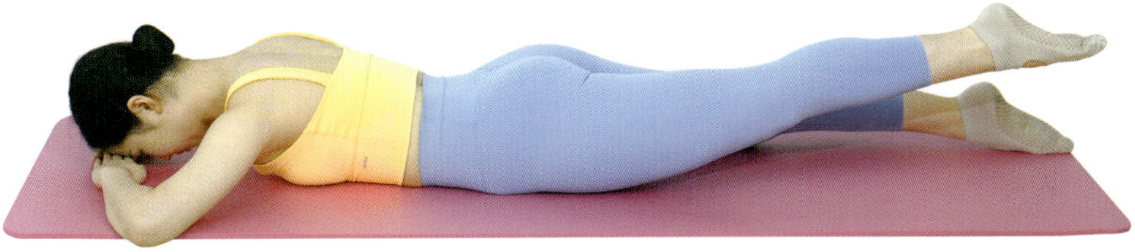

3 숨을 내쉬면서 시작위치로 돌아온다. 다리를 번갈아 가면서 10회까지 반복한다.

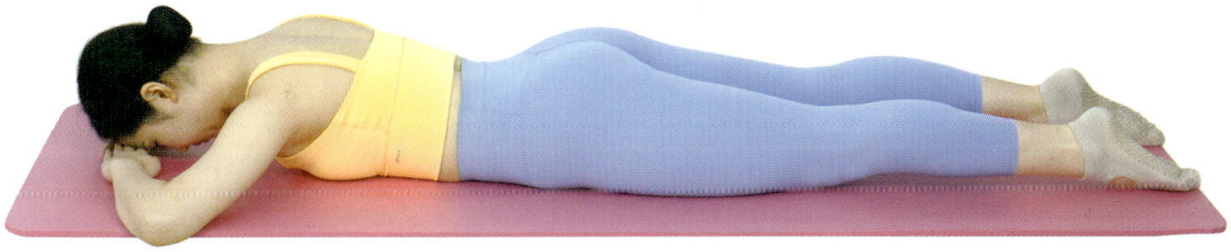

STEP 2

롱 레그 리프트

1 숨을 들이마시면서 자세를 준비한다.

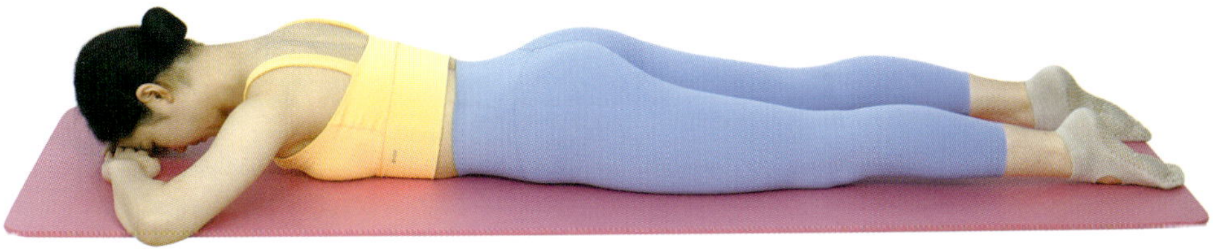

2 숨을 내쉬면서 배 부위를 등 쪽으로 당겨 내쉬는 호흡을 충분하게 한다.
한쪽 다리를 골반이 유지될 수 있는 한계까지 올린다. 숨을 들이마시면서 유지한다.

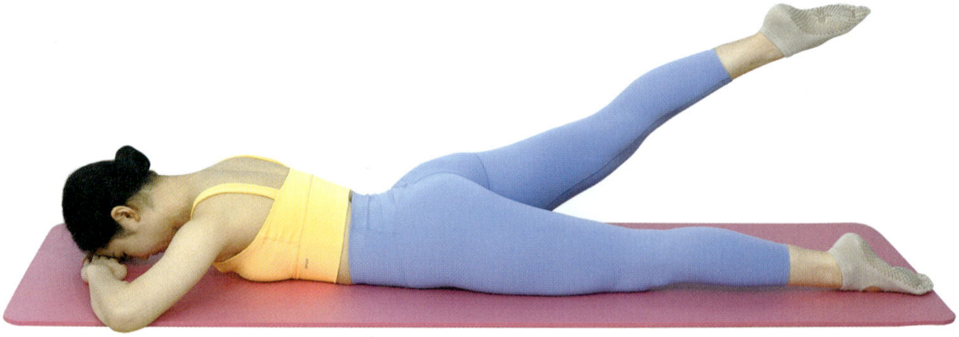

3 숨을 내쉬면서 시작위치로 돌아온다. 다리는 번갈아 가면서 10회 반복한다.

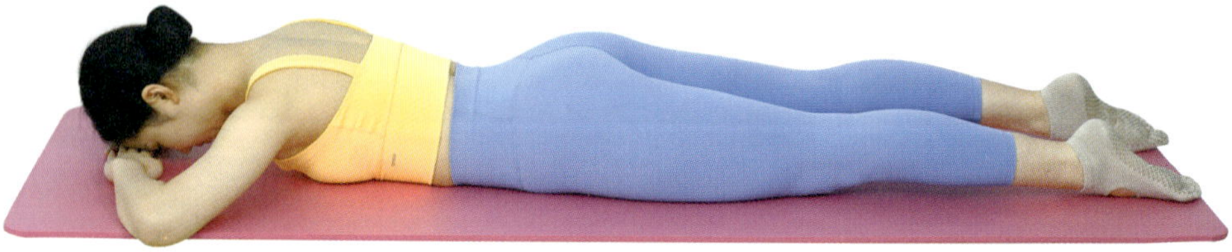

작용근

- 코어안정근
- 엉덩관절 폄근
- 척추세움근

관찰

- 골반의 중립 유지
- 다리의 정렬
- 어깨의 안정성

주의사항

- 팔에 힘을 빼고 어깨의 안정성을 유지한다.
- 골반의 안정성과 다리의 정렬을 유지한다.

12 얼터네이팅 레그 리프트 Alternating leg lift

목표

- 엎드려 누운 자세에서 코어의 안정성
- 엉덩관절 폄근 강화

시작 자세

- 엎드려 누운 자세
- 발은 골반 너비의 평행 상태이다.
- 손끝은 모으고 팔꿉관절은 굽힌다. 이마에 손등을 놓는다.

STEP 1

1. 숨을 들이마시면서 자세를 준비한다.

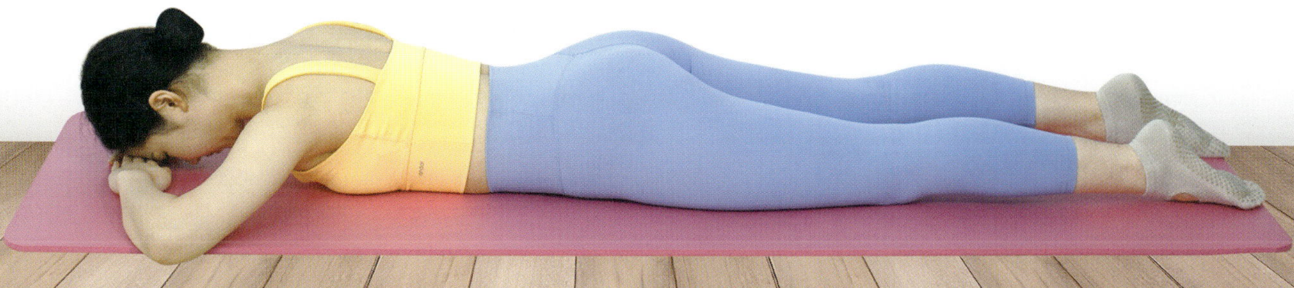

2 숨을 내쉬면서 배 부위를 등 쪽으로 밀어 내쉬는 호흡을 충분하게 한다.
발은 발바닥굽힘한 상태로 한쪽 다리를 들어 골반 높이까지 올린다.

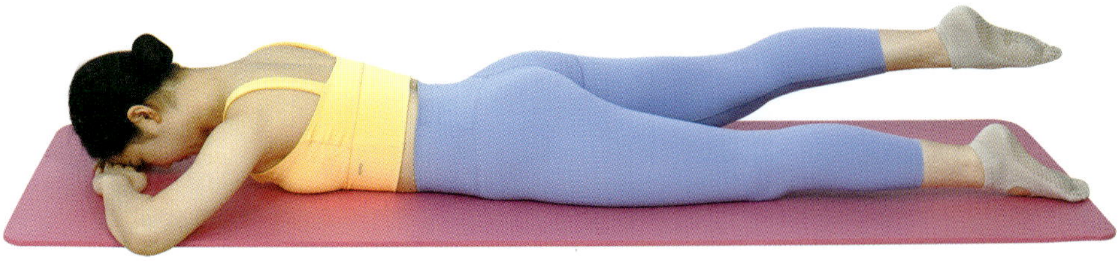

3 숨을 들이마시면서 올린 다리를 내리고 반대쪽 다리를 올린다.

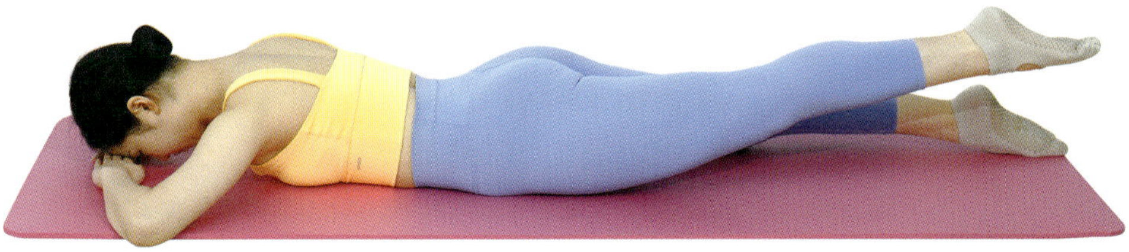

4 다리를 번갈아 가면서 10회까지 반복 후 시작 자세로 돌아온다.

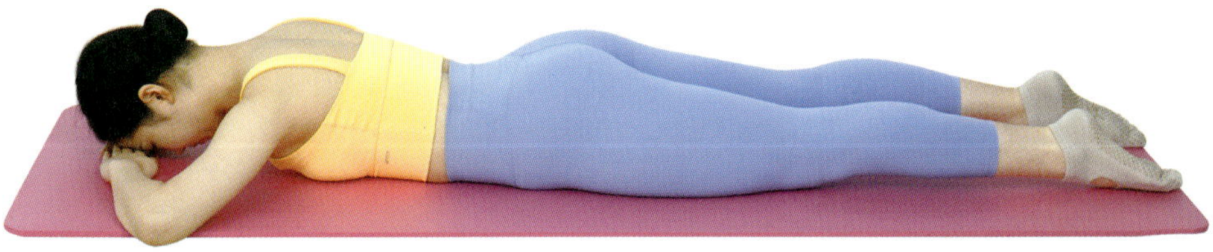

작용근

- 코어안정근
- 엉덩관절 폄근

관찰

- 신체 정렬
- 다리 움직임

주의사항

- 운동 내내 적절한 수준으로 복부 깊은 근육과 골반바닥의 연결을 지속한다.
- 어깨관절의 앞면을 열고 긴장이 없어야 한다.

13 싱글 레그 킥 [예비동작] Single leg kick

목표

- 엎드려 누운 자세에서 코어의 안정성
- 다리의 굽힘, 폄 운동(협응)

시작 자세

- 엎드려 누운 자세
- 발은 골반 너비의 평행 상태이다.
- 손바닥을 매트에 놓고, 어깨보다 위쪽에 위치한다.
- 팔꿉관절을 굽혀 매트에 지지한다.

STEP 1

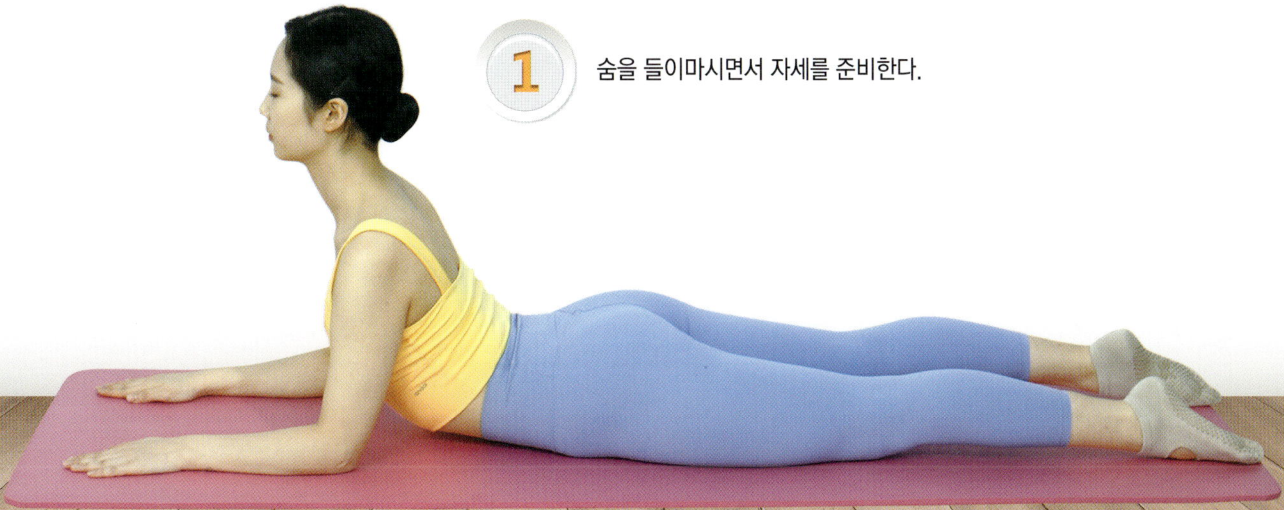

1. 숨을 들이마시면서 자세를 준비한다.

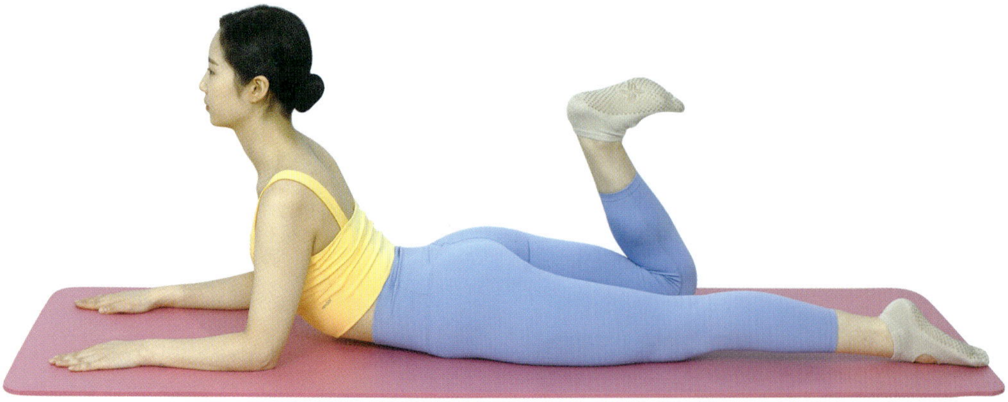

2 숨을 내쉬면서 한쪽 무릎을 구부려 발뒤꿈치를 엉덩이 쪽으로 힘차게 찬다.

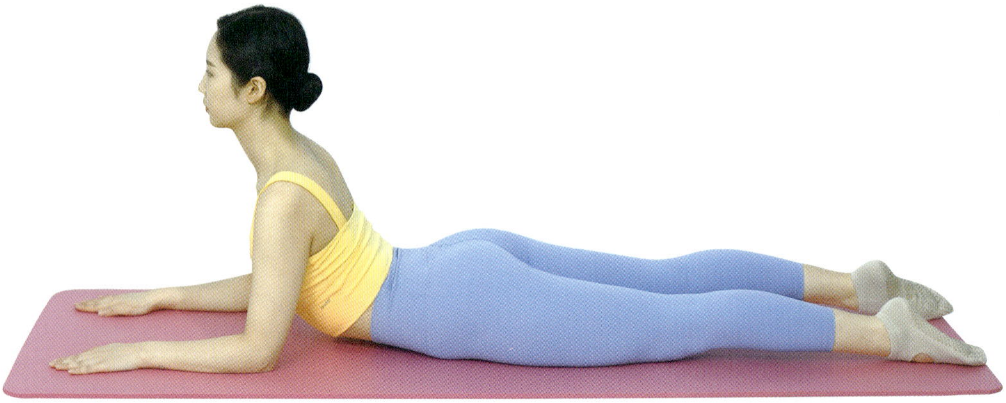

3 숨을 들이마시면서 무릎을 펴서 매트 위의 시작위치로 돌아간다.
골반과 척추의 안정성을 유지한다.

4 숨을 내쉬면서 반대쪽 무릎을 구부려 발뒤꿈치를 엉덩이 쪽으로 힘차게 찬다. 각각 10회 반복한다.

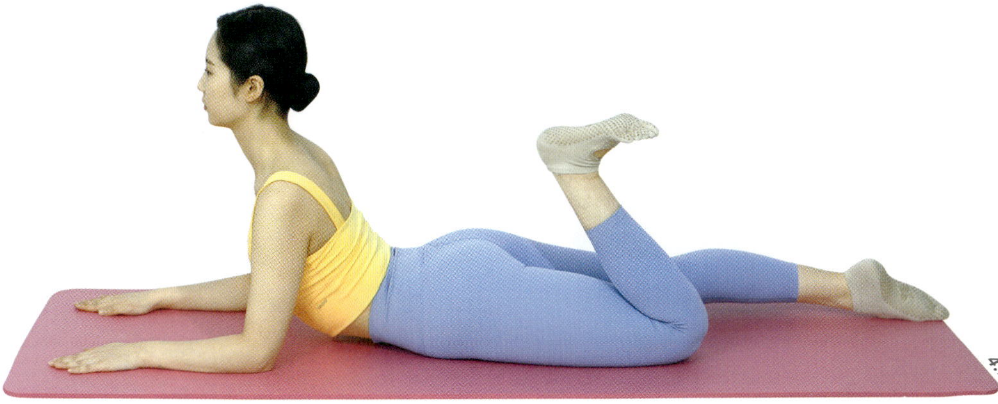

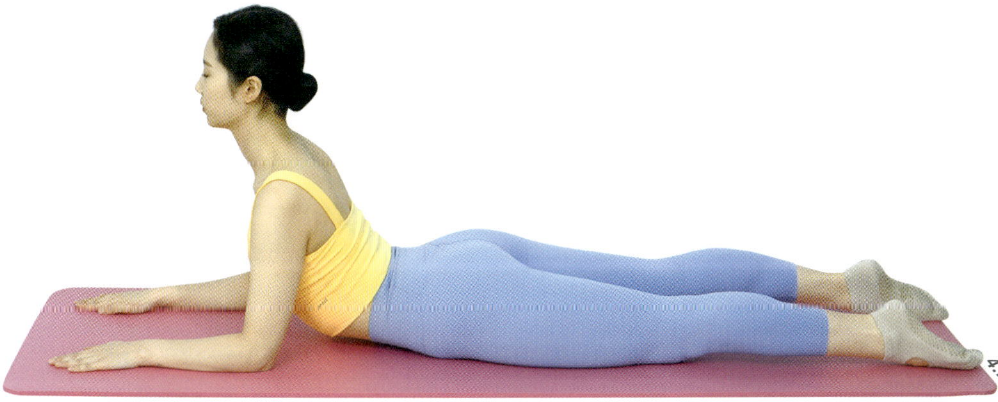

작용근

- 코어안정근
- 척추폄근
- 엉덩관절 폄근
- 무릎관절 폄근
- 무릎관절 굽힘근

관찰

- 정렬 상태
- 골반경사
- 운동 시 등뼈의 자세 유지

주의사항

- 운동 내내 골반과 척추의 안정성을 유지한다.
- 다리를 펼 때 무릎을 과다 확장하지 않는다.
- 운동 동작 시 엉덩관절, 무릎, 발목의 정렬을 유지한다.
- 어깨의 안정성을 유지한다.
- 골반의 안정성을 유지한다.
- 킥을 힘차게 차지만 신체 움직임의 안정성을 유지한다.

14 스위밍 [예비동작] Swimming

목표

- 전신근육 운동
- 균형감각 향상
- 목과 등 척추의 운동과 강화

시작 자세

- 엎드려 누운 자세
- 발은 골반 너비의 평행 상태이다.
- 팔을 머리 위로 펴고 손바닥을 아래로 향하게 한다.

STEP 1

1 숨을 들이마시면서 자세를 준비한다.

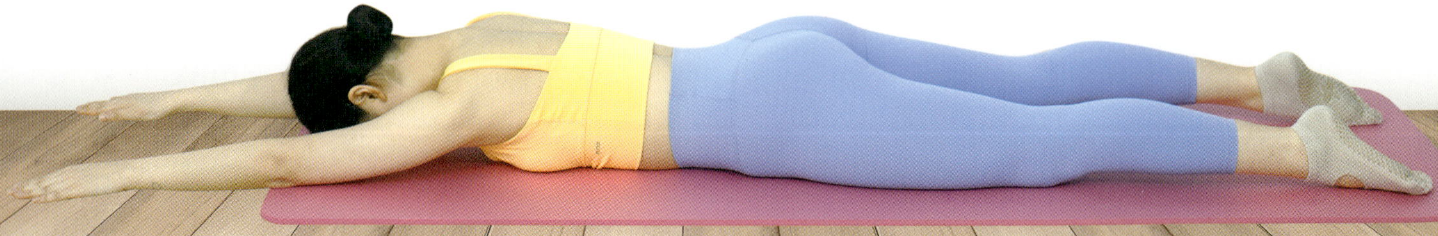

2 왼쪽 팔과 오른쪽 다리를 올린다.
이 운동은 정해진 호흡패턴 없이 자연스럽게 호흡한다.

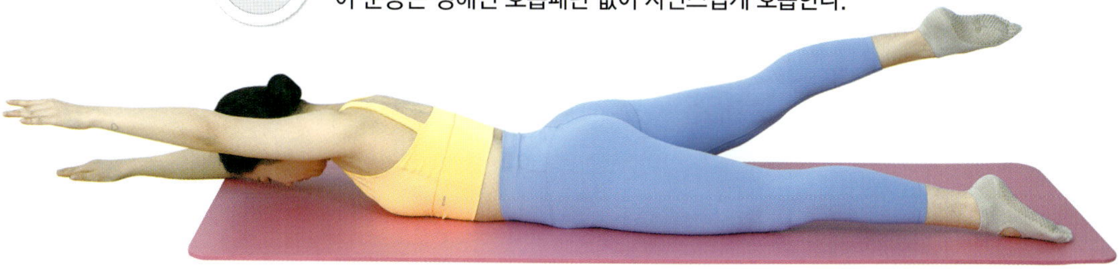

3 반대쪽 팔과 다리를 올린다.

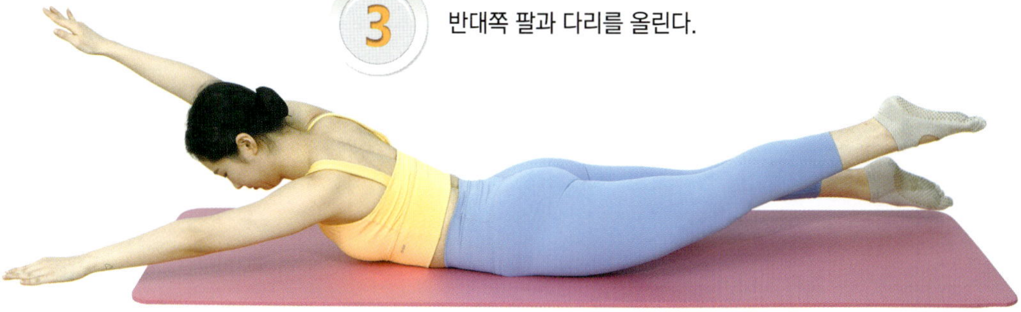

4 10회까지 반복한 후 시작 자세로 돌아온다.

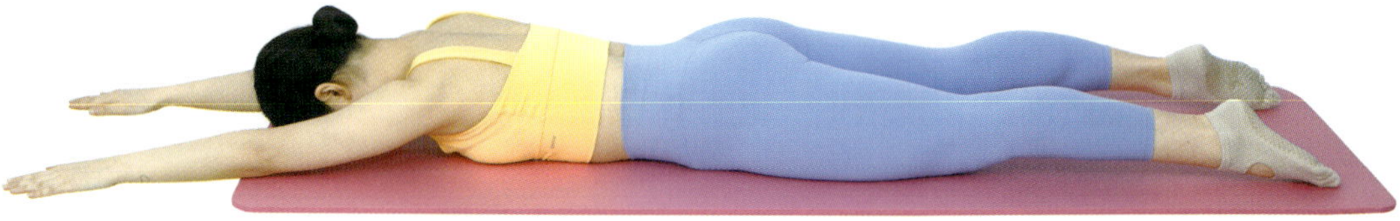

작용근

- 코어안정근
- 척추폄근
- 엉덩관절 폄근
- 어깨관절 폄근
- 어깨관절 굽힘근

관찰

- 팔다리의 움직임
- 골반, 척추의 움직임

주의사항

- 재활이 목적일 때는 천천히 주의하여 운동한다.
- 운동 내내 배 근육을 사용하여 골반의 앞기울임을 제한한다.
- 가슴우리와 어깨뼈의 연결을 유지한다.
- 팔다리를 길게 유지하되 운동 중 팔꿈치와 무릎을 과다 폄하지 않는다.

15 스타 Star

목표

- 척추돌림 운동
- 엎드려 누운 자세에서 코어의 안정성 향상
- 엉덩관절 운동

시작 자세

- 엎드려 누운 자세
- 골반과 척추는 중립 상태이다.
- 다리는 골반 너비보다 약간 넓게 벌린다.
- 양팔을 머리 위로 뻗는다.

STEP 1

1. 숨을 들이마시면서 자세를 준비한다.

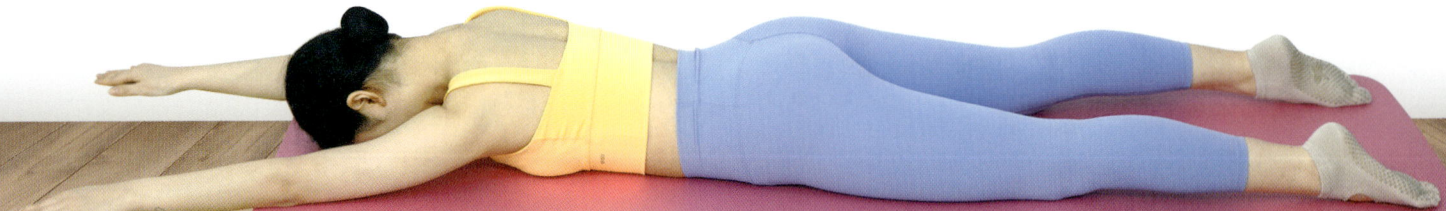

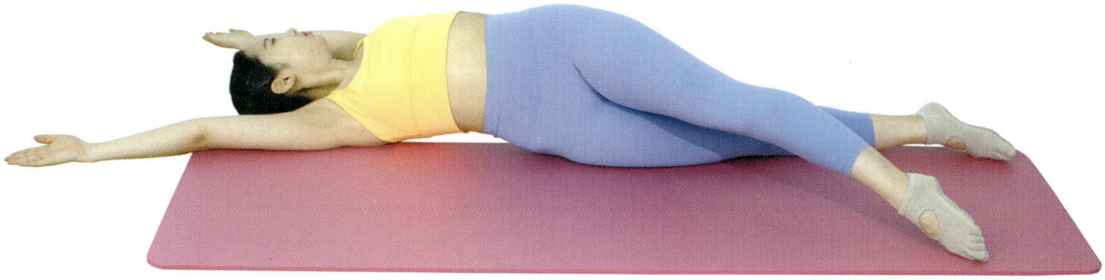

2 숨을 내쉬면서 왼쪽 팔을 들어 왼쪽으로 몸통과 함께 돌림한다. 왼쪽 다리 발끝이 다리가 매트에서 뜨지 않을 때까지 돌림한다. 숨을 들이마시면서 6초 이상 유지한다.

3 숨을 내쉬면서 시작위치로 돌아온다. 반대쪽도 같은 방법으로 하며 6회 반복한다.

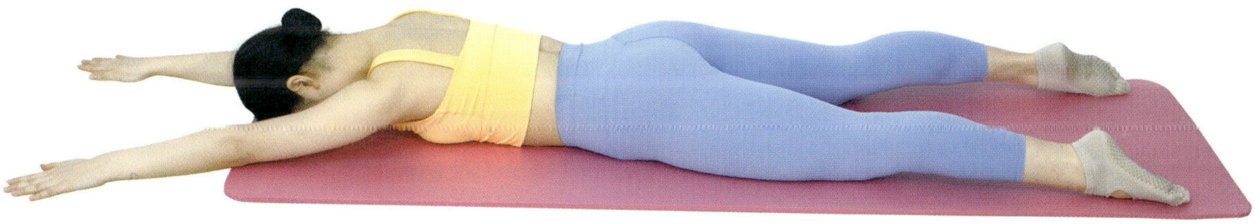

작용근

- 코어안정근
- 척추돌림근

관찰

- 척추의 돌림 움직임

주의사항

- 운동 내내 목이 이완되어 편안하도록 유지한다.
- 다리는 길게 하되 무릎을 과다 폄하지 않는다.

01 호흡하기 Breathing

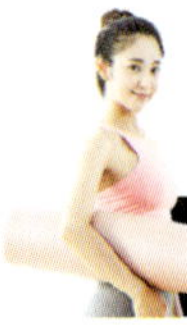

목표

- 네발기기 자세에서 골반 중립과 척추의 인식
- 어깨뼈의 정렬 및 안정성 인식

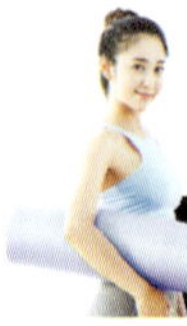

시작 자세

- 네발기기 자세로 손은 어깨 아래, 무릎은 골반 아래에 놓는다.

STEP 1 중립 골반과 허리 척추 인식

1. 숨을 들이마시면서 골반을 뒤로 기울여 허리 척추가 약간 굽혀지게 한다.

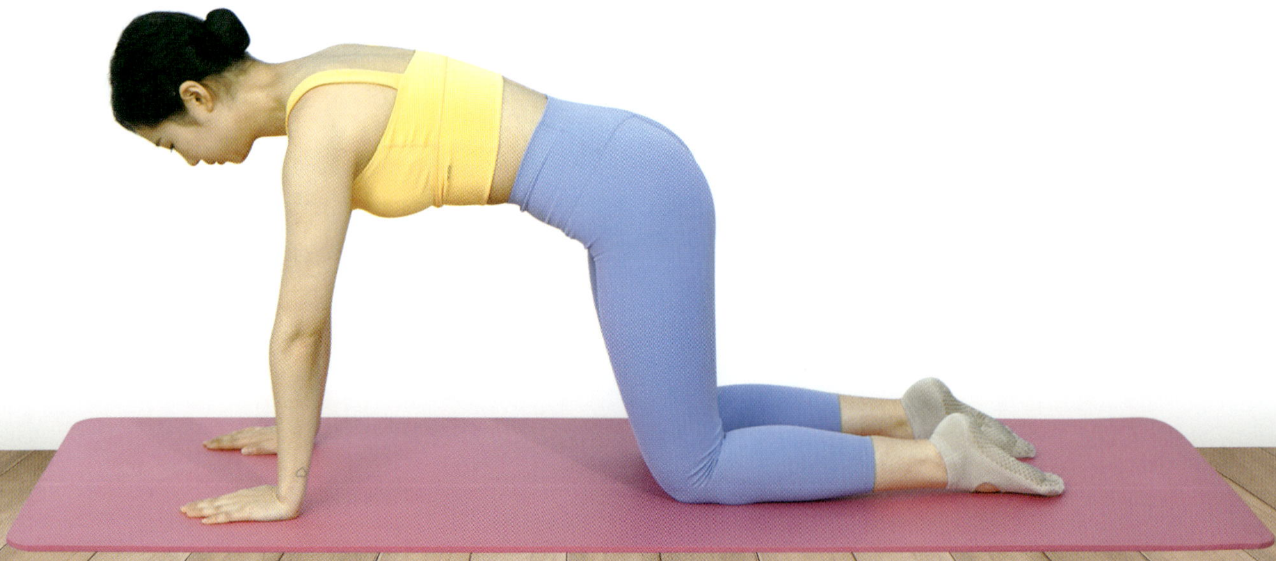

2

두 동작 사이에 숨을 내쉬면서 골반의 위치를 길어지게 하되,
집어넣거나 아치 모양이 되지 않도록 한다.
허리 척추의 자연스러운 앞굽음(lordosis)이 이루어져야 한다(중립 척추).

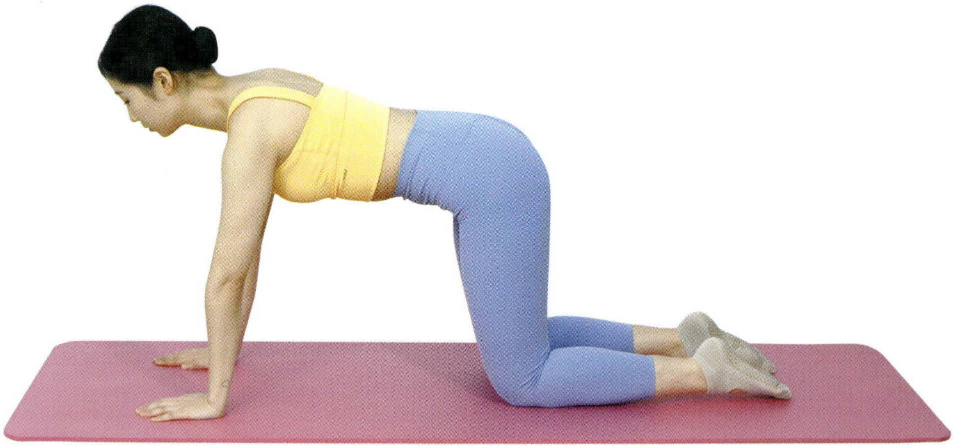

3

척추를 길게 하고 골반을 앞으로 기울여 허리 척추가 약간 연장되게 한다.
3회 반복한다.

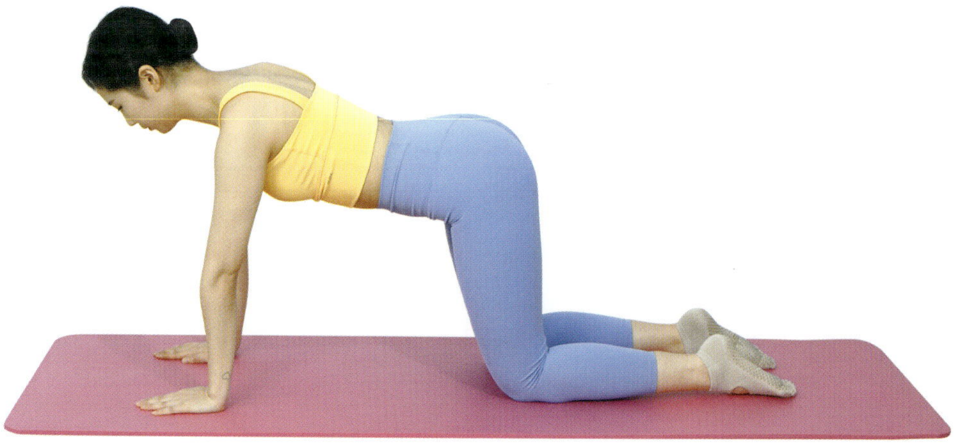

STEP 2

목과 등 척추의 중립 및 어깨뼈의 안정성 인식

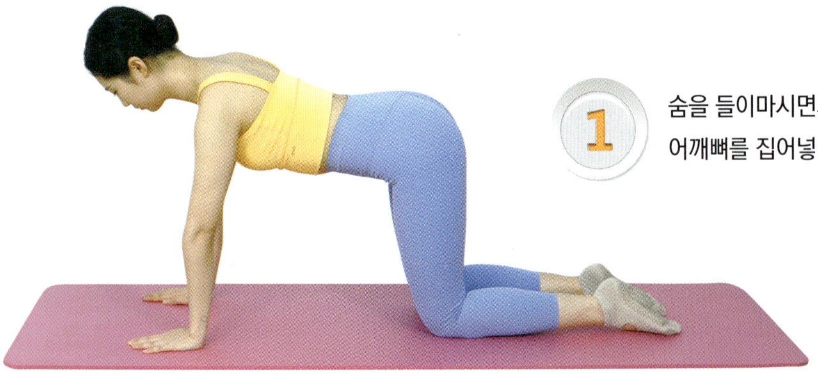

1 숨을 들이마시면서 팔꿈치를 편 상태로 어깨뼈를 집어넣어 등 척추가 약간 연장되게 한다.

2 두 동작 사이에 숨을 내쉬며 어깨뼈의 위치를 찾고 척추를 길게 만들어 등 척추의 자연스러운 뒤굽음(kyphosis)을 만든다.
목을 길게 만들고 목 척추의 자연스러운 곡선을 만든다.

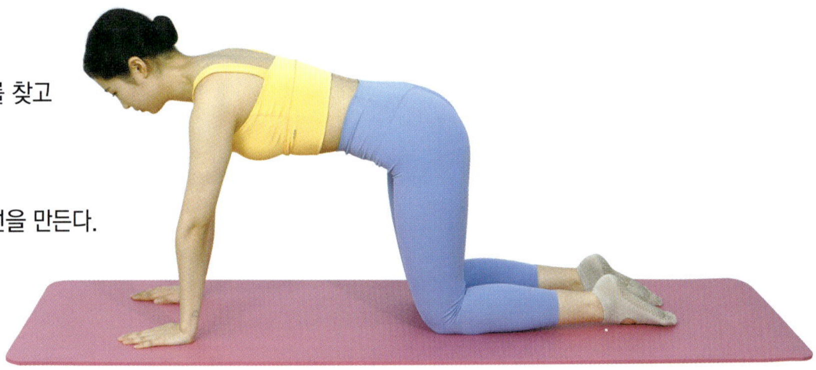

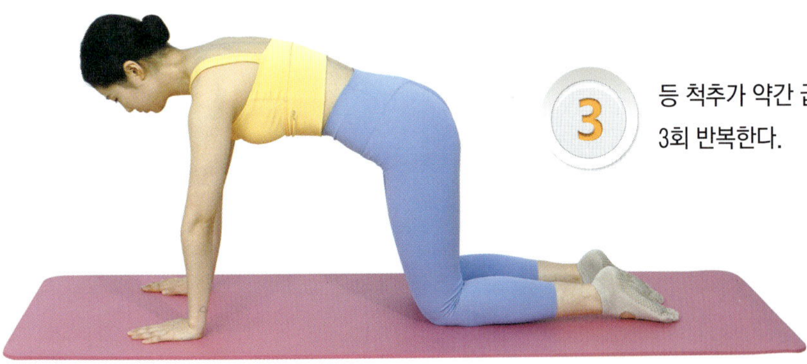

3 등 척추가 약간 굽혀지게 팔을 뻗는다.
3회 반복한다.

작용근

- 네발기기 자세에서 코어안정근
- 호흡근

관찰

- 네발기기 자세에서 호흡 시 척추와 골반의 움직임

주의사항

- 운동 내내 팔꿉관절을 과다 펴하지 않는다.
- 골반과 척추의 중립을 유지한다.

02 캣 스트레치 Cat stretch

목표

- 척추 운동과 신장
- 척추굽힘 시 배 근육의 지원 강화
- 네발기기 자세에서 골반, 척추, 어깨뼈와 머리의 중립위치 인식

시작 자세

- 네발기기 자세

STEP 1

1. 숨을 들이마시면서 자세를 준비한다.

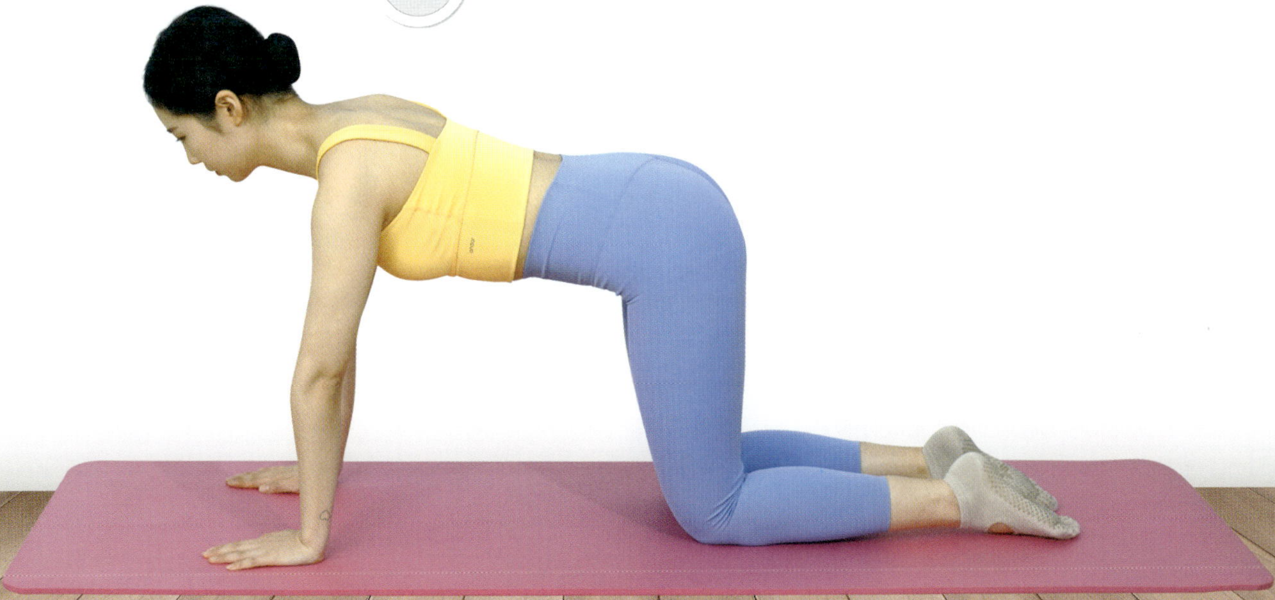

2 숨을 내쉬면서 골반 뒤기울임을 시작으로 척추 마디를 굴려 하나씩 매트에서 멀어지게 한다.
골반의 롤링으로 시작해 허리뼈의 굽힘 후 중간과 위쪽 등이 약간 굽혀지게 한다.
이후 머리를 끄덕이며 목을 길게 굽혀 전체적으로 굽힘된 척추를 만든다(즉, C-곡선을 만든다).

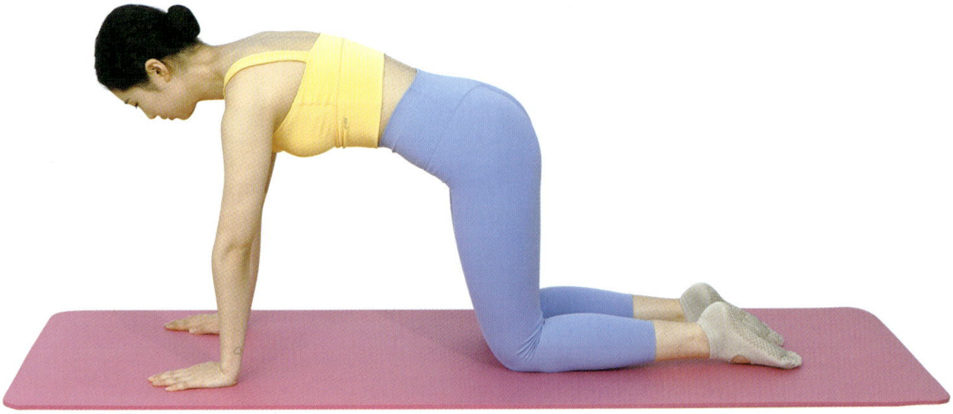

3 숨을 들이마시면서 길어지고 굽힘된 척추의 위치를 유지하면서 가슴부 척추를 좀 더 넓히는 가쪽호흡을 한다.

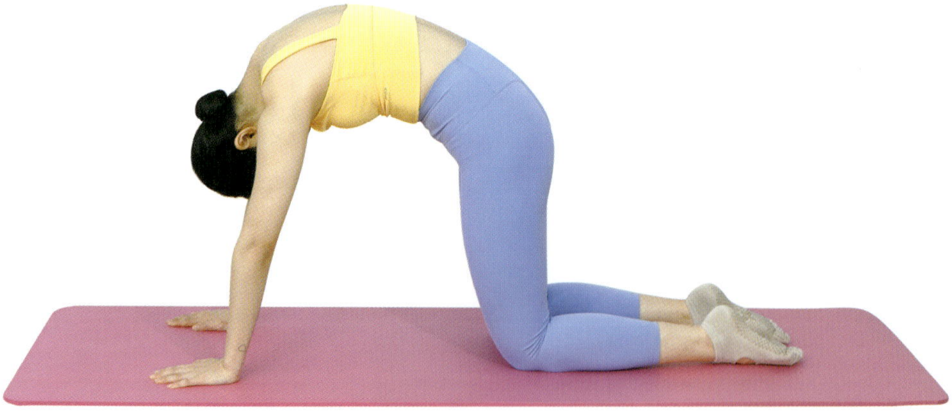

4 숨을 내쉬면서 골반과 머리에서 동시에 시작하여 척추를 길게 하여 중립위치로 만들고, 골반을 몸통으로부터 멀리 떨어지게 하는 동시에 머리를 길게 하여 다리에서 떨어지게 한다. 10회까지 반복한다.

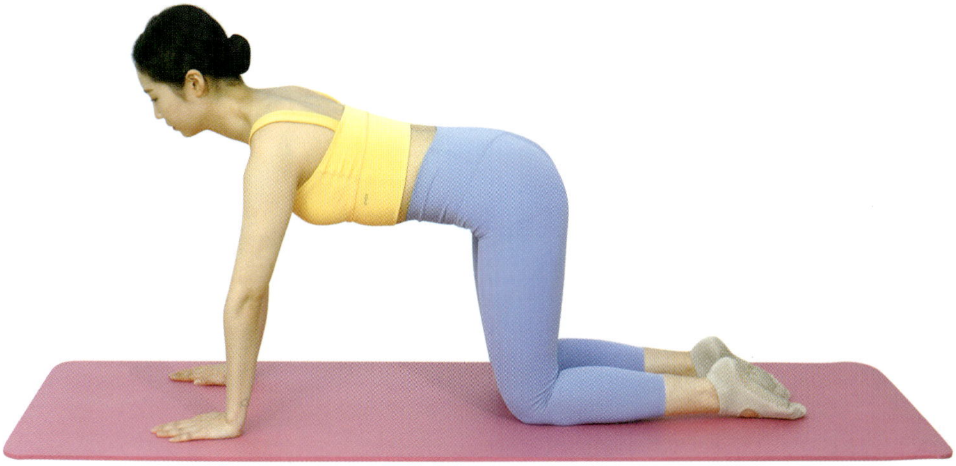

작용근

- 척추폄근
- 척추굽힘근
- 엉덩관절 폄근
- 엉덩관절 굽힘근

관찰

- 척추분절 움직임

주의사항

- 등을 굽히면서 어깨뼈가 자연스럽게 내밈되는 것을 허용하되, 어깨뼈가 과도하게 내밈되거나 올라가지 않도록 한다.
- 머리를 척추의 곡선을 따르도록 유지하되 목을 과도하게 굽히지 않아야 한다.
- 양손과 양쪽 무릎에 체중이 고르게 분산되도록 유지한다.

03 닐링 햄스트링 스트레치 Kneeling hamstring stretch

목표

- 네발기기 자세에서 넙다리뒤근 신장

시작 자세

- 네발기기 자세

STEP 1

1. 자세를 준비한다.

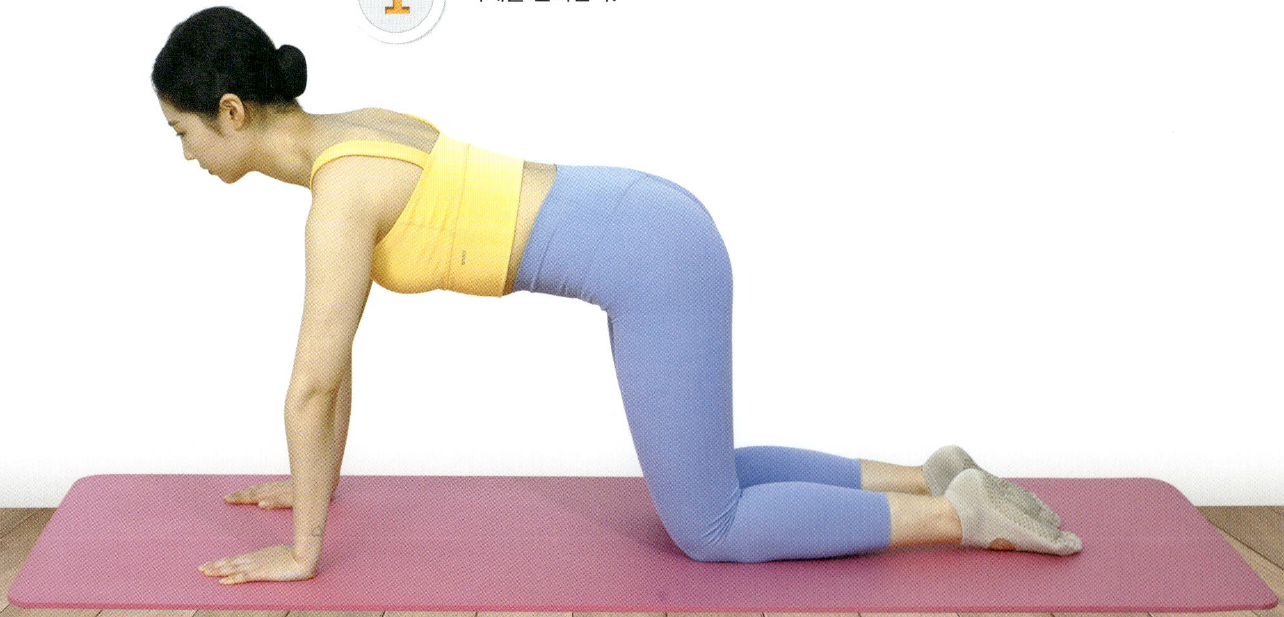

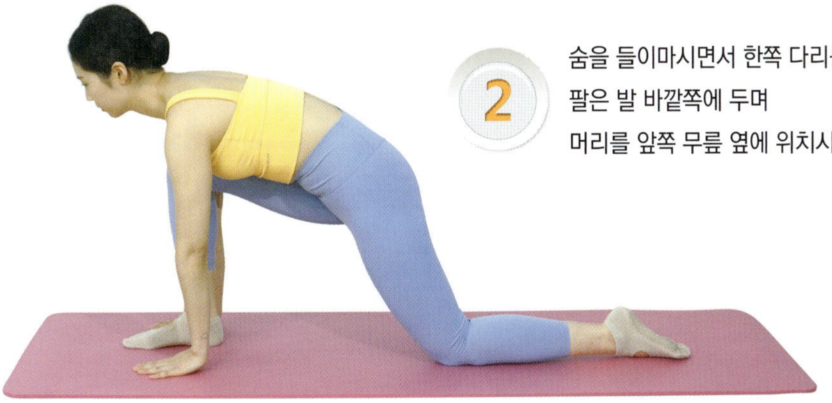

2 숨을 들이마시면서 한쪽 다리를 앞쪽에 놓고
팔은 발 바깥쪽에 두며
머리를 앞쪽 무릎 옆에 위치시킨다.

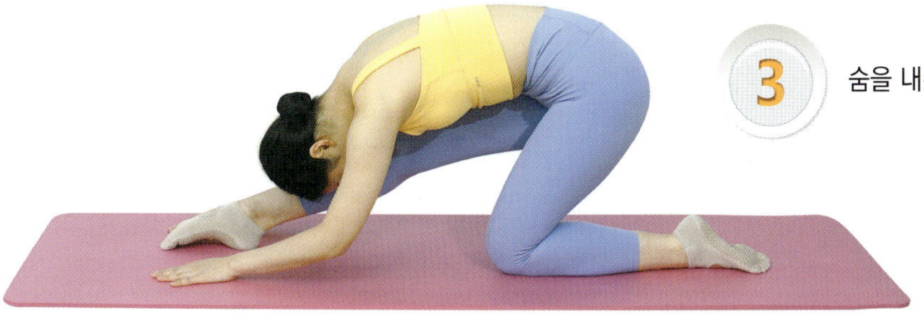

3 숨을 내쉬면서 무릎을 펴며 뒤로 이동한다.

4 시작 자세로 돌아온다.
다리를 교대하여 각각 5회 반복한다.

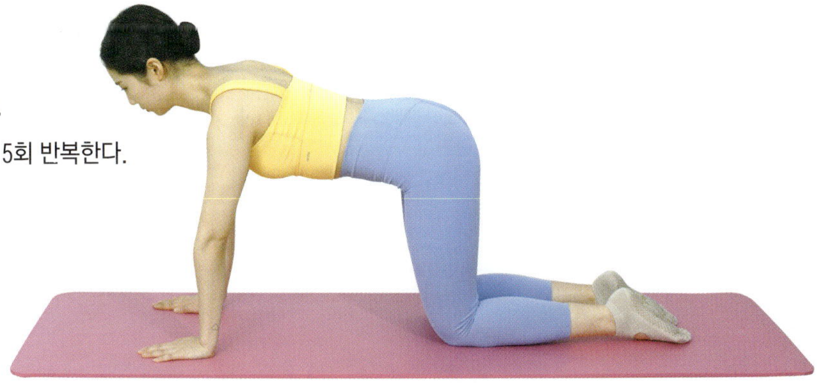

작용근

- 넙다리뒤근
- 종아리근

관찰

- 골반 정렬
- 넙다리뒤근과 종아리근의 유연성

주의사항

- 발바닥이 매트에서 뜨지 않도록 한다.
- 과도한 신장을 하지 않는다.
- 골반의 안정성을 유지하도록 한다.

04 싱글 레그 리프트 Single leg lift

목표

- 코어의 안정성
- 어깨뼈의 안정성과 정렬
- 균형감각 향상

시작 자세

- 네발기기 자세

STEP 1

1. 숨을 들이마시면서 자세를 준비한다.

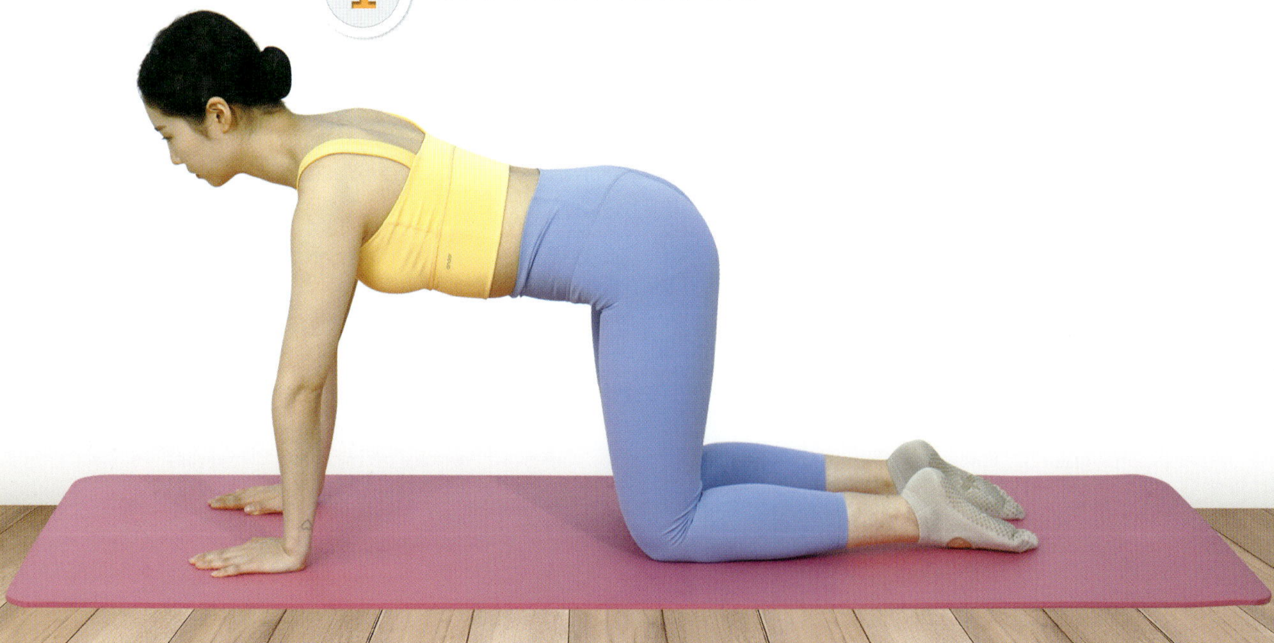

2

숨을 내쉬면서 골반과 척추를 안정적으로 유지하며
바닥을 따라 왼쪽 다리를 미끄러지게 한다.
부드럽게 발바닥굽힘한 상태로 매트와 접촉을 유지한다.
숨을 들이마시면서 유지한다.

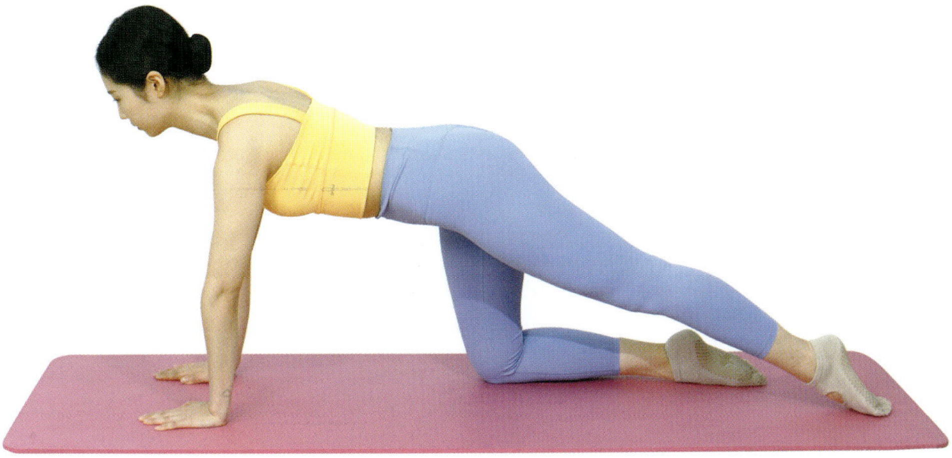

3

숨을 내쉬면서 골반을 안정적으로 유지하면서
왼쪽 다리를 엉덩관절 높이까지 들어준다.

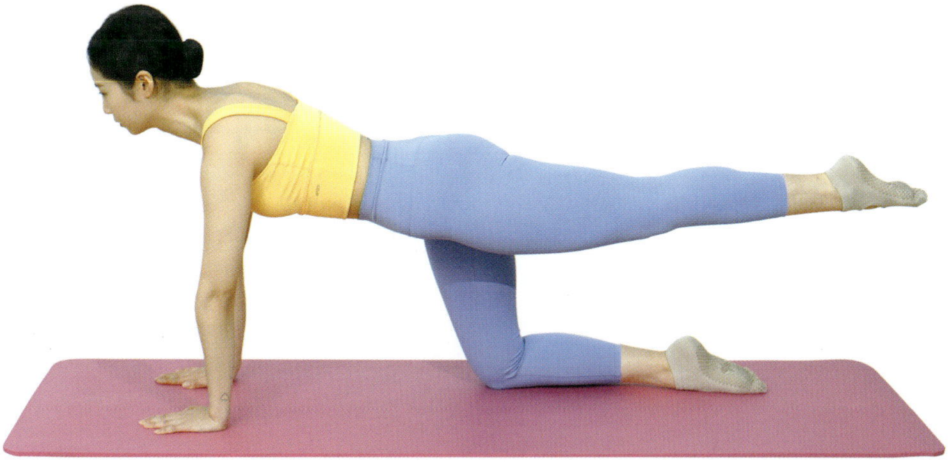

4

숨을 들이마시면서 다리를 똑바로 유지하며 매트 위로 내려놓는다.
숨을 내쉬면서 다리는 시작위치로 돌아온다.
다리를 교대하여 각각 6회 반복한다.

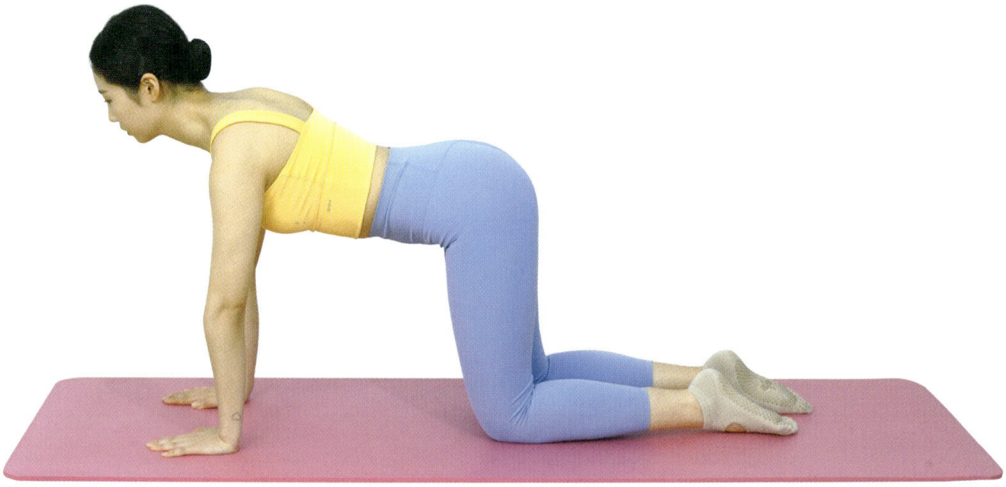

작용근

- 코어안정근
- 엉덩관절 폄근
- 엉덩관절 굽힘근
- 어깨안정근

관찰

- 골반과 척추의 중립 상태
- 다리의 정렬 상태

주의사항

- 골반과 척추의 움직임 없는 안정적인 범위 내에서 다리를 최대한 높이 올리도록 한다.
- 다리를 길게 하되 무릎을 과다 펴하지는 않는다.

05 얼터네이팅 암 Alternating arms

목표

- 균형감각 향상
- 네발기기 자세에서 골반과 척추의 안정성
- 어깨의 안정성

시작 자세

- 네발기기 자세

STEP 1

1 숨을 들이마시면서 자세를 준비한다.

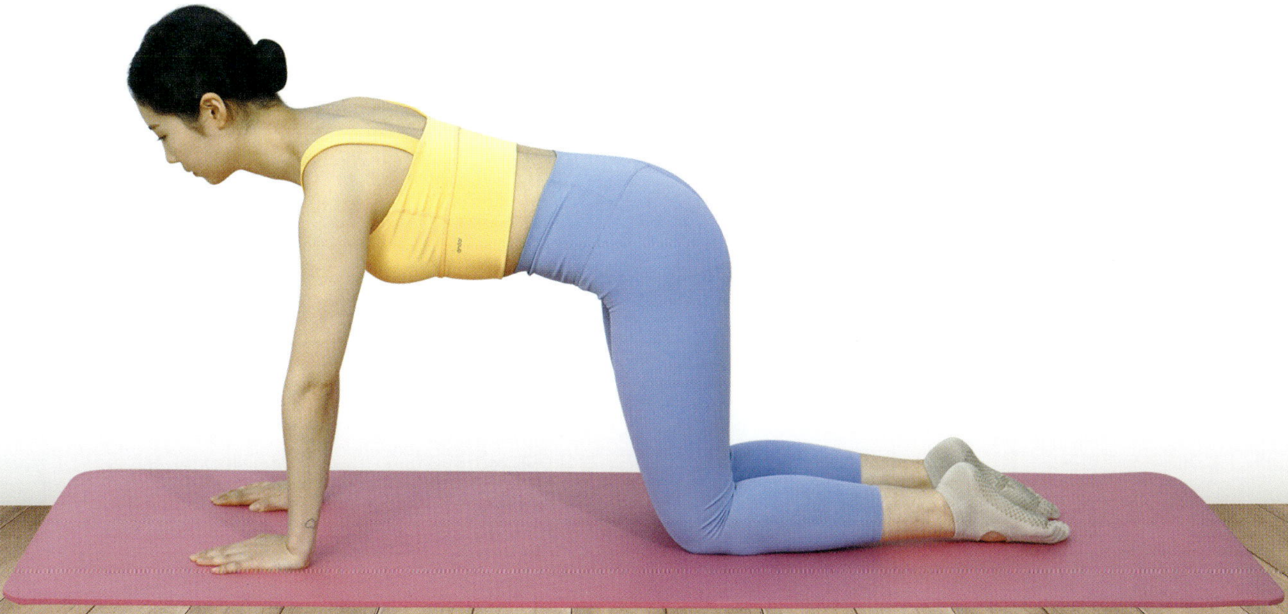

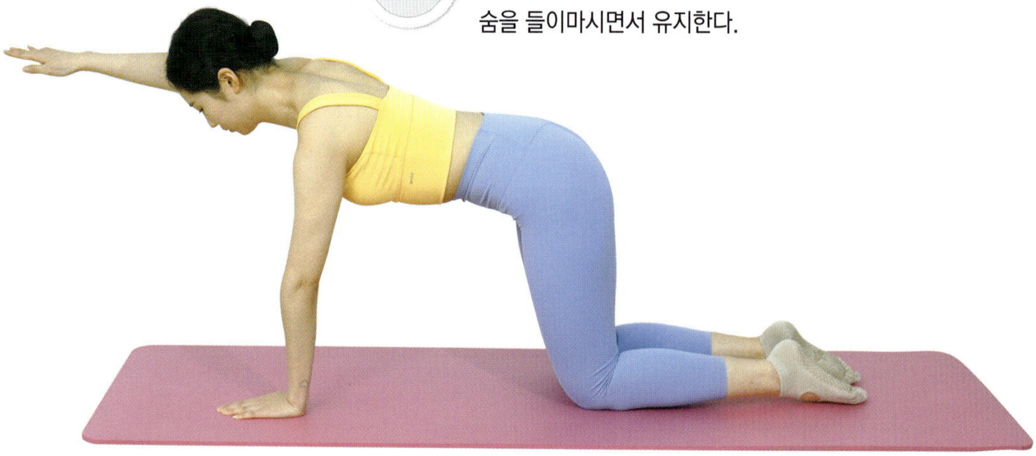

2

숨을 내쉬면서 골반과 척추를 움직임 없이 안정적으로 유지하며 오른쪽 팔을 머리와 수평으로 올린다(귀 부분까지 팔을 올린다). 숨을 들이마시면서 유지한다.

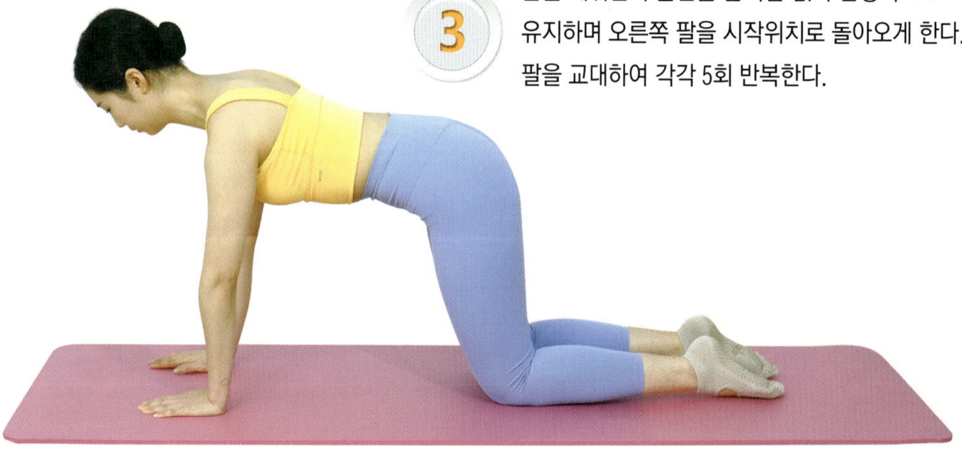

3

숨을 내쉬면서 골반을 움직임 없이 안정적으로 유지하며 오른쪽 팔을 시작위치로 돌아오게 한다. 팔을 교대하여 각각 5회 반복한다.

작용근

- 코어안정근
- 어깨관절 굽힘근
- 어깨관절 폄근

관찰

- 중립 골반과 척추의 안정성
- 팔의 높이와 척추 및 골반 정렬의 움직임

주의사항

- 골반과 척추의 안정성을 유지한다.
- 팔을 어깨 높이로 들어 올리는 것이 이상적이지만 척추의 중립위치를 유지할 수 있는 높이로 올린다.

06 얼터네이트 암과 레그 리프트/포인터
Alternate arm and leg lift/pointer

목표

- 코어의 안전성
- 어깨관절의 안전성
- 균형감각: 협응성 향상
- 볼기근, 넙다리뒤근 강화

시작 자세

- 네발기기 자세

STEP 1

1 숨을 들이마시면서 자세를 준비한다.

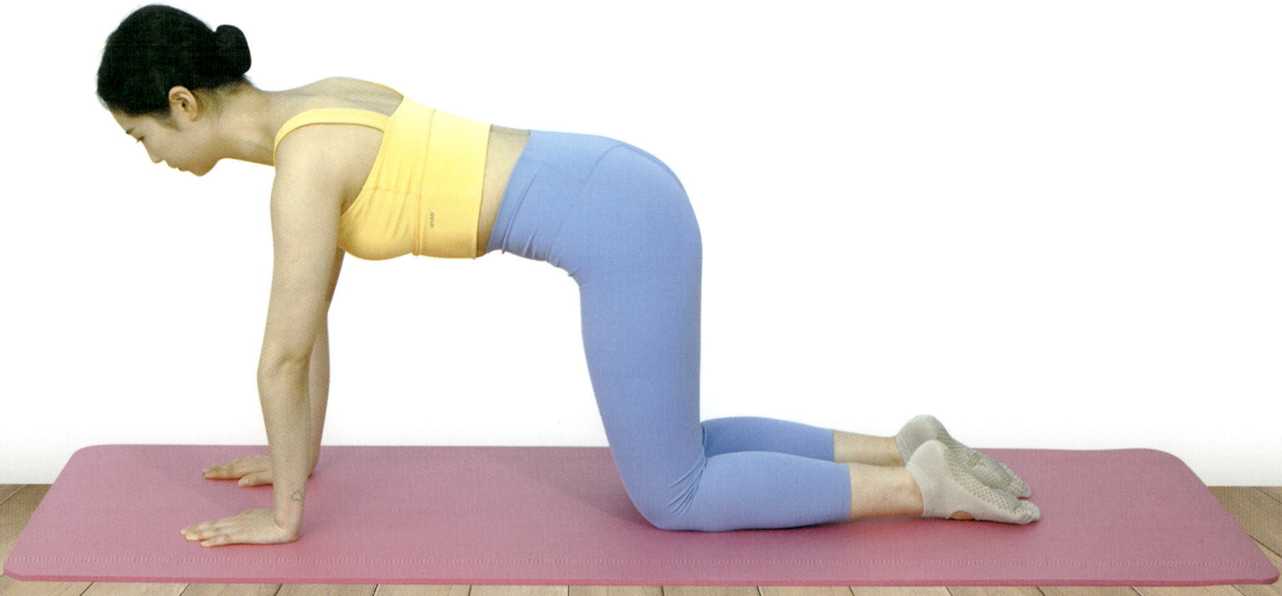

2

숨을 내쉬면서 골반과 척추를 움직임 없이 안정적으로 유지하며
바닥을 따라 왼쪽 다리를 미끄러지게 한다.
부드럽게 발바닥굽힘한 상태로 매트와 접촉을 유지한다.

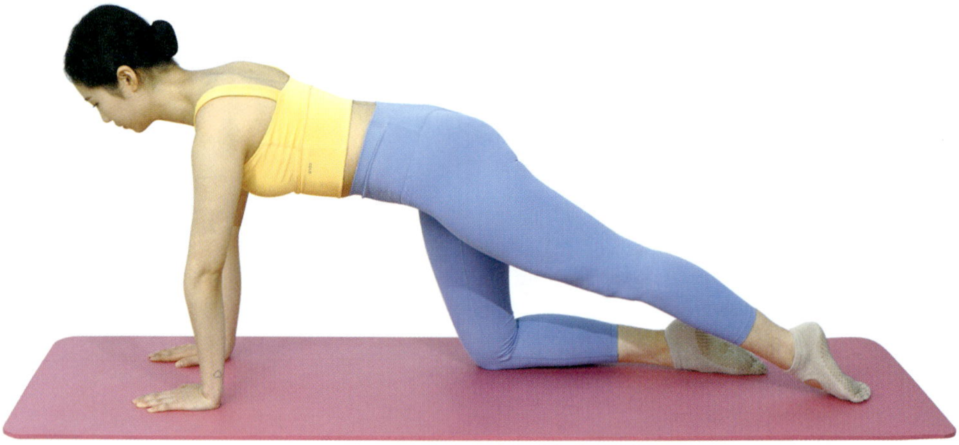

3

숨을 들이마시면서 골반을 움직임 없이 안정적으로 유지하며
왼쪽 다리를 엉덩관절 높이까지 들어준다.
동시에 오른쪽 팔을 앞으로 길게 뻗어 어깨 높이까지 들어 올린다.

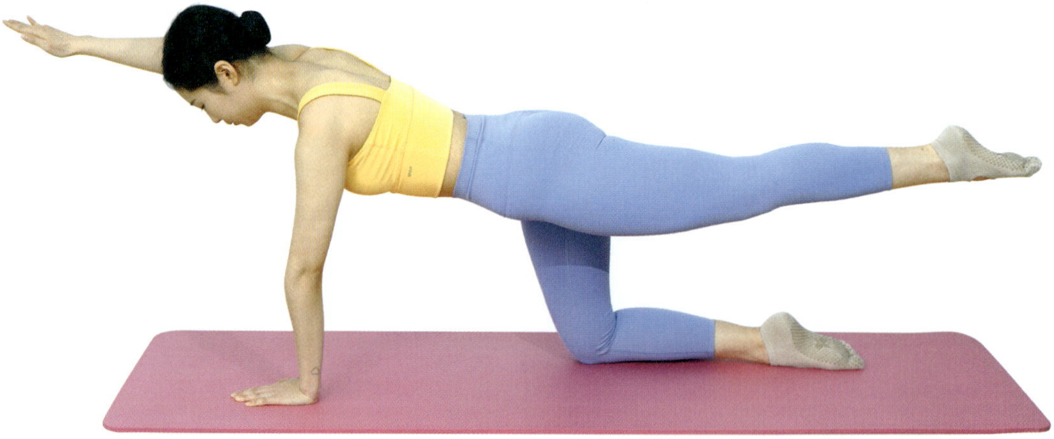

4 숨을 들이마시면서 다리를 똑바로 유지하며 매트 위로 내리고 팔은 어깨 밑으로 다시 놓는다.

5 숨을 내쉬면서 다리는 시작위치로 돌아간다. 팔, 다리를 교대로 각각 5회 반복한다.

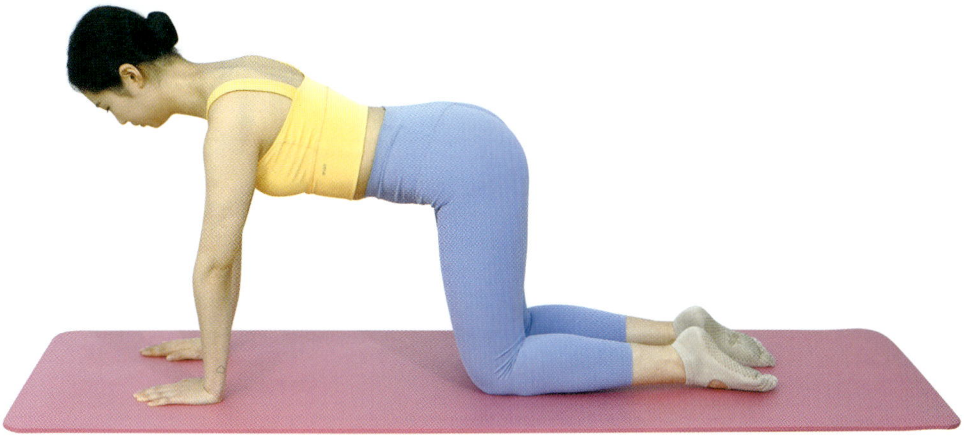

작용근

- 코어안정근
- 엉덩관절 굽힘근
- 엉덩관절 폄근
- 어깨관절 굽힘근

관찰

- 중립 골반과 척추 유지
- 균형 유지 상태

주의사항

- 골반과 척추의 중립을 유지한다.
- 다리는 길게 뻗되 무릎을 과다 펴하지 않는다.
- 안정적인 골반과 척추를 유지할 수 있는 상태에서 다리와 팔을 들어 올린다.
- 다리와 팔을 길게 하되 과다 펴하지 않는다.

07 런지 스트레치 Lunge stretch

목표

- 엉덩허리근 신장

시작 자세

- 네발기기 자세

STEP 1

1 자세를 준비한다.

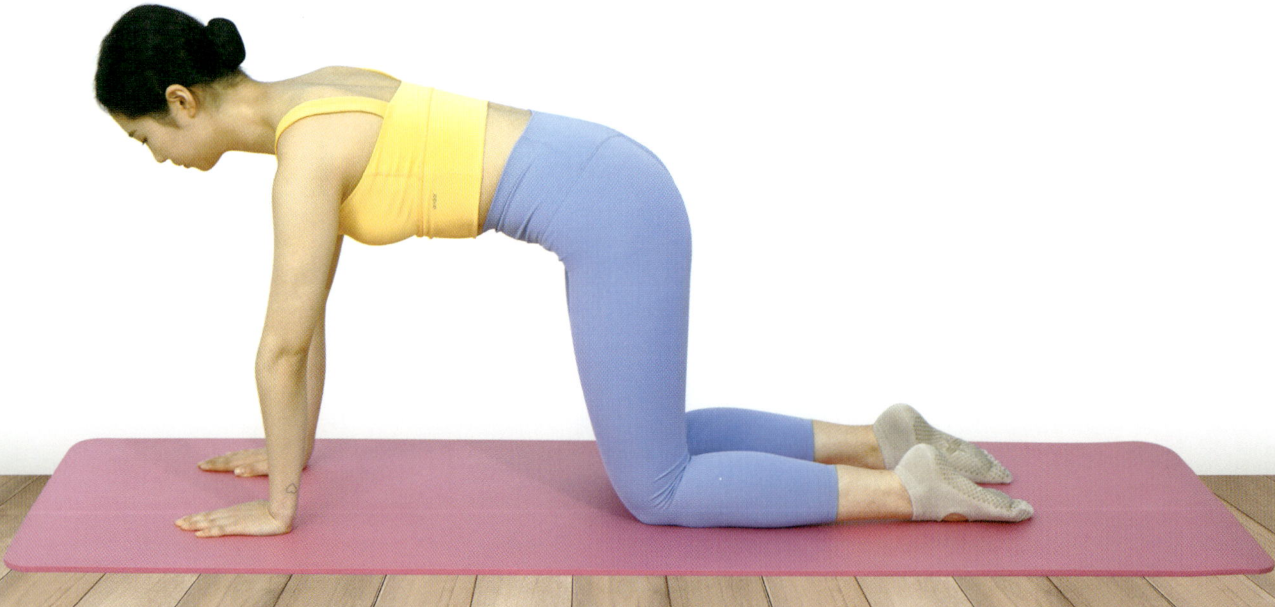

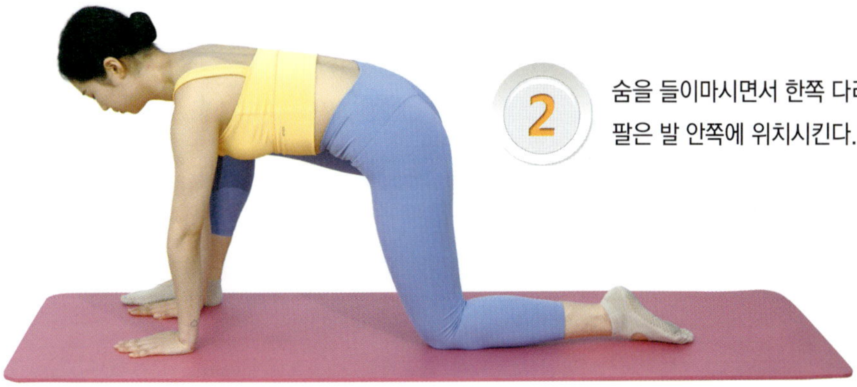

2 숨을 들이마시면서 한쪽 다리를 앞쪽에 놓고 팔은 발 안쪽에 위치시킨다.

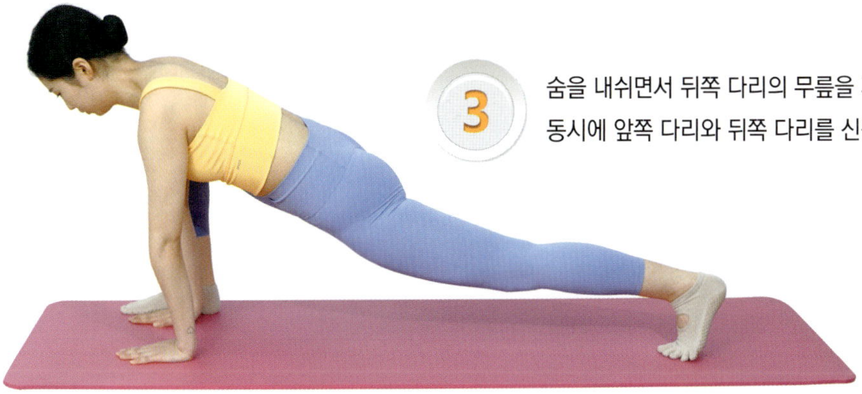

3 숨을 내쉬면서 뒤쪽 다리의 무릎을 펴서 매트에 미끄러지게 하면서 뻗는다. 동시에 앞쪽 다리와 뒤쪽 다리를 신장시킨다.

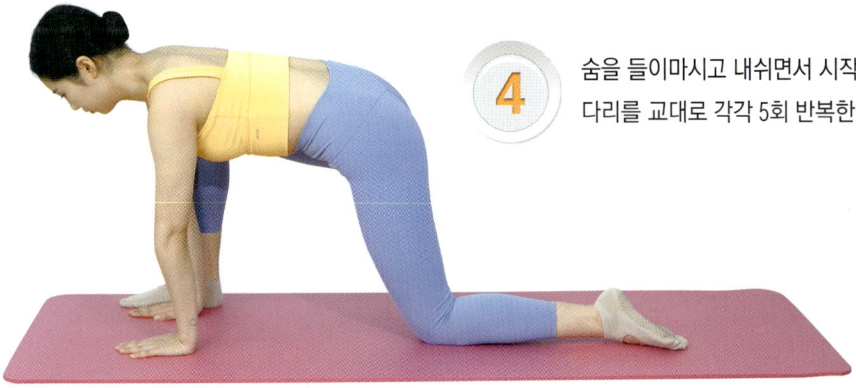

4 숨을 들이마시고 내쉬면서 시작위치로 돌아온다. 다리를 교대로 각각 5회 반복한다.

작용근

- 엉덩허리근

관찰

- 엉덩허리근의 신장 상태
- 중립 골반, 척추
- 엉덩관절의 분리, 신장성

주의사항

- 중립 골반과 척추를 유지한다.
- 뒤쪽 다리는 길게 유지하되 과다 폄하지 않는다.
- 앞쪽 다리는 무릎의 90° 굽힘을 유지한다.

08 플랭크 Plank

목표

- 전신 강화
- 골반과 척추의 안정성
- 코어의 안정성

시작 자세

- 네발기기 자세

STEP 1

1 자세를 준비한다.

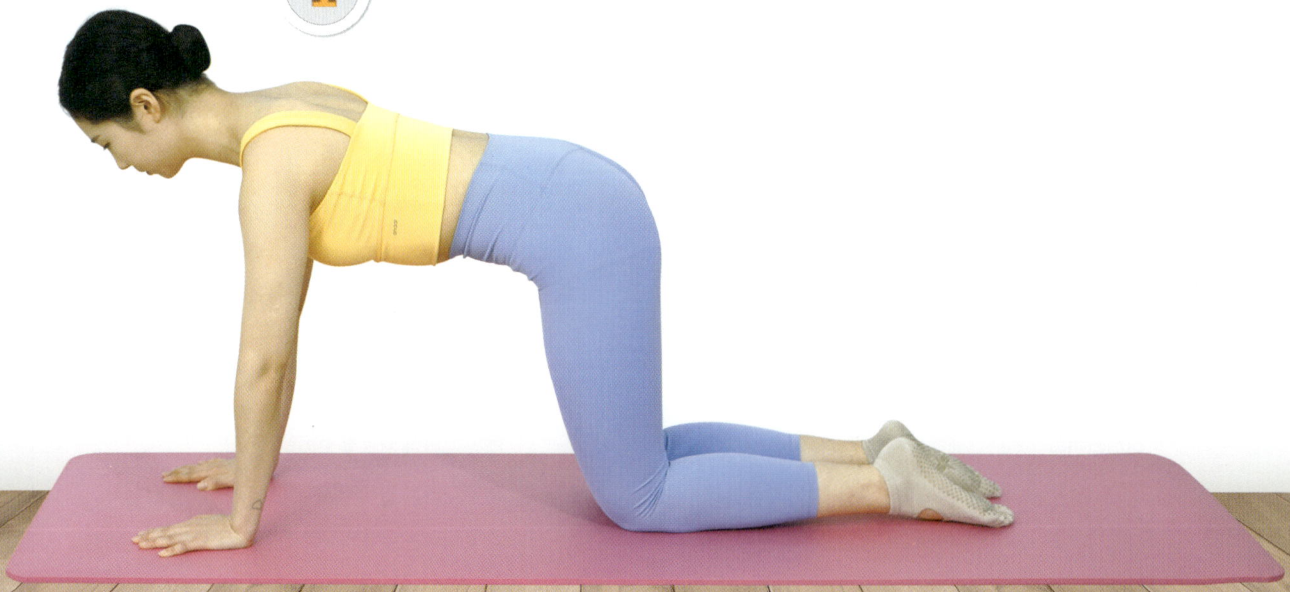

2 숨을 들이마시면서 골반과 척추를 움직임 없이 안정적으로 유지하며
바닥을 따라 왼쪽 다리를 미끄러지게 하여 뻗는다.

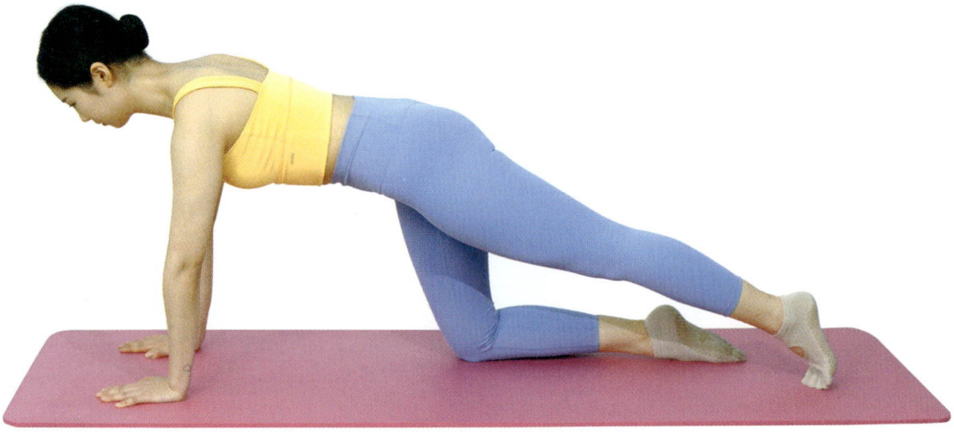

3 숨을 내쉬면서 오른쪽 다리도 바닥을 따라 밑으로 미끄러지게 해서 뻗는다.
배 근육에 힘을 주어 안으로 밀어 넣고 척추를 지탱한다.
어깨에서부터 발꿈치까지 몸이 일직선이 되게 한다.
호흡을 2회하는 동안 자세를 유지한다.

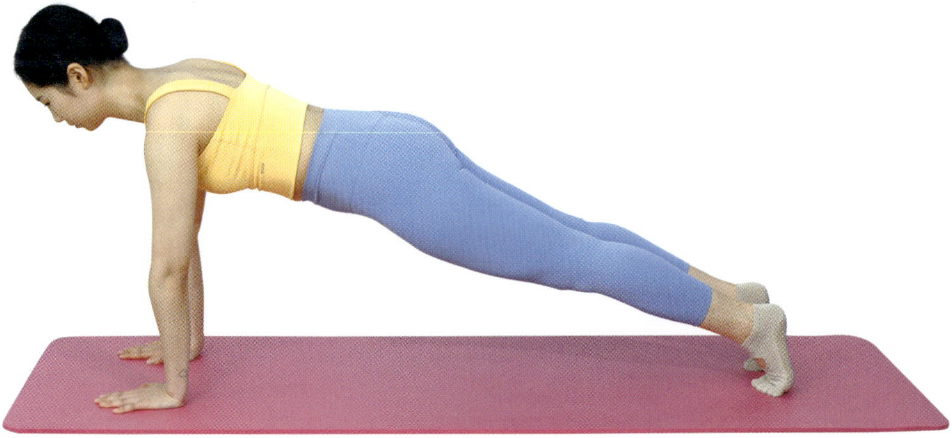

4 시작위치로 돌아오게 한다. 잠시 휴식을 취한 후 5회 반복한다.

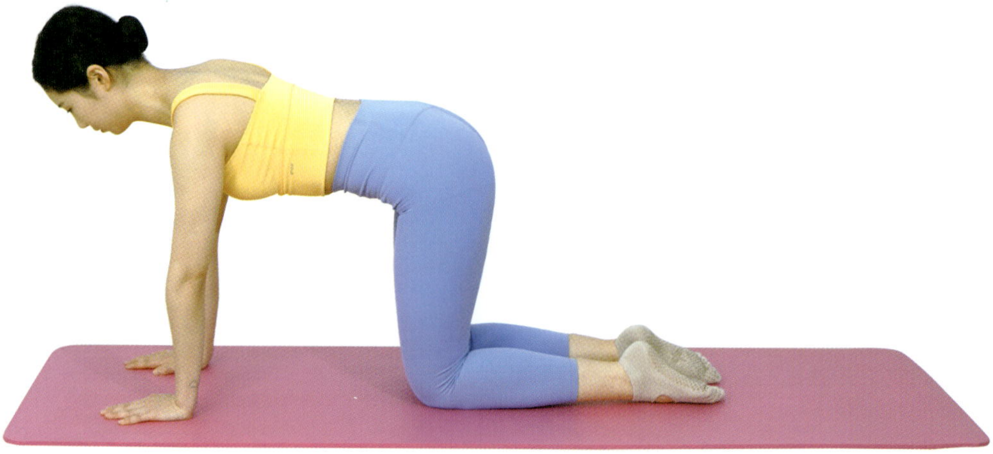

작용근

- 코어안정근
- 어깨안정근
- 다리안정근

관찰

- 골반과 척추의 중립 유지 상태
- 어깨관절의 정렬 상태

주의사항

- 골반을 일직선으로 유지하고 배 근육을 수축시키며 엉덩이가 위로 올라가거나 처지지 않게 주의한다.
- 손과 발을 매트에 고정시켜 움직이지 않게 한다.
- 어깨의 안정성을 유지한다.

09 레그 풀 프론트 [예비동작] Leg pull front

목표

- 골반과 척추의 안정성
- 어깨뼈의 안정성
- 엉덩관절 굽힘근의 유연성 및 폄근 강화

시작 자세

- 네발기기 자세

STEP 1

1. 자세를 준비한다.

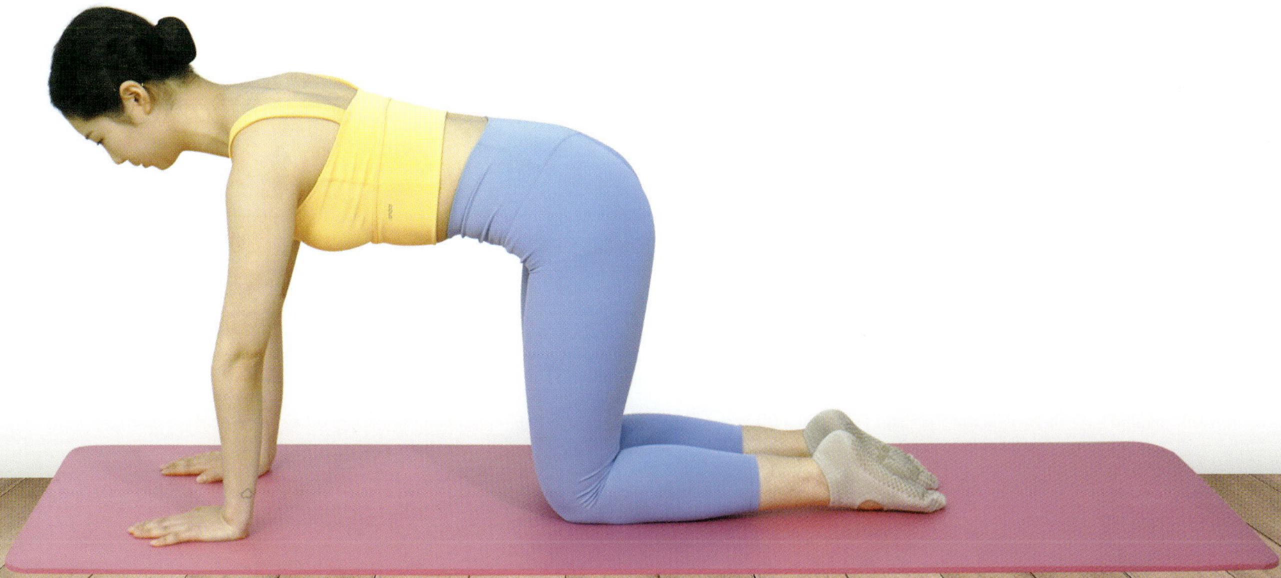

2 숨을 들이마시면서 바닥을 따라 오른쪽과 왼쪽 다리를 미끄러지게 하여 무릎과 팔꿈치를 편 채 체중을 손과 발가락으로 지지한다.

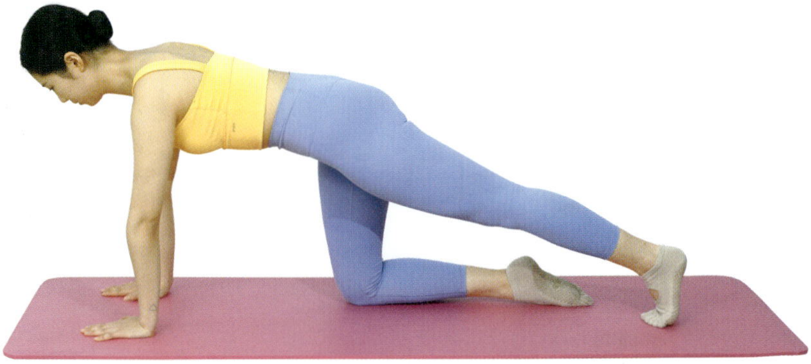

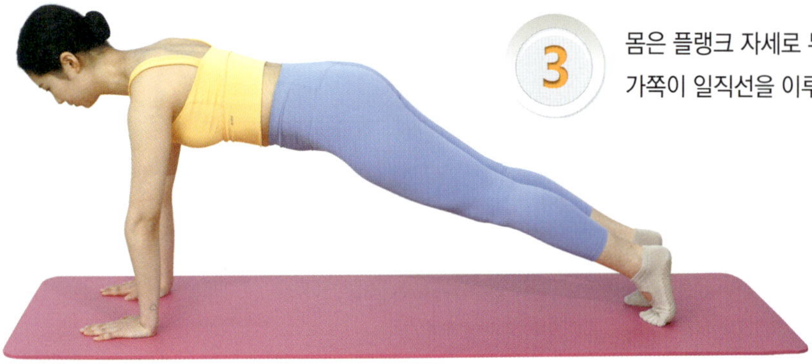

3 몸은 플랭크 자세로 두어 발목, 무릎, 골반, 어깨와 귀의 가쪽이 일직선을 이루도록 한다.

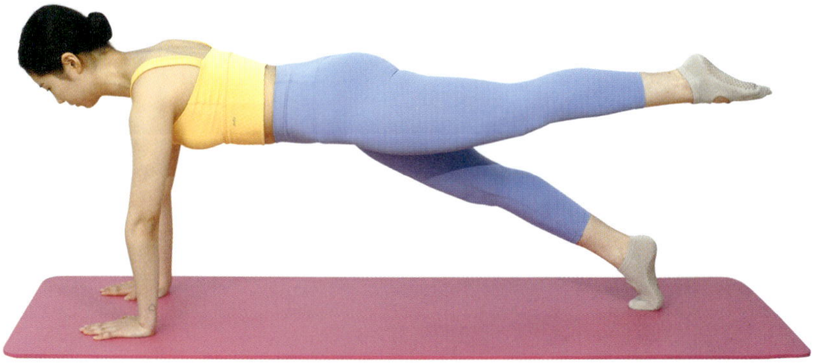

4 숨을 내쉬면서 한쪽 다리를 천장 쪽으로 올린다. 숨을 들이마시면서 자세를 유지한다.

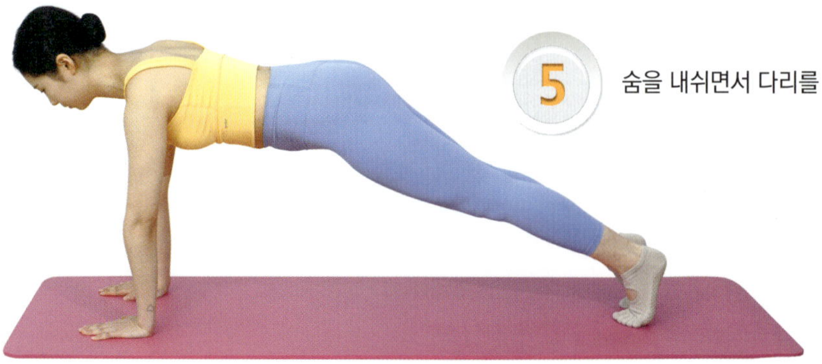

5 숨을 내쉬면서 다리를 매트로 내린다.

6 반대쪽 다리를 천장 쪽으로 올리고 숨을 들이마시면서 자세를 유지한다.

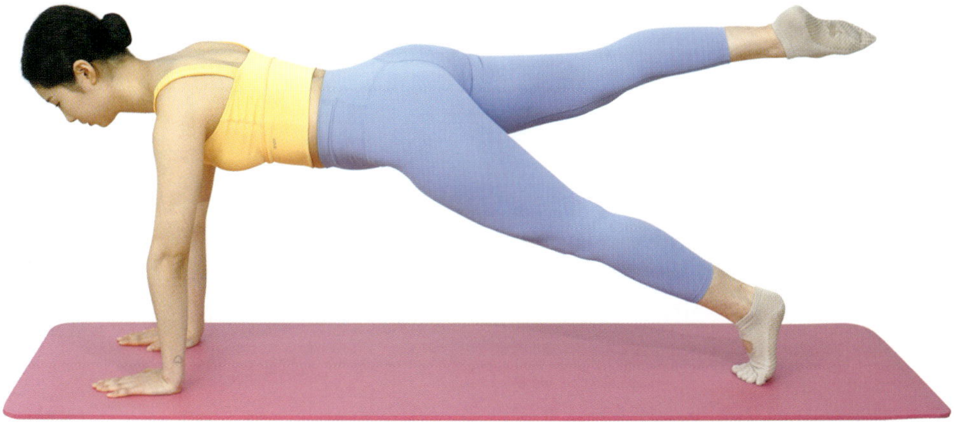

7 숨을 내쉬면서 다리를 매트로 내린다. 양다리 각각 5회씩 총 10회 반복한다.

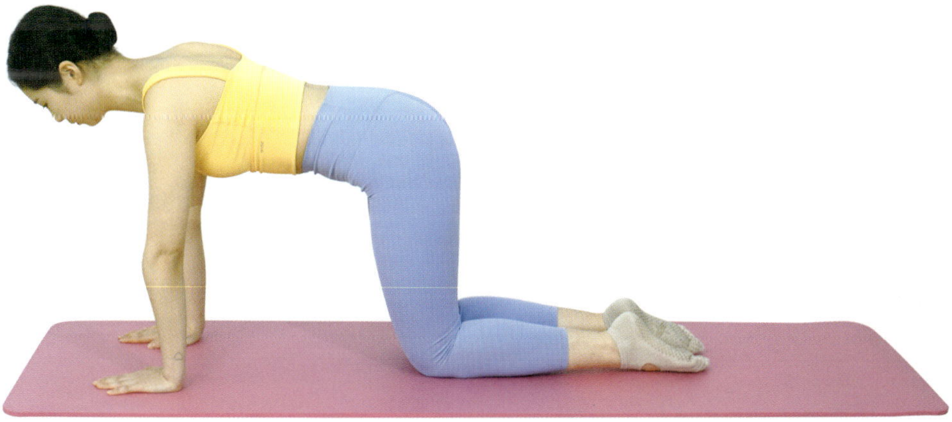

작용근

- 코어안정근
- 엉덩관절 폄근 및 굽힘근
- 어깨뼈안정근

관찰

- 골반과 척추의 안정성 유지 상태
- 어깨뼈의 밸런스 유지 상태

주의사항

- 골반과 척추 중립의 안정성을 유지한다.
- 운동 중 코어근육과 골반바닥근의 연결을 지속한다.
- 어깨뼈의 중립을 안정적으로 유지한다.

10 바늘 꿰기 Threading a needle

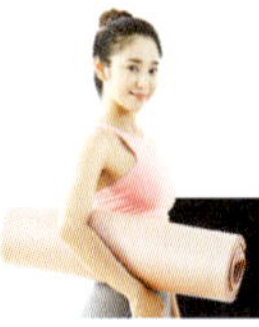

목표

- 어깨근육 신장
- 몸통돌림근육 신장

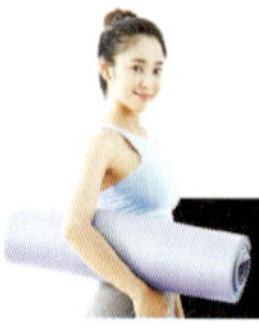

시작 자세

- 네발기기 자세

STEP 1

1. 숨을 들이마시면서 자세를 준비한다.
왼쪽 팔로 무게 중심을 옮긴다.

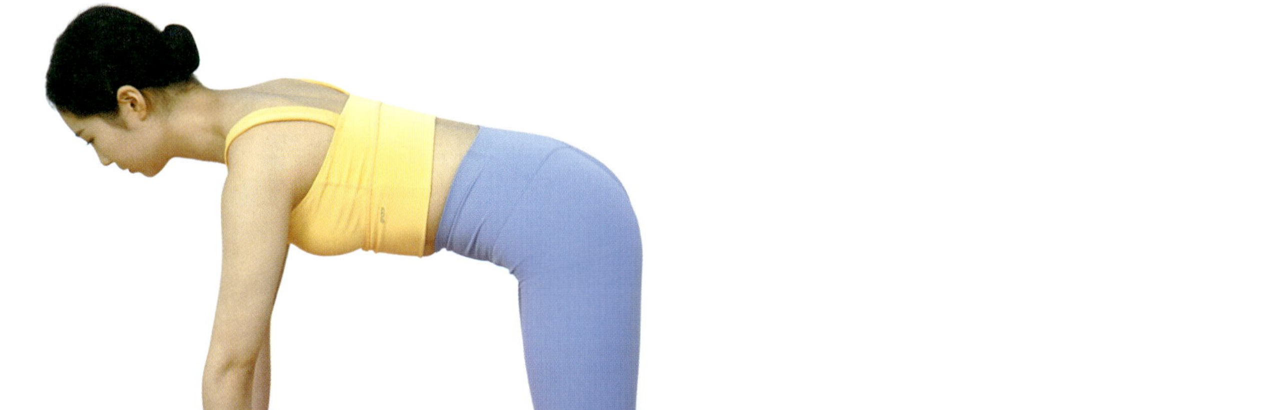

2

숨을 내쉬면서 오른손을 들어 손목을 굽혀서 손등이 매트와 닿도록 한다.
머리의 돌림을 시작으로 척추를 차례로 왼쪽으로 돌림하고
동시에 오른쪽 팔은 왼쪽 팔 아래로 미끄러지게 한다.
왼쪽 팔꿉관절과 엉덩관절을 굽힘하여 척추가 돌림함에 따라 낮아지게 한다.

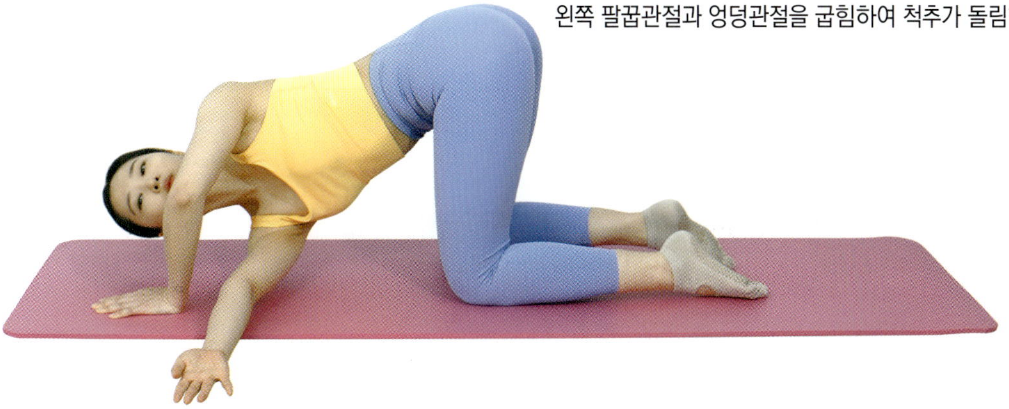

3

숨을 들이마시면서 척추의 길이와 지지를 유지하며 오른쪽 팔은
미끄러지게 하고 척추는 중앙으로 다시 돌림하여 오른손을 시작위치로 되돌린다.
양쪽 5회씩 반복한다.

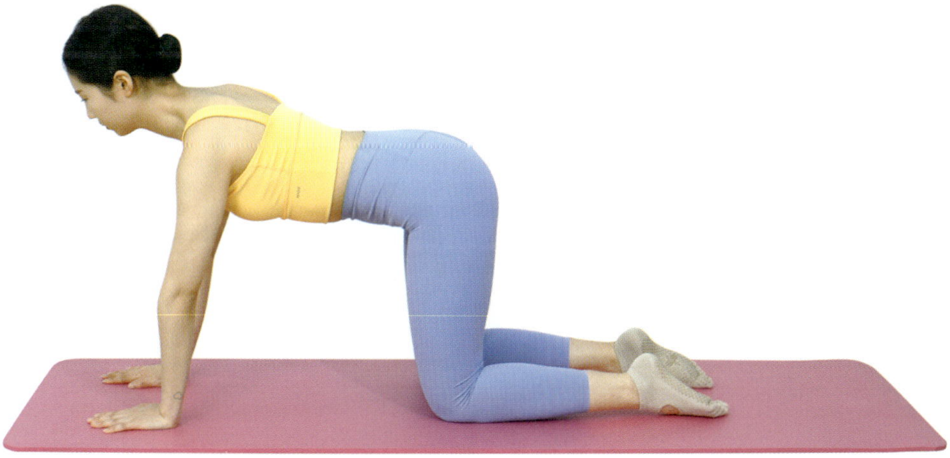

작용근

- 코어안정근
- 척추돌림근
- 어깨안정근

관찰

- 척추돌림의 움직임 제한
- 어깨의 안정성

주의사항

- 몸통돌림 동작 시 골반과 다리의 안정성(제한)을 유지한다.
- 척추돌림은 순차적으로 머리부터 시작하여 돌림한다.
- 허리 척추부터 순차적으로 반환한다.

01 프로그 스트레치 Frog stretch

목표

- 척추 운동
- 척추굽힘 시 배 근육 지원 강화
- C-곡선 자세 학습

시작 자세

- 개구리 모양 앉은 자세
- 무릎은 구부리고 발바닥은 마주보게 하며, 골반에서 편안한 거리만큼 떨어지게 한다.
- 이상적으로는 중립 골반과 척추에서 시작한다. 이 동작이 힘들다면 올바른 자세를 갖기 위해 쿠션에 앉는다.

STEP 1

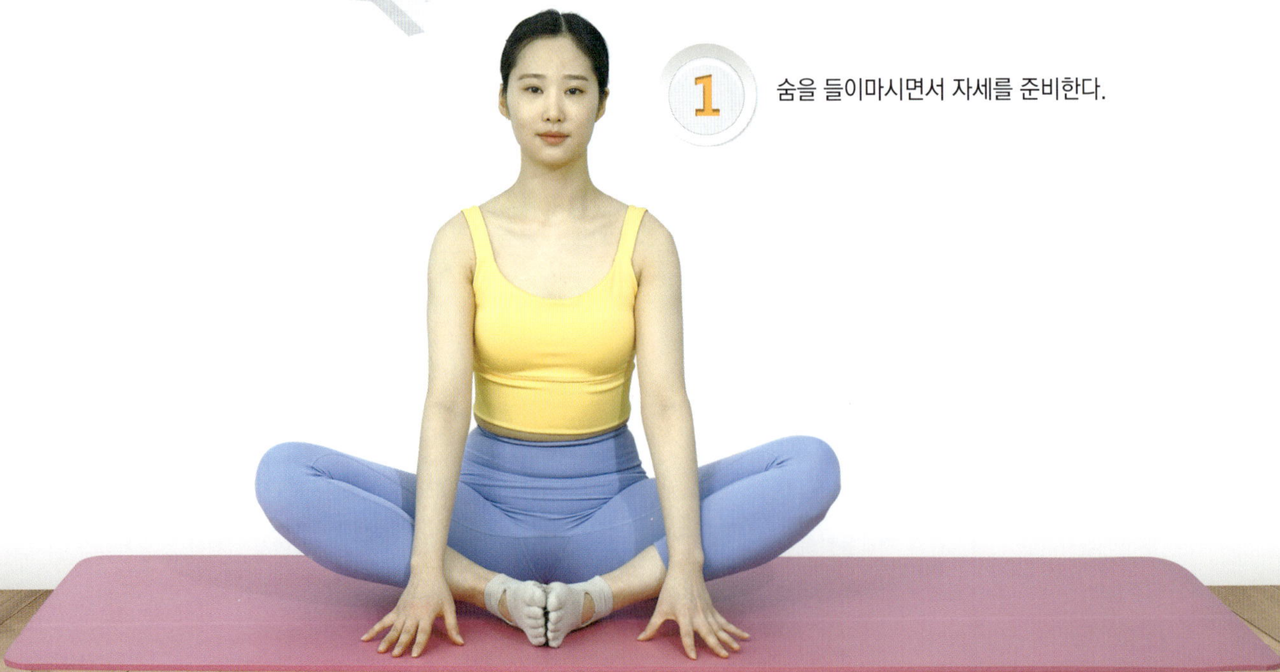

1 숨을 들이마시면서 자세를 준비한다.

2 숨을 내쉬면서 머리부터 전체 척추를 하나씩 분절하여 점진적으로 굽힌다.
양팔은 이완하여 매트를 따라 미끄러지게 하면서 몸통을 앞으로 굽힌다.
숨을 들이마시면서 자세를 유지한다.

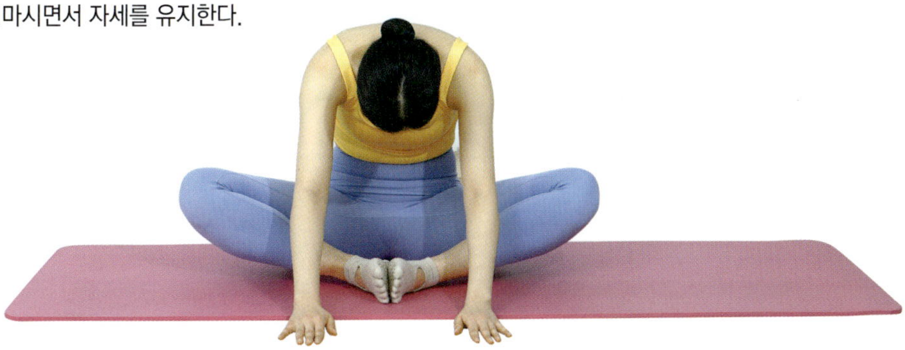

3 숨을 내쉬면서 꼬리뼈부터 시작하여 척추를 하나씩 분절하여
시작 자세로 돌아온다. 5회 반복한다.

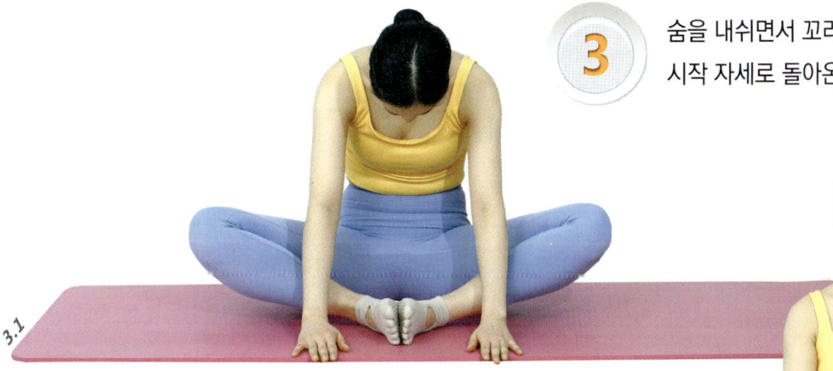

3.1

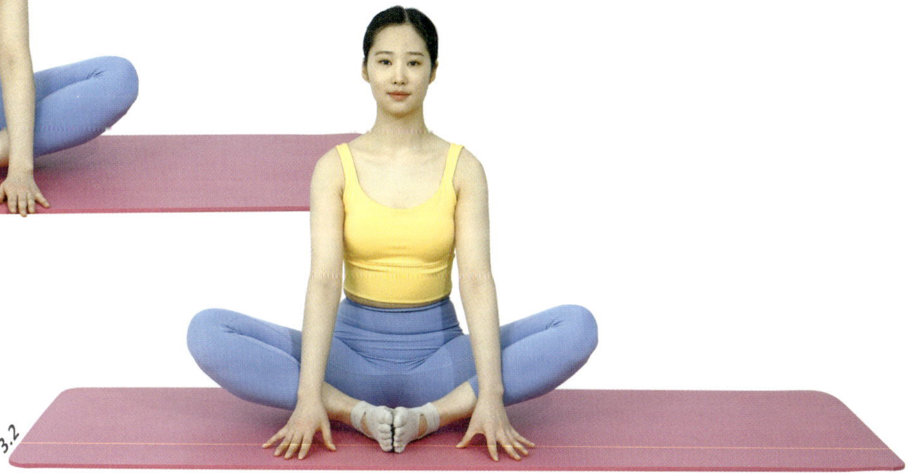

3.2

작용근

- 척추세움근
- 척주굽힘근
- 척주폄근
- 엉덩관절 굽힘근

관찰

- 척추 C-곡선 움직임
- 척추분절 움직임 제한

주의사항

- C-곡선은 길어진 자세여야 하고 압박은 피하며 배 근육이 지원하는 것을 느끼도록 한다.
- 척추의 전체에 걸쳐 동일한 굽힘이 이루어지도록 장려한다.
- 척추가 C-곡선으로 길게 됨에 따라 팔꿈치를 약간 더 구부려 몸 옆쪽으로 가게 한다.
- 가슴부 척추를 굽힘에 따라 어깨뼈가 자연스럽게 내밈되는 것을 허용하지만 과도하거나 올라가지 않도록 한다.

02 C-곡선 C-Curve

목표

- 척추 운동과 확장
- 척추굽힘 시 복근 지원 향상
- C-곡선의 위치 학습

시작 자세

- 바로 앉은 자세
- 무릎은 펴고 다리를 벌려 앉는다.
  발을 몸으로부터 멀어지게 하여 엉덩관절의
  공간을 느끼게 한다.
- 이상적으로는 중립 골반과 척추에서 시작한다.
  이 동작이 힘들다면 올바른 자세를 갖기 위해
  쿠션에 앉는다.
- 발은 발등굽힘한다.

STEP 1

1 숨을 들이마시면서 자세를 준비한다.

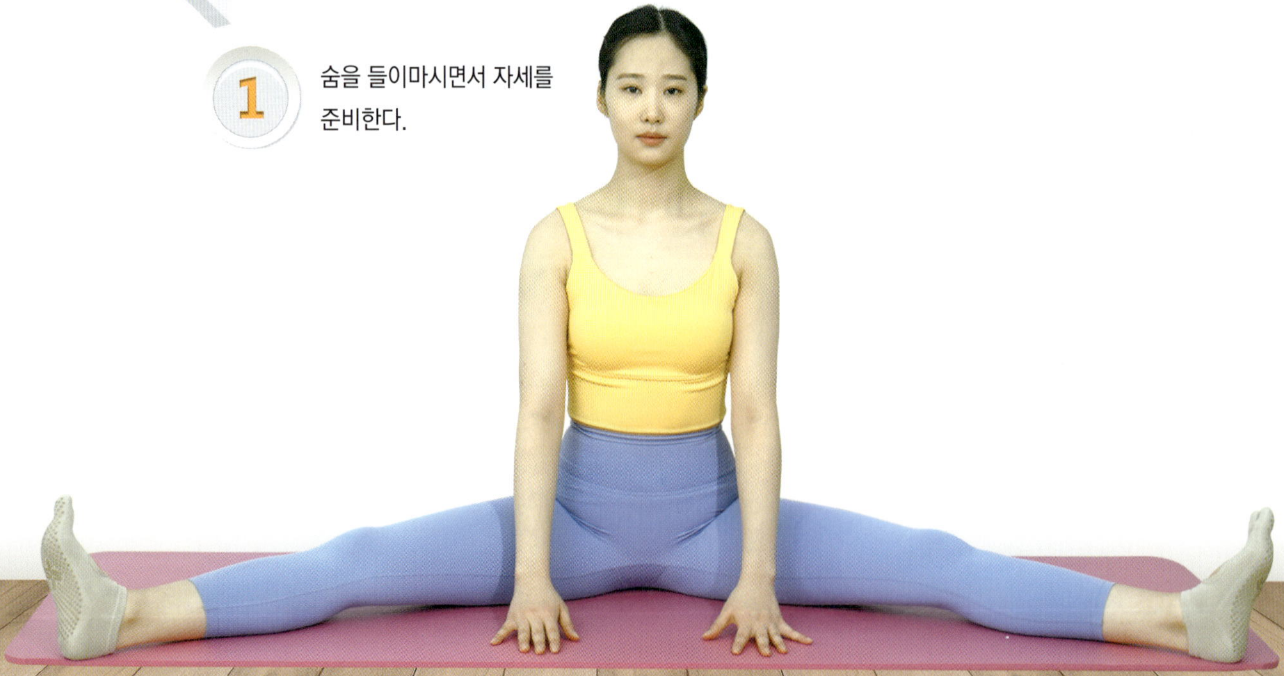

2 골반을 뒤로 기울이고 허리뼈 척추를 구부린다.
동시에 머리에서 시작하여 목뼈와 흉부 척추를 앞으로 구부려서 골고루 굽힘(flexion)된 척추를 만든다.
어깨는 엉덩이 위에 위치하게 한다.

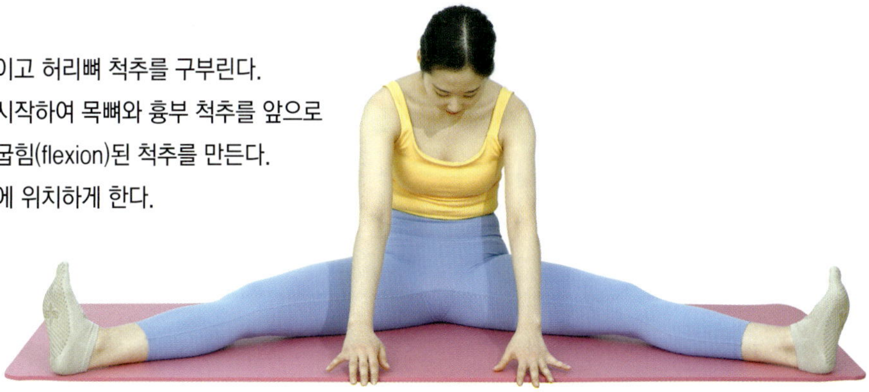

3 숨을 내쉬면서 동시에 골반을 시작으로 척추를 하나씩 펴하며 시작 자세로 돌아온다.

3.1

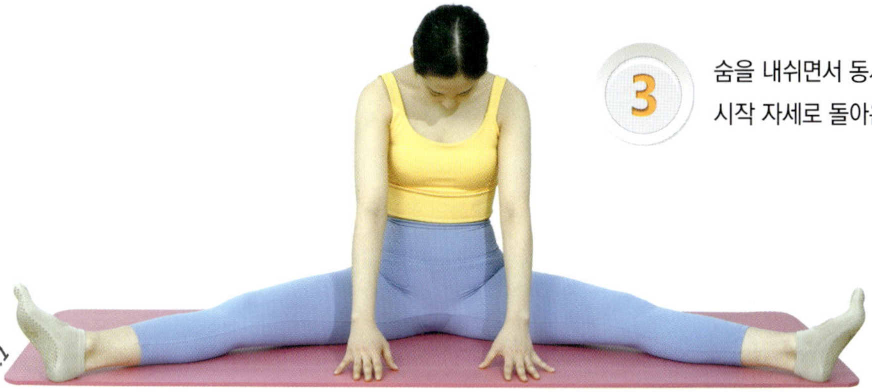

3.2

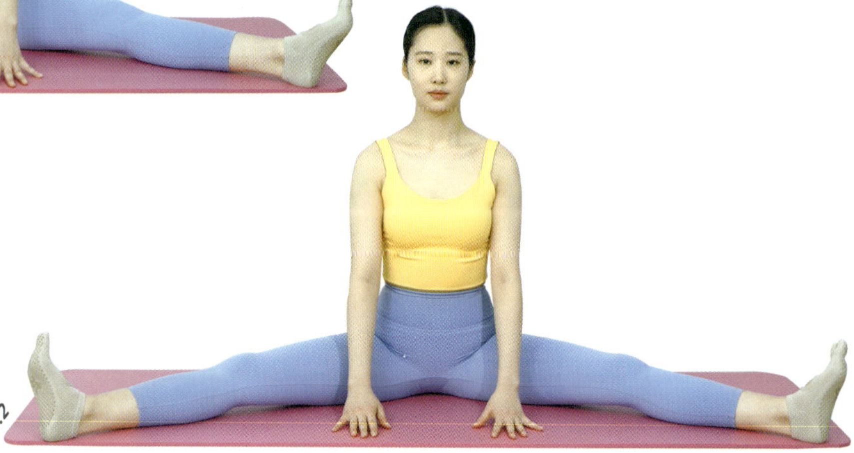

작용근	관찰	주의사항
• 척추굽힘근 • 척추폄근 • 엉덩관절 벌림근	• 골반과 척추의 C-곡선 움직임 • 운동 시 움직임의 제한	• C-곡선은 길어진 자세여야 하고, 압축은 피하며 복근이 지원하는 것을 느껴본다. • 척추의 전체 길이에 걸쳐 동일하게 이루어진 굽힘을 장려한다. • 척추가 C-곡선으로 길게 됨에 따라 팔꿈치를 약간 더 구부려 몸 옆쪽으로 가게 한다. • 흉부 척추를 굽힘함에 따라 어깨뼈가 자연스럽게 내밈(protraction)할 수 있도록 허용하지만, 과도하거나 올라가지 않게 한다. • 경부와 흉부 척추를 과도 굽힘하지 않는다.

03 싱글 레그 칼프 스트레치 Single leg calf stretch

목표

- 척추분절 운동 및 굽힘 시 배 근육의 지원 강화
- 가쪽호흡 인식 향상
- 넙다리뒤근 신장
- 종아리근 신장

시작 자세

- 무릎은 펴고 다리를 벌려 앉는다. 발을 몸으로부터 멀어지게 하여 엉덩관절의 공간을 느끼게 한다.
- 이상적으로는 중립 골반과 척추에서 시작한다. 이 동작이 힘들다면 올바른 자세를 갖기 위해 쿠션에 앉는다.
- 발은 발등굽힘한다.

STEP 1

1 숨을 들이마시면서 자세를 준비한다.

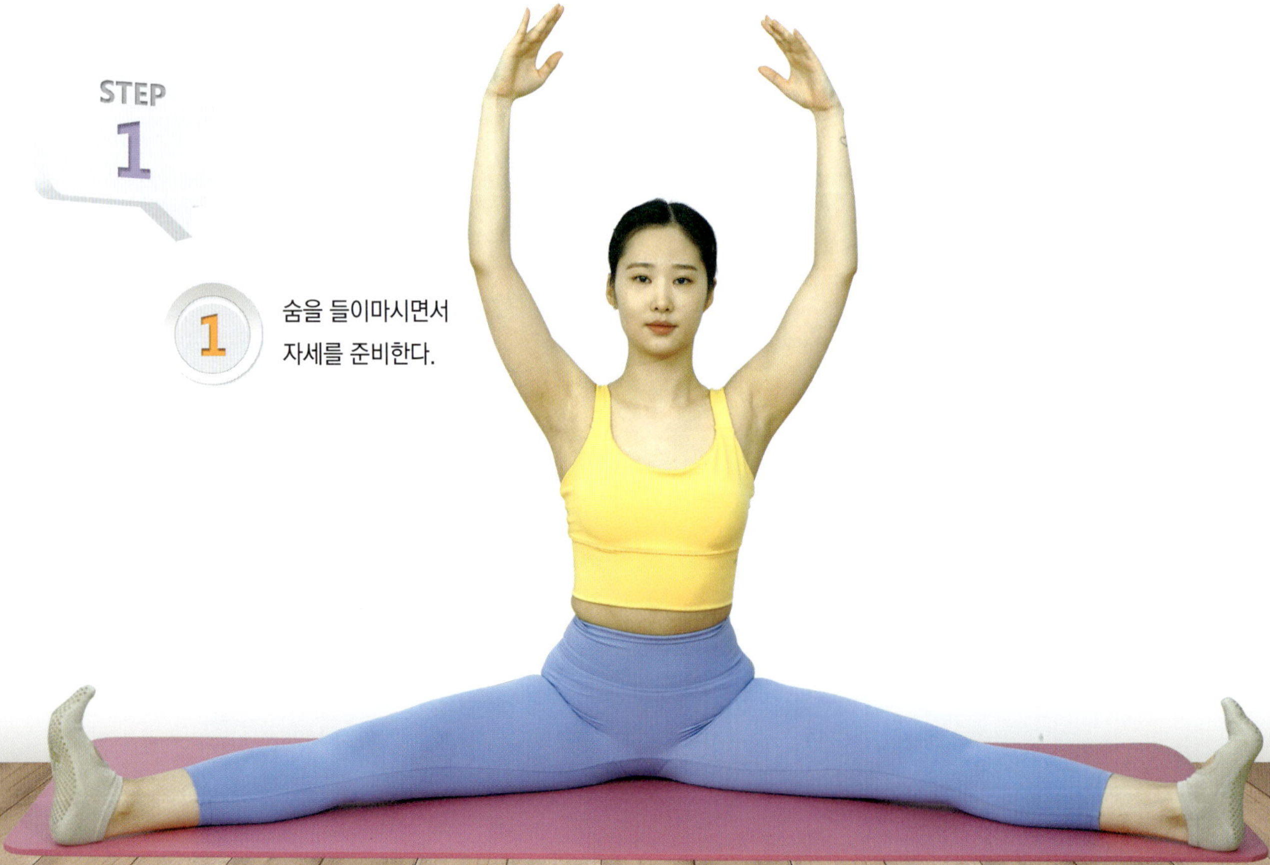

2

숨을 내쉬면서 몸을 비틀어 양손이
오른쪽 발을 향하도록 하고, 목 끄덕임으로 시작하여
차례대로 척추를 하나씩 앞으로 굴리듯 굽힌다.

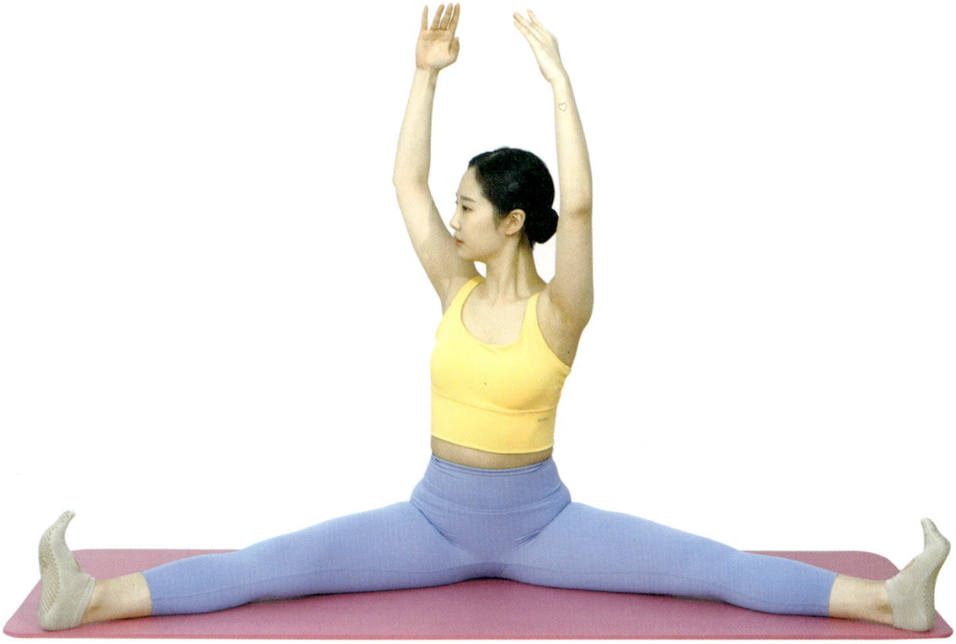

3

골반의 위치가 유지되는 한 가능한 멀리 굽힌다.
숨을 들이마시면서 유지한다.

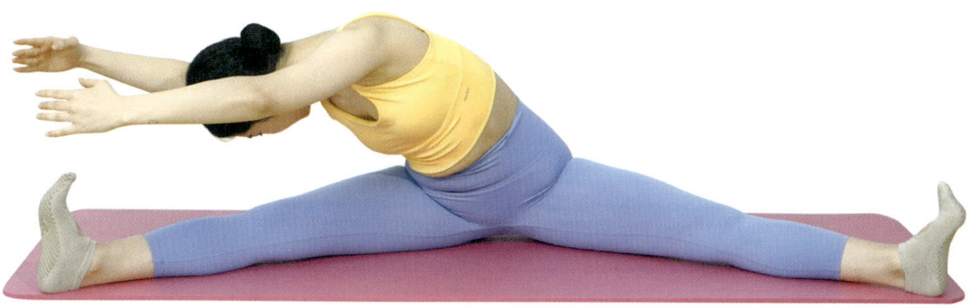

4 숨을 내쉬면서 코어에서 시작하여 골반, 가슴우리 및 머리가 세로로 정렬될 때까지 다시 척추를 굴려 하나씩 쌓는다. 시작위치로 돌아온다. 다리를 교대하여 각각 5회 반복한다.

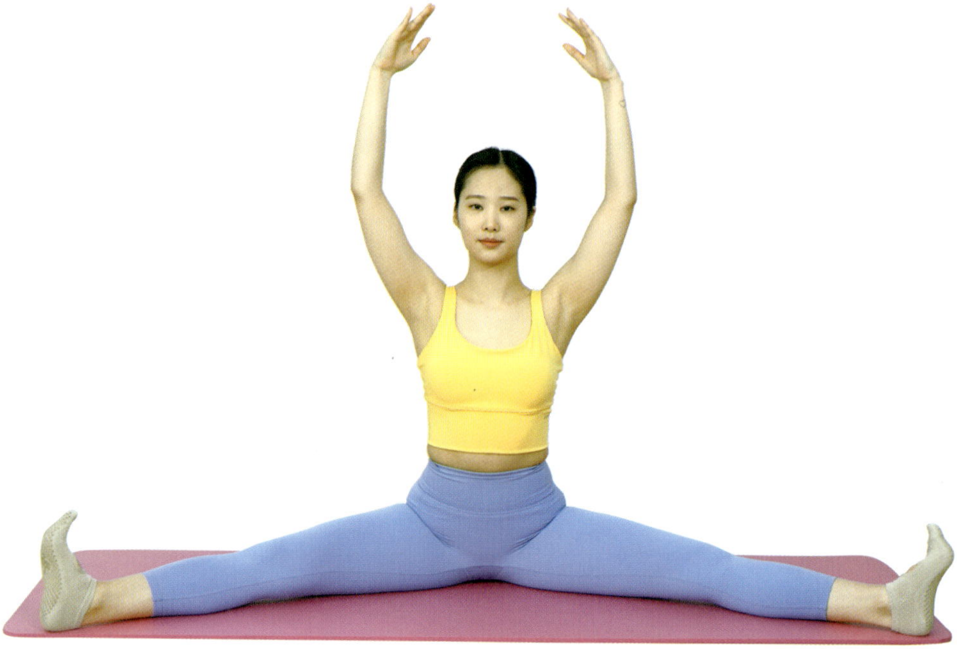

작용근

- 종아리근
- 넙다리뒤근
- 배빗근
- 척추세움근

관찰

- 척추돌림 동작 시 정렬 상태
- 발목굽힘 정렬
- 궁둥뼈의 정렬

주의사항

- 체중을 궁둥뼈에 골고루 배분한다.
- 궁둥뼈가 매트와 접촉을 유지한다.
- 발등굽힘을 유지하고 다리를 길게 한다.

04 사이드 스트레치 Side stretch

목표

- 몸통 가쪽 호흡 인식 향상
- 몸통 가쪽 신장

시작 자세

- 무릎은 펴고 다리를 벌려 앉는다. 발을 몸으로부터 멀어지게 하여 엉덩관절의 공간을 느끼게 한다.
- 이상적으로는 중립 골반과 척추에서 시작한다. 이 동작이 힘들다면 올바른 자세를 갖기 위해 쿠션에 앉는다.
- 발은 발등굽힘한다.

STEP 1

1 숨을 들이마시면서 자세를 준비한다.

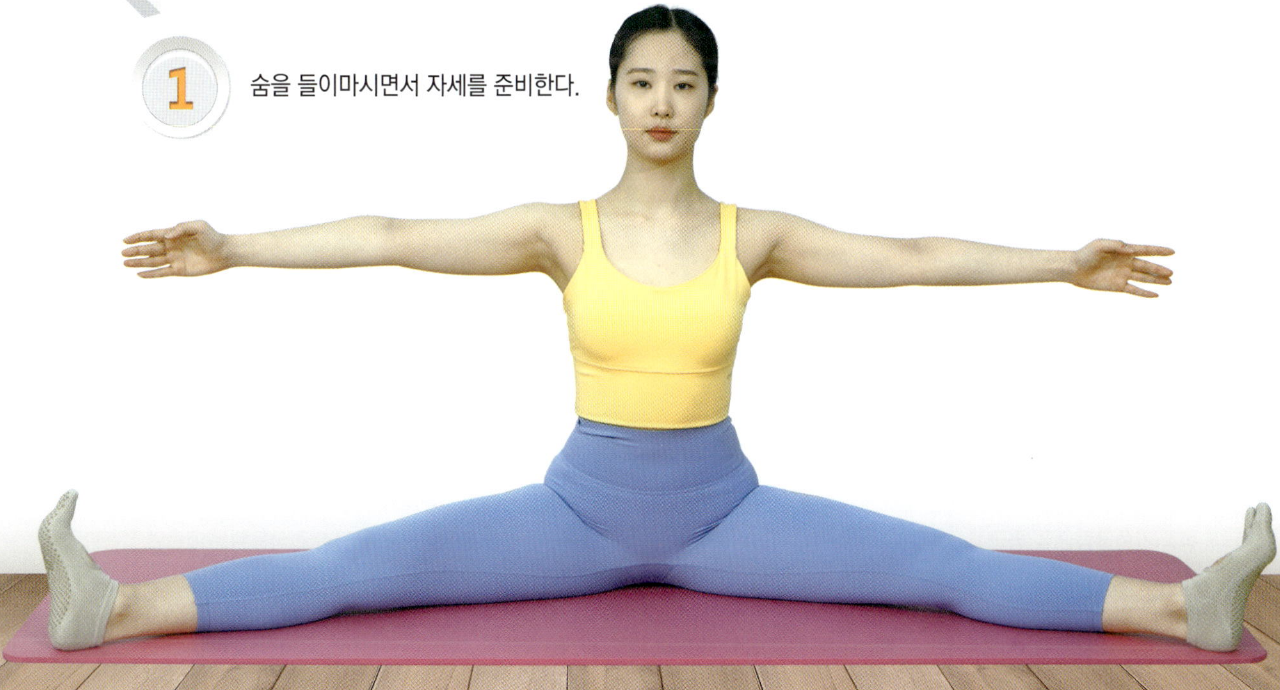

2

숨을 내쉬면서 몸을 옆으로 굽히며 한 팔을 머리 위로 최대한 높이 올린다.
골반의 위치가 유지되는 한 가능한 멀리 가쪽굽힘한다.
숨을 들이마시면서 유지한다.

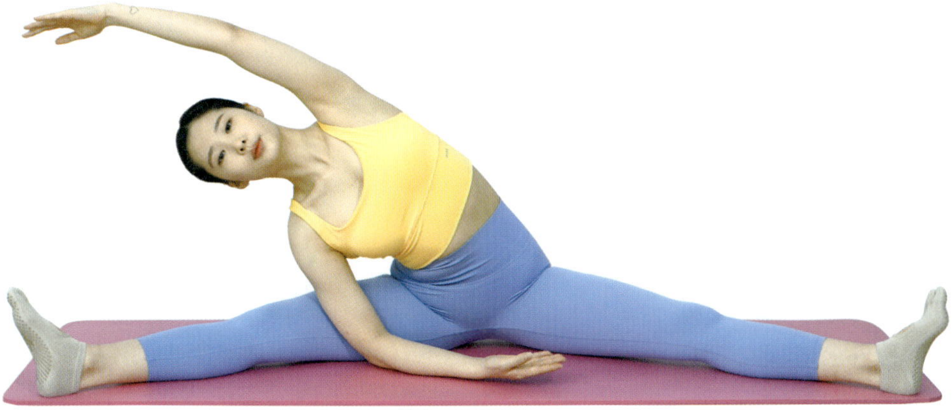

3

숨을 내쉬면서 시작위치로 돌아온다.
반대쪽도 같은 방법으로 운동한다.
양쪽 각각 5회 반복한다.

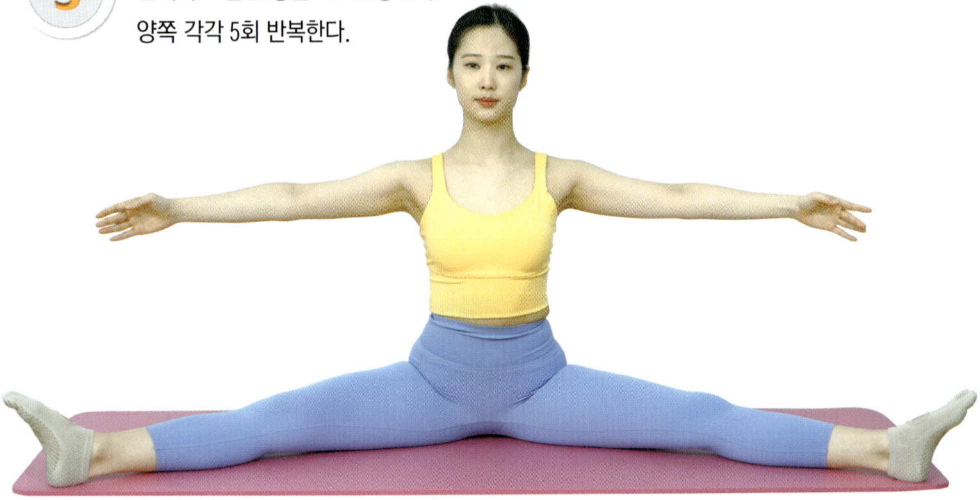

작용근

- 코어안정근
- 몸통 가쪽굽힘근 및 폄근
- 어깨안정근

관찰

- 측면 굽힘 시 궁둥뼈의 안정성
- 측면 몸통 정렬

주의사항

- 척추의 가쪽굽힘은 순차적이고 머리부터 시작한다.
- 골반을 안정적으로 유지하고 궁둥뼈는 매트와 접촉한다.
- 가쪽굽힘 시 궁둥뼈의 정렬을 유지한다.
- 발등굽힘을 유지한다.

05 트위스트 [예비동작] Twist

목표

- 척추 돌림 운동
- 배빗근 신장

시작 자세

- 앉아서 다리를 모으고 앞으로 뻗으며, 발을 발등굽힘시킨다. 팔을 펴서 가쪽으로 뻗고 어깨 높이에서 약간 뒤로 치우치게 하며, 손바닥을 아래로 향하게 한다.
- 올바른 자세를 유지하기 위해 쿠션에 앉는다.
- 발은 발등굽힘한다.

STEP 1

1 숨을 들이마시면서 자세를 준비한다.

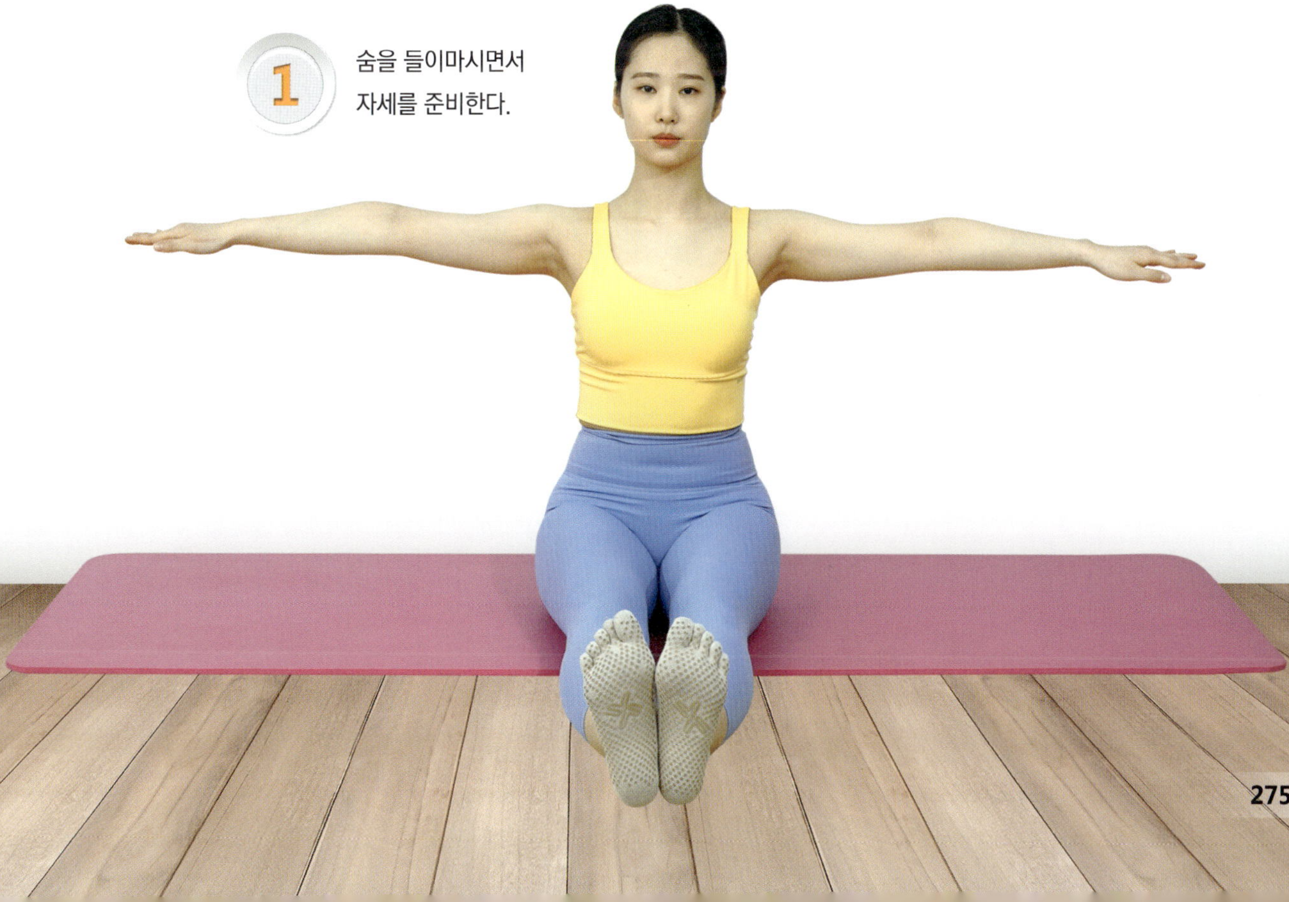

2 숨을 내쉬면서 머리의 돌림으로 시작하여 골반의 위치와 안정성을 유지하면서 차례로 척추를 한쪽으로 돌림한다. 1차, 2차, 3차 호흡을 이용하여 돌림한다.

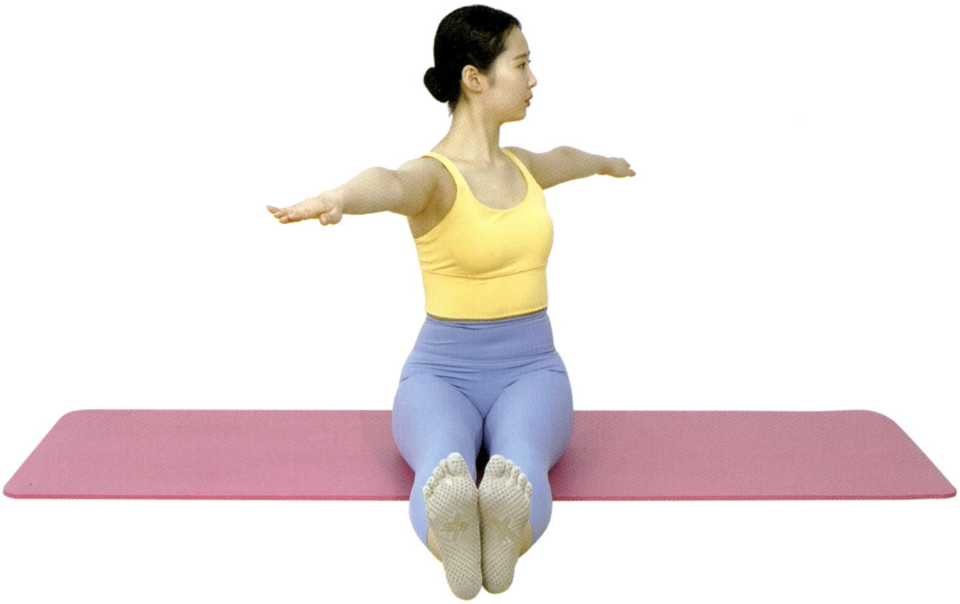

3 숨을 들이마시면서 척추를 길게 하여 시작위치로 돌아온다.

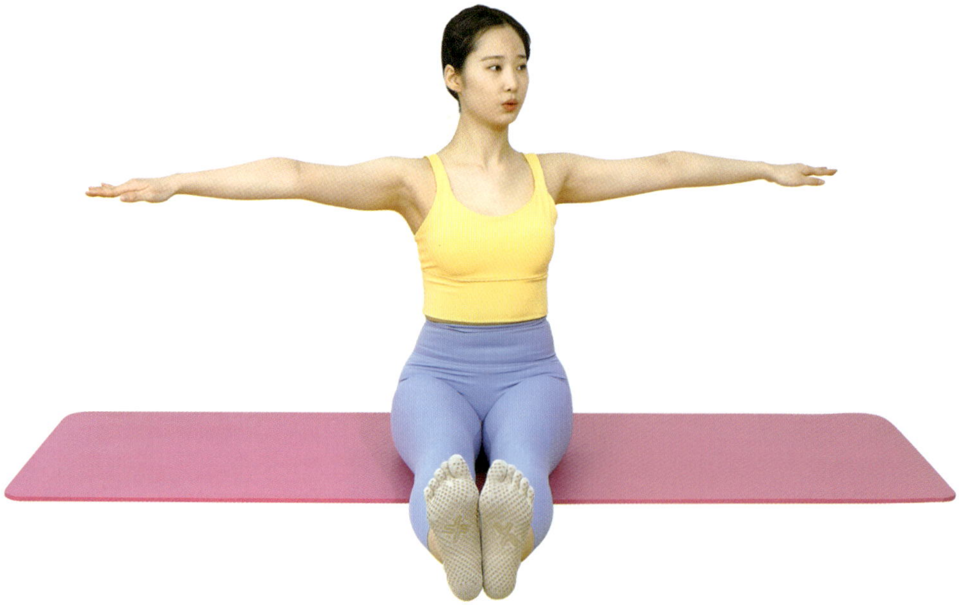

4 양쪽 5회씩 반복한다.

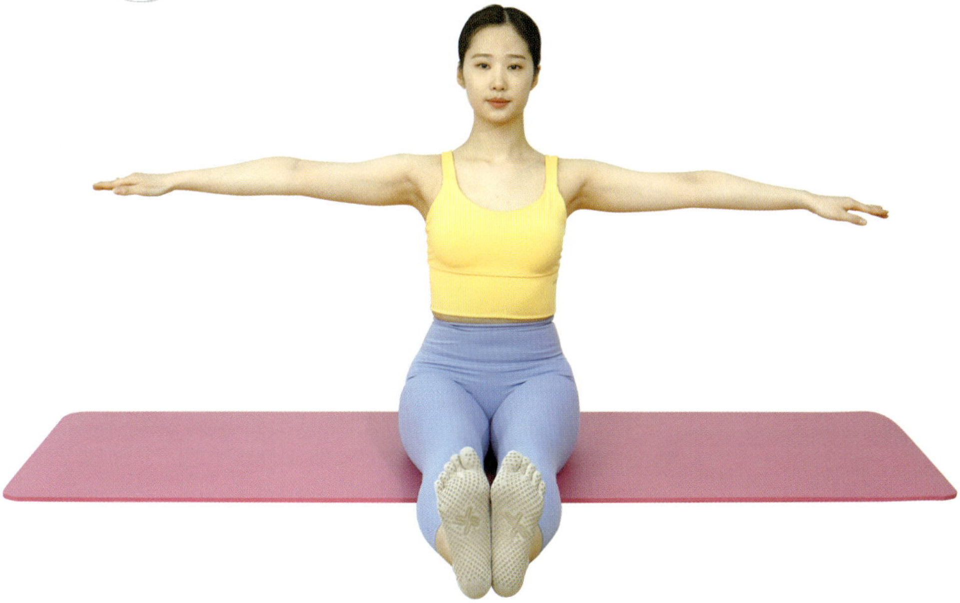

작용근

- 코어안정근
- 척추돌림근
- 척추폄근

관찰

- 팔의 정렬 위치
- 궁둥뼈의 정렬 위치
- 다리의 정렬 위치
- 척추와 골반의 중립 유지

주의사항

- 골반이 바닥에 닿아 있으며 골반의 움직임이 일어나지 않도록 안정적으로 유지한다.
- 목과 어깨에 긴장이 없어야 한다.
- 운동은 순전히 돌림으로 이루어져야 하며, 굽힘이나 폄, 가쪽굽힘이 되지 않도록 한다.
- 팔은 몸통과 같이 움직이게 한다. 팔과 몸통이 척추의 돌림 이상으로 움직이지 않도록 한다.

06 쏘우 [예비동작] Saw

목표

- 앉은 자세에서 코어의 안정성
- 호흡 인식 향상
- 몸통 돌림, 굽힘, 폄의 통합 및 가동성
- 몸통 가쪽 및 넙다리뒤근 신장

시작 자세

- 무릎은 펴고 다리를 벌려 앉는다. 발을 몸으로부터 멀어지게 하여 엉덩관절의 공간을 느끼게 한다.
- 이상적으로는 중립 골반과 척추에서 시작한다. 이 동작이 힘들다면 올바른 자세를 갖기 위해 쿠션에 앉는다.
- 팔을 가쪽으로 어깨 높이로 뻗어 들고 약간 뒤로 치우치게 하며, 팔꿈치를 펴고 손바닥을 아래로 향하게 한다. 발은 발등굽힘한다.

STEP 1

1. 숨을 들이마시면서 자세를 준비한다.

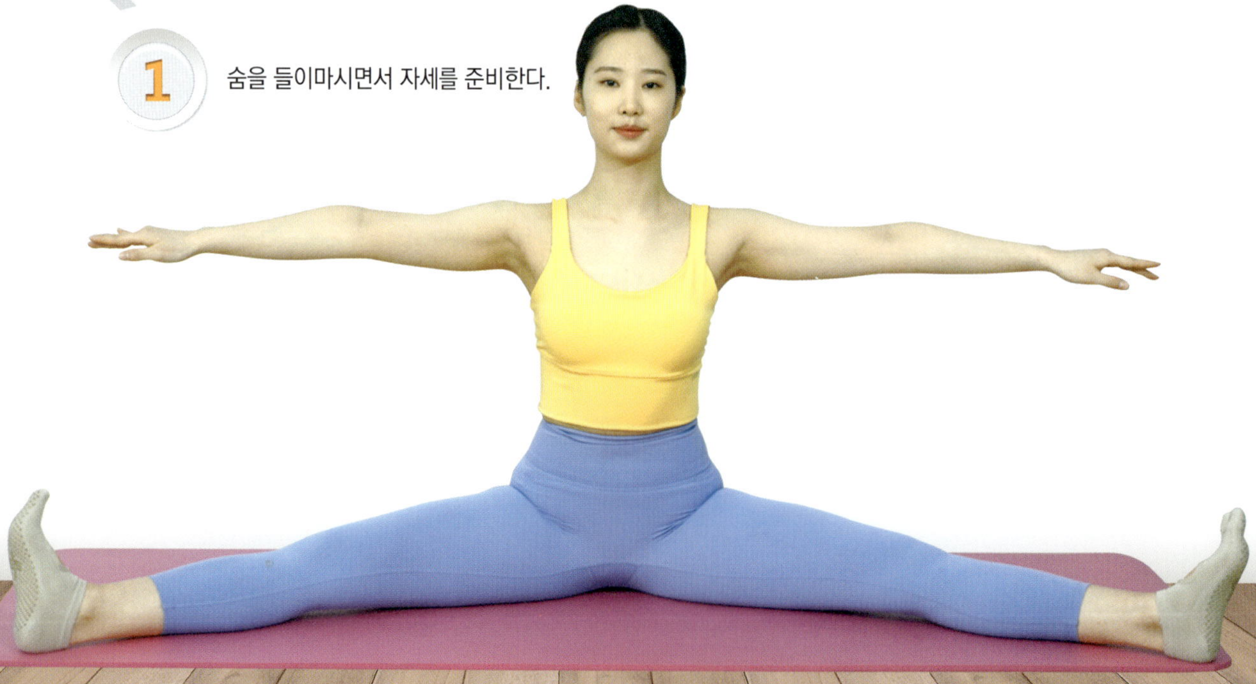

2

숨을 내쉬면서 위 몸통을 한쪽으로 돌림시킨 후 머리와 척추 윗부분을 앞쪽과 아래쪽으로 가져간다.
유연성이 허용된다면 손을 반대쪽 발의 가쪽으로 뻗고, 뒤쪽 팔은 안쪽돌림시켜 뒤쪽과 약간 위쪽으로 뻗도록 한다.
골반의 위치가 유지되는 한 가능한 멀리 뻗는다. 숨을 들이마시면서 유지한다.

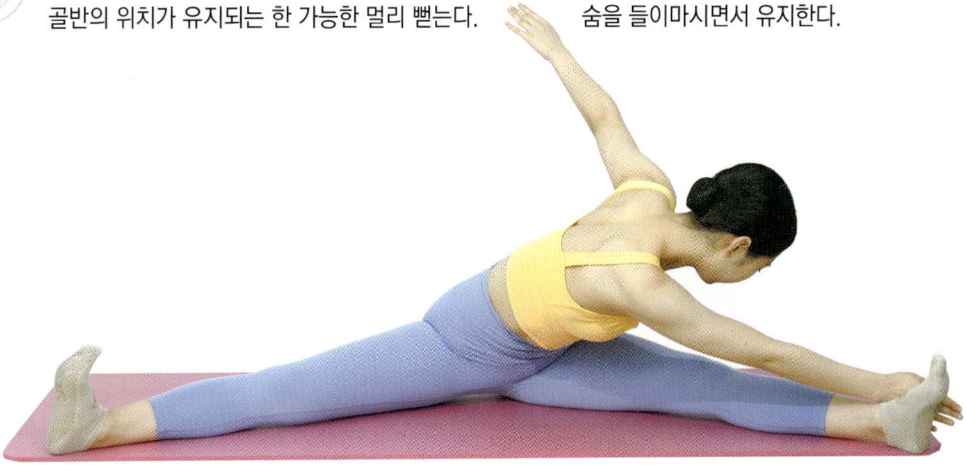

3

숨을 내쉬면서 시작위치로 돌아온다.
양쪽으로 각각 5회씩 총 10회 반복한다.

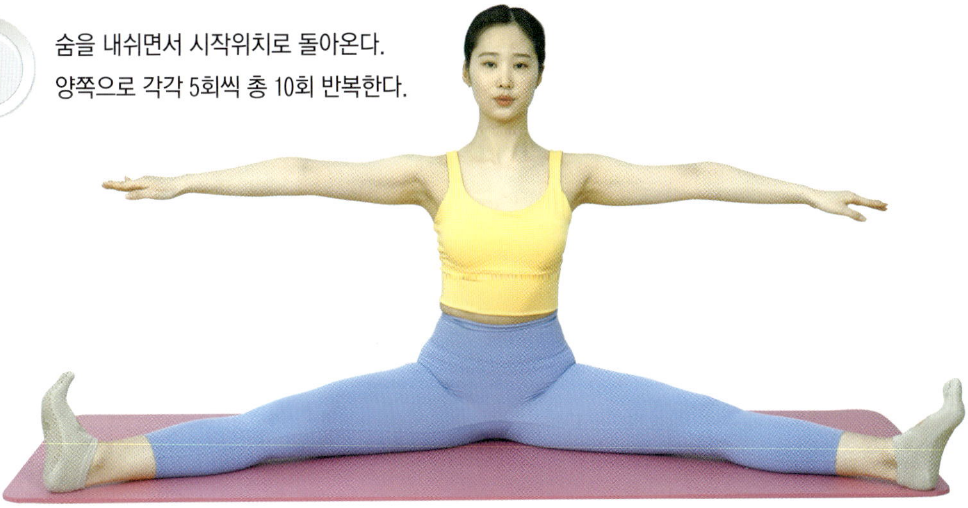

작용근

- 코어안정근
- 척추돌림근
- 척추굽힘근
- 척추폄근
- 엉덩관절 벌림근

관찰

- 궁둥뼈의 안정성 유지
- 척추굽힘, 폄, 돌림의 안정성

주의사항

- 돌림할 때 반대쪽 궁둥뼈를 들어 올리지 않는다.
- 운동할 때 어깨를 올림하거나 긴장하지 않는다.

07 머메이드 Mermaid

목표

- 척추 가쪽 운동과 근육 강화
- 한 방향으로 팔이음뼈의 강도와 안정성 향상
- 몸통의 옆굽힘, 폄과 팔의 모음, 벌림의 통합

시작 자세

- 매트에 무릎을 꿇고 발꿈치에 앉는다.
- 골반을 발꿈치로부터 떼어 오른쪽으로 옮겨 매트에 놓는다.
- 편안한 자세를 위해 무릎을 조금 벌리고 앉는다.
- 왼쪽 궁둥뼈가 약간 들릴 수도 있지만 가능한 골반을 수평으로 유지하고 척추를 가능한 수직으로 길게 만든다.

STEP 1

1 숨을 들이마시면서
양팔을 양옆으로 벌린다.

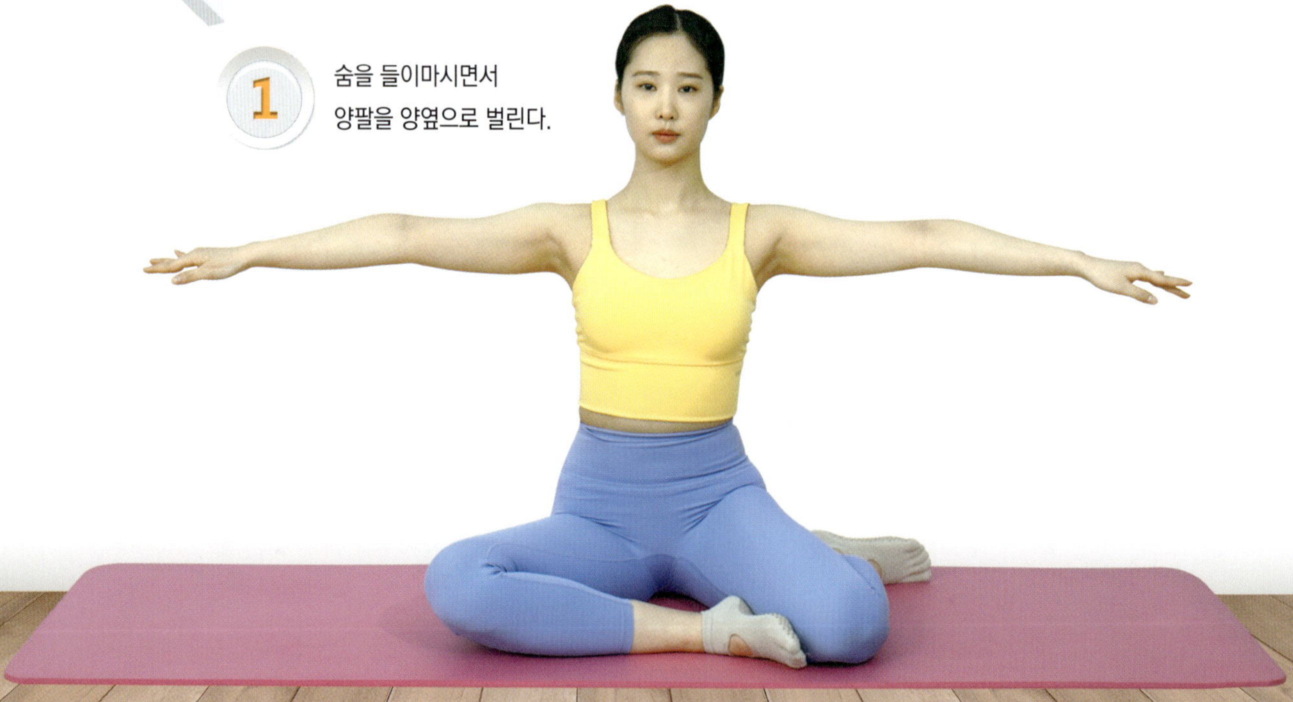

2 숨을 내쉬면서 머리부터 시작하여 척추를 길게 들어서 왼쪽으로 가쪽굽힘한다.
왼팔은 매트를 따라 미끄러지게 하고 굽혀서 척추를 보조한다.
오른쪽 팔과 척추의 연결을 유지한다.
숨을 들이마시면서 가쪽호흡에 초점을 맞추면서 척추의 길이를 유지한다.

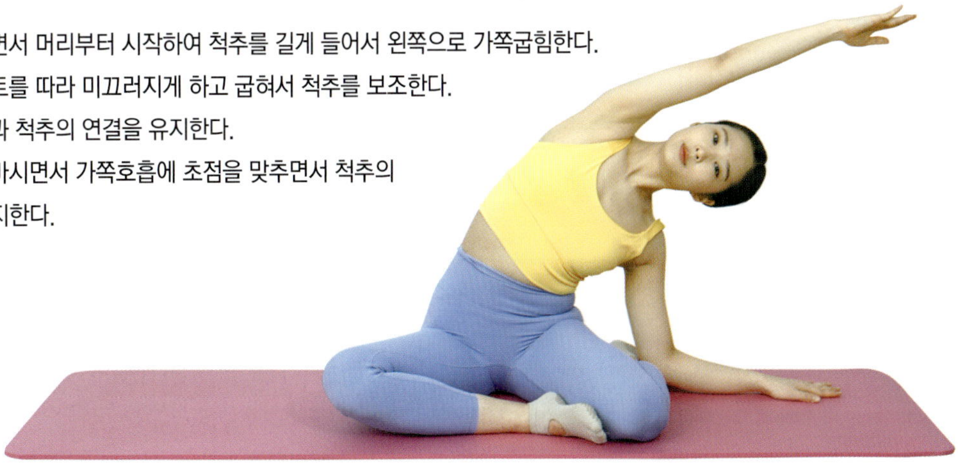

3 숨을 내쉬면서 왼쪽 팔을 펴고 척추를 수직 위치로 돌아오게 한다.
오른팔을 내리고 시작위치로 돌아온다. 양쪽 5회까지 반복한다.

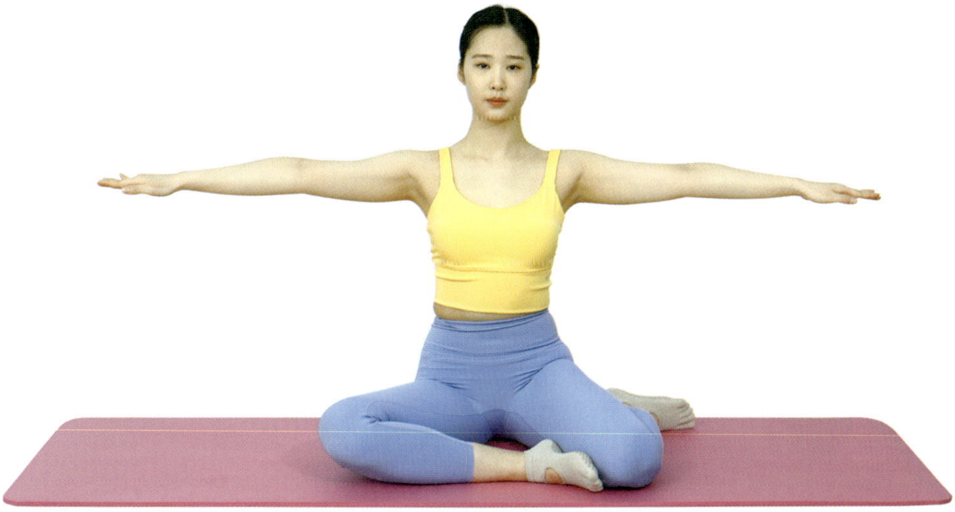

작용근

- 코어안정근
- 척주 가쪽굽힘근
- 척주안정근
- 어깨뼈안정근
- 엉덩관절 가쪽돌림근
- 엉덩관절 안쪽돌림근
- 무릎관절 굽힘근

관찰

- 골반의 안정성 및 머리와 어깨의 위치
- 몸통 가쪽굽힘 가동성

주의사항

- 척추의 돌림이나 폄, 굽힘이 나타나지 않도록 가쪽으로 굽힘하고, 가쪽굽힘하는 동안 계속 길게 유지한다.
- 골반, 가슴우리 및 머리의 올바른 정렬을 유지한다.
- 어깨위팔 리듬과 지탱하는 팔의 올바른 어깨뼈 안정성을 확인한다.

08 하프 롤 백 Half roll back

목표

- 척추분절 운동
- 척추의 유연성 향상
- 코어의 안정화
- 배 근육 강화

시작 자세

- 똑바로 앉는다.
- 다리는 골반 간격으로 무릎을 구부리고 발바닥은 골반에서 편안한 거리만큼 떨어지게 매트에 놓는다.
- 이상적으로는 중립 골반과 척추에서 시작한다. 이 동작이 힘들다면 올바른 자세를 갖기 위해 쿠션에 앉는다.
- 팔을 몸 앞으로 길게 하고 어깨 높이보다 약간 낮게 놓는다. 팔은 어깨너비만큼 벌리고 손바닥은 마주보게 한다.

STEP 1

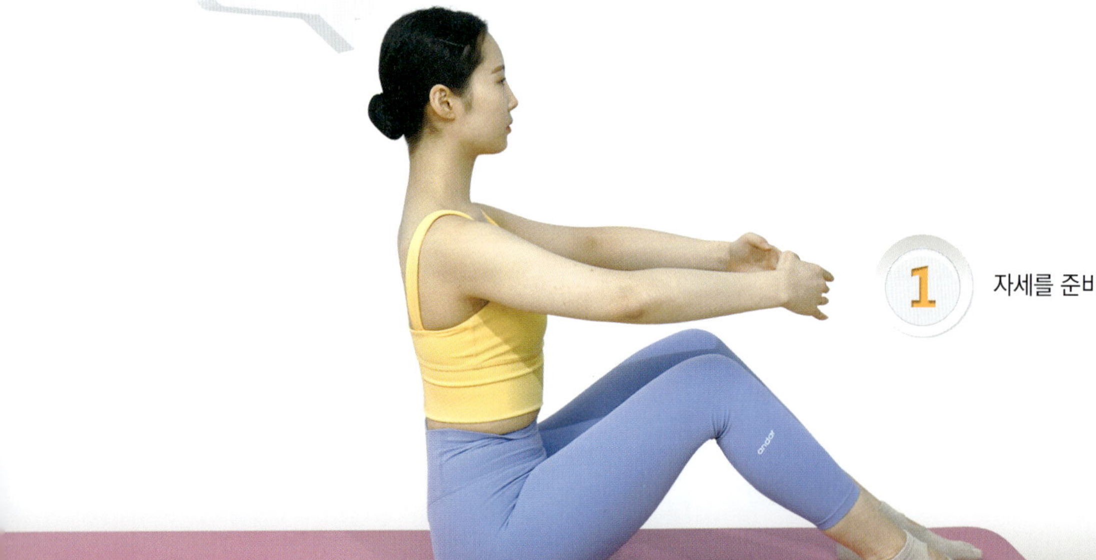

1 자세를 준비한다.

2 숨을 들이마시고 내쉬면서 골반 뒤기울임을 시작으로 척추를 분절하여 천천히 내려간다.

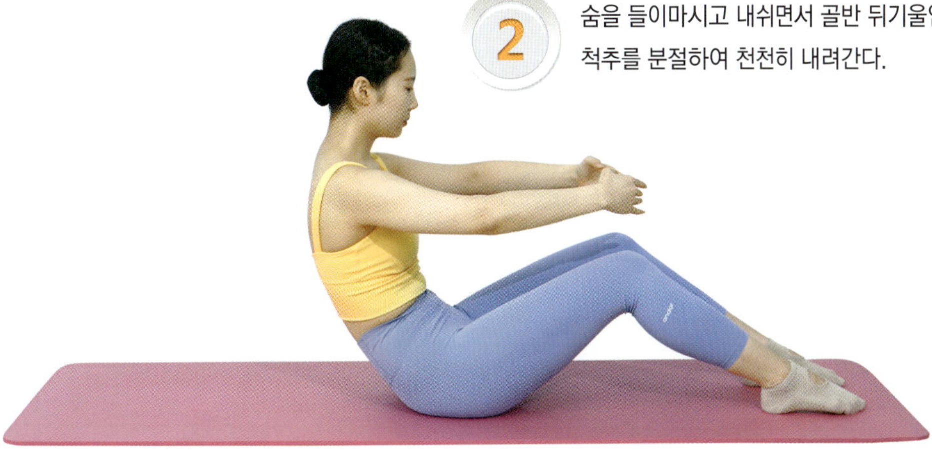

3 숨을 내쉬면서 엉치뼈가 매트에 닿을 때까지 골반과 구부려진 척추를 뒤로 굴린다. 숨을 들이마시면서 척추의 자세를 유지한다.

*발바닥이 뜨기 직전까지 내려오고 멈춘다.

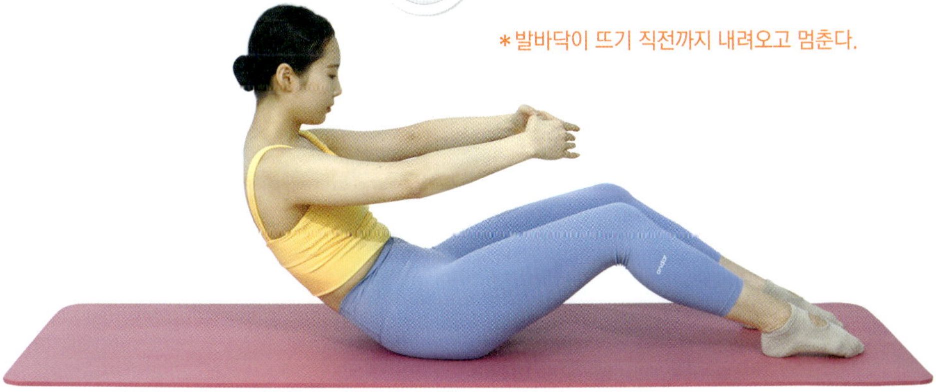

4 숨을 내쉬면서 목뼈부터 꼬리뼈까지 말아 C-곡선을 유지하고 올라온다.

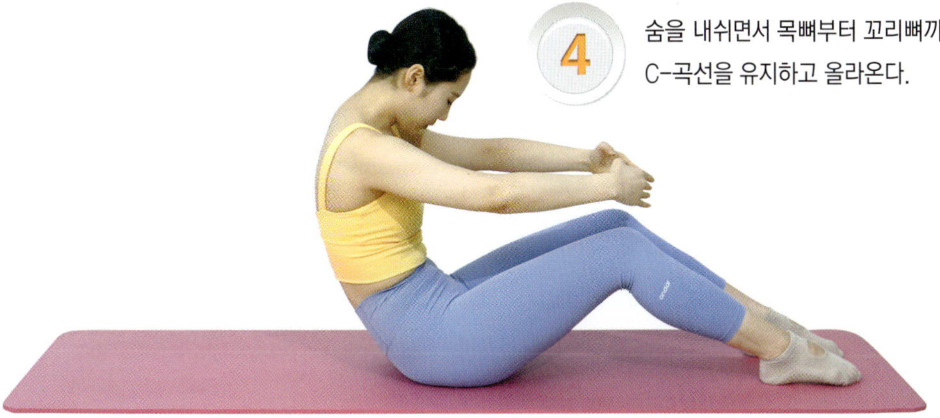

5 꼬리뼈부터 정수리까지 일직선으로 하여 척추의 중립 자세를 만든다. 5회 반복한다.

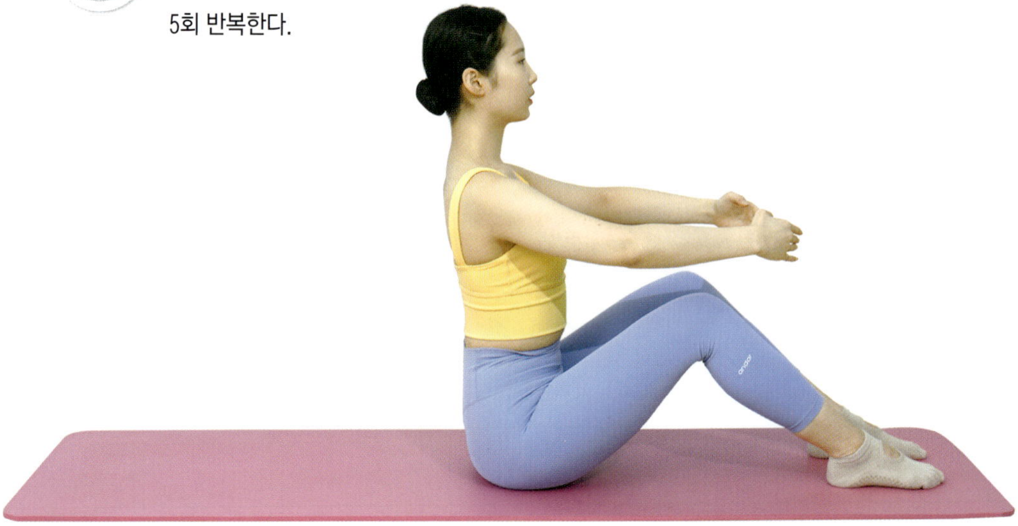

작용근

- 코어안정근
- 척주굽힘근
- 척주폄근
- 엉덩관절 굽힘근
- 엉덩관절 폄근

관찰

- 척추분절 움직임
- 코어의 안정성

주의사항

- 운동 내내 구부려진 척주를 유지한다. 일단 C-곡선이 만들어지면 골반을 다리로부터 구르게 하여 엉덩관절 폄을 만들고 C-곡선은 유지되어야 한다.
- C-곡선은 길어진 위치여야 하고 압박은 피하며 척주 앞부분에 지원되는 것을 느낀다.
- 팔이 척추와 함께 자연스럽게 이동할 수 있도록 한다.
- 호흡 조절에 집중하고 전체 운동을 일정한 속도로 진행해야 한다.

09 오블리큐스 롤 백 Obliques roll back

목표

- 척추분절 운동
- 척추의 유연성 향상
- 코어의 안정화
- 배빗근 강화

시작 자세

- 똑바로 앉는다.
- 다리는 골반 간격으로 무릎을 구부리고 발바닥은 골반에서 편안한 거리만큼 매트에 놓는다.
- 이상적으로는 중립 골반과 척추에서 시작한다. 이 동작이 힘들다면 올바른 자세를 갖기 위해 쿠션에 앉는다.
- 팔을 몸 앞으로 길게 하고 어깨 높이보다 약간 낮게 놓는다. 팔은 평행 위치로 어깨너비만큼 벌리고 손바닥은 마주보게 한다.

STEP 1

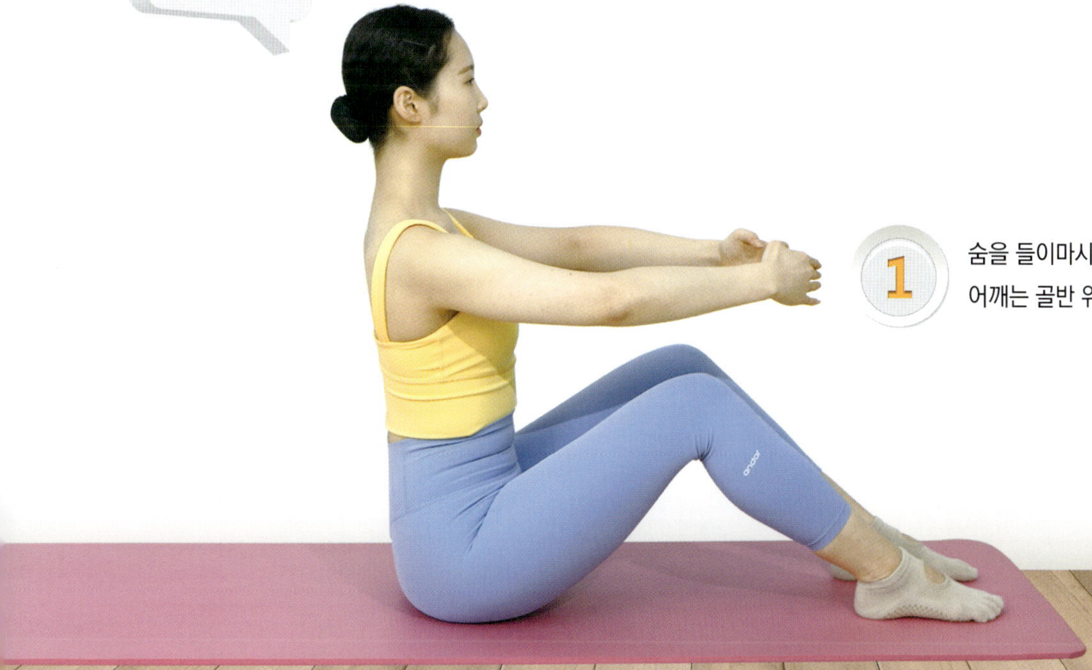

1 숨을 들이마시면서 척추를 길게 하고 어깨는 골반 위에 놓는다.

2 숨을 들이마시고 내쉬면서 골반 뒤기울임을 시작으로 척추를 분절하여 천천히 내려간다.
숨을 들이마시면서 자세를 유지한다.

*발바닥이 뜨기 직전까지 내려오고 멈춘다.

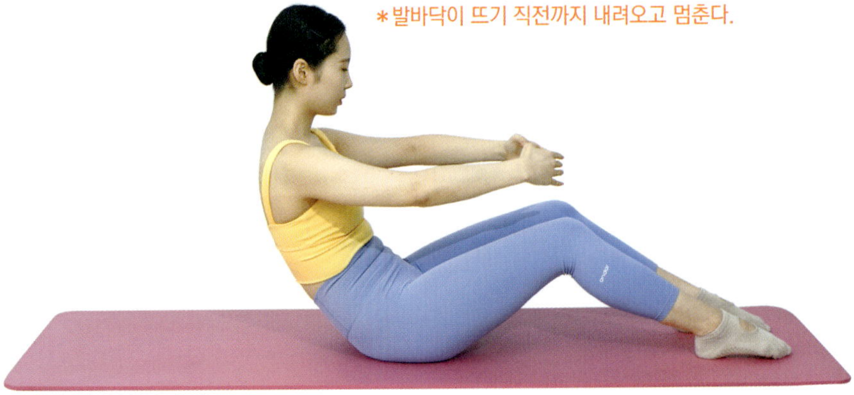

3 숨을 들이마시고 내쉬면서 척추의 자세를 유지하고 팔과 몸통을 옆으로 돌림한다.

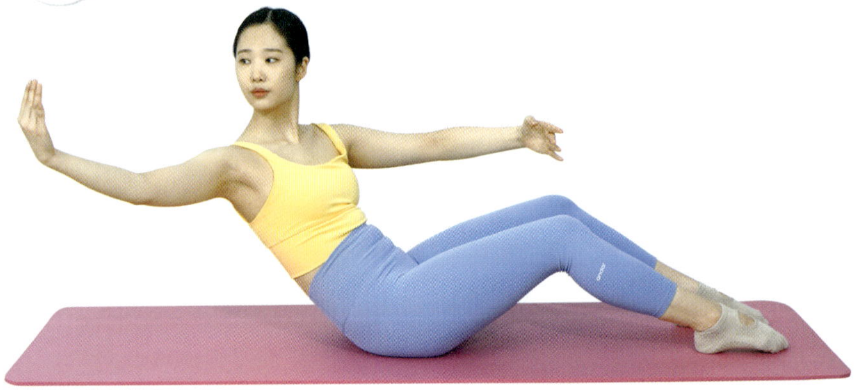

4 숨을 내쉬면서 돌림한 몸통을 시작위치로 복귀한다.

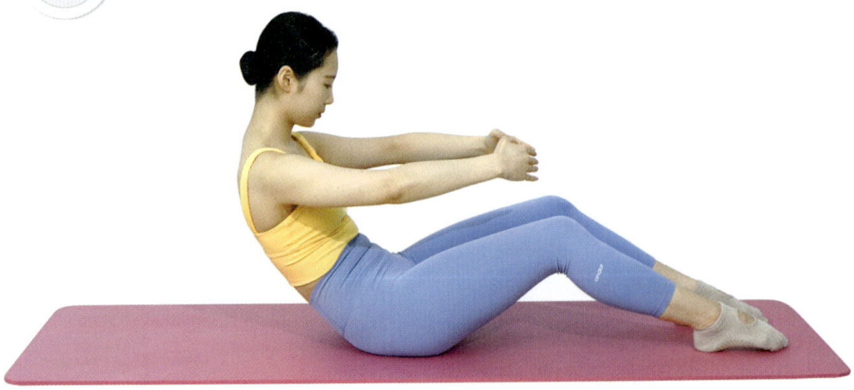

5 숨을 들이마시면서 척추의 자세를 유지하고 팔과 몸통을 옆으로 돌림한다.

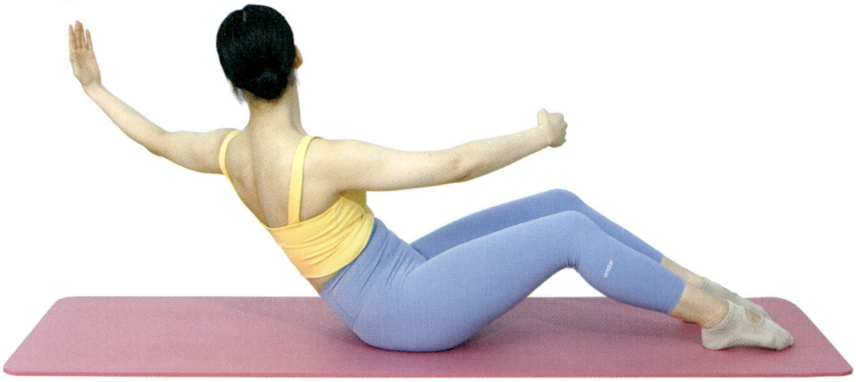

6 숨을 내쉬면서 돌림한 몸통을 시작위치로 복귀한다.

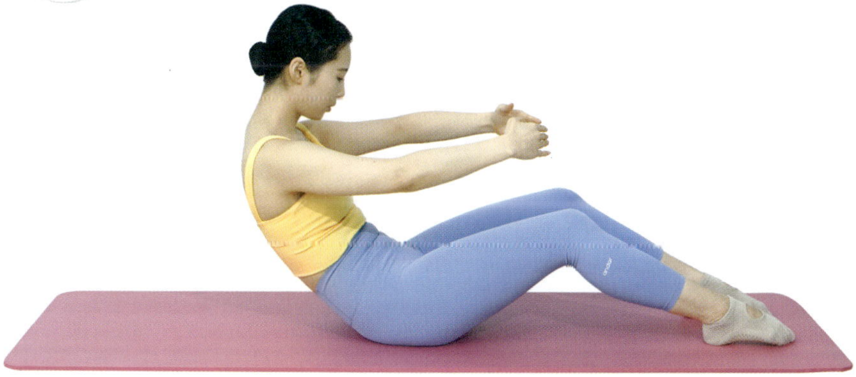

7 숨을 내쉬면서 목뼈부터 꼬리뼈까지 말아 C-곡선을 유지하며 올라온다.

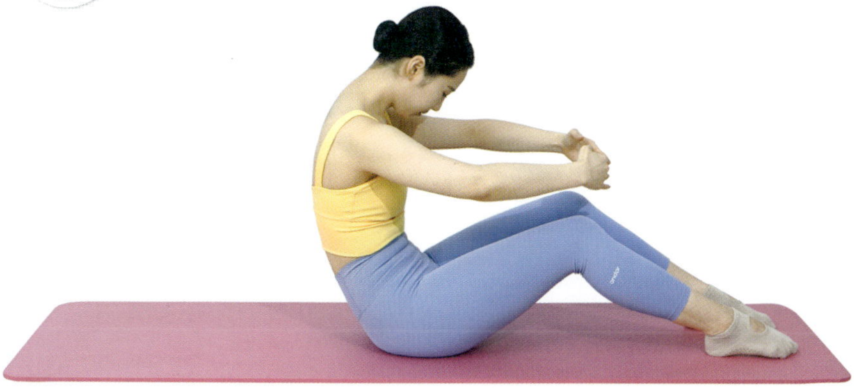

8

꼬리뼈부터 정수리까지 일직선으로 하여 척추의 중립 자세를 만든다.
5회 반복한다.

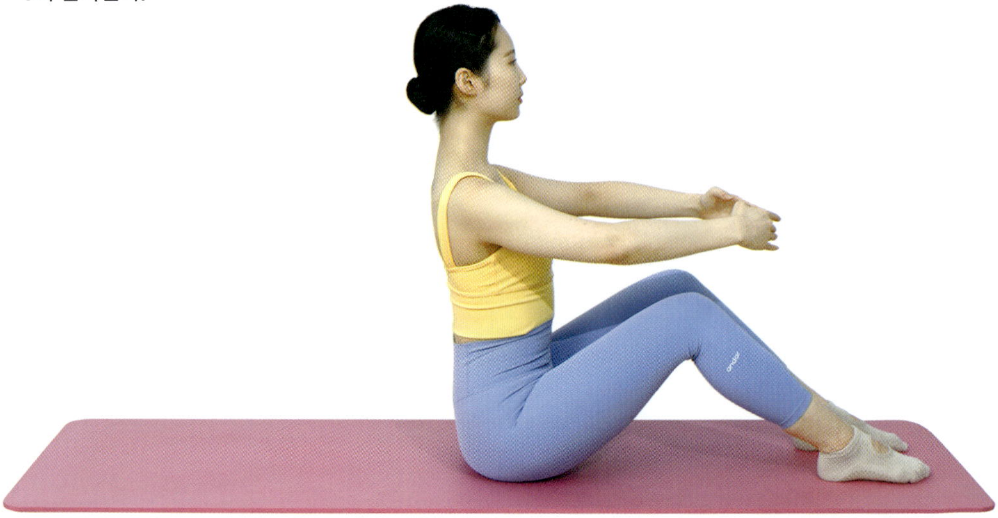

작용근

- 척주굽힘근 및 폄근
- 척주돌림근
- 코어안정근
- 엉덩관절 굽힘근 및 폄근

관찰

- 척추분절 움직임
- 코어의 안정성
- 척추돌림 움직임

주의사항

- C-곡선은 척주가 길어진 자세여야 하고 몸통을 돌림할 때 골반의 안정을 유지해야 한다.
- 목과 어깨에 긴장이 없어야 한다.
- 호흡 조절에 집중하고 전체 운동을 일정한 속도로 수행해야 한다.

10 밸런스 인 볼 쉐이프 Balance in ball shape

목표

- 척추 운동
- Rolling like a ball 운동 준비
- 균형감각 향상
- 코어의 안정화

시작 자세

- 팔을 뻗어 손은 양 무릎을 잡거나 허벅지 뒤를 잡는다.
  필요한 경우 어깨의 긴장을 피하기 위해 스트레칭 밴드를 잡는다.
- 골반은 뒤로 기울이고 전체 척추를 굽힌다.

STEP 1

1. 숨을 들이마시면서 자세를 준비한다.

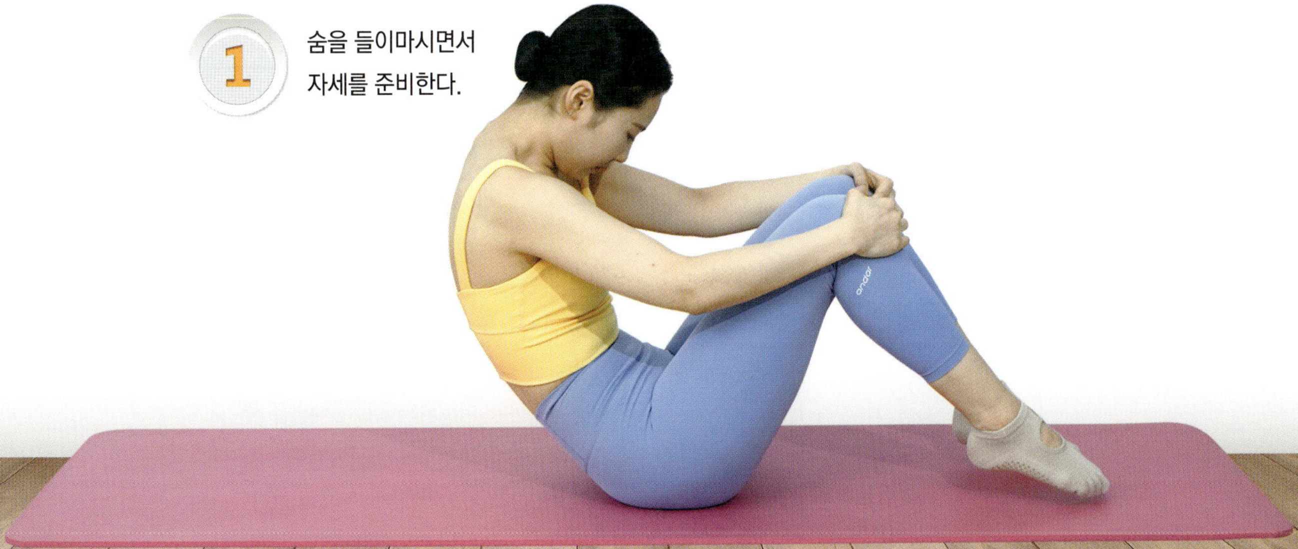

2

숨을 내쉬면서 척추와 다리 사이의 연결을 유지하면서 다리를 가슴 쪽으로 당기고 몸 전체가 엉치뼈로 롤링하여 몸통을 뒤로(등 상부) 굴린다.

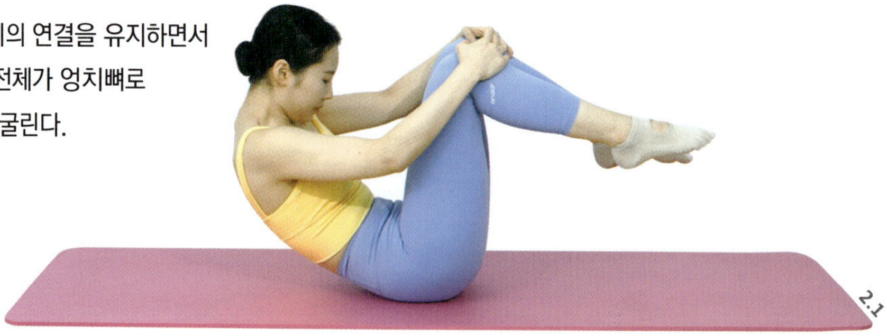

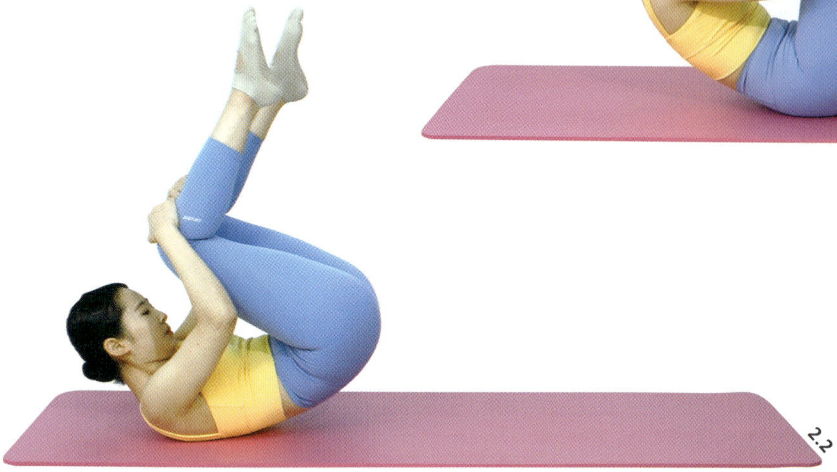

3

숨을 들이마시고 내쉬면서 롤링하여 시작 자세로 돌아온다. 10회 반복한다.

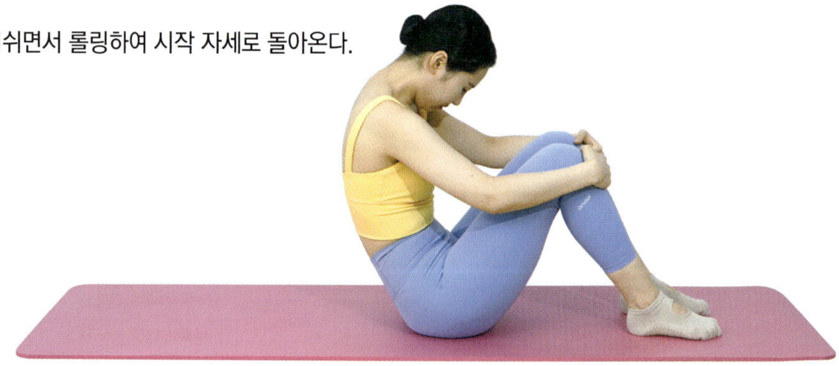

작용근

- 코어안정근
- 척주굽힘근
- 척주폄근
- 척추세움근

관찰

- 구르기 동작 중 척추 움직임
- 코어의 안정성 및 밸런스 유지

주의사항

- 허리가 양 측면으로 길게 되어 있게 하고, 모든 돌림 또는 가쪽굽힘을 피한다.
- 중앙라인을 통해 굴러서 신체 양쪽을 동등하게 한다.
- 운동 내내 적절한 수준으로 복부 깊은 근육과 골반바닥의 연결을 지속한다.
- 등 윗부분에 양 어깨가 넓혀져 있는 것을 느낀다.
- 어깨가 이완된 상태로 어깨 블레이드를 넓혀지게 하면서도 어깨뼈와 가슴우리의 연결을 유지한다. 어깨뼈의 과도한 내밈을 피한다.
- 운동범위를 적게 유지하고 허리 척추 및 골반의 돌림에 중점을 둔다.
- 운동 내내 엉덩관절의 굽힘에서 일정한 각도를 유지한다. 척추와 다리는 하나의 연결된 단위로 이동한다.

11 씰 [예비동작] Seal

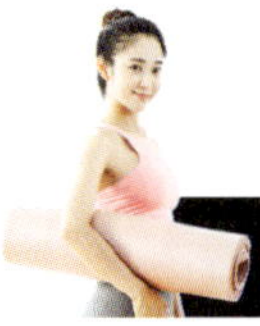

목표

- 균형감각 협응력 강화
- 파워하우스 강화

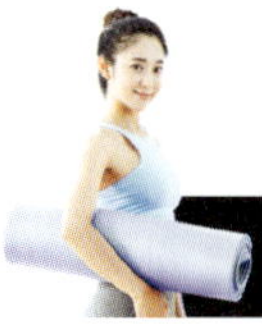

시작 자세

- 앉은 자세
- 무릎을 가슴 쪽으로 구부리고 어깨너비보다 약간 더 벌리며 발뒤꿈치를 모은다. 팔을 넙다리 사이로 넣은 다음 무릎 아래 다리로 가져가 발의 가쪽이나 발목을 손으로 잡는다. 발을 매트에서 들어 올려 무릎을 어깨 가쪽으로 올린다.

STEP 1

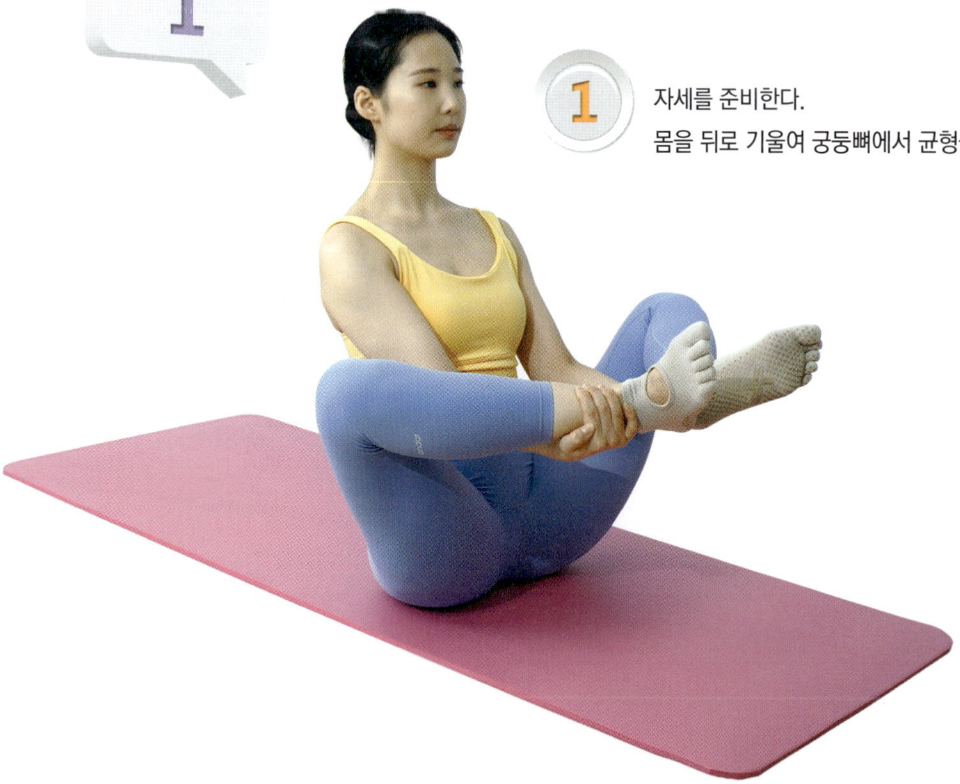

1. 자세를 준비한다.
몸을 뒤로 기울여 궁둥뼈에서 균형을 잡는다.

2 숨을 들이마시면서 몸통을 뒤쪽 방향으로 굴린다.

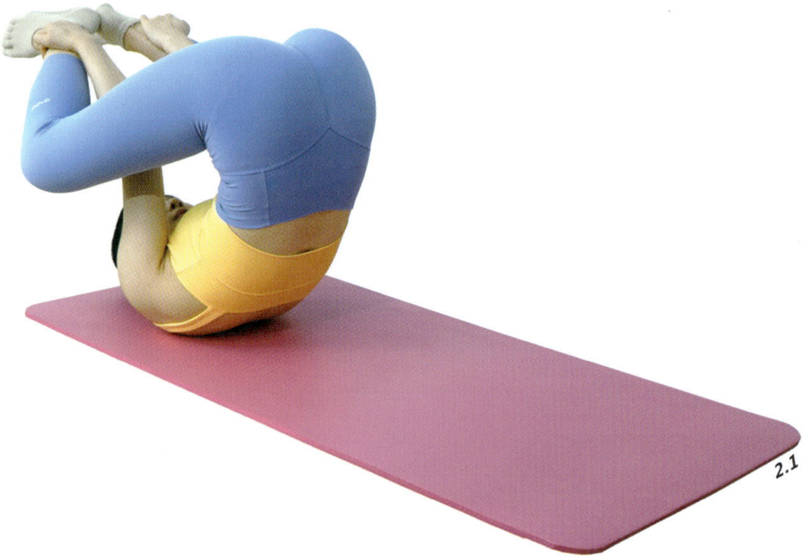

2.1

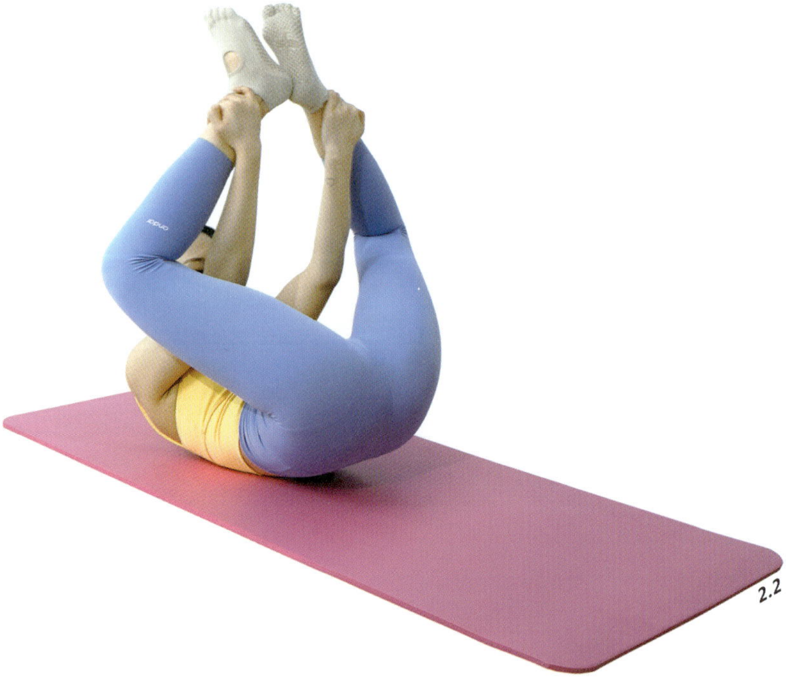

2.2

3 숨을 내쉬면서 몸통을 앞으로 굴려 시작 자세로 되돌아간 후 발을 2번 마주친다.
10회 반복한다.

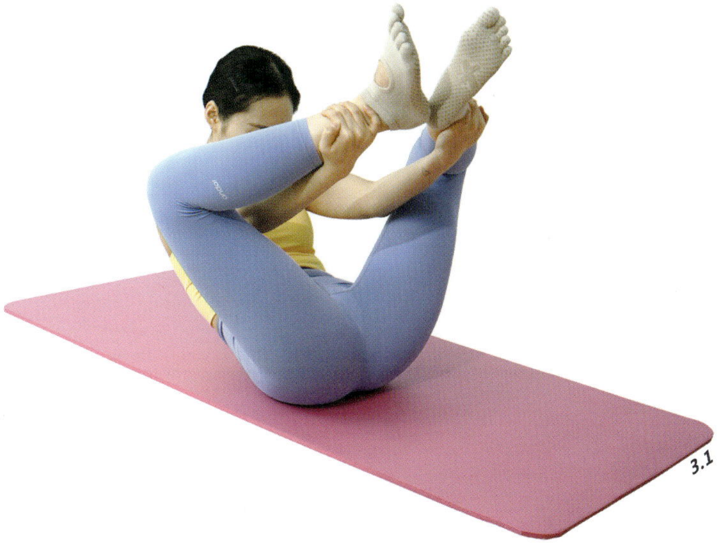

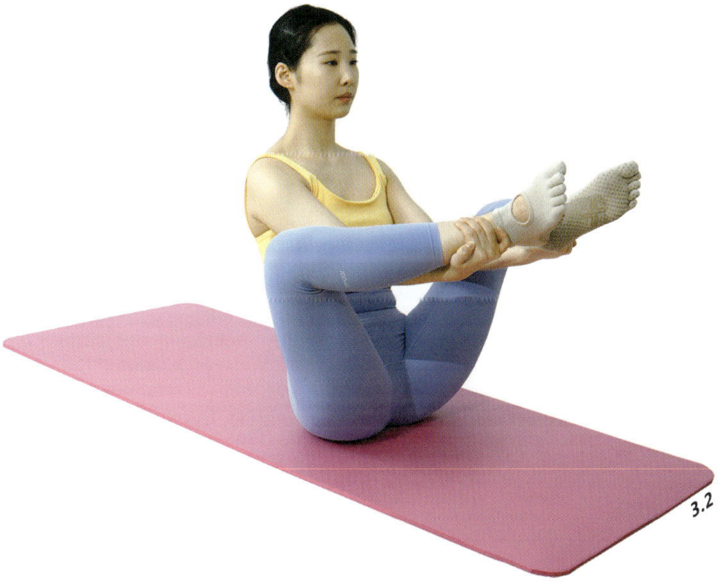

작용근

- 코어안정근
- 척주굽힘근
- 엉덩관절 굽힘근

관찰

- 밸런스 유지
- 구르기 동작 시 척추 상태(C-곡선 유지)

주의사항

- 시작할 때 배벽 아래를 더 당겨 위앞엉덩뼈가시가 뒤쪽으로 이동하고 몸통은 뒤로 부드럽게 구르도록 한다.
- 동작의 방향을 전환하려면 엉덩관절 폄근으로 넙다리를 가슴에서 멀어지게 하고 손으로 다리를 당겨 내린다. 동시에 배 근육을 사용하여 허리를 굽힘시키고, 위 몸통을 올려 몸 전체를 앞으로 굴린다.

01 호흡하기 Breathing

목표

- 가쪽호흡
- 옆으로 누운 자세에서 코어의 안정성

시작 자세

- 옆으로 눕는다.
- 골반과 척추는 중립 상태이다.
- 오른쪽 팔은 척추와 같은 라인으로 뻗어 놓는다.
- 머리는 뻗은 팔 위에 올리고 올바른 목 정렬을 보장하기 위해 필요하다면 팔과 머리 사이에 쿠션을 놓는다.
- 왼쪽 팔은 몸통을 지지하기 위해 팔꿉관절은 굽히고 손을 가슴우리 앞 매트에 놓는다.
- 다리는 평행 상태로 척추와 정렬하고 무릎은 완전히 폄하고 발목은 발등굽힘 상태이다.

STEP 1

1 숨을 들이마시면서 자세를 준비한다.

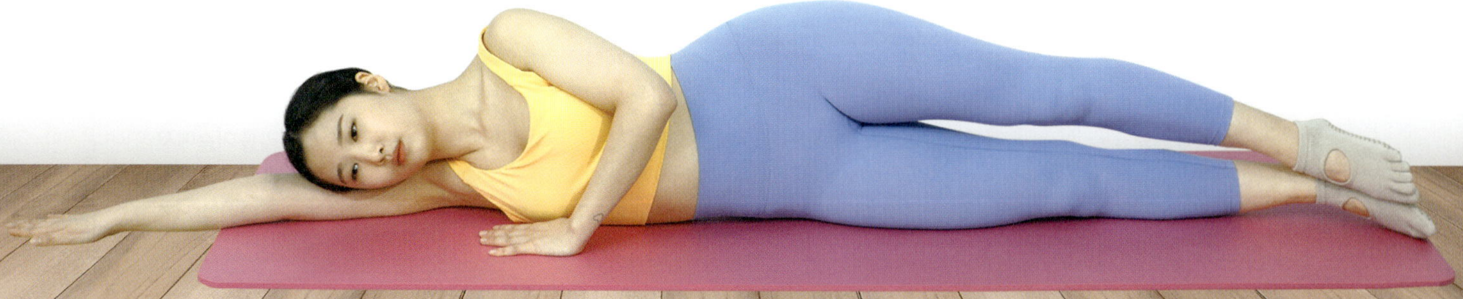

2

숨을 내쉬면서 정적인 골반과 척추를 유지하며 호흡한다.
옆구리가 바닥에서 들리도록 호흡을 유도한다.
배꼽을 등 쪽으로 당기듯이 골반바닥과 배가로근을 수축한다.
양쪽을 5회 반복한다.

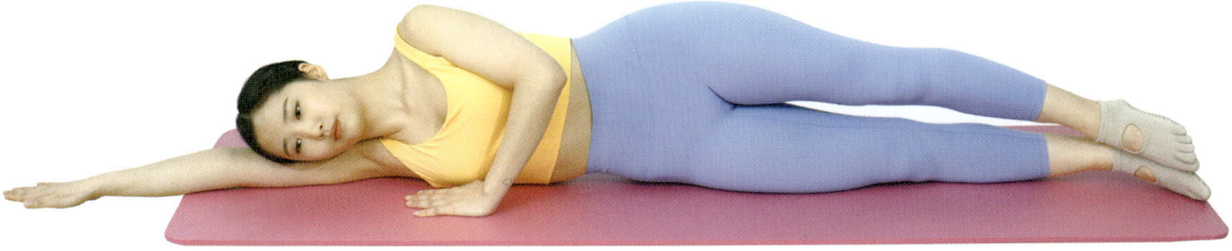

작용근

- 코어안정근
- 호흡근

관찰

- 옆으로 누운 자세에서 코어의 안정성
- 호흡의 협응 능력

주의사항

- 시작 자세에서 어깨 위에 어깨, 골반 위에 골반이 놓이는 정확한 정렬을 확인한다.
- 운동 내내 중립 골반과 척추를 유지한다.
- 발목관절의 발등굽힘을 유지하고 발목과 발 정렬을 확인한다.

02 암 오프닝 Arm openings

목표

- 척추돌림 운동
- 어깨관절 운동
- 가슴 신장

시작 자세

- 옆으로 눕는다.
- 골반과 척추는 중립 상태이다.
- 올바른 목 정렬을 보장하기 위해 필요하다면 머리 밑에 쿠션을 놓는다.
- 엉덩관절과 무릎관절은 약 90°로 굽힌다.
- 두 팔을 길게 하여 어깨 높이로 몸 앞에 놓는다. 오른팔은 매트에 놓고 왼팔은 오른팔 위에 올린다.

STEP 1

1 숨을 들이마시면서 자세를 준비한다.

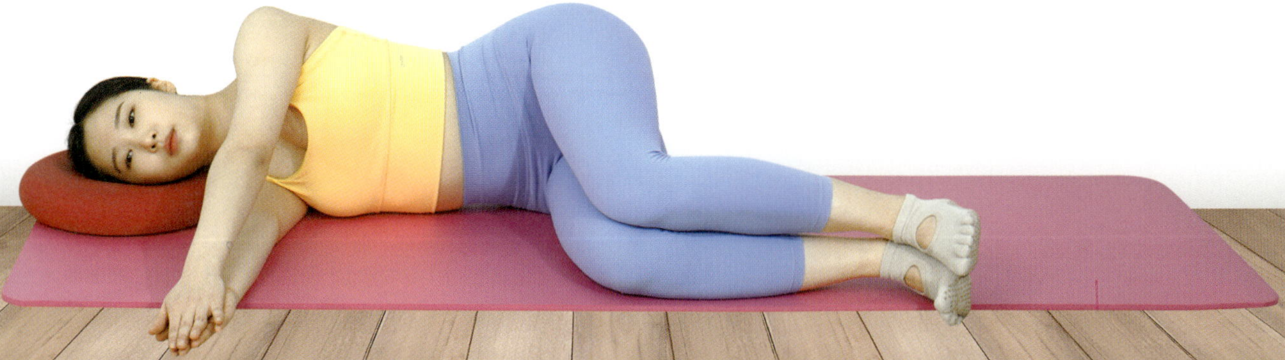

2 왼쪽 팔을 쭉 펴고 들어서 손이 천장을 향하도록 어깨 위로 올린다. 머리와 목은 왼쪽 팔을 따라 돌림하도록 한다.

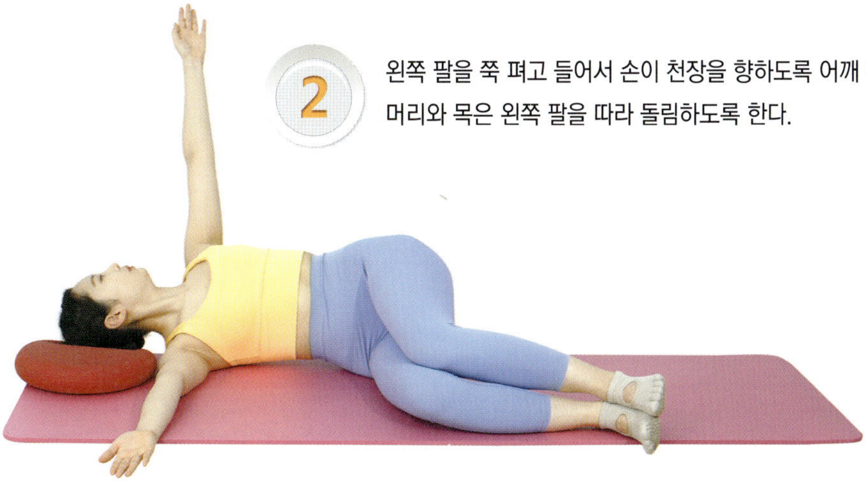

3 숨을 내쉬면서 머리부터 목과 위 척추를 계속 돌림한다. 동시에 왼팔을 펴 몸통에서 멀어지면서 바닥을 향하게 한다.

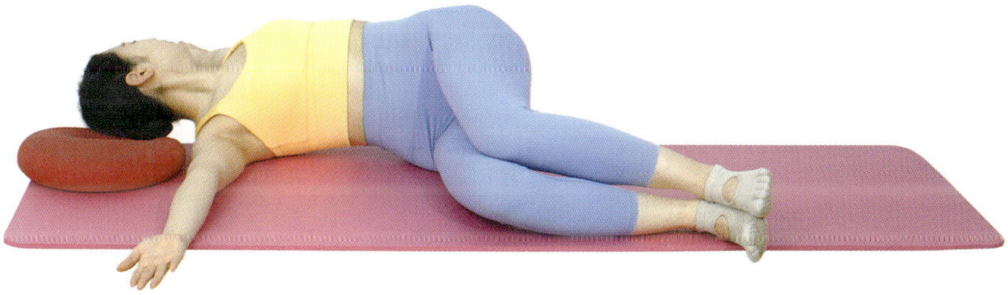

4 숨을 들이마시면서 코어에서 시작하여 척추를 오른쪽으로 돌림한다. 동시에 왼팔을 다시 천장을 향해 어깨 위로 가져온다.

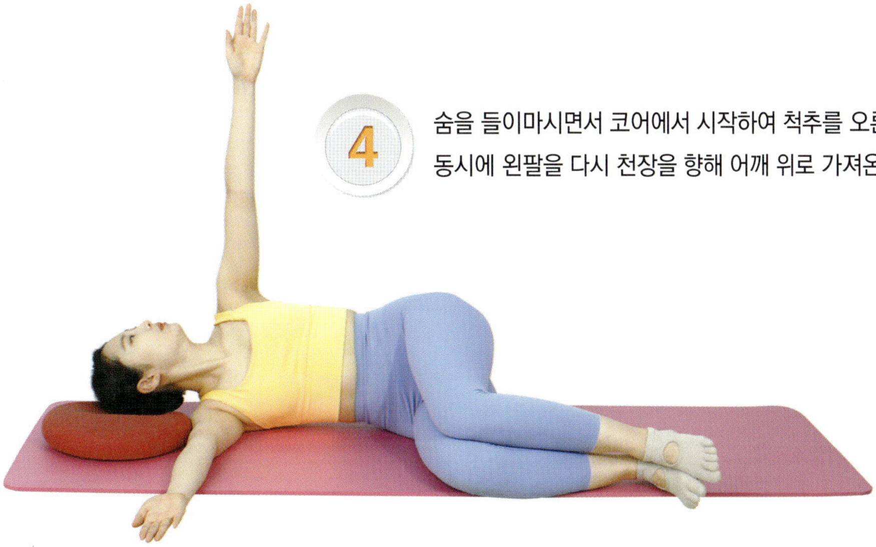

5 숨을 내쉬면서 팔과 척추를 시작 자세로 돌아오게 한다.
5회 반복 후 반대쪽도 같은 방법으로 운동한다.

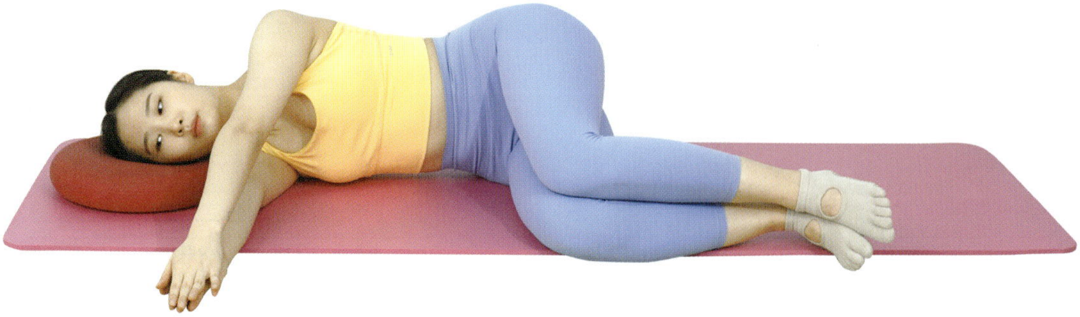

작용근

- 코어안정근
- 척추돌림근
- 어깨관절 모음근
- 어깨관절 벌림근
- 어깨관절 돌림근
- 어깨관절 굽힘근
- 어깨관절 폄근

관찰

- 운동 시 골반의 고정 유지
- 운동 시 어깨와 팔의 위치
- 운동 시 머리의 위치

주의사항

- 시작 자세에서 어깨 위에 어깨, 골반 위에 골반, 무릎 위에 무릎이 오도록 올바른 정렬을 확인한다.
- 손목의 올바른 정렬을 확인하고 팔꿉관절을 과다 폄하지 않는다.
- 어깨의 전체 수평벌림을 장려하지만 가슴우리와 어깨뼈의 연결을 유지하고 들임(retraction)은 피하도록 한다.
- 골반의 안정을 유지한다.
- 운동은 어깨의 벌림이나 모음이 아닌 척추의 돌림으로 시작해야 한다.
- 목의 길이를 유지하고 긴장하거나 머리를 굽히지 않아야 한다.

03 사이드 레그 리프트 / 사이드 롱 레그 리프트

Side leg lift / Side long leg lift

목표

- 엉덩관절 운동과 강화
- 코어의 안정성
- 벌림근 강화

시작 자세

- 옆으로 눕는다.
- 골반과 척추는 중립 상태이다.
- 오른쪽 팔은 척추와 같은 라인으로 뻗는다.
- 머리는 뻗은 팔 위에 올리고 올바른 목 정렬을 보장하기 위해 필요하다면 팔과 머리 사이에 쿠션을 놓는다.
- 왼쪽 팔은 몸통을 지지하기 위해 팔꿉관절은 굽히고 손을 가슴우리 앞 매트에 놓는다.
- 다리는 평행 상태로 척추와 정렬하고 무릎은 완전히 펴하고 발목은 발등굽힘 상태이다.

STEP 1 사이드 레그 리프트

1 숨을 들이마시면서 자세를 준비한다.

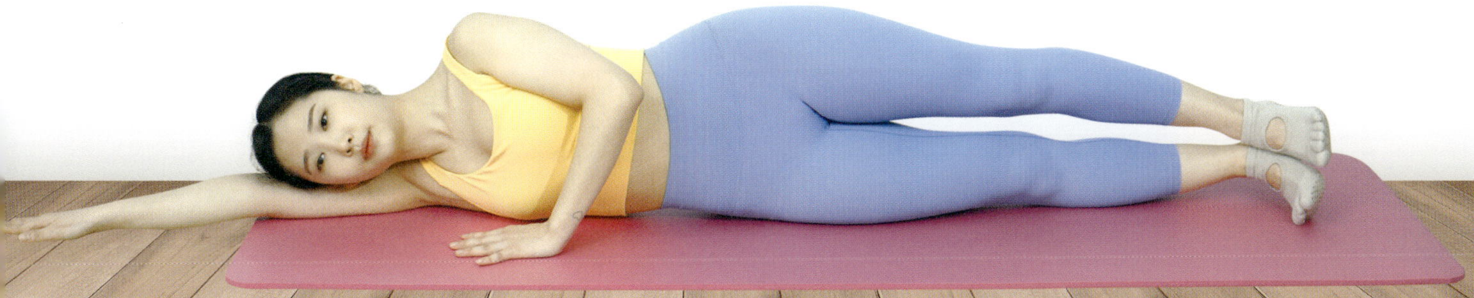

2 숨을 내쉬면서 안정적인 골반과 척추를 유지하며 왼쪽 다리를 벌림하여 위로 올린다.
다리의 평행을 유지한다.
다리의 동작은 순수한 벌림과 모음으로 이루어져야 하고 다른 움직임은 일어나지 않도록 한다.

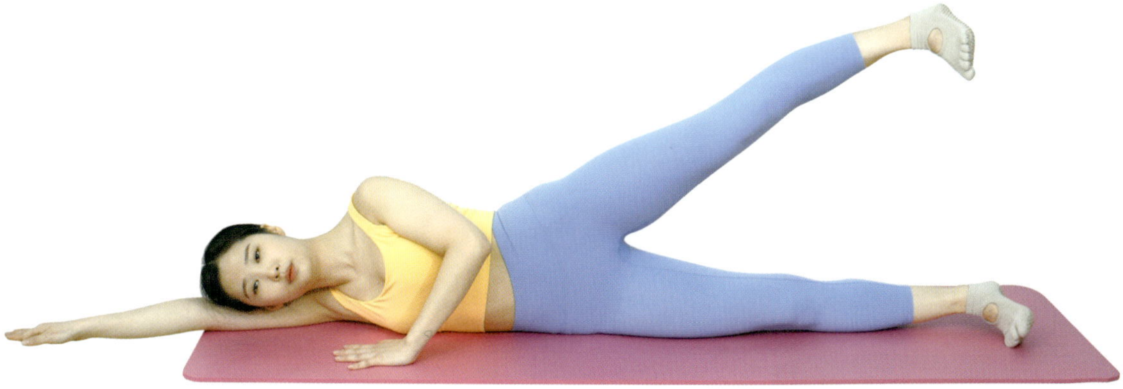

3 숨을 들이마시면서 시작위치로 돌아온다.
10회 반복한다.

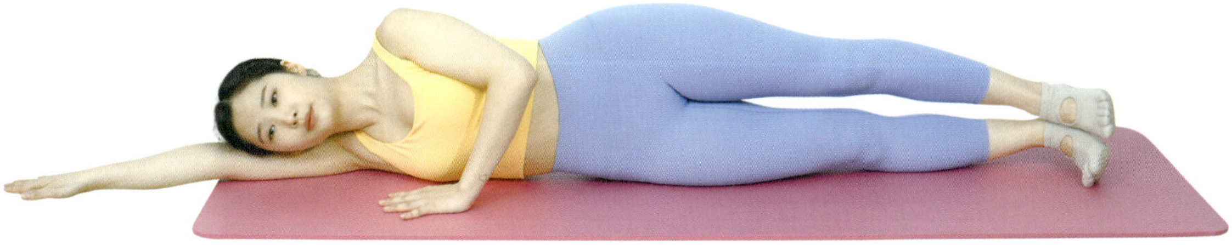

STEP 2

사이드 롱 레그 리프트

1 숨을 들이마시면서 자세를 준비한다.

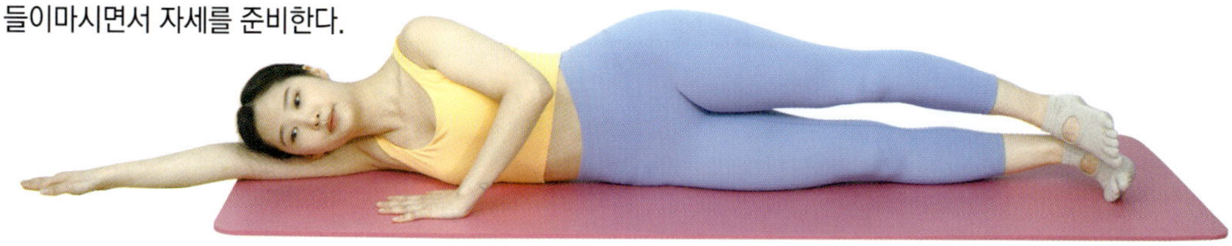

2 숨을 내쉬면서 안정적인 골반과 척추를 유지하며 왼쪽 다리를 최대한 벌림하여 위로 올린다. 다리의 평행을 유지한다.
다리의 동작은 순수한 벌림과 모음으로 이루어져야 하고 다른 움직임은 일어나지 않도록 한다.

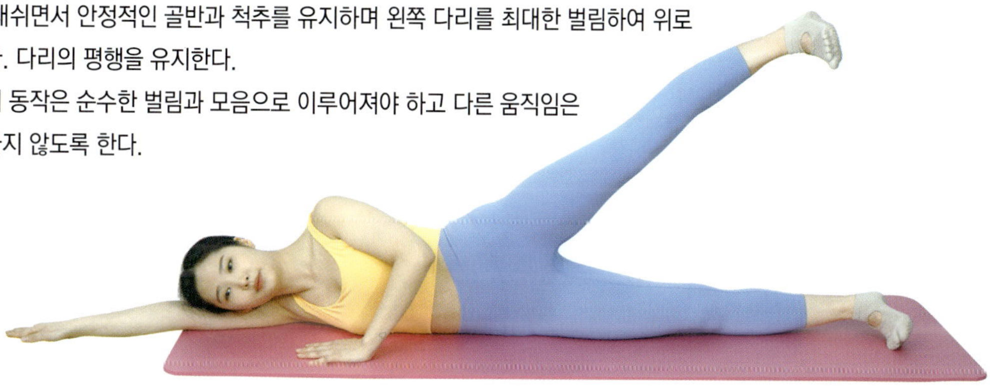

3 숨을 들이마시면서 발목을 발바닥굽힘하고 발끝이 천장을 향하도록 하고 엉덩관절을 가쪽돌림한다.

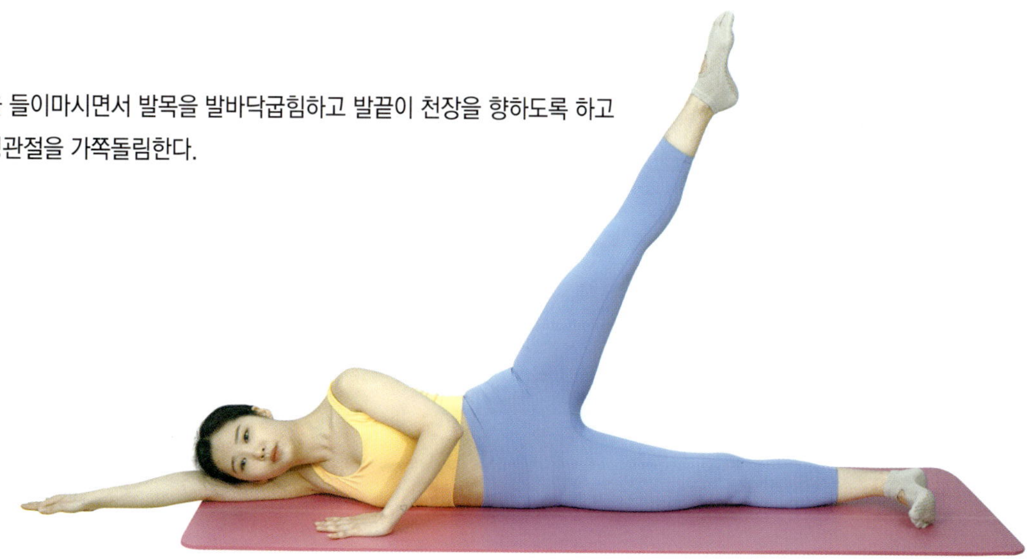

4 숨을 내쉬면서 무릎을 굽힘하여 발이 아래쪽 다리에 닿도록 한다.

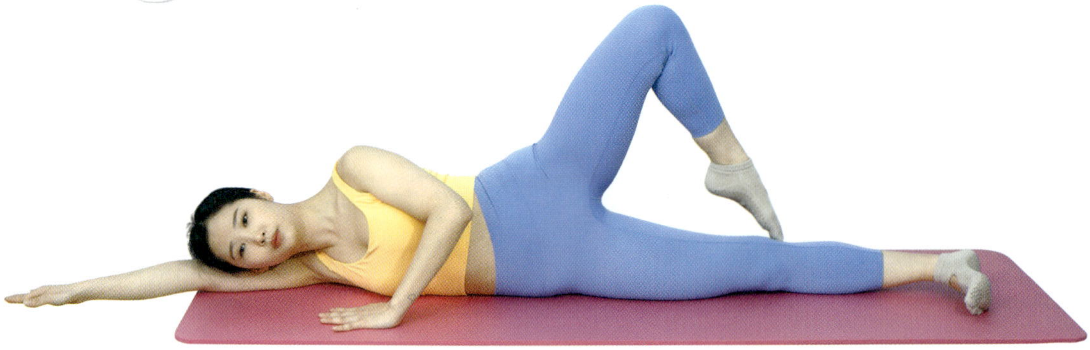

5 숨을 들이마시면서 다리를 아래로 내려 시작위치로 돌아온다. 10회 반복한다.

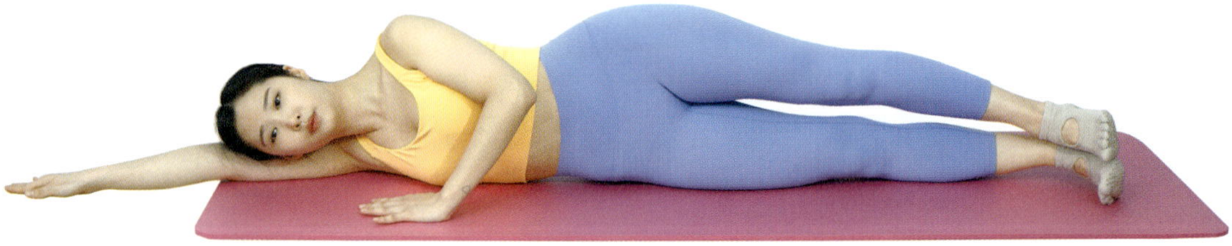

작용근

- 코어안정근
- 엉덩관절 모음근
- 엉덩관절 벌림근
- 엉덩관절 가쪽돌림근
- 엉덩관절 안쪽돌림근

관찰

- 골반의 안정성과 척추 정렬
- 다리의 위치

주의사항

- 엉덩관절 모음과 벌림할 때 다리, 골반, 척추 정렬과 안정성을 유지한다.
- 위쪽 팔을 몸통의 안정성을 유지하기 위해 가슴우리 앞쪽에 위치한다.

04 사이드 더블 레그 리프트 Side double leg lift

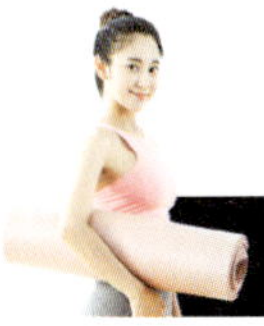

목표

- 균형과 코어의 안정성
- 엉덩관절의 운동과 강화
- 벌림근 강화

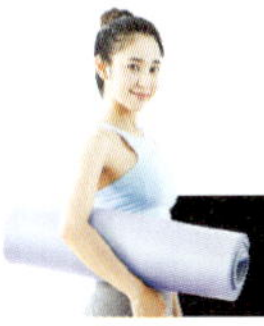

시작 자세

- 옆으로 눕는다.
- 골반과 척추는 중립 상태이다.
- 머리는 뻗은 팔 위에 올리고 올바른 목 정렬을 보장하기 위해 필요하다면 팔과 머리 사이에 쿠션을 놓는다.
- 왼쪽 팔은 몸통을 지지하기 위해 팔꿉관절은 굽히고 손을 가슴우리 앞 매트에 놓는다.
- 다리는 척추와 같은 라인으로 매트 위에 길게 둔다.

STEP 1

1 숨을 들이마시면서 자세를 준비한다.

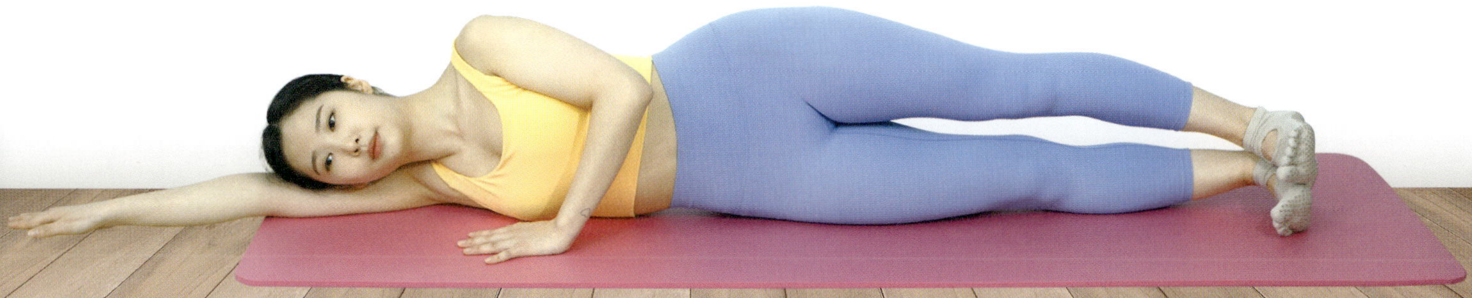

2 숨을 내쉬면서 골반과 척추를 안정적으로 유지하며 왼쪽 다리를 벌림하여 위로 올린다.
다리를 평행하게 유지한다.

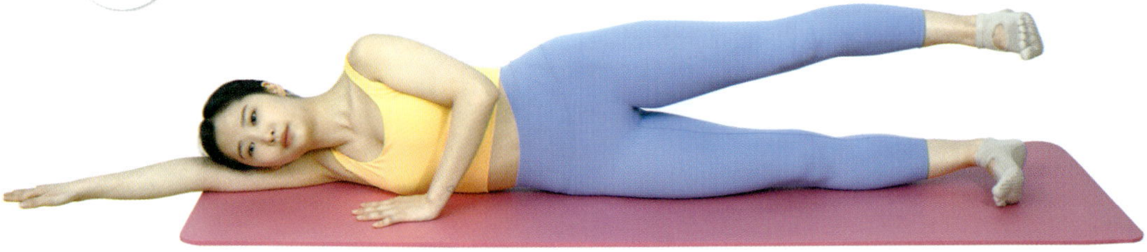

3 숨을 들이마시면서 오른쪽 다리를 왼쪽 다리를 향해 들어올린다.
안쪽 허벅지를 연결한다.

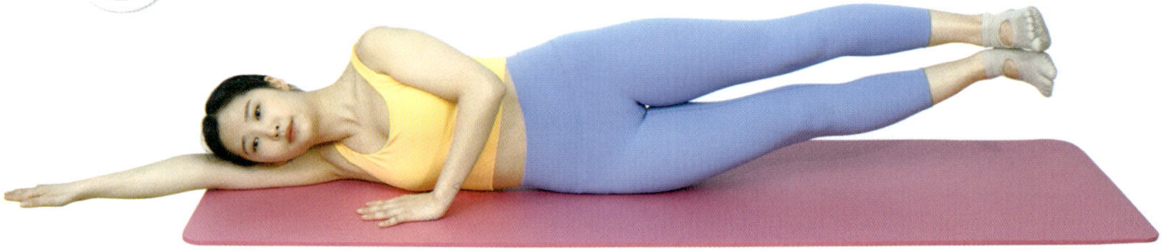

4 숨을 내쉬면서 두 다리의 연결을 유지하며 내려서 다시 시작 자세로 돌아간다.
10회 반복한다.

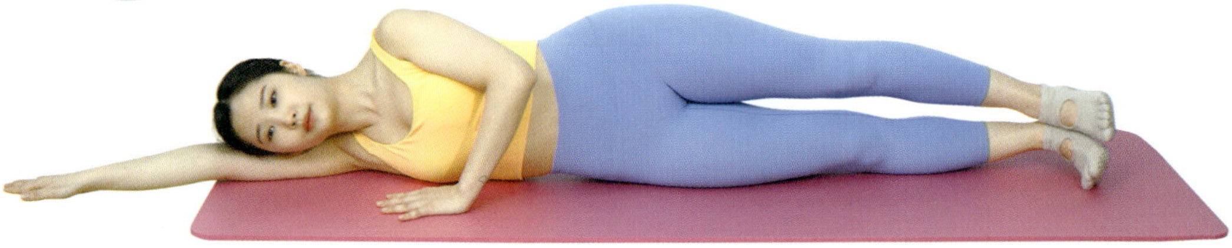

작용근

- 코어안정근
- 엉덩관절 벌림근
- 엉덩관절 모음근

관찰

- 골반의 안정성
- 척추의 정렬 유지

주의사항

- 골반과 척추의 안정성을 유지하며 다리 전체 운동범위를 장려한다.
- 올바른 발목과 발의 정렬을 유지한다.

05 클램 Clams

목표

- 골반과 척추의 안정성
- 엉덩관절 운동
- 볼기근 강화

시작 자세

- 옆으로 누운 자세(골반과 척추가 중립, 어깨는 어깨, 골반은 골반과 나란히 둔다.)
- 아래에 있는 팔을 뻗어 척추와 나란히 하거나 팔꿉관절을 굽혀 머리를 받쳐준다.
- 두 무릎을 굽혀 발이 골반의 뒤쪽과 나란히 되도록 한다.
- 왼쪽 팔은 몸통을 지지하기 위해 팔꿉관절은 굽히고 손을 가슴우리 앞 매트에 둘 수 있다.

STEP 1 클램 1

1 숨을 들이마시면서 자세를 준비한다.

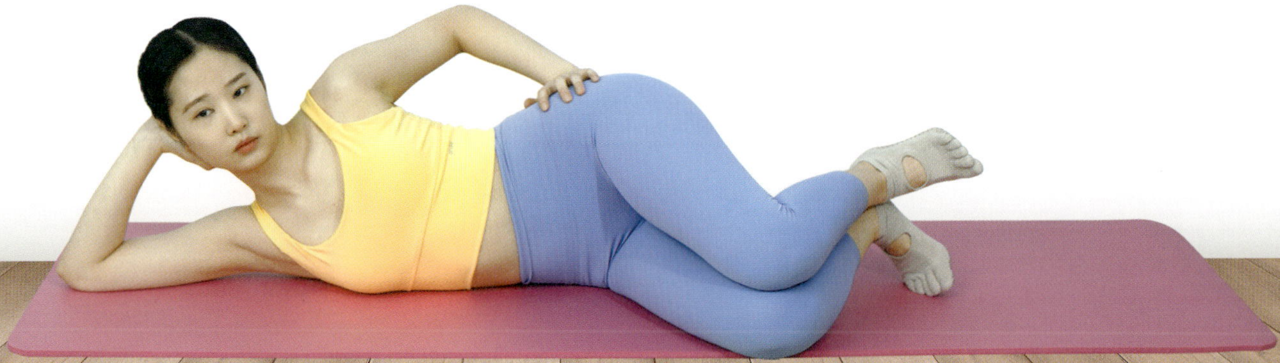

2 숨을 내쉬면서 골반과 척추의 중립을 유지하며 위쪽 다리를 가쪽돌림하여 발이 모여 있는 상태로 무릎을 위로 벌림한다.

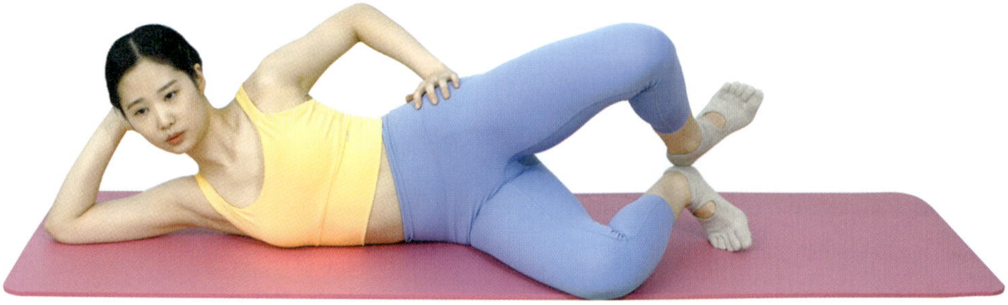

3 숨을 들이마시면서 다리를 시작 자세로 돌아온다. 양쪽 각각 10회까지 반복한다.

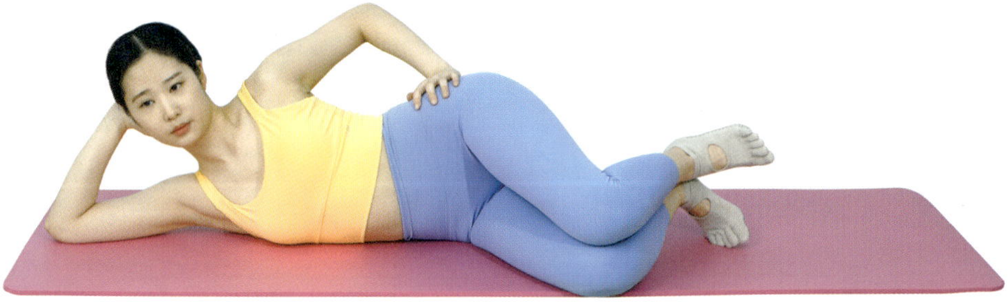

STEP 2

클램 2

1 숨을 들이마시면서 자세를 준비한다. 양발은 매트에서 들어 올린 상태이다. 팔꿉관절은 굽히고 손을 가슴우리 앞 매트에 지지한다.

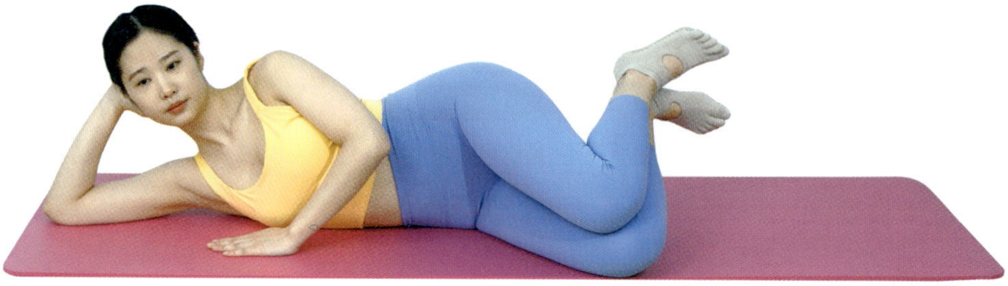

2 숨을 내쉬면서 골반과 척추의 중립을 유지하며 위쪽 다리를 가쪽돌림하여 발이 모여 있는 상태로 무릎을 벌린다.

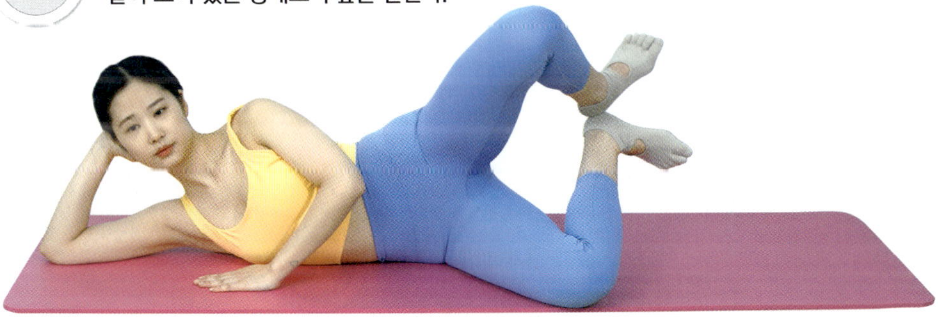

3 숨을 들이마시면서 가쪽돌림한 다리를 모아 시작위치로 돌아온다. 양쪽 각각 10회 반복한다.

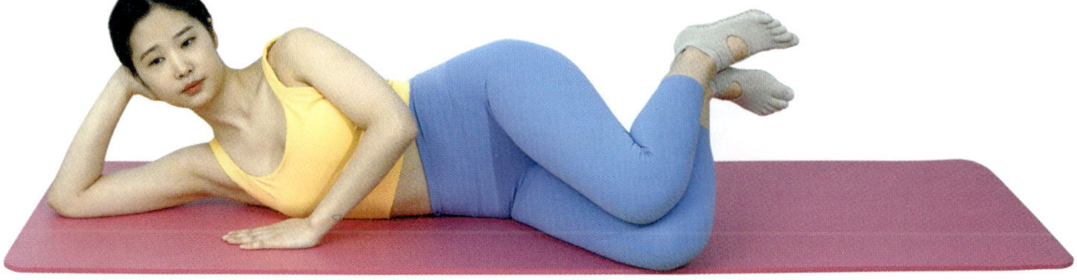

STEP 3

클램 3

1 숨을 들이마시면서 자세를 준비한다.
양발은 매트에서 들어 올린 상태이다.

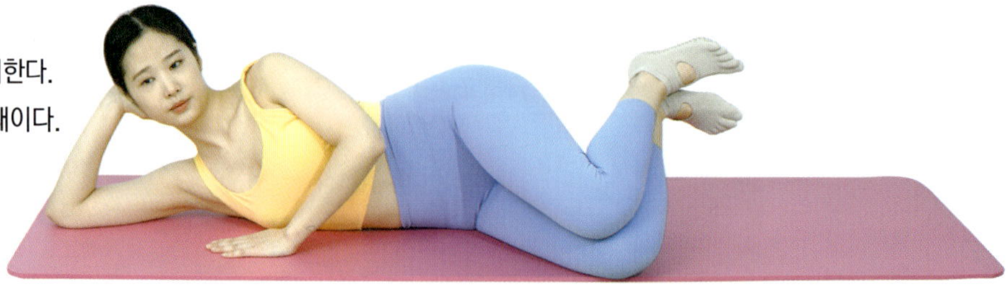

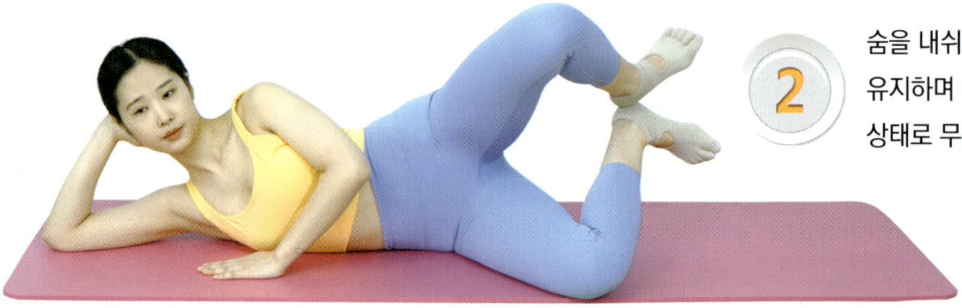

2 숨을 내쉬면서 골반과 척추의 중립을 유지하며 위쪽 다리를 가쪽돌림하여 발이 모여 있는 상태로 무릎을 벌린다.

3 숨을 들이마시면서 왼쪽 무릎을 펴하고 자세를 유지한다.

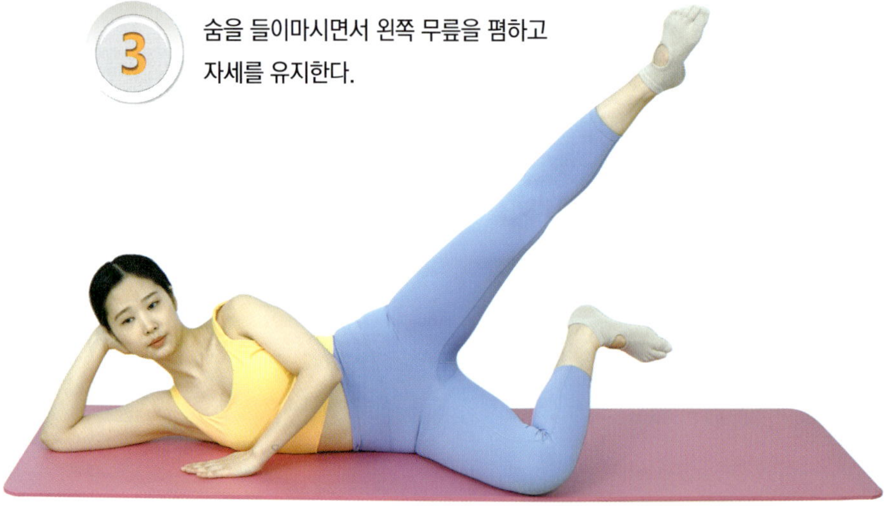

4 숨을 내쉬면서 왼쪽 무릎을 굽혀 다시 발이 모이도록 하며 시작위치로 돌아온다. 10회 반복한다.

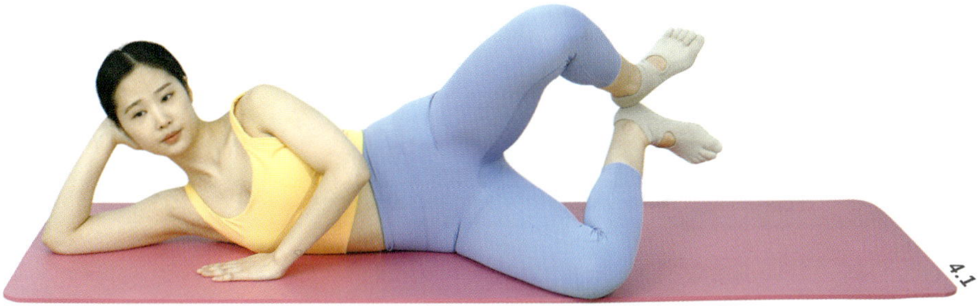

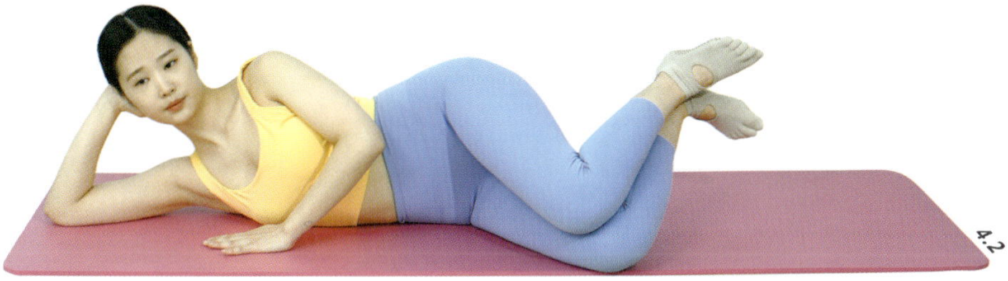

작용근

- 코어안정근
- 엉덩관절 가쪽돌림근
- 엉덩관절 안쪽돌림근
- 무릎관절 굽힘근
- 무릎관절 폄근

관찰

- 움직임의 제한, 자세 유지
- 엉덩근육의 지구력
- 골반과 척추의 안정성

주의사항

- 몸통은 움직이지 않도록 한다.
- 골반의 안정적인 위치를 유지하면서 엉덩관절의 전체 운동범위를 움직이도록 한다.
- 엉덩관절을 벌림하기보다는 가쪽돌림이 되도록 한다.
- 운동 내내 발이 서로 접촉하고 있어야 한다(클램 3 제외).

06 허벅지 스트레치 Thigh stretch

목표

- 넙다리네갈래근 신장
- 엉덩관절의 운동과 강화

시작 자세

- 옆으로 눕는다.
- 골반과 척추는 중립 상태이다.
- 머리는 뻗은 팔 위에 올리고 올바른 목 정렬을 보장하기 위해 필요하다면 팔과 머리 사이에 쿠션을 놓는다.
- 두 다리는 척추와 같은 라인으로 매트 위에 길게 둔다.

STEP 1

1 숨을 들이마시면서 자세를 준비한다.

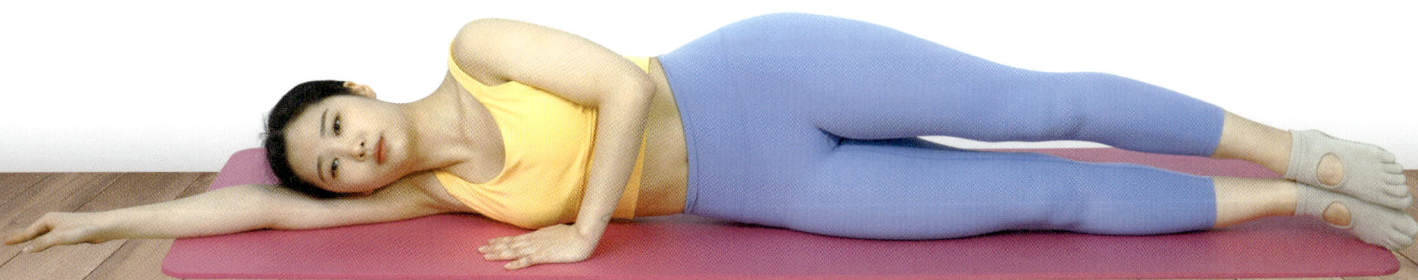

2 숨을 내쉬면서 골반과 척추를 안정적으로 유지하며 위에 놓인 왼쪽 다리를 굽혀 왼손으로 발목을 잡고 엉덩이 쪽으로 당긴다.

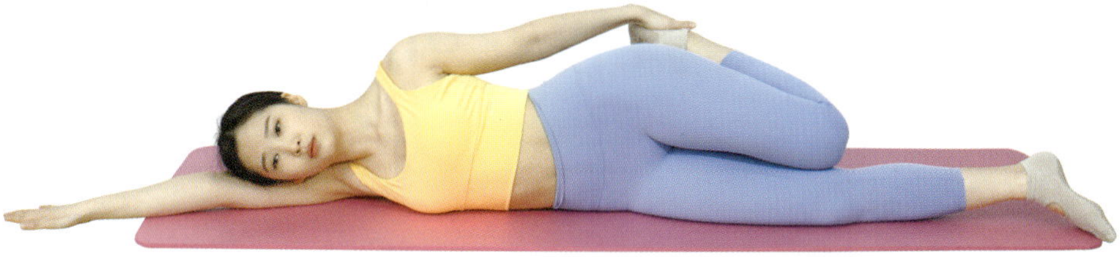

3 숨을 들이마시면서 당긴 상태를 10초 이상 유지한다.

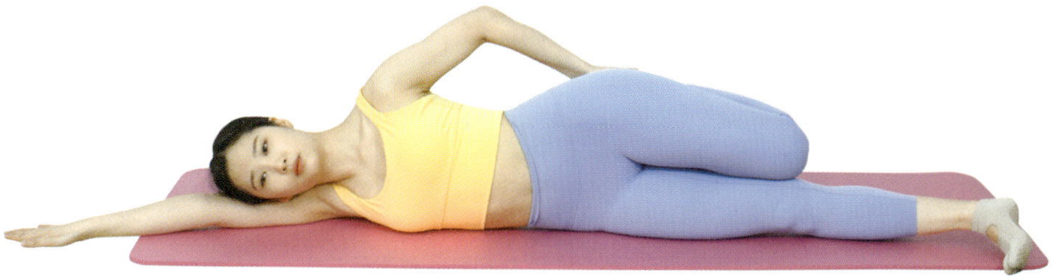

4 다리의 연결을 유지하면서 낮추어 시작 자세로 돌아간다. 10회 반복한다.

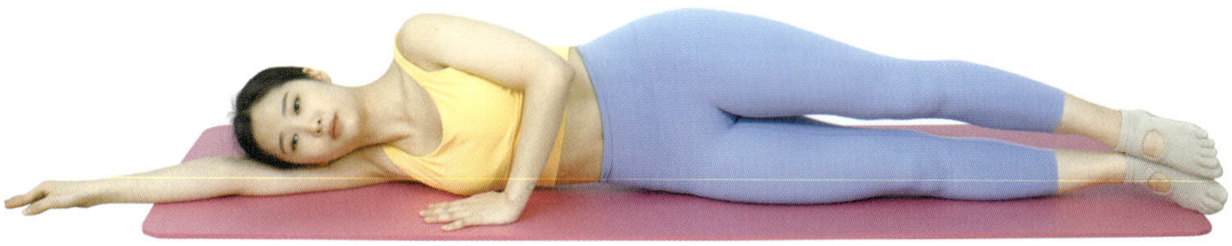

작용근

- 코어안정근
- 넙다리네갈래근
- 엉덩관절 폄근

관찰

- 골반과 척추의 안정성 유지
- 움직임의 제한

주의사항

- 시작위치에서 옆으로 누워 있을 때 양쪽 어깨, 엉덩관절, 무릎이 일직선이 되게 정렬한다.
- 옆으로 누운 자세의 안정성을 유지하기 위하여 다리를 30° 앞으로 이동하여 정렬을 유지한다.
- 골반과 척추의 위치를 손상시키지 않고 엉덩관절을 펌하여 넙다리네갈레근을 스트레칭한다.

07 안쪽 허벅지 들기 Inside thigh lifts

목표

- 엉덩관절의 운동과 엉덩관절 모음근 강화
- 균형과 코어의 안정성 향상

시작 자세

- 옆으로 눕는다.
- 골반과 척추는 중립 상태이다.
- 머리는 뻗은 팔 위에 올리고, 올바른 목의 정렬을 보장하기 위해 필요하다면 팔과 머리 사이에 쿠션을 놓는다.
- 왼쪽 팔은 몸통을 지지하기 위해 팔꿉관절은 굽히고 손을 가슴우리 앞 매트에 놓는다.
- 다리는 척추와 같은 라인으로 매트 위에 길게 둔다.
- 왼쪽 다리를 굽혀 발을 오른쪽 무릎 앞 매트에 둔다.

STEP 1

1 숨을 들이마시면서 자세를 준비한다.

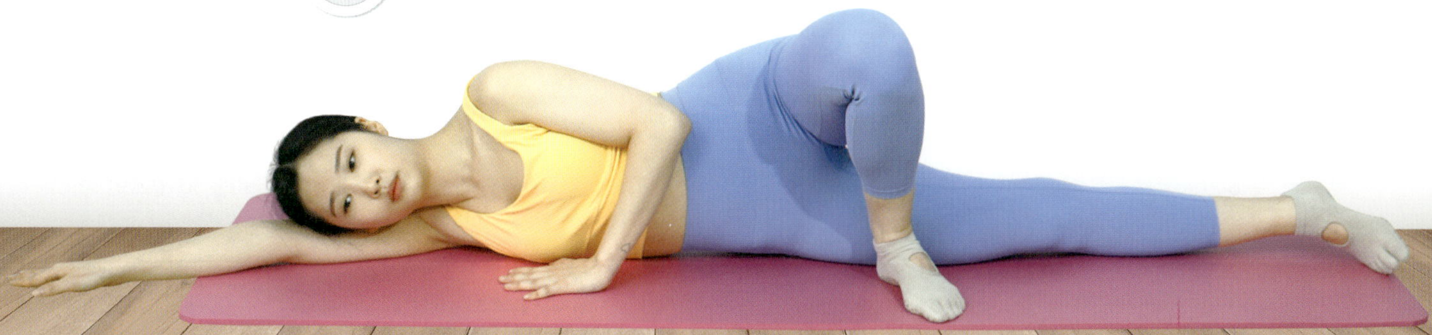

2 숨을 내쉬면서 안정적인 골반과 척추를 유지하며 오른쪽 다리를 위로 올린다.
발은 발등굽힘한다(7초 이상 유지).

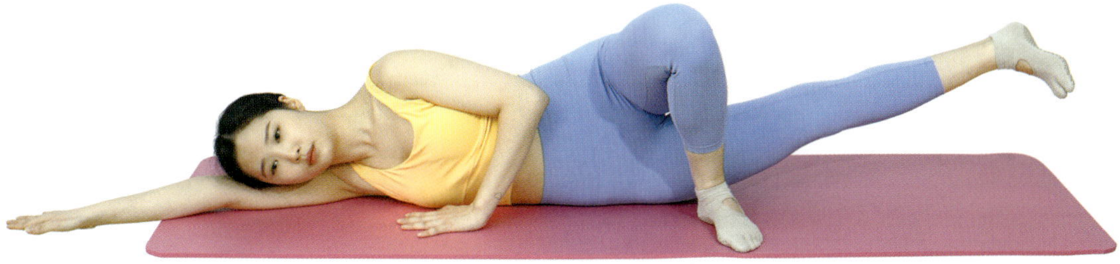

3 숨을 들이마시면서 오른쪽 다리는 시작 자세로 돌아온다.
양쪽 각 5~10회 반복한다.

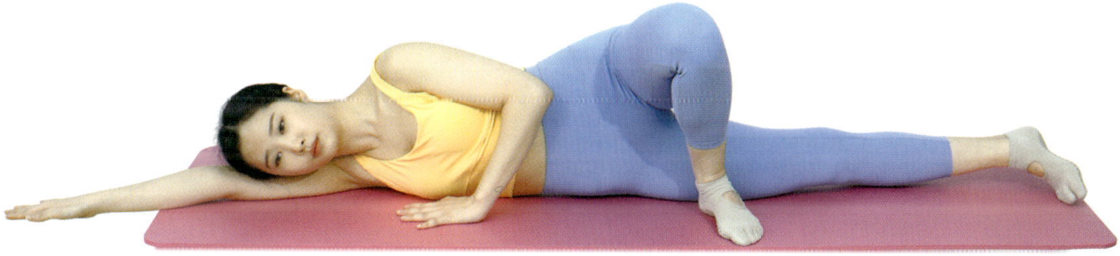

작용근

- 코어안정근
- 엉덩관절 모음근

관찰

- 운동 동작 시 어깨의 안정성
- 골반, 척추의 안정성

주의사항

- 척추, 골반 위치를 손상시키지 않고 수행한다.
- 목과 어깨근육을 이완한다.

08 사이드 레그 스윙/사이드 레그 킥
Side leg swing / Side leg kick

목표

- 몸통 조절과 안정성 향상
- 엉덩관절의 운동과 강화
- 다리 정렬

시작 자세

- 옆으로 눕는다.
- 골반과 척추는 중립 상태이다.
- 머리는 오른쪽 손으로 지지하거나 베개, 쿠션을 이용한다.
- 왼쪽 팔은 몸통을 지지하기 위해 팔꿉관절은 굽히고 손을 가슴우리 앞 매트에 놓는다.
- 다리는 몸통보다 약간 앞에 둔다(20~30°).

STEP 1

사이드 레그 스윙

1 숨을 들이마시면서 자세를 준비한다.

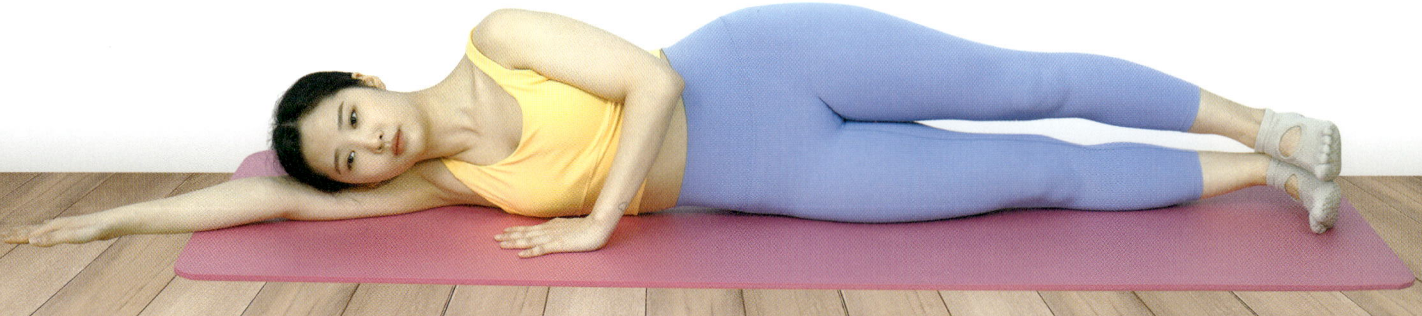

2 숨을 내쉬면서 골반과 척추를 안정적으로 유지하여 왼쪽 다리를 골반 높이로 벌림한다.

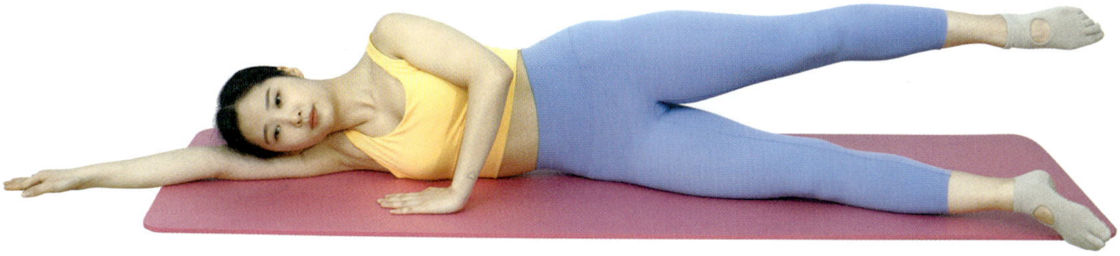

3 왼쪽 다리를 천천히 앞으로, 가능한 멀리 스윙한다. 다리가 골반 높이를 넘지 않도록 한다.

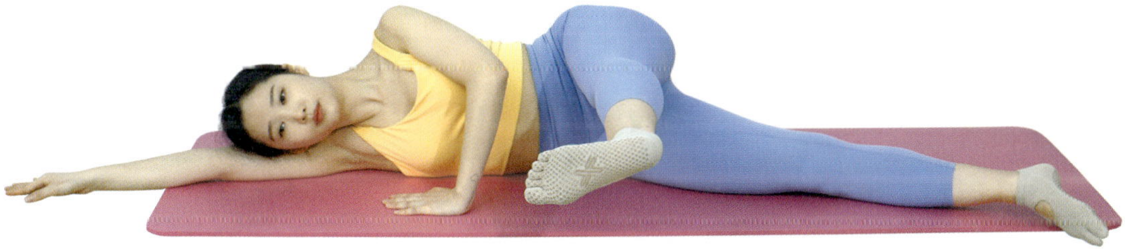

4 숨을 들이마시면서 시작 자세로 돌아온다. 양쪽 각각 10회 반복한다.

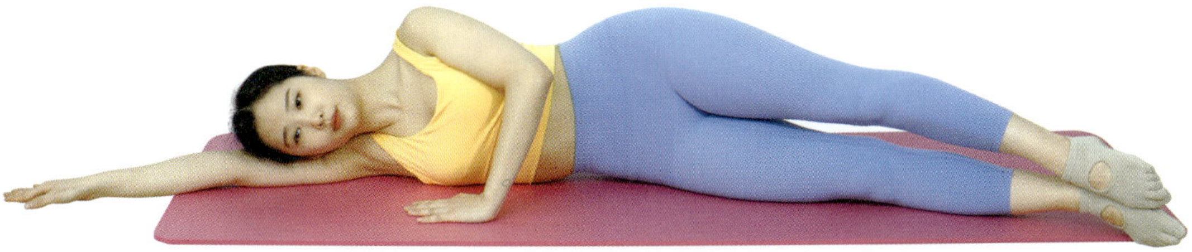

STEP 2

사이드 레그 킥

1 자세를 준비한다.

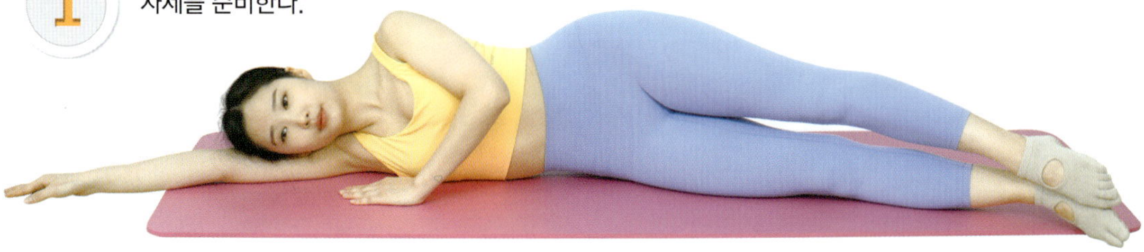

2 숨을 들이마시면서 골반과 척추를 안정적으로 유지하며 왼쪽 다리를 골반 높이로 벌림한다.

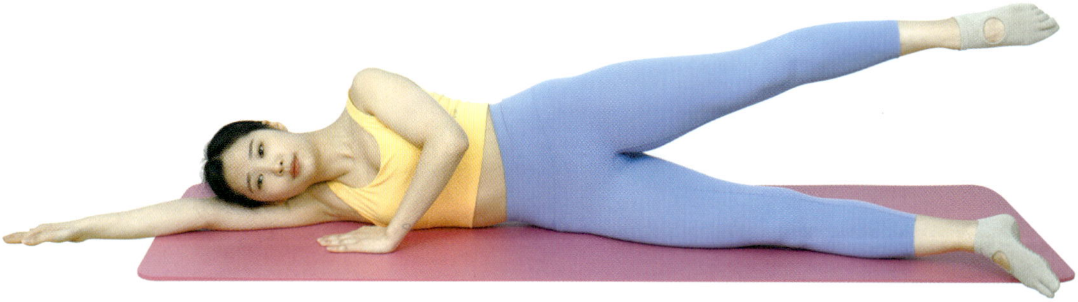

3 숨을 내쉬면서 왼쪽 다리를 가능한 멀리 앞으로 찬다. 이때 다리가 골반 높이를 넘지 않도록 한다.

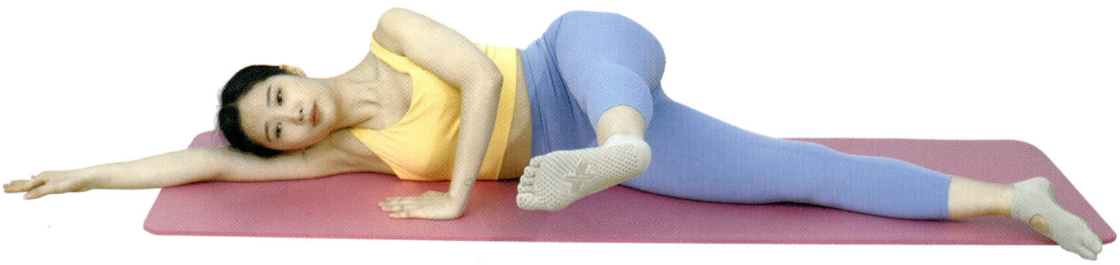

4 숨을 들이마시면서 시작 자세로 돌아온다. 양쪽 각각 10회 반복한다.

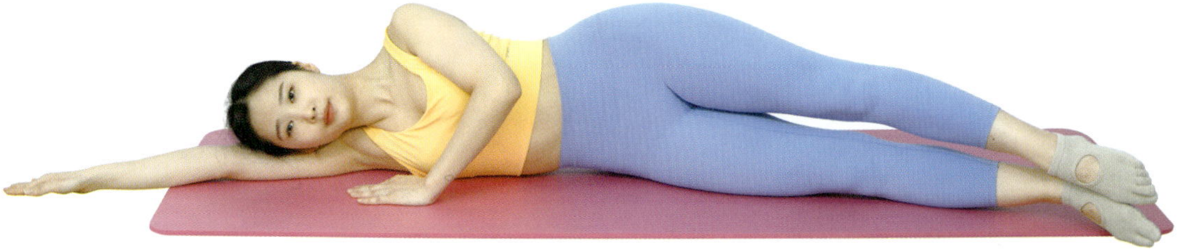

작용근

- 코어안정근
- 엉덩관절 굽힘근
- 엉덩관절 폄근
- 배빗근

관찰

- 골반과 척추의 안정성
- 운동 동작 시 어깨의 안정성(사이드 레그 스윙)
- 엉덩관절 굽힘과 폄의 움직임(사이드 레그 스윙)
- 다리의 움직임 제한(사이드 레그 킥)

주의사항

- 운동하는 동안 신체의 움직임을 최소화한다(사이드 레그 스윙).
- 운동하는 동안 다리의 높이, 돌림에 주의한다(사이드 레그 스윙).
- 다리를 킥할 때 코어근육을 수축한다(사이드 레그 킥).
- 다리를 킥할 때 어깨와 몸통의 안정성을 유지한다(사이드 레그 킥).

09 사이드 푸쉬 업 Side push ups

목표

- 몸통 조절과 안정성 향상
- 어깨관절의 운동과 강화

시작 자세

- 옆으로 눕는다.
- 골반과 척추는 중립 상태이고 무릎은 45° 굽힌다.
- 오른쪽 팔은 왼쪽 가슴에 놓고 왼손은 바닥을 지지한다.

STEP 1

1 숨을 들이마시면서 자세를 준비한다.

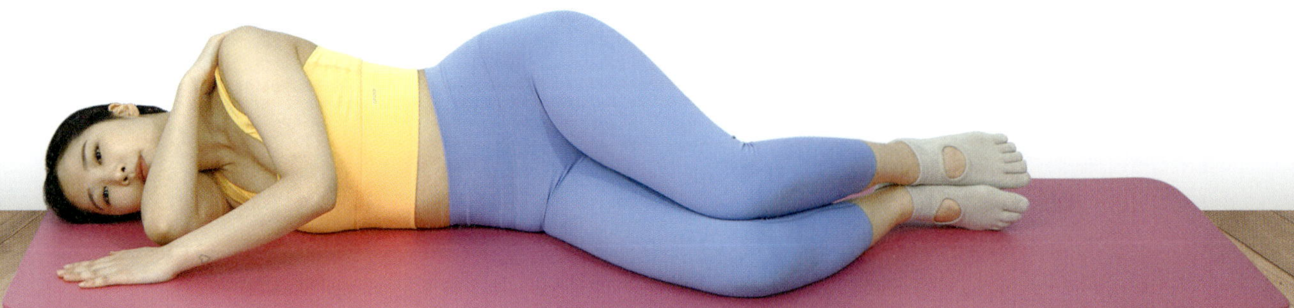

2 숨을 내쉬면서 골반과 척추를 안정적으로 유지하며 왼쪽 팔에 힘을 주어 펴면서 몸통을 돌림하여 들어 올린다.
이때 다리는 고정된 상태를 유지한다.
숨을 들이마시면서 자세를 7초 이상 유지한다.

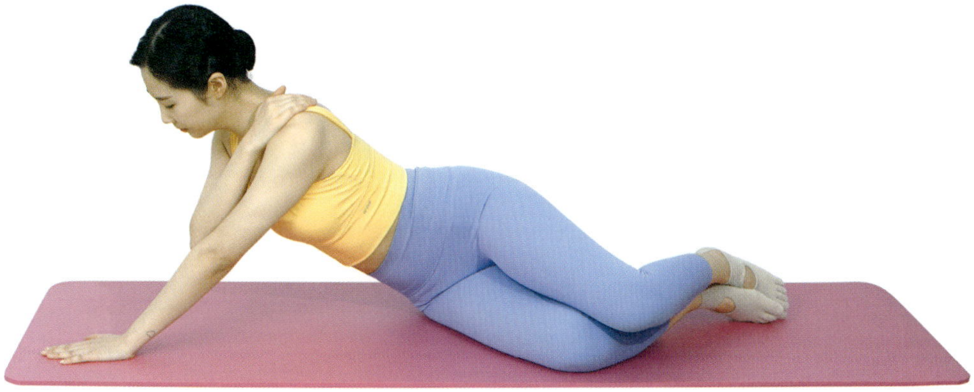

3 숨을 내쉬면서 시작 자세로 돌아온다.
양쪽 10회씩 반복한다.

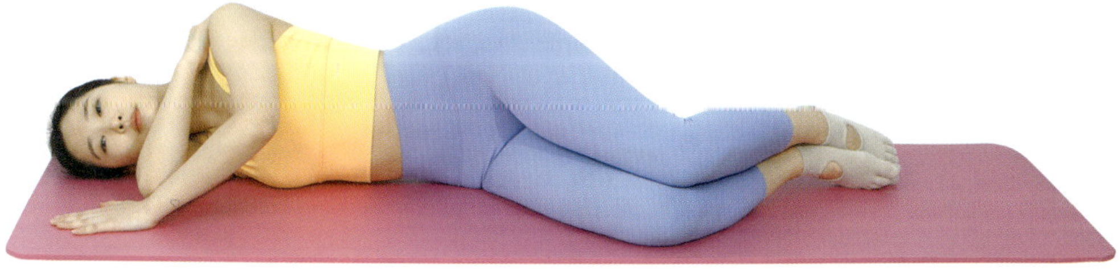

작용근

- 코어안정근
- 어깨안정근
- 배빗근

관찰

- 몸통 돌림의 움직임

주의사항

- 몸통 돌림의 안정성 유지
- 어깨관절의 안정성 유지

10 사이드 밴드 [예비동작] Side bend

목표

- 몸통 가쪽의 조절과 안정성 향상
- 몸통 가쪽굽힘근 운동과 근력 강화
- 어깨관절 벌림근과 어깨뼈 안정근의 근력 강화

시작 자세

- 앉아서 몸을 가쪽으로 돌리고 체중을 오른쪽 팔, 오른쪽 골반과 오른쪽 발로 지지한다.
- 오른쪽 손바닥을 매트에 놓고, 손가락을 골반과 반대 방향으로 향하게 한다.
- 무릎을 구부리고 왼쪽 팔을 몸통 옆에 가까이 둔다.

STEP 1

1 숨을 들이마시면서 자세를 준비한다.

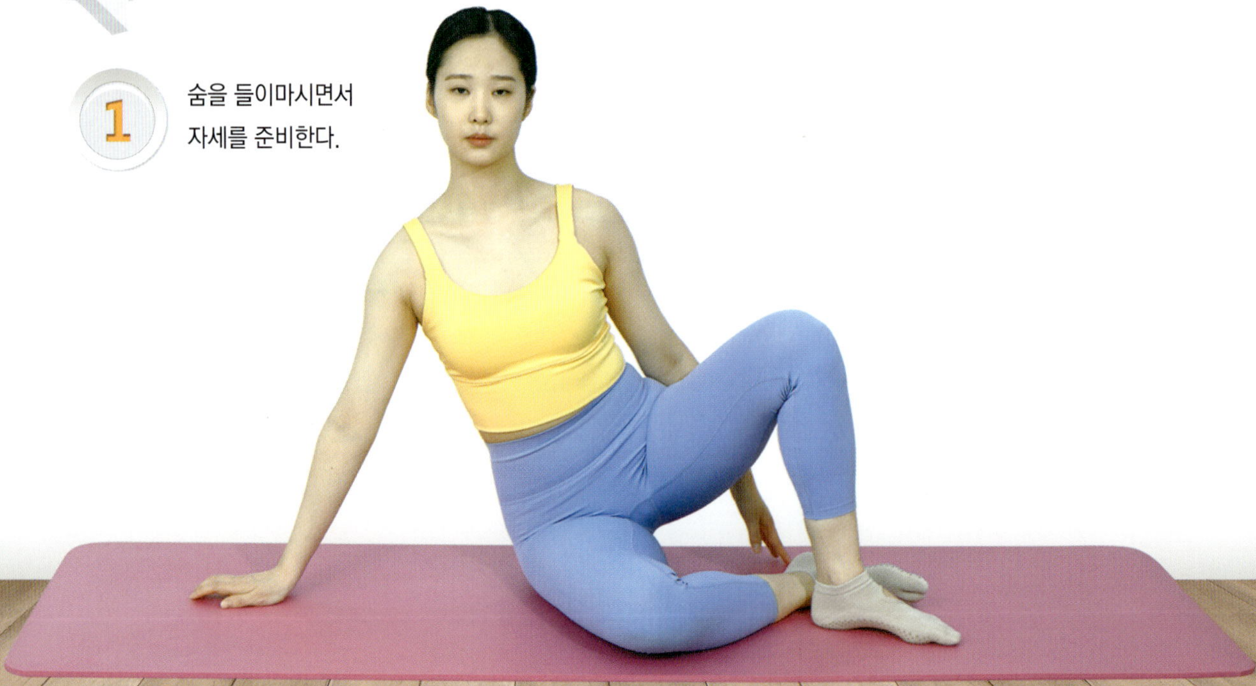

2 숨을 내쉬면서 왼쪽 팔을 몸의 옆으로 가까이 유지하면서 무릎과 오른쪽 팔에 힘을 주어 몸통을 들어 올리고 양 무릎을 편다.
몸통을 들어 올린 다음, 왼쪽 팔을 머리 위로 올리고 머리를 앞으로 향하게 한다.
숨을 들이마시면서 자세를 7초 이상 유지한다.

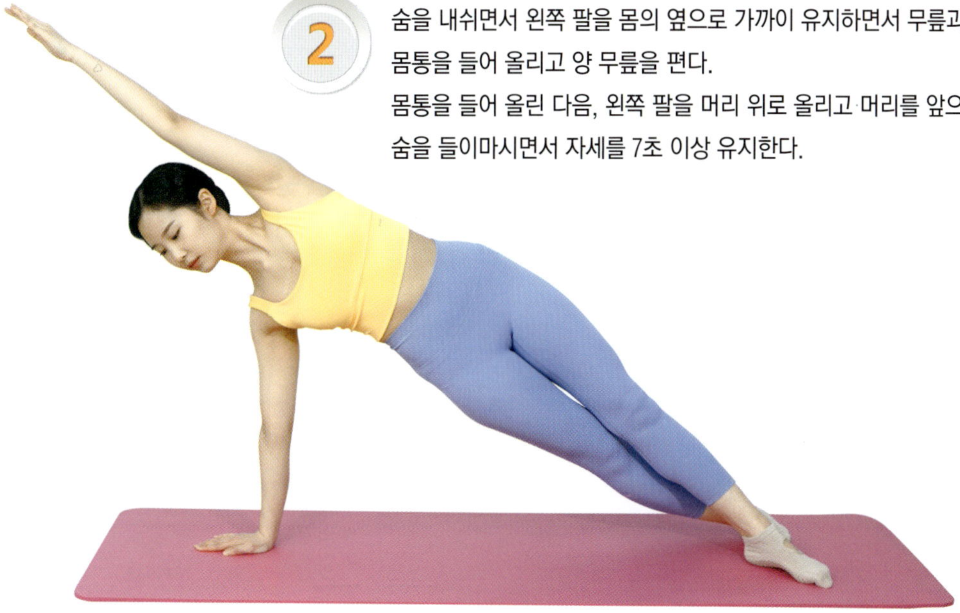

3 숨을 내쉬면서 시작 자세로 돌아온다.
양쪽 각각 5회씩 반복한다.

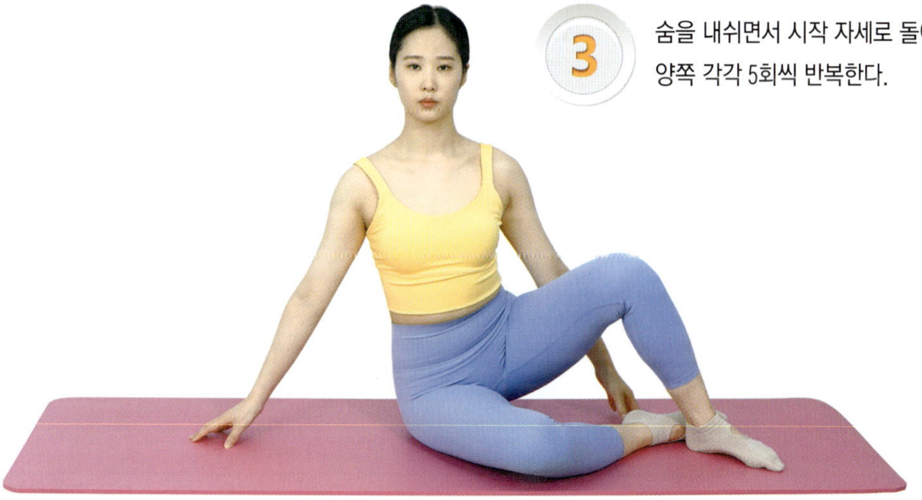

작용근

- 코어안정근
- 어깨벌림근
- 어깨모음근
- 어깨내림근
- 배빗근

관찰

- 코어근육의 안정성
- 균형의 안정성
- 몸통 정렬, 어깨와 목의 자세
- 어깨관절의 안정성
- 다리의 정렬

주의사항

- 매트를 미는 동안 팔꿉관절 폄근을 사용하여 폄 유지를 강조하면서 팔꿉관절이 과다 폄되지 않도록 주의해야 한다.
- 매트를 미는 동안 어깨의 안정성과 어깨뼈 내림근으로 어깨뼈 내림을 유지하면서 어깨뼈 벌림근, 특히 앞톱니근을 사용하여 팔을 매트 쪽으로 밀도록 한다.

전통 매트 필라테스

어린 시절 천식, 구루병, 류머티즘 열을 앓았던 조셉 필라테스는 체조 엘리트 선수였던 아버지와 자연치유사였던 어머니의 영향을 받아 육체적 건강을 회복하기 위해 어린 시절부터 체조와 요가를 배웠다. 그리하여 10대의 어린 나이에 해부학 도면에 실릴 수 있을 만큼 건강한 체격을 얻게 되었다. 20대에는 직업으로 권투, 무술, 호신술 강사를 하였으며 보디빌딩에도 전념하였고, 30대에는 서커스의 단원으로도 활동하였다. 이러한 운동들 모두 조셉 필라테스의 운동 철학에 녹아 있다. 54세였던 1934년에는 『당신의 건강(Your Health)』이라는 제목으로 첫 책을 출간했으며, 65세였던 1945년에는 두 번째 저서인 『조절학을 통한 인생으로의 회귀(Return to Life through Contrology)』를 출간하였다. 자신의 운동에 대한 심화된 철학을 피력하였고, 34가지의 동작으로 구성된 매트 운동을 사진과 함께 기술하였다. 조셉 필라테스가 남긴 두 저서와 여러 비디오테이프와 사진 자료들은 제자들에 의해서 계승되었고, 전통 필라테스(traditional pilates)는 조셉의 가르침을 최대한 계승하려 했다. 이러한 노력은 후대에 정리되었으며, 6가지의 전통 필라테스 원리인 집중, 조절, 중심화, 유동적 움직임, 정확성, 호흡을 강조했다.

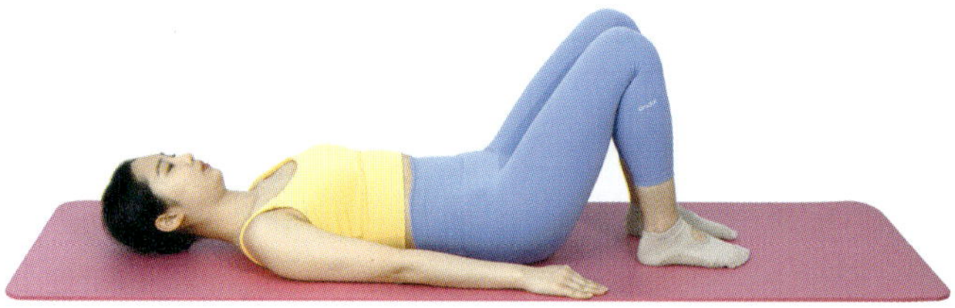

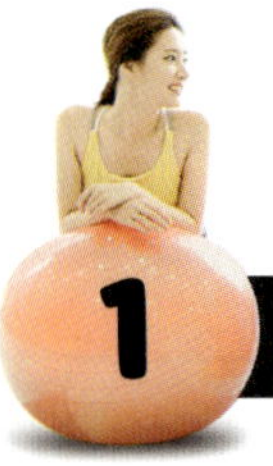

1 전통 필라테스의 원리

Matwork 순서의 목표는 운동의 자연스러운 흐름을 만들고 점차적으로 정확성과 에너지를 증진시켜 조절을 통해 운동을 수행하는 것이다. 각각의 운동을 할 때 항상 기본 원리를 생각하여 유지하여야 하며, 기본 원리는 다음과 같다.

1. **집중**Concentration 신체와 정신의 올바른 균형으로, 신체와 정신은 분리할 수 없으며, 집중은 두 가지를 이어주는 열쇠이다. 각각의 운동을 할 때마다 생각을 집중해야 하고, 운동 중에는 움직이는 신체 부위뿐만 아니라 나머지 부위 또한 집중이 제대로 이루어지고 있는지 확인해야 한다.

2. **조절**Control 조셉 필라테스가 처음 자신의 운동 철학을 소개할 때 '조절학(contrology)'이라고 이름 붙였을 만큼 핵심적인 원리이며, 올바르게 통제된 움직임은 몸과 마음 그리고 정신의 완전한 조화를 이룰 수 있을 것이고, 의식적 조절을 통한 노력은 무의식적으로 발현될 것이다.

3. **중심화**Centering 필라테스는 모든 동작이 배꼽 아래의 골반에 위치한 몸의 중앙에서 시작되며, 이는 여러 근육들을 연결하고 척추와 주요 장기들을 보호하고 자세를 교정시켜 준다.

4. **유동적 움직임**Flowing movement 전통 필라테스의 모든 훈련은 각 부분마다 중단하지 않고 다음 단계로 부드럽게 이어주는 연속성이다. 움직임을 우아하고 부드럽게 만들어주고 몸을 유연하게 해준다.

5. **정확성**Precision 필라테스 운동은 구체적인 목적을 가지고 있으며 많은 반복보다는 움직임 하나를 정확히 잘 조절하여 정확히 수행하면 높은 효과를 얻게 될 것이다.

6. **호흡**Breathing 완전한 호흡을 매우 중요하게 여겼으며, 올바른 호흡은 신체가 최적의 상태를 유지할 수 있도록 해주며 파워하우스의 연료이다.

6가지의 원리를 바탕으로 한 전통 필라테스는 조셉 필라테스 그 자체라고 할 수 있으며, 아주 강력한 파워하우스를 통한 신체의 조절과 부드러운 연결성을 가진 동작으로 움직임의 역동성과 힘을 느낄 수 있다.

* 운동 레벨이 있는 운동선수나 무용수에게 적절한 운동법으로 많이 알려져 있다.

01 헌드레드 Hundred

목표

- 코어의 안정화와 팔의 협응 통합
- 배 근육 강화
- 호흡패턴 학습

시작 자세

- 무릎 세우고 바로 누운 자세

STEP 1

1. 숨을 들이마시면서 한쪽 다리 무릎을 굽혀 들어 올린다.

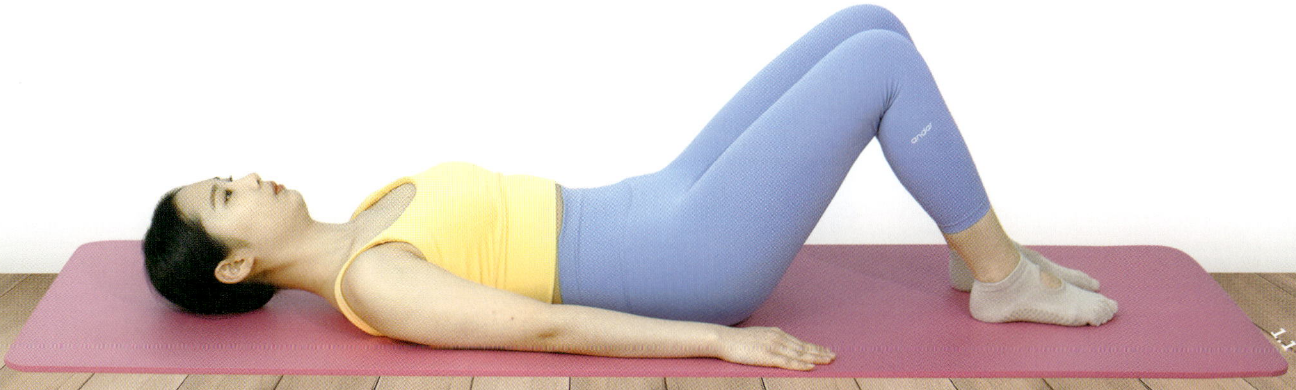

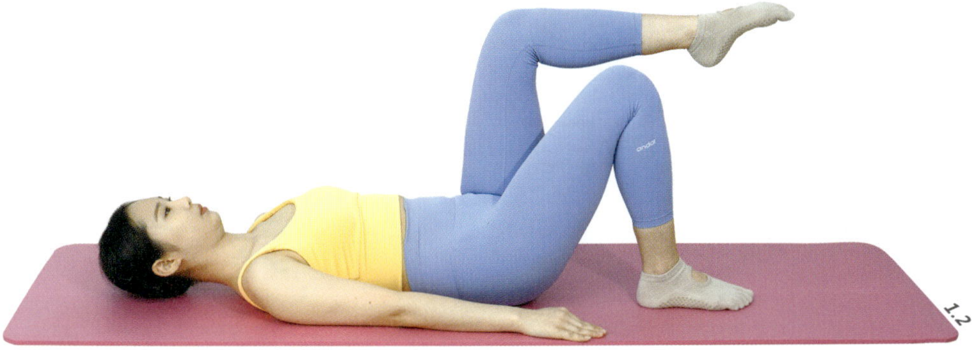

2 숨을 내쉬면서 반대쪽 다리 무릎을 굽혀 들어 올린다.

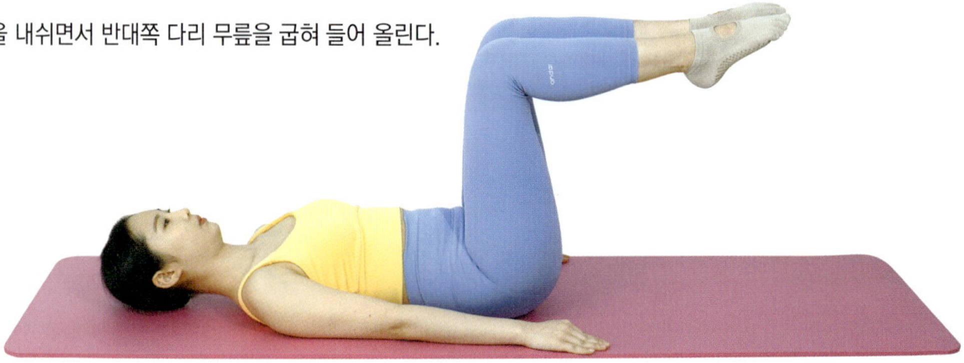

3 숨을 들이마시면서 턱을 가슴 쪽으로 당기고, 목뼈 1번부터 시작하여 상체를 들어 올린다.

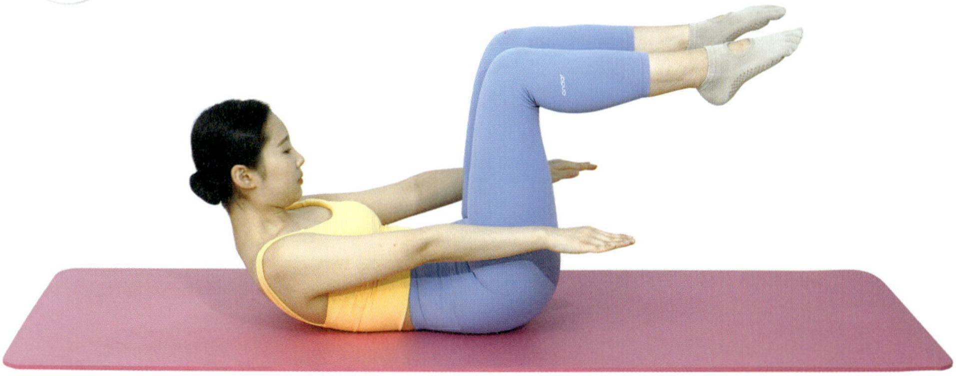

4 숨을 내쉬면서 컬 업(curl up) 자세를 유지한다.
숨을 들이마시면서 팔을 5회 위아래로, 다시 내쉬면서 팔을 5회 위아래로 올리고 내린다. 10회 반복한다.

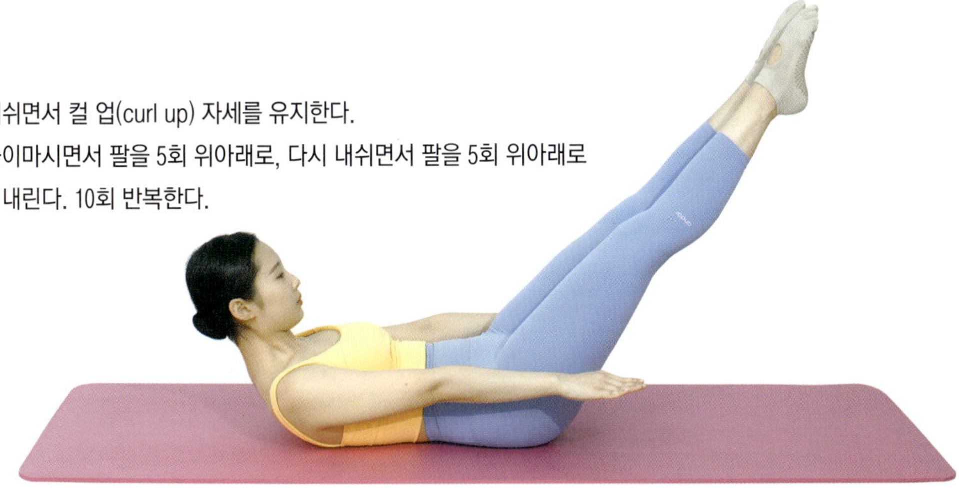

5 숨을 들이마시고 내쉬면서 컬 다운(curl down)하여 시작 자세로 돌아온다.

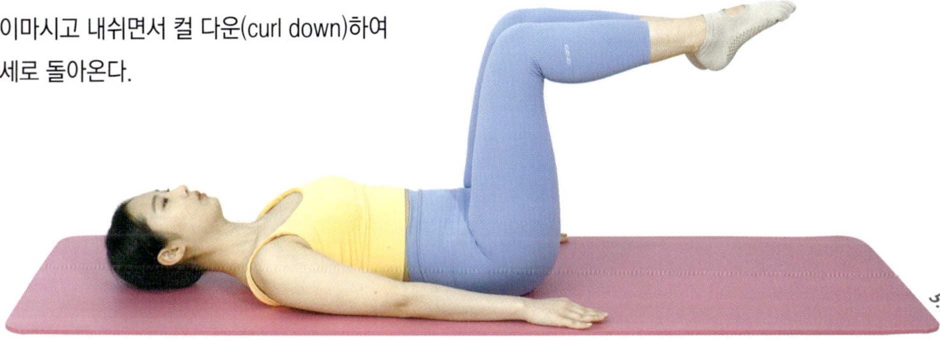

5.1

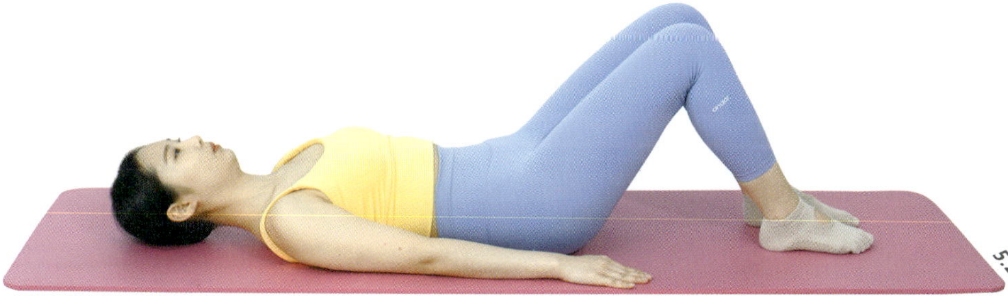

5.2

작용근

- 코어안정근
- 척추굽힘근
- 엉덩관절 굽힘근
- 어깨안정근

주의사항

- 운동을 마무리할 때 숨을 들이마시고 내쉬면서 양 무릎을 잡고 척추를 하나씩 분절하면서 안전하게 머리를 바닥에 내려 놓고 양손과 다리를 바닥에 순서대로 내려놓는다.
- 운동 내내 안정된 자세를 유지한다.
- 숨을 내쉴 때 가슴우리를 수축하고, 숨을 들이마실 때 가슴우리를 확장하는 것에 집중한다.

금기사항: 허리와 목, 척추 통증

02 롤 업 Roll up

목표

- 코어의 안정성
- 배 근육의 강화
- 골반과 척추의 안정성

시작 자세

- 바로 누운 자세
- 바로 누워 다리를 펴고 발은 몸 쪽으로 당기고(발등굽힘), 팔은 곧게 펴서 머리 뒤로 올리고 손바닥은 위를 향한다.

STEP 1

1 숨을 들이마시면서 자세를 준비한다.

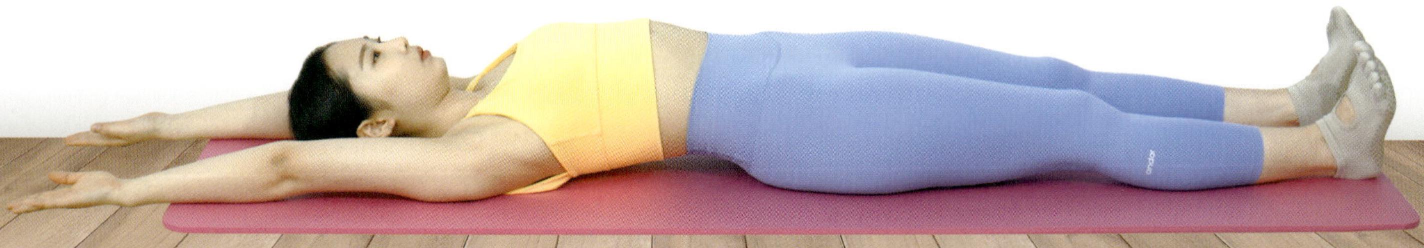

2 숨을 들이마시고 내쉬면서 팔을 앞으로 바닥과 직각이 되게 올리면서 턱을 가슴 쪽으로 당기고 목뼈부터 척추를 하나씩 분절을 시작하여 상체를 들어 올려 일어나 앉는다.

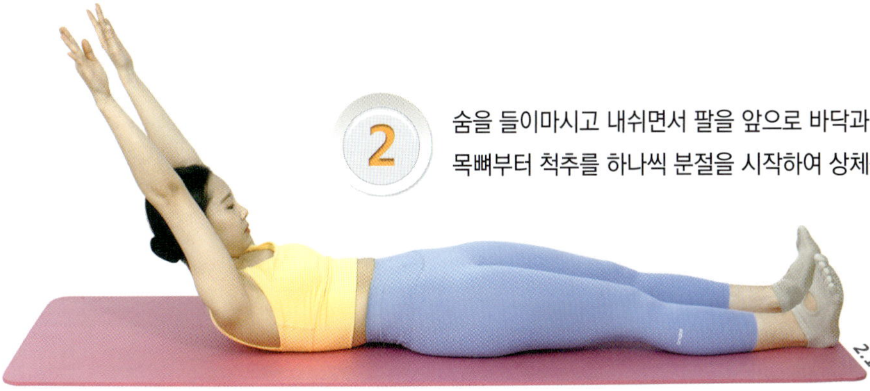

2.1

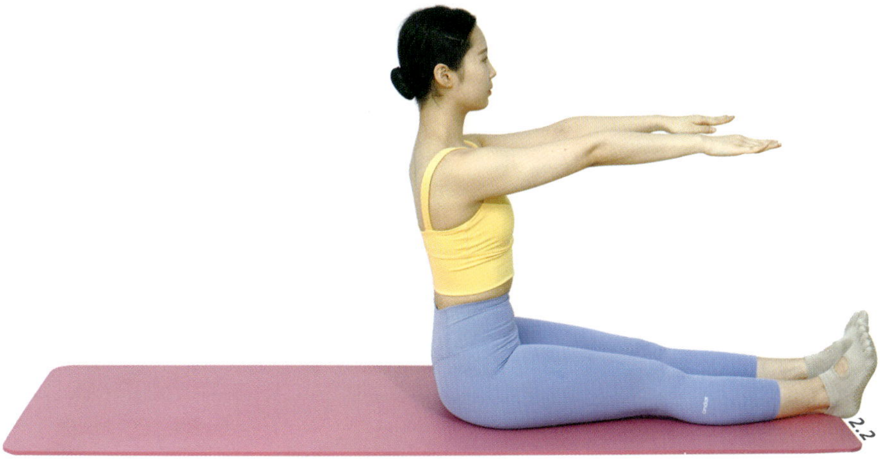

2.2

3 팔을 앞으로 뻗은 채로 척추를 분절하면서 앞으로 굴려 나간다.

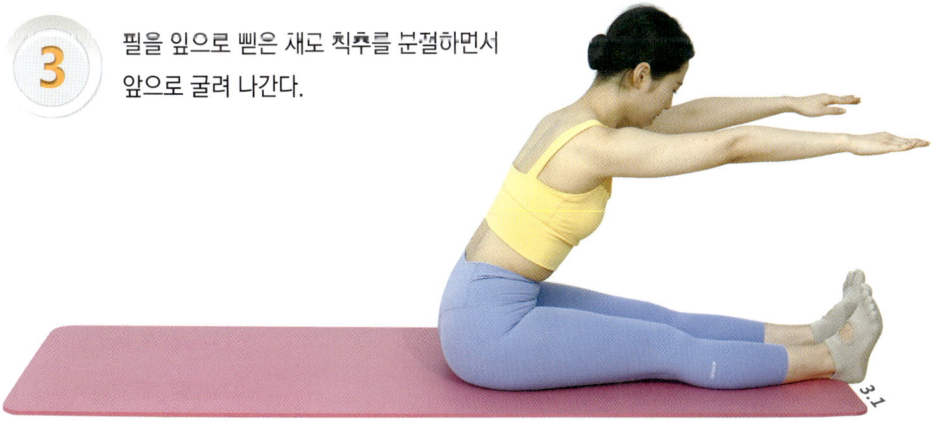

3.1

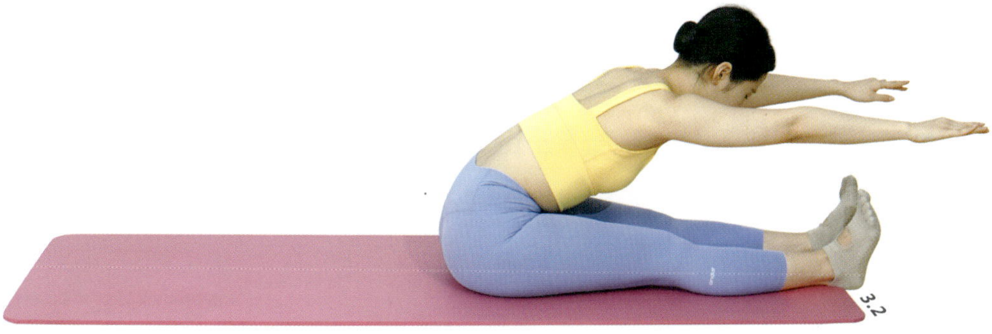

3.2

4 숨을 들이마시고 내쉬면서 꼬리뼈부터 하나씩 분절하여 척추를 매트에 내려놓으며 시작 자세로 돌아간다.

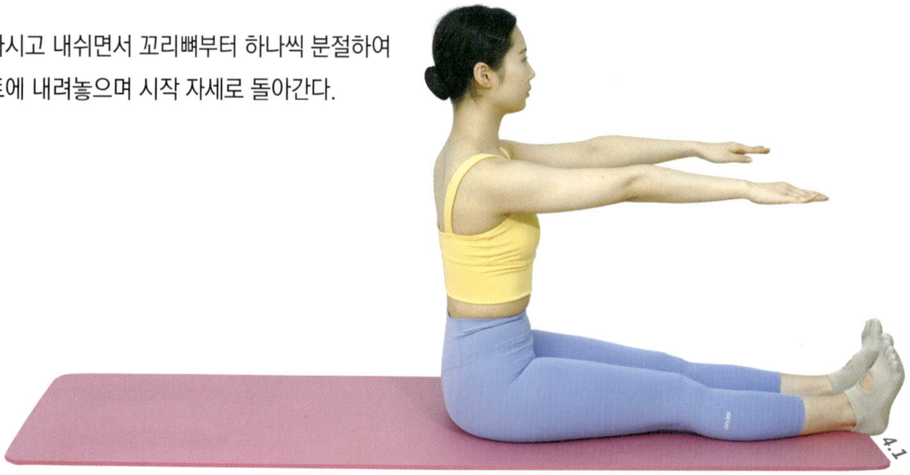

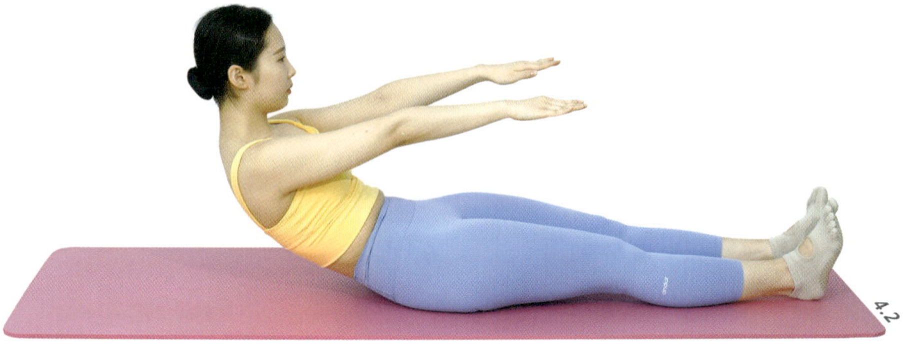

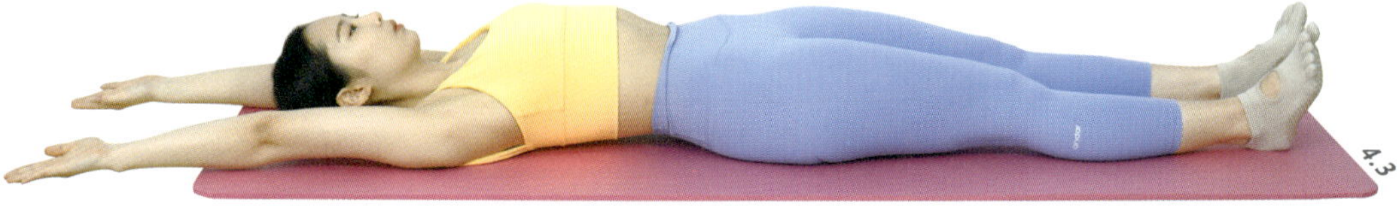

작용근

- 코어안정근
- 척추굽힘근
- 엉덩관절 굽힘근

주의사항

- 각각의 척추가 부드럽고 순차적으로 움직여야 한다.
- 다리는 편 상태로 유지되어야 한다.
- 최대한 반동을 주지 않고 올라올 수 있도록 노력한다.

금기사항: 허리와 목, 척추 통증

03 롤 오버 Roll over

목표

- 코어의 안정성
- 코어근육 강화
- 척추분절 운동
- 척추 신장

시작 자세

- 바로 누운 자세
- 팔을 펴서 손은 골반 옆에, 손바닥은 아래를 향하게 둔다.

STEP 1

1 숨을 들이마시면서 자세를 준비한다.

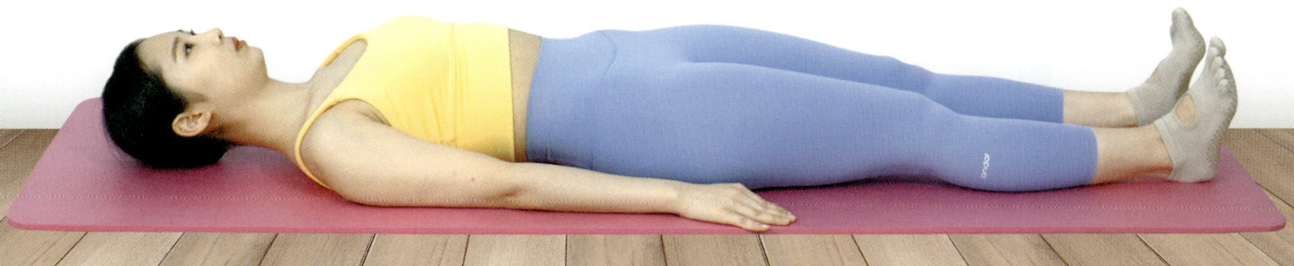

2 숨을 들이마시고 내쉬면서 다리를 위로 들어올리기 시작한다.

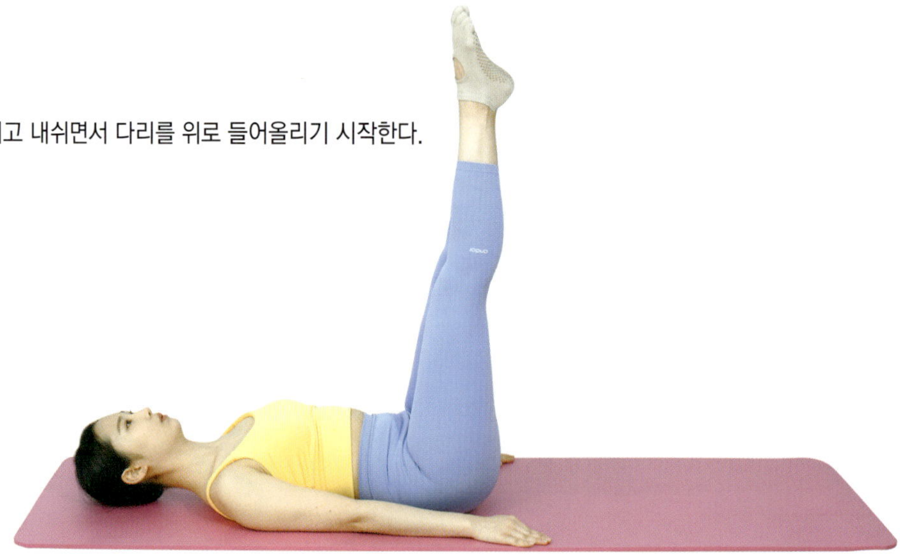

3 팔을 매트에 밀착시켜 누르고 척추를 분절시켜 발끝이 머리 뒤로 넘어가서 바닥에 닿게 한다.

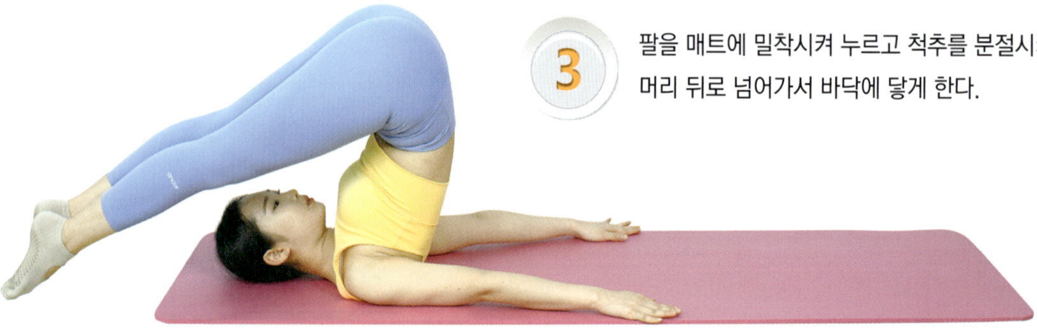

4 숨을 들이마시고 내쉬면서 다리를 벌려 척추를 천천히 분절시키면서 매트에 내려놓는다. 골반이 매트에 닿은 다음 다리를 모아 시작위치로 돌아온다.

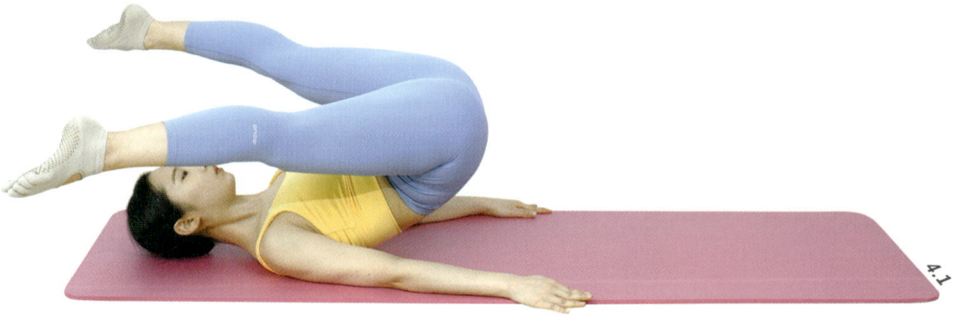

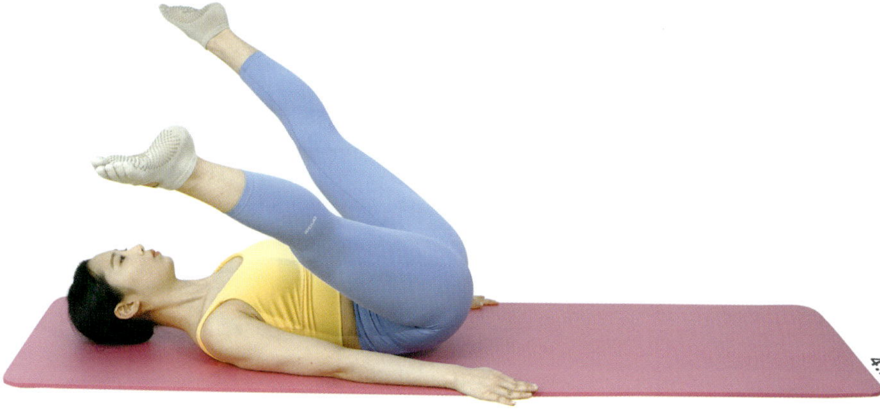

4.2

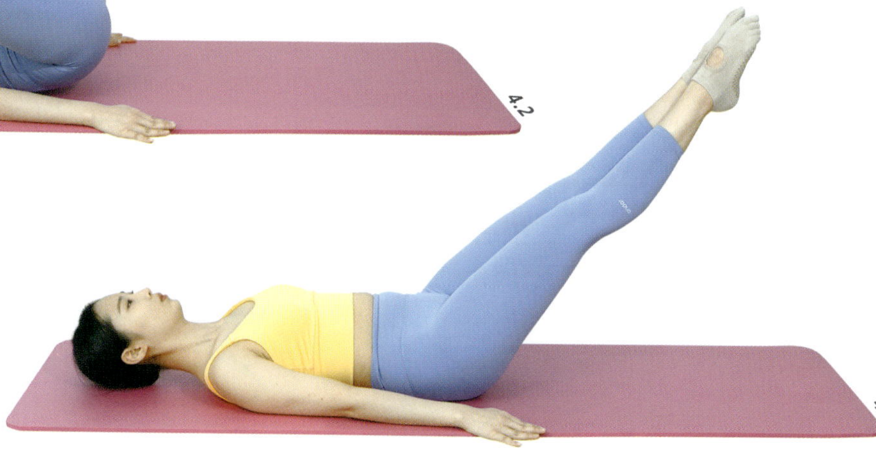

4.3

5 5회 반복한다.

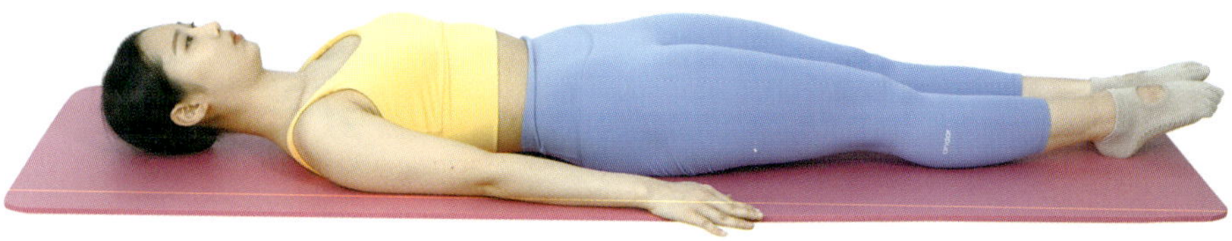

작용근

- 코어안정근
- 척추굽힘근
- 엉덩관절 굽힘근
- 어깨안정근

주의사항

- 팔을 매트에 밀면서 운동의 동작을 보조한다.
- 목이 아니라 등으로 체중을 지지한다.
- 각각의 척추뼈를 부드럽게 순차적으로 하나하나씩 움직인다.
- 코어근육을 이용한 조절이 이루어져야 한다.

금기사항: 허리와 목, 척추 통증 또는 어깨 통증

04 원 레그 써클 One leg circle

목표

- 엉덩관절의 운동과 이완
- 골반과 척추의 안정성 강화

시작 자세

- 바로 누운 자세
- 양팔은 골반 옆에 둔다.

STEP 1

1. 숨을 들이마시면서 자세를 준비한다.
숨을 들이마시고 내쉬면서 다리를 수직으로 올린다(80~90°).

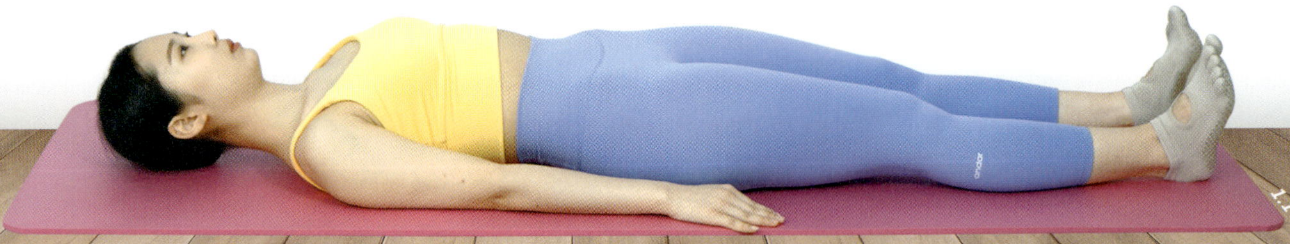

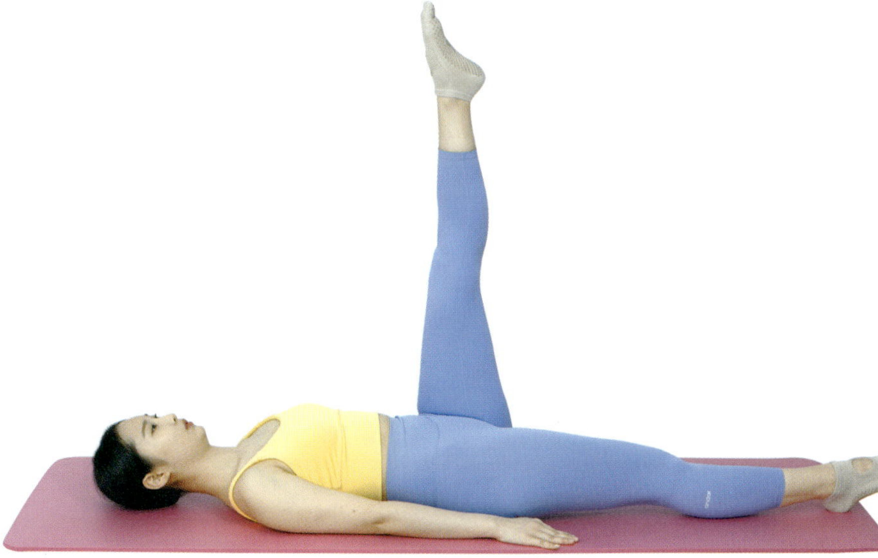

1.2

2 숨을 들이마시고 내쉬면서 다리로 원을 그린다.
숨을 들이마시고 내쉬면서 반대쪽으로 원을 그려 시작위치로 돌아온다. 각각 5회 반복한다.

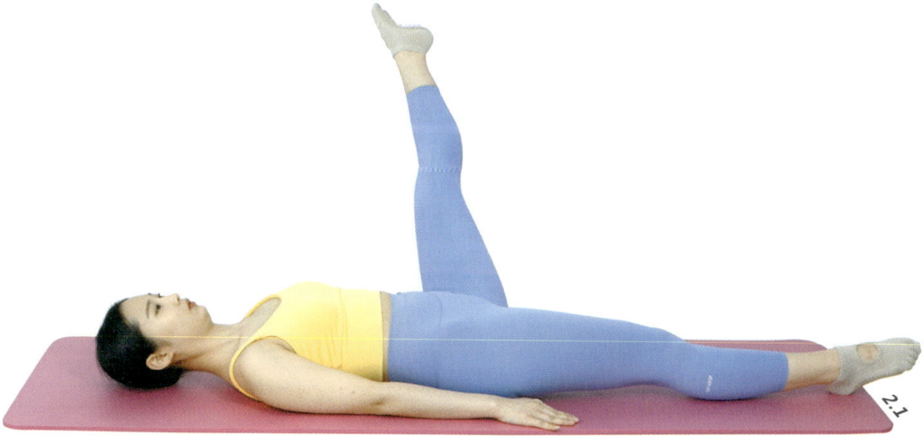

2.1

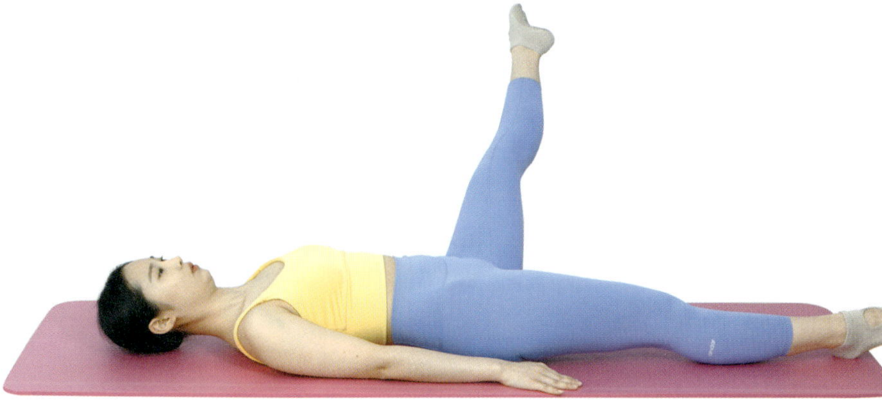

2.2

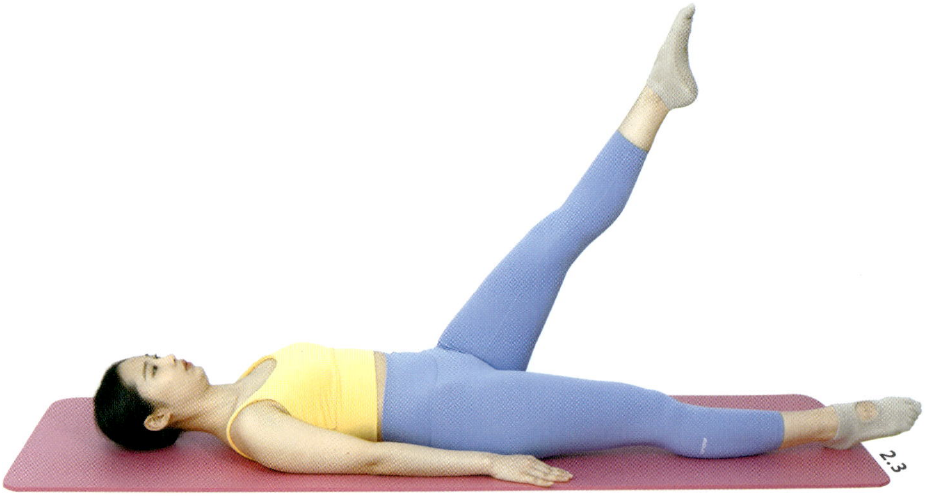

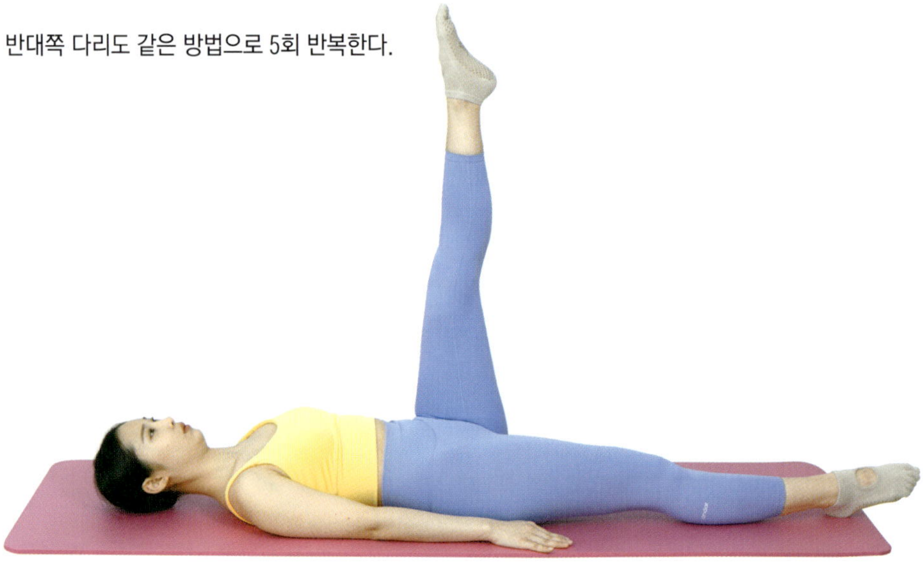

3 반대쪽 다리도 같은 방법으로 5회 반복한다.

작용근

- 코어안정근
- 엉덩관절 굽힘근
- 엉덩관절 모음근
- 엉덩관절 벌림근
- 엉덩관절 돌림근
- 골반바닥근

주의사항

- 원은 작은 원부터 시작하여 점차적으로 큰 원을 그리기 시작한다.
- 골반의 안정성을 최대한 유지하려고 노력한다. 최소한의 들림은 허용한다.
- 발목을 당기거나 편다.
- 다리를 돌림할 때 몸통의 움직임과 반대 다리의 움직임을 최소화한다.

금기사항: 엉덩관절 통증

05 롤링 백 Rolling back

목표

- 균형감각 향상
- 척추굽힘 운동
- 척추굽힘 시 배 근육의 지원 강화

시작 자세

- C-곡선 상태로 앉는다.
- 무릎은 굽히고 팔로 감싸 안고 다리를 가슴 쪽으로 당긴다.

STEP 1

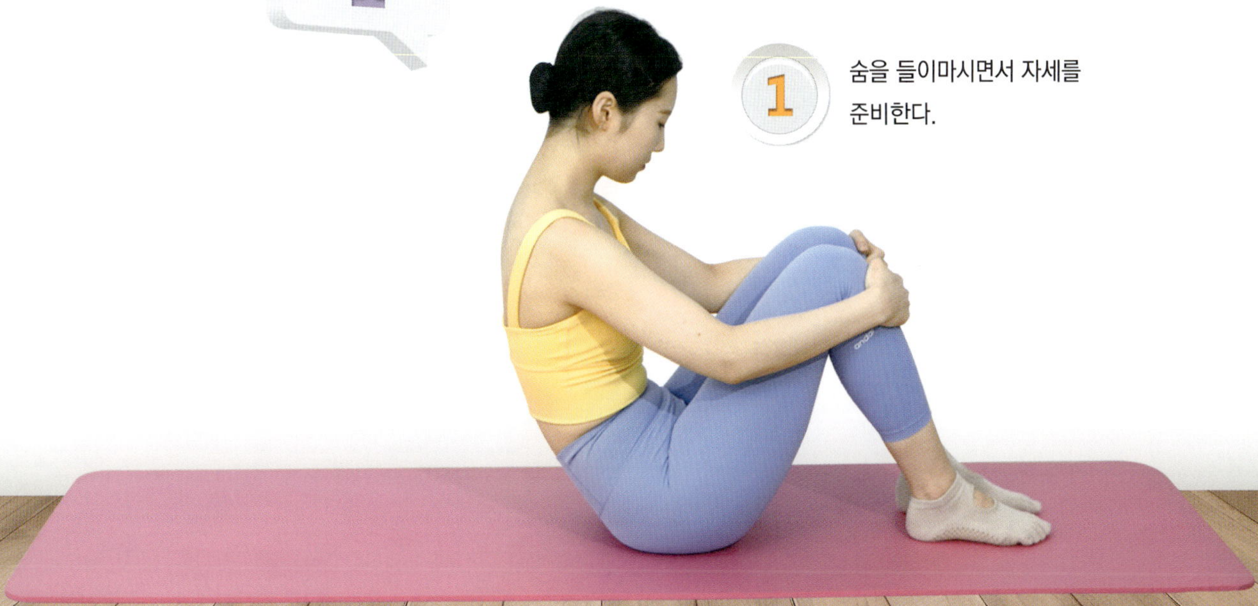

1 숨을 들이마시면서 자세를 준비한다.

2 숨을 내쉬면서 가슴과 다리 사이의 공간을 유지하면서(C-곡선) 몸통을 뒤로 굴린다.

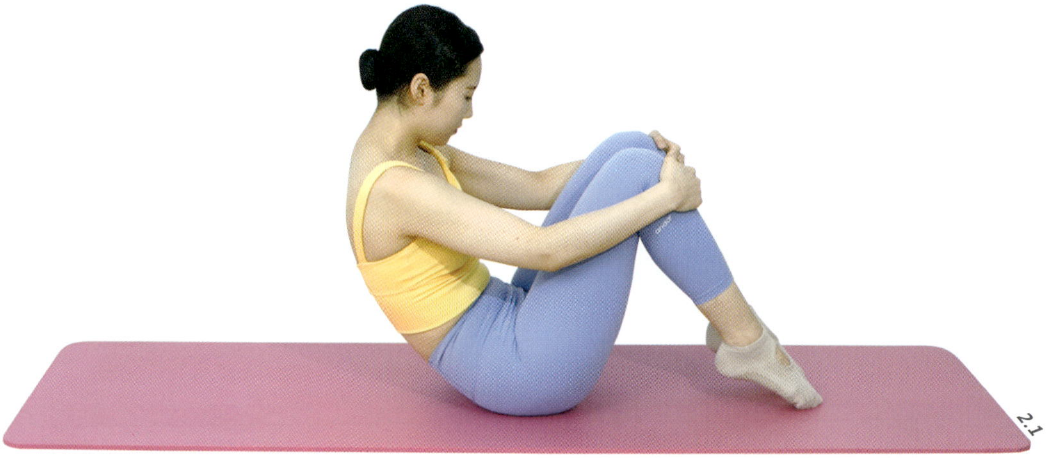

2.1

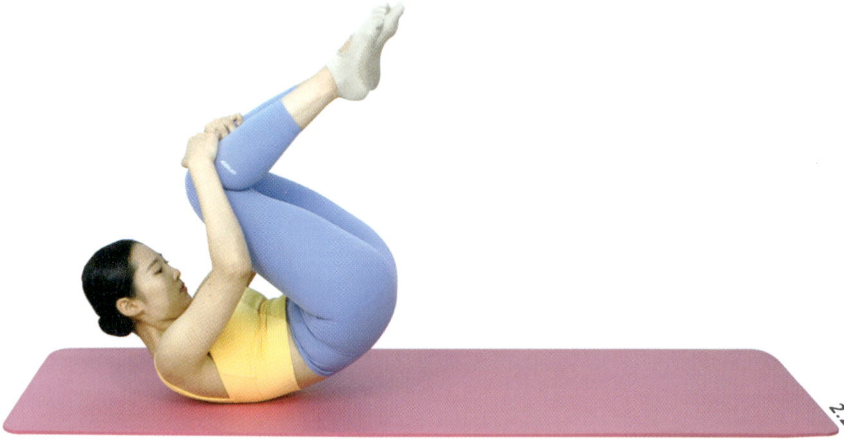

2.2

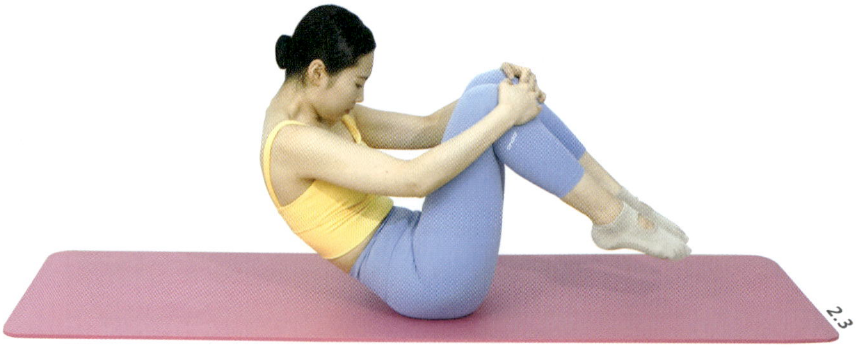

2.3

3 숨을 들이마시면서 시작 자세로 돌아간다.

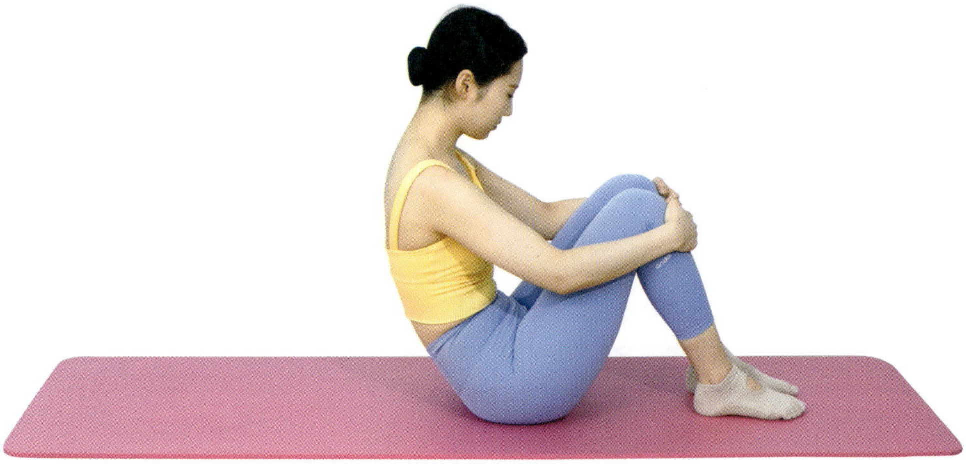

작용근

- 깊은 코어안정근
- 척추굽힘근
- 척추 앞쪽 안정근

주의사항

- 몸이 한쪽으로 치우치지 않게 구르도록 한다.
- 운동 내내 적절한 수준으로 깊은 배 근육과 골반바닥의 긴장을 지속한다.
- 어깨를 이완하고 안정성을 유지한다.
- 운동 내내 엉덩관절과 무릎관절 굽힘의 일정한 각도를 유지한다.
- 머리가 바닥에 닿지 않도록 한다.

금기사항: 급성요통, 척추굽힘 시 통증, 등뼈뒤굽음증, 목디스크, 허리디스크

06 원 레그 스트레치 One leg stretch

목표

- 골반과 코어의 안정성 향상
- 골반과 무릎관절 운동
- 협응력 학습
- 복부 코어근육 강화 및 근지구력 향상

시작 자세

- 바로 누운 자세
- 팔은 골반 옆에 둔다.

STEP 1

1 숨을 들이마시면서 자세를 준비한다.

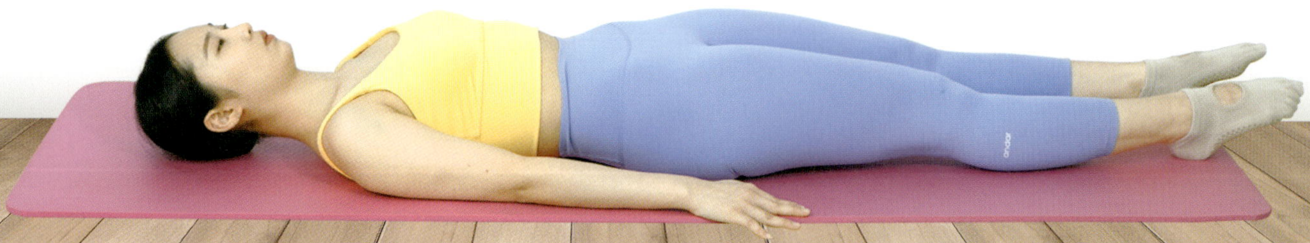

2 숨을 내쉬면서 턱을 가슴 쪽으로 당기며 머리를 들고 오른쪽 무릎을 굽혀 가슴 쪽으로 당기고 왼쪽 다리는 펴서 올린 상태로 유지하며 양쪽 팔은 오른쪽 무릎을 잡는다.

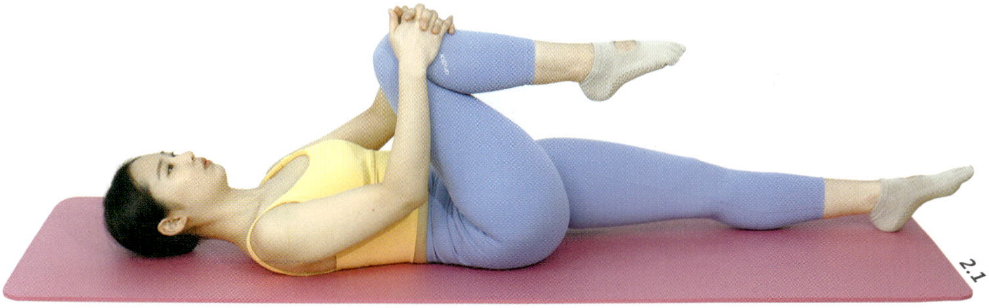

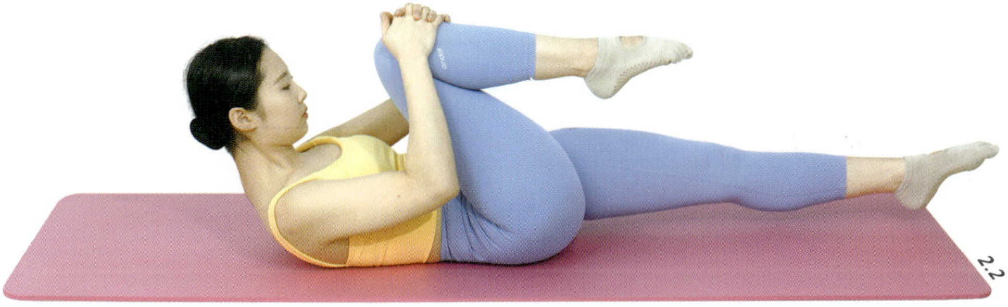

3 숨을 들이마시고 내쉬면서 위와 같은 동작으로 다리를 교차한다.
10회 반복한다.

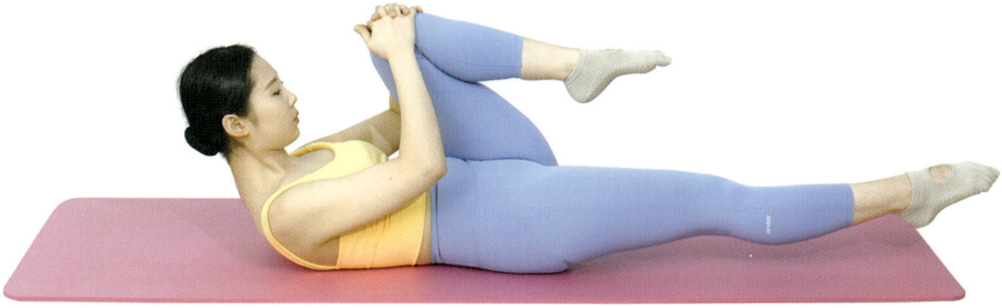

4 숨을 들이마시고 내쉬면서 시작위치로 돌아온다.

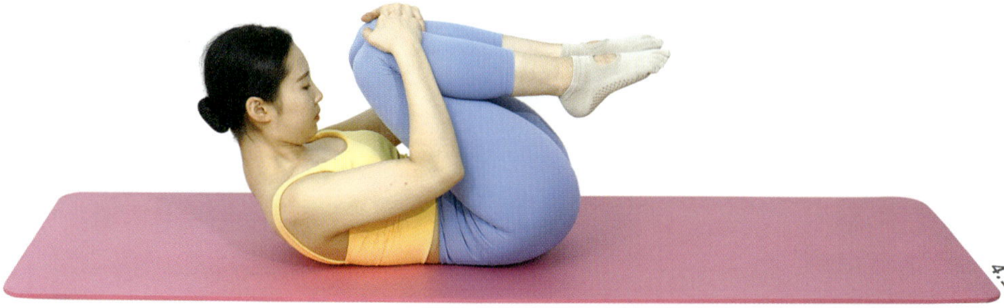

4.1

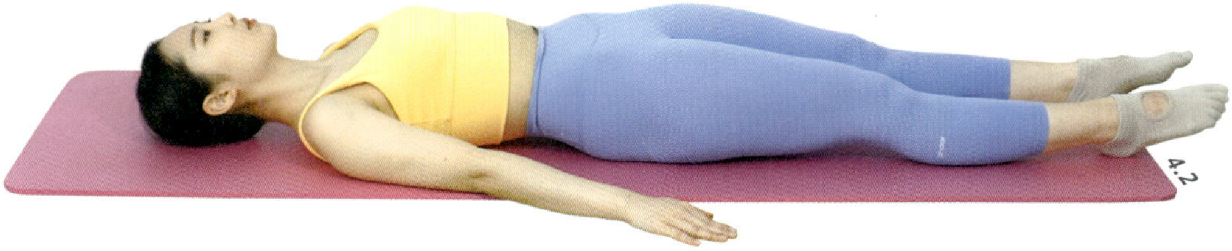

4.2

작용근

- 코어안정근
- 척추굽힘근
- 엉덩관절 굽힘근 및 폄근
- 무릎관절 굽힘근 및 폄근
- 어깨안정근

주의사항

- 골반과 척추의 안정성을 유지한다.
- 가슴은 열린 상태로 유지하고 상체는 긴장이 없게 한다.
- 운동 내내 올바른 발, 무릎 및 골반 정렬을 유지한다.
- 다리를 움직일 때 몸통의 움직임이 없도록 한다.

금기사항: 급성요통, 허리디스크, 척추굽힘 시 통증, 목디스크, 등뼈뒤굽음증

07 더블 레그 스트레치 Double leg stretch

목표

- 코어의 안정성 향상
- 배부의 근력 강화
- 골반과 무릎관절 운동
- 어깨관절 운동의 리듬 향상
- 협응력 학습

시작 자세

- 바로 누운 자세
- 팔은 골반 옆에 둔다.

STEP 1

1 숨을 들이마시면서 자세를 준비한다.

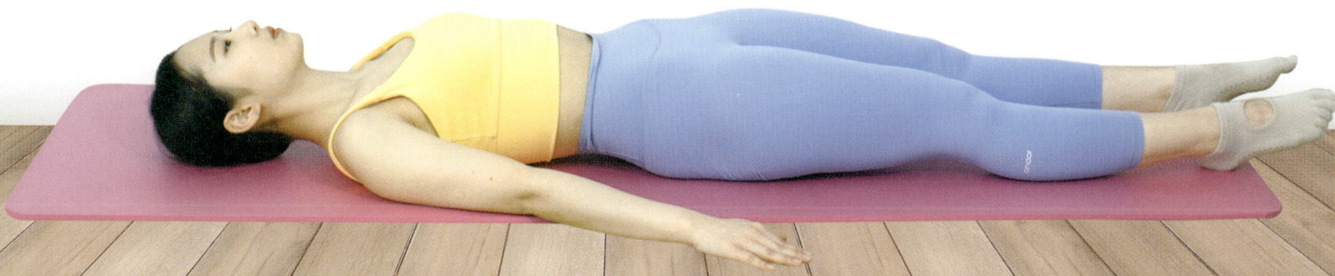

2 숨을 내쉬면서 턱을 가슴 쪽으로 당기며 머리를 들고 양 무릎을 가슴 쪽으로 당기면서 양손을 무릎 옆에 두거나 무릎을 잡는다.

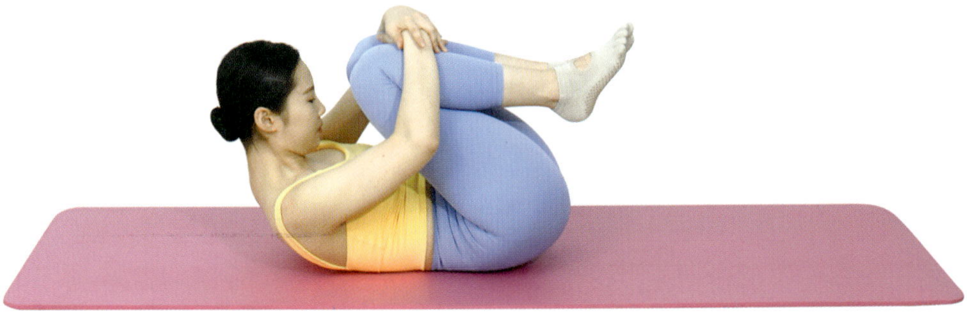

3 숨을 들이마시고 다리의 굽힘된 자세에서 다리를 45°로 뻗어서 엉덩관절과 무릎관절을 편한다. 동시에 팔을 머리 위로 올려 어깨를 굽힘한다.

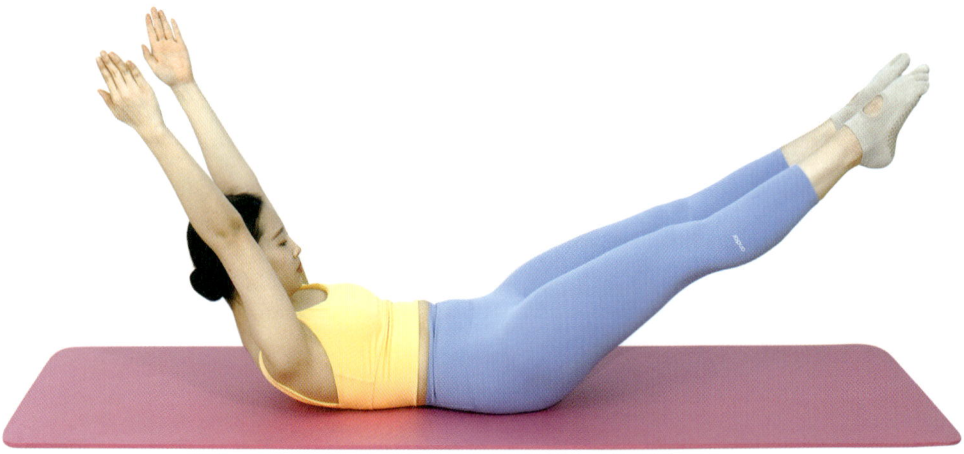

4

숨을 내쉬면서 컬 업 자세를 계속 유지하면서 다리를 굽힌다.
동시에 팔을 밖으로 돌려서 몸 옆을 지나 다시 정강뼈에 놓고 시작위치로 돌아간다.
10회 반복한다.

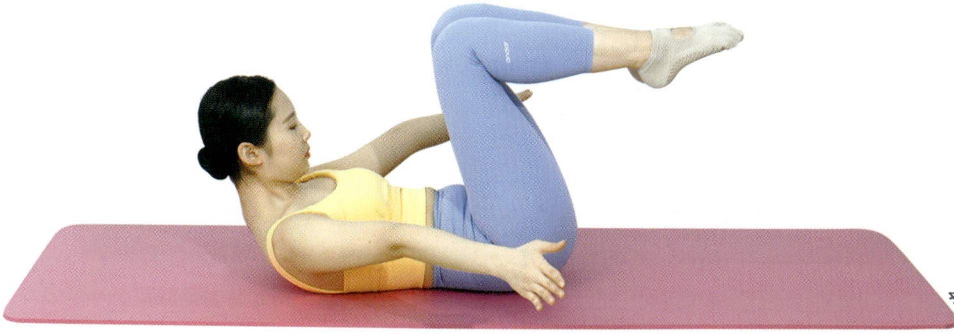
4.1

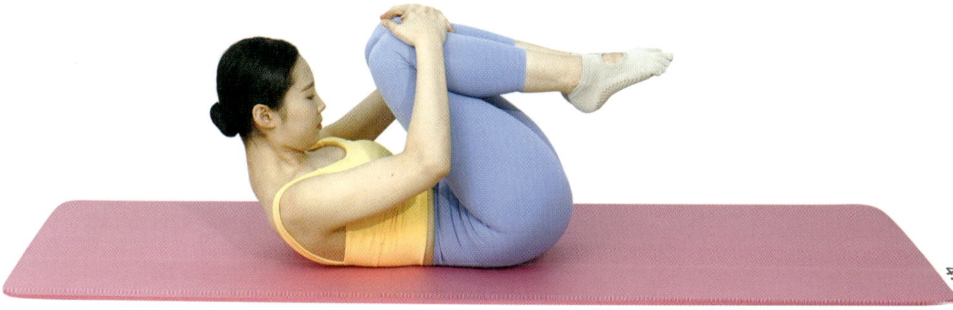
4.2

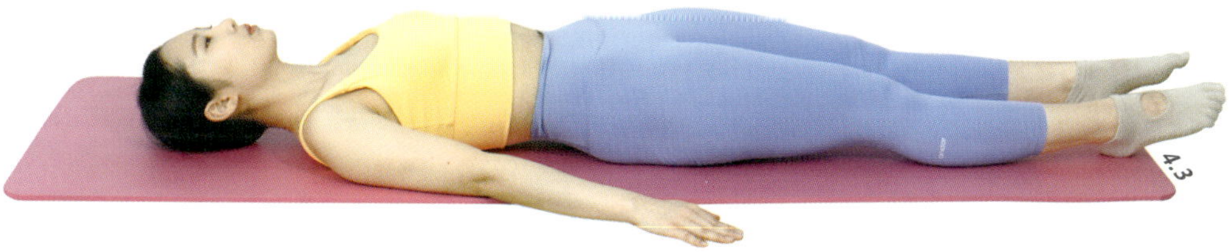
4.3

작용근

- 코어안정근
- 척추굽힘근
- 어깨관절 굽힘근
- 어깨관절 폄근 및 돌림근
- 엉덩관절 굽힘근 및 폄근
- 무릎관절 굽힘근 및 폄근

주의사항

- 중립 골반을 유지한다.
- 팔을 사용하여 다리를 몸 쪽으로 당기고 척추굽힘을 증가시키지 않는다.
- 척추는 컬 업(curl up) 자세를 유지한다. 엉덩관절과 무릎관절 폄이 동시에 일어나야 한다. 이 타이밍은 다리를 조절하는데 필수적이다.
- 목을 길게 유지하고 긴장이 없게 한다.

금기사항: 급성요통, 허리디스크, 척추굽힘 시 통증, 목디스크, 등뼈뒤굽음증

08 오블리큐스 컬 업(크리스 크로스)

Obliques curl up (criss cross)

목표

- 골반의 안전성과 코어의 안전성 향상
- 가쪽 복근 강화
- 복부 코어근육 강화와 근지구력 향상

시작 자세

- 무릎 세우고 바로 누운 자세
- 한쪽 다리씩 올려서 무릎 굽힘(90°) 자세
- 양팔은 머리 뒤에서 깍지를 낀다.

STEP 1

1 숨을 들이마시면서
자세를 준비한다.

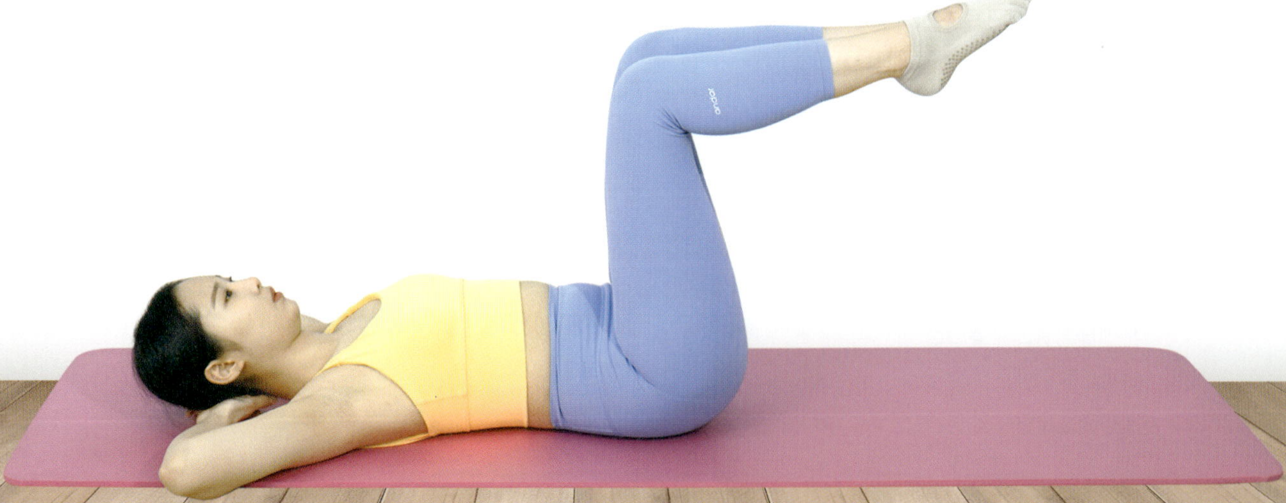

2 숨을 내쉬면서 오른쪽 무릎을 편한다. 다리는 매트로부터 45°에 위치한다. 동시에 머리와 어깨를 들고 왼쪽 무릎에 오른쪽 팔꿈치를 가까이 하면서 몸통을 돌림한다.
숨을 들이마시면서 오른쪽 다리를 굽히고 오른쪽 팔꿈치는 시작위치로 돌아온다.

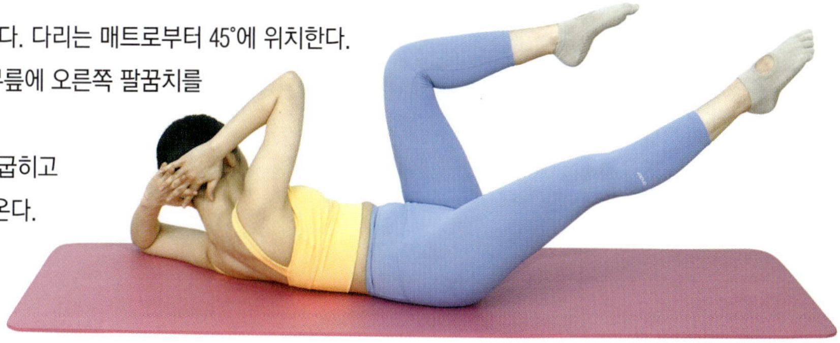

3 숨을 내쉬면서 왼쪽 무릎을 편한다. 동시에 머리와 어깨를 들고 오른쪽 무릎에 왼쪽 팔꿈치를 가까이 하면서 몸통을 돌림한다.
숨을 들이마시면서 왼쪽 다리를 굽히고 왼쪽 팔꿈치는 시작위치로 돌아온다.
양쪽 10회씩 반복한다.

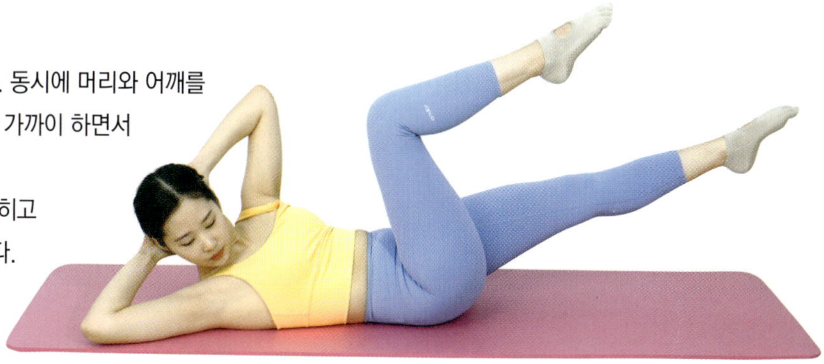

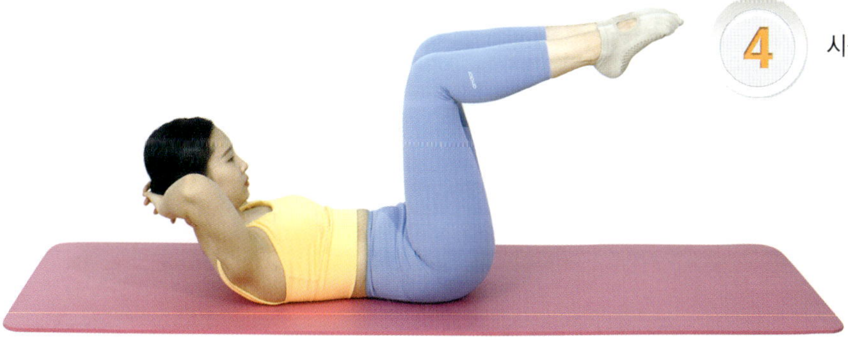

4 시작위치로 돌아온다.

작용근

- 척추굽힘근
- 척추돌림근
- 배빗근
- 골반바닥근

주의사항

- 양다리가 골반에 대해 독립적으로 움직여져야 한다.
- 다리가 위쪽으로 이동해야 하고 척주가 중립위치에 있을 때 다리를 너무 낮추지 않는다.
- 운동 내내 부드럽게 발을 발바닥굽힘한다. 발가락이 긴장으로 너무 굽혀지지 않도록 한다.
- 척추가 컬 업(curl up) 자세로 있으며 운동 내내 같은 정도의 굽힘을 유지한다.
- 엉덩관절과 무릎관절의 폄이 동시에 일어나야 한다. 이 타이밍은 다리를 조절하는데 필수적이다.

금기사항: 급성요통, 허리디스크, 척추굽힘 시 통증, 목디스크, 등뼈뒤굽음증

09 싱글 스트레이트 레그 스트레치(시져)

Single straight leg stretch (scissors)

목표

- 코어의 안전성과 향상
- 복부 코어근육 강화와 근지구력 향상
- 엉덩관절과 무릎관절 운동 및 다리 정렬

시작 자세

- 무릎 세우고 바로 누운 자세
- 한쪽 다리씩 올려서 무릎 굽힘(90°) 자세

STEP 1

1 숨을 들이마시면서 자세를 준비한다.

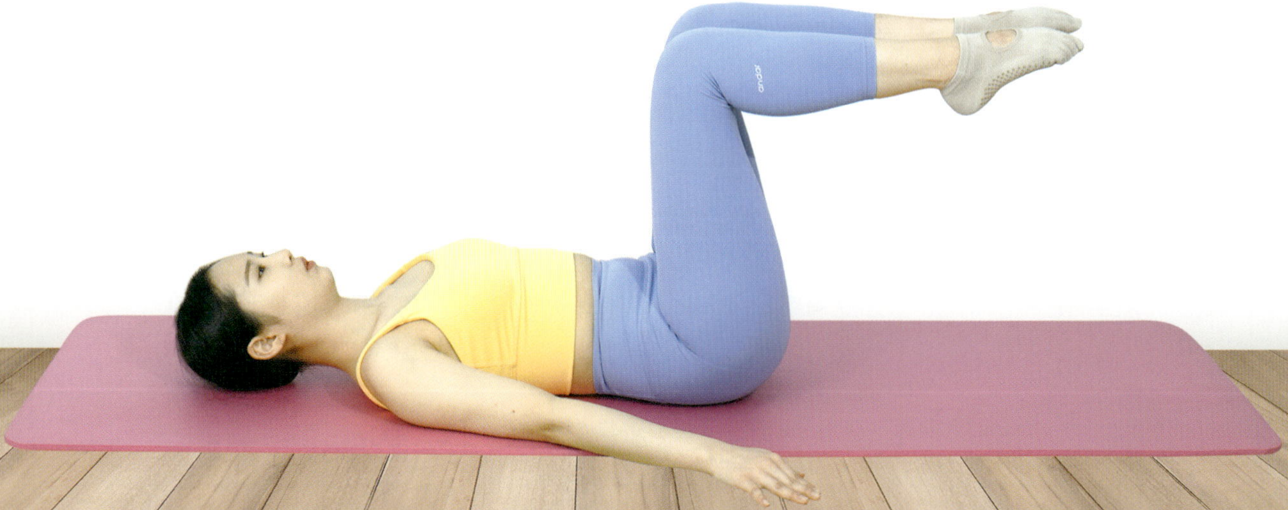

2 숨을 내쉬면서 컬 업(curl up) 자세를 계속 유지하면서 손을 뻗어서 종아리나 발목을 잡는다(무릎 폄 상태를 유지한다. 한쪽 다리는 밑으로 45° 방향으로 내리고 한쪽 다리는 가슴 쪽으로 올린다). 동시에 팔과 다리를 바꿔 가며 동작을 수행한다. 양쪽 10회씩 반복한다.

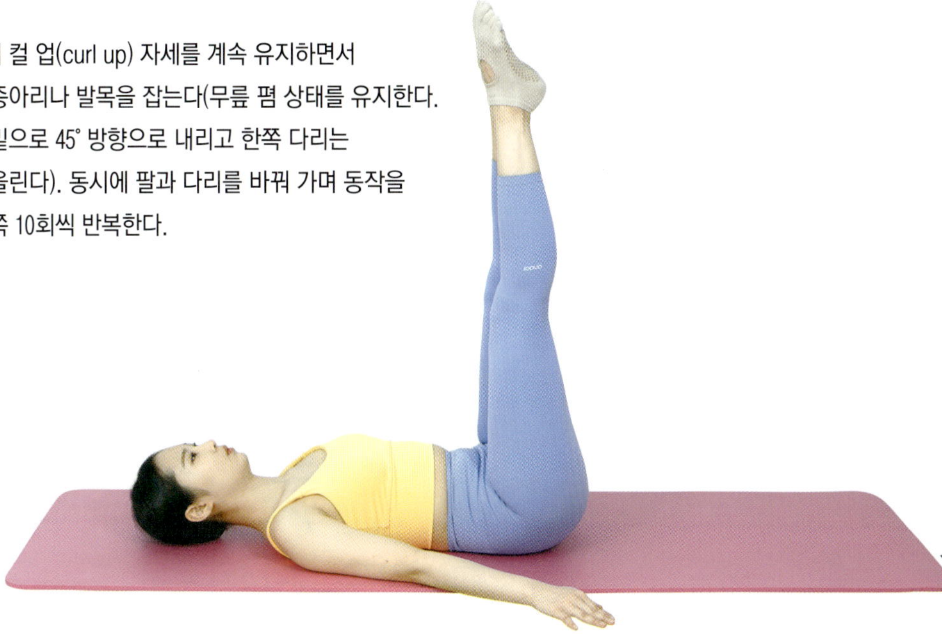

2.1

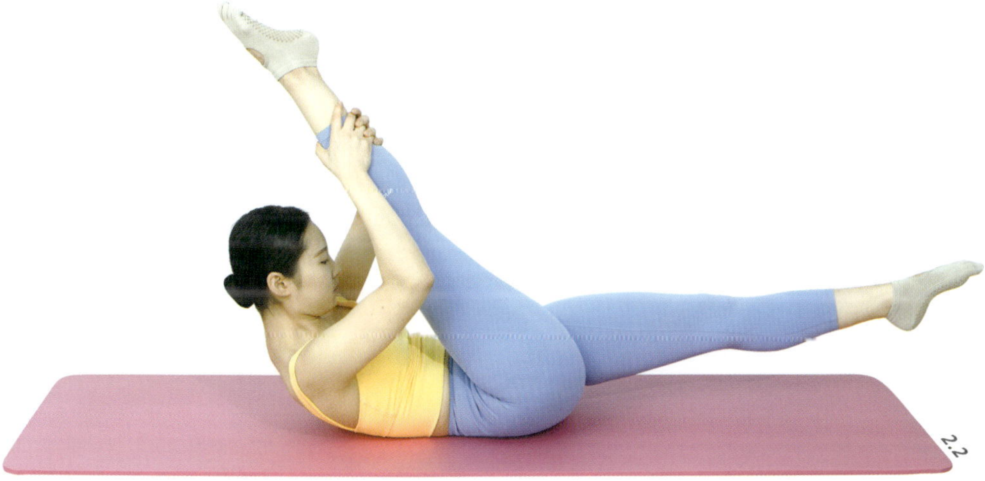

2.2

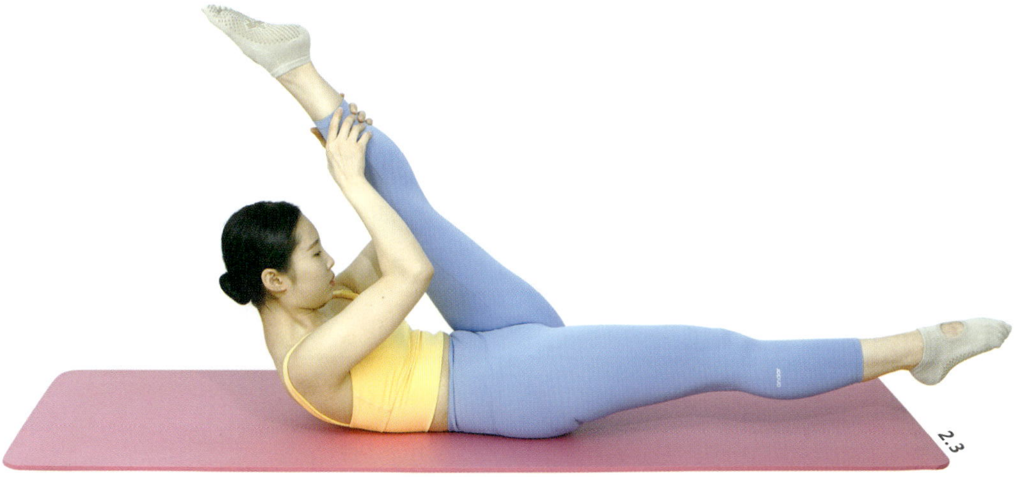

2.3

3 시작위치로 돌아온다.

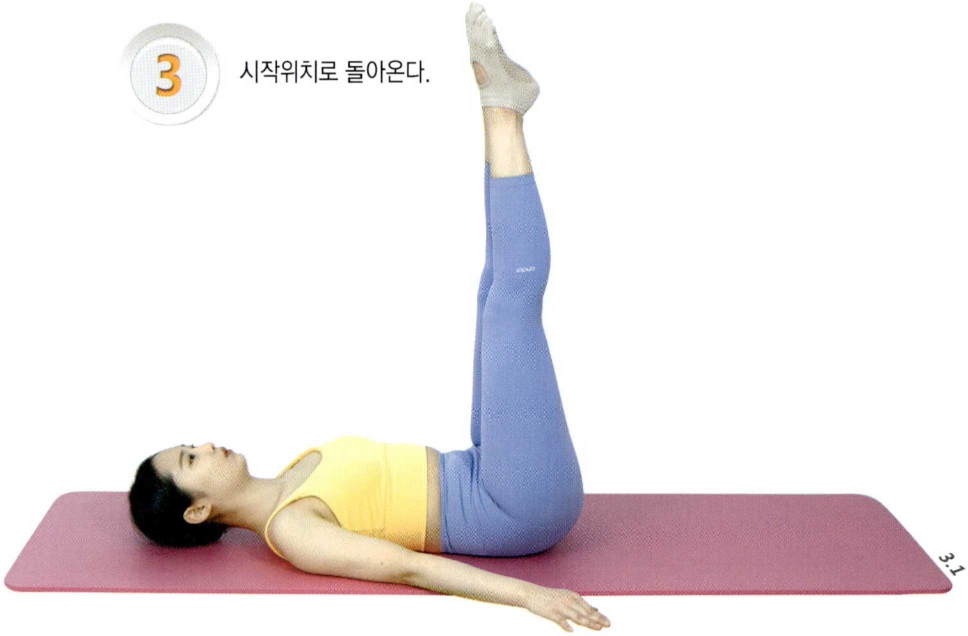

3.1

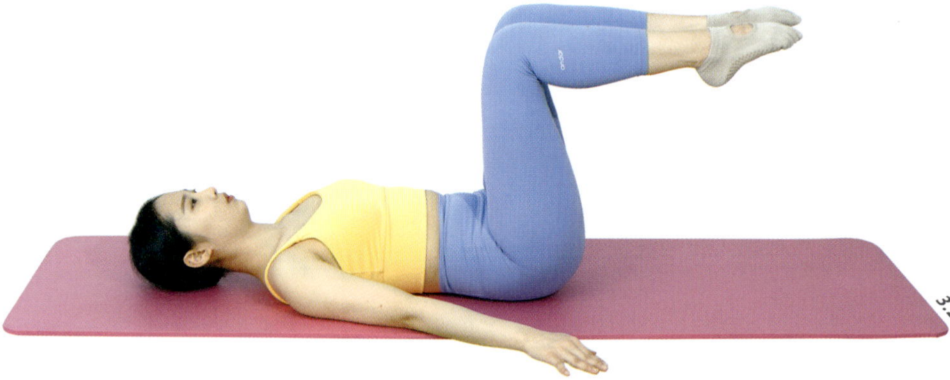

3.2

작용근

- 척추굽힘근 및 배곧은근
- 배바깥빗근
- 배속빗근
- 엉덩관절 굽힘근 및 엉덩허리근
- 넙다리곧은근
- 넙다리빗근
- 넙다리근막긴근
- 두덩근

주의사항

- 운동 내내 부드럽게 발을 발바닥굽힘하고 발, 무릎 및 골반 정렬을 유지한다.
- 동작 시 몸통을 고정한다.
- 머리를 과도하게 굽힘하지 않는다.
- 골반을 배 쪽으로 당기면서 배 근육을 수축한다.

금기사항: 급성요통, 허리디스크, 척추굽힘 시 통증, 목디스크, 등뼈뒤굽음증

10 스파인 스트레치 Spine stretch

목표

- 척추분절 운동
- 척추기립근 신장
- 넙다리뒤근 신장

시작 자세

- 무릎은 펴고 다리를 벌려 앉는다. 발목은 발등굽힘한다.
- 중립 골반의 앉은 자세가 힘들다면 올바른 자세를 갖기 위해 쿠션에 앉도록 한다.
- 손은 매트에 놓는다.

STEP 1

1 숨을 들이마시면서 자세를 준비한다.

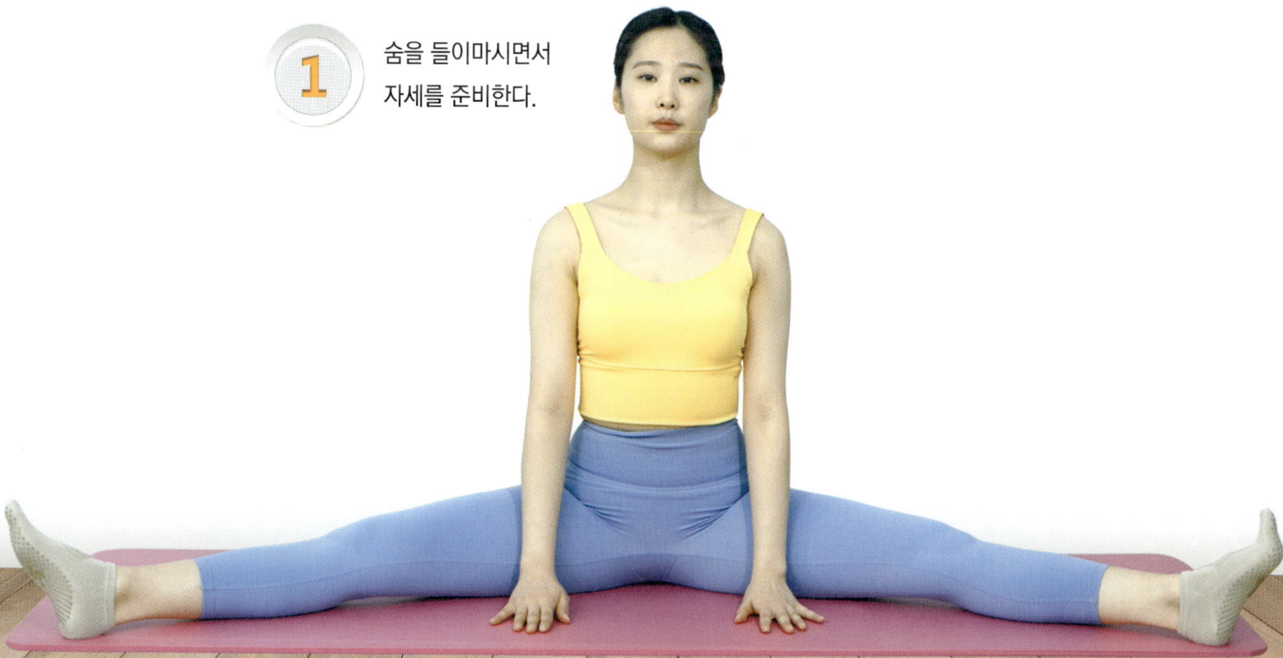

2 숨을 내쉬면서 목을 끄덕이며 척추를 순서대로 하나씩 앞으로 굴리듯 굽힌다 (C-곡선을 그려 준다).

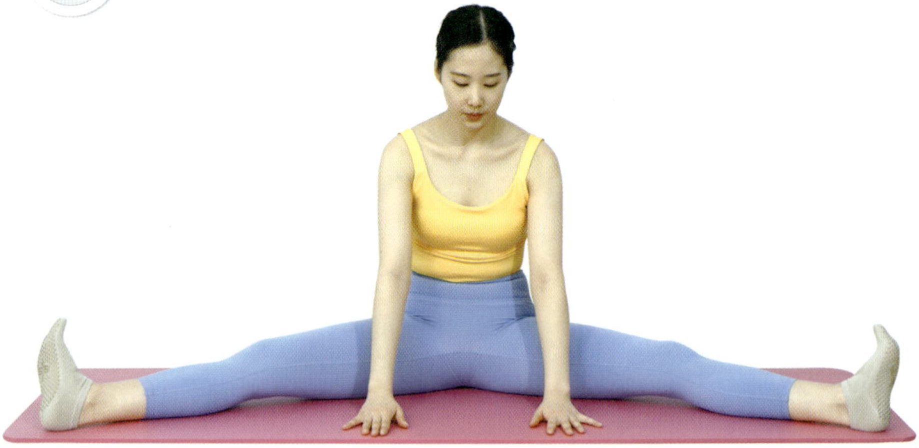

3 숨을 들이마시면서 자세를 유지한다.

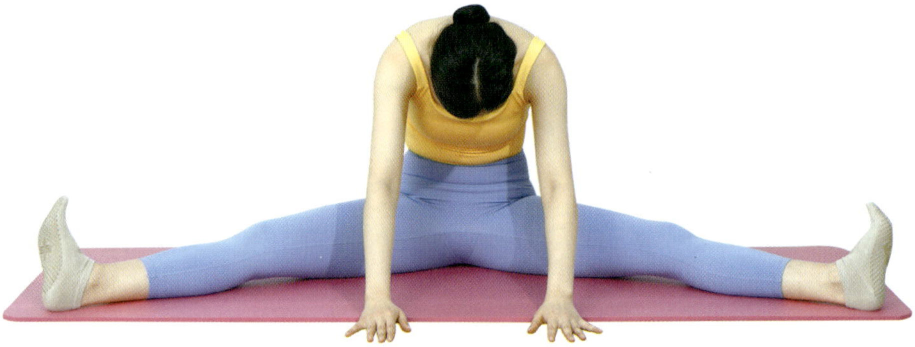

4 숨을 내쉬면서 코어에서 시작하여 척추를 굴려 하나씩 쌓으면서 골반, 가슴, 머리를 정렬한다.

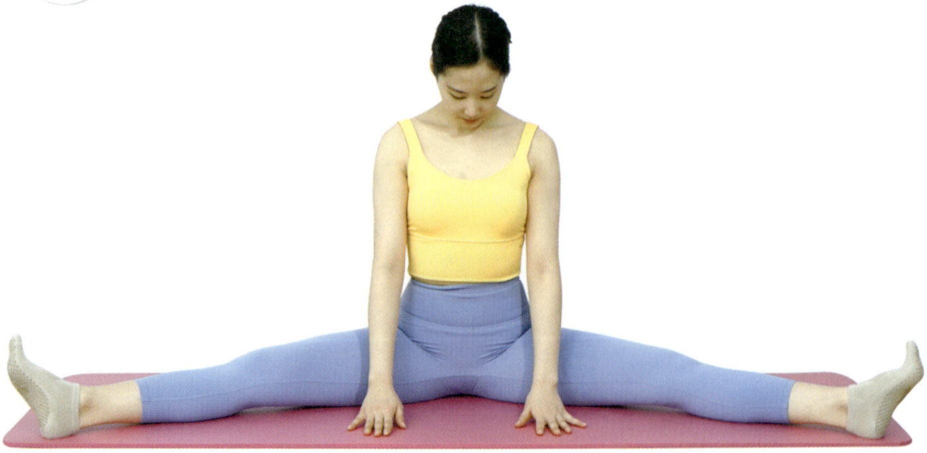

5 숨을 들이마시고 내쉬면서 시작위치로 돌아온다.

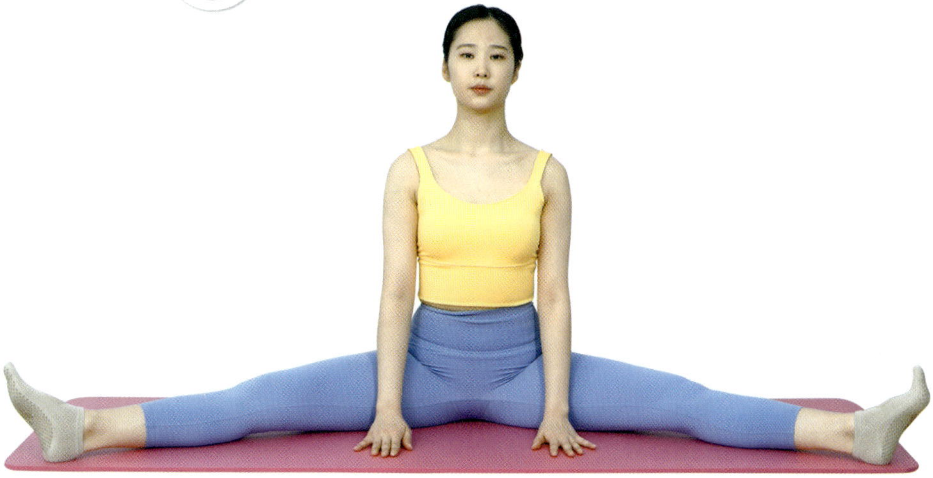

작용근

- 척추세움근
- 척추굽힘근
- 코어안정근
- 골반바닥근
- 엉덩관절 벌림근

주의사항

- 중심선을 통해 구르게 하고 신체 양쪽을 동등하게 한다.
- 척추 앞이 길이를 유지하고 굴리는 동안 배 근육이 지원하도록 한다.
- 골반을 안정적으로 유지하고 궁둥뼈는 매트와 접촉하게 하며 체중을 궁둥뼈에 골고루 배분한다.
- 척추 위치에서 가슴부와 목뼈의 굽힘은 동일해야 한다. 운동 내내 길게 유지한다.

금기사항: 동작 시 어깨 또는 척추 통증 증가

11 오픈 레그 락커 Open legs rocker

목표

- 균형감각 향상
- 코어의 안정성 향상
- 척추분절 운동
- 코어근육 강화 및 근지구력 향상

시작 자세

- 무릎 굽혀 앉은 자세
- 손으로 양쪽 발목을 잡고 무릎을 굽혀 균형을 유지하여 앉는다.

STEP 1

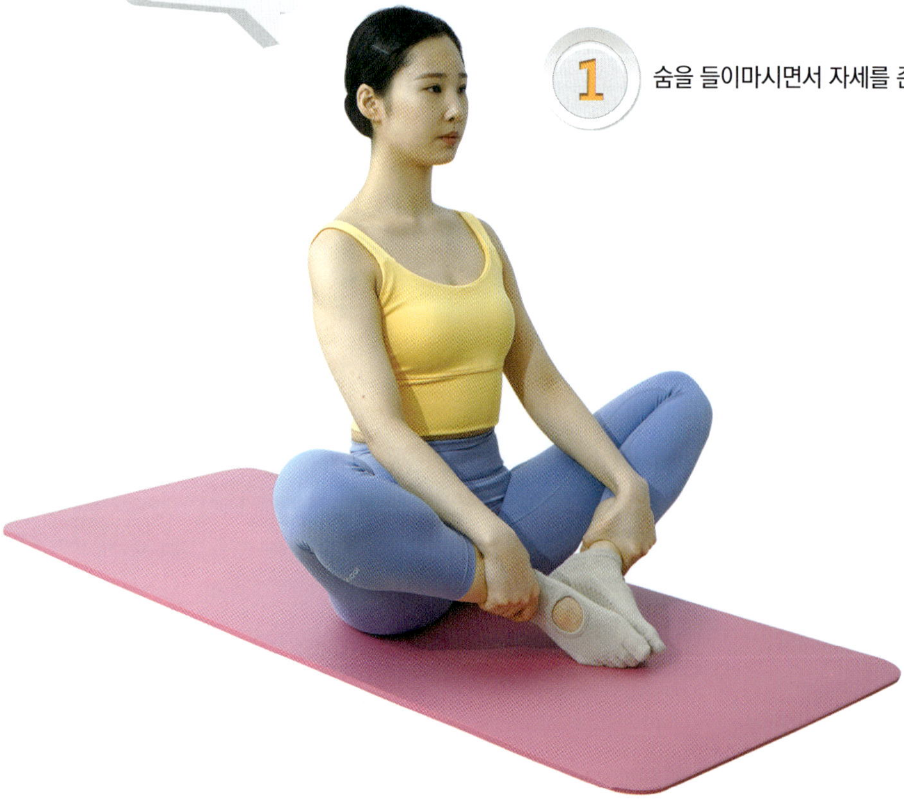

1 숨을 들이마시면서 자세를 준비한다.

2 숨을 내쉬면서 몸통과 다리의 간격을 유지하여 뒤로 굴린다. 손으로 양쪽 발목을 잡고 무릎을 펴서 균형을 유지하여 앉는다.

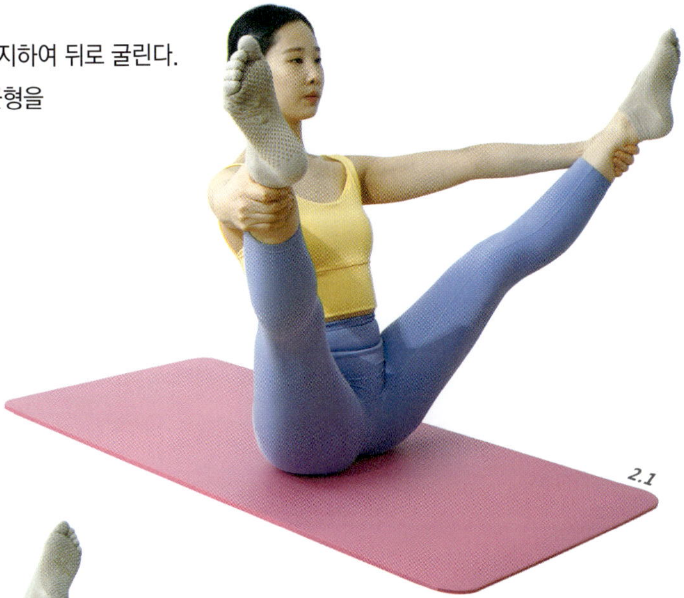

2.1

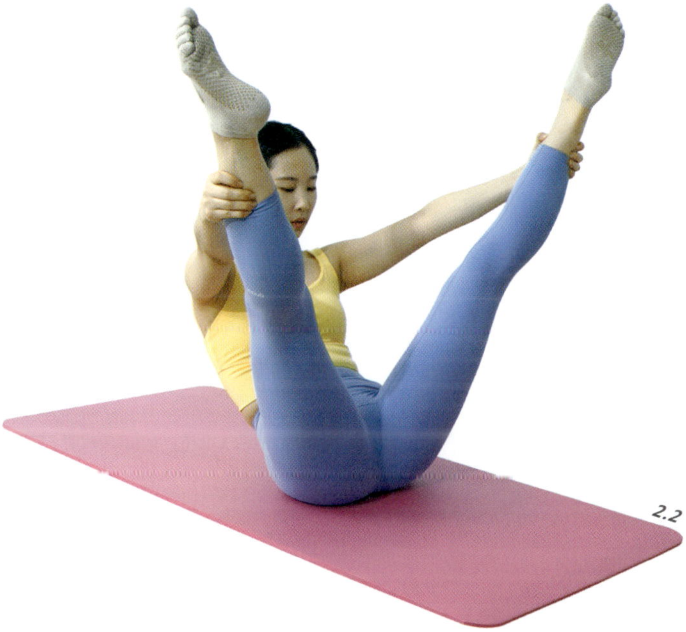

2.2

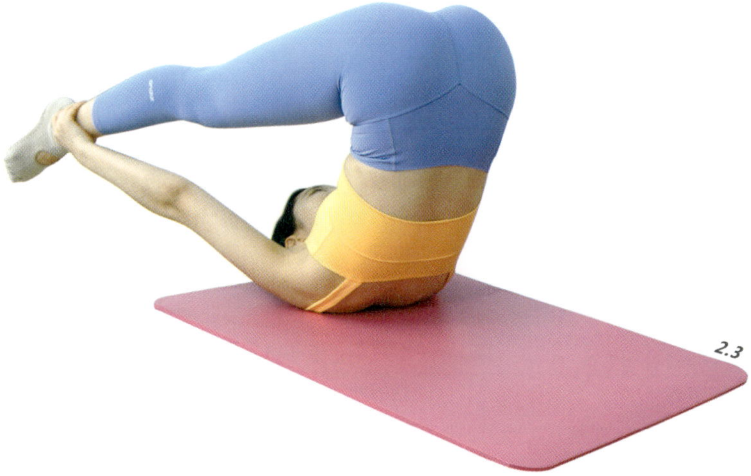

2.3

3 숨을 들이마시고 내쉬면서 몸통을 앞으로 굴려 시작 자세로 돌아온다.

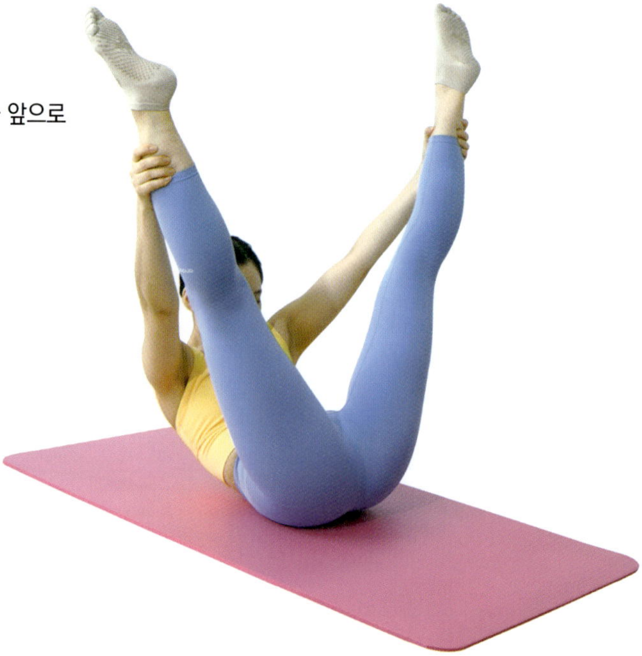

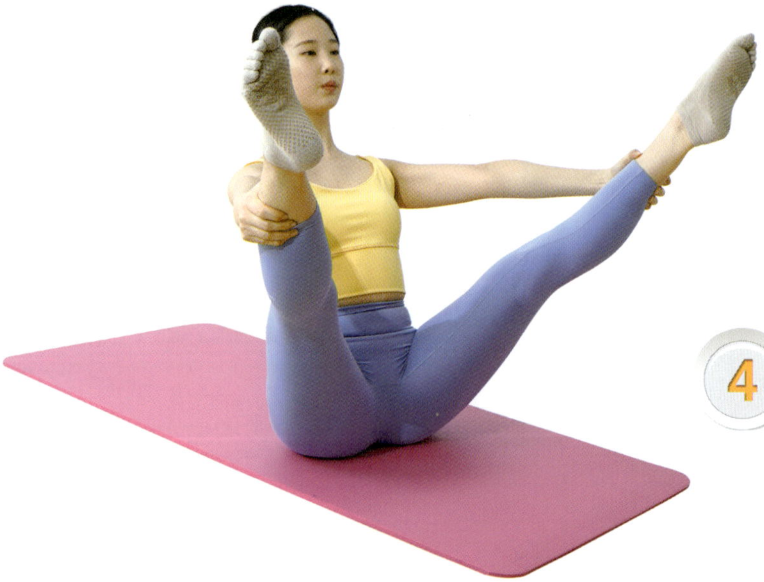

4 숨을 내쉬면서 5초 이상 유지한다. 5회 반복한다.

작용근

- 코어안정근
- 척추굽힘근
- 엉덩관절 굽힘근
- 넙다리뒤근
- 엉덩관절 벌림근

주의사항

- 몸이 뒤로 구를 때 팔꿉관절의 폄을 유지하고 엉덩관절 폄근을 사용하여 다리가 가슴 쪽으로 처지지 않도록 한다.
- 어깨뼈를 중립자세로 유지하는데 집중한다. 어깨가 귀 쪽으로 올라가지 않도록 하며, 특히 V자 자세를 취할 때 집중한다.
- 센터 라인을 통해 구르고 몸 양쪽이 균등하게 한다.
- 머리가 매트에 닿지 않게 한다.

금기사항: 동작 시 어깨 또는 척추 통증 증가, 골다공증, 목과 허리디스크

12 코르크 스크류 Cork screw

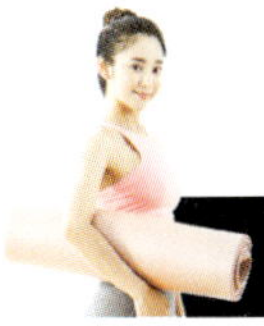

목표

- 척추분절 운동
- 코어의 안정성 향상
- 척추의 유연성 향상

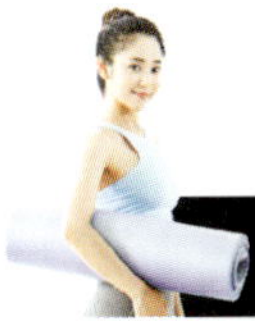

시작 자세

- 바로 누운 자세

STEP 1

1 바로 누워 팔을 몸의 양옆에 두고 손바닥을 아래로 향하게 한다. 다리를 매트에서 45° 정도 들어 올린다. 골반의 안정성을 유지한다.

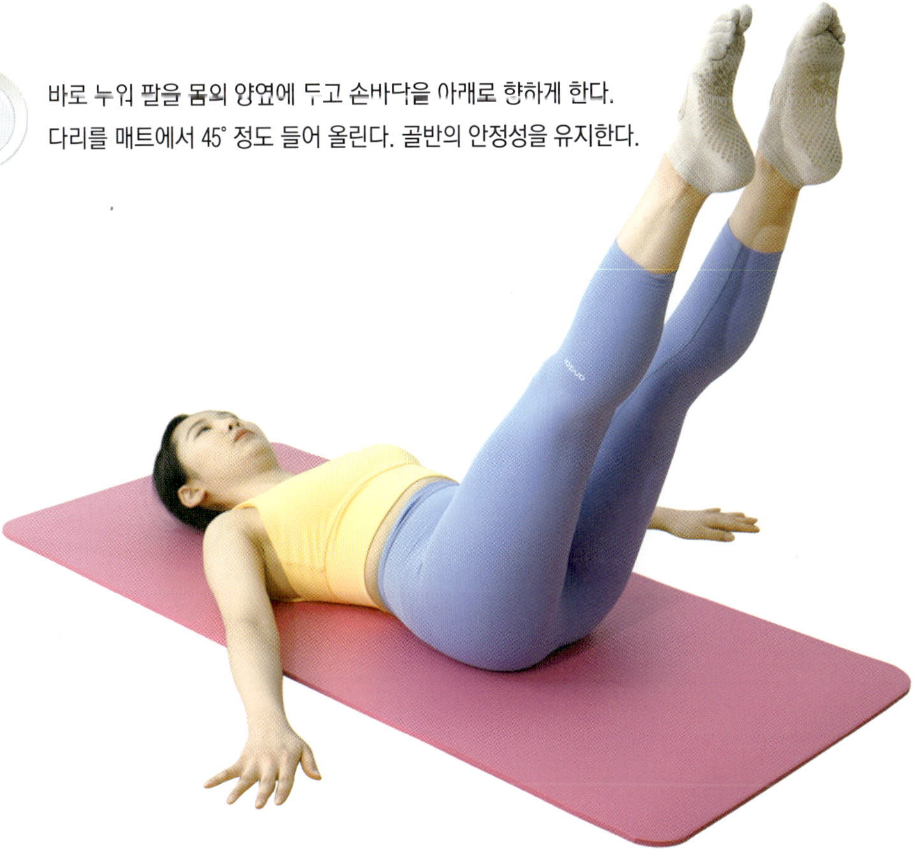

2 숨을 내쉬면서 다리를 머리 위로 들어 올리기 시작하여 눈과 발끝이 일직선이 되게 한다.

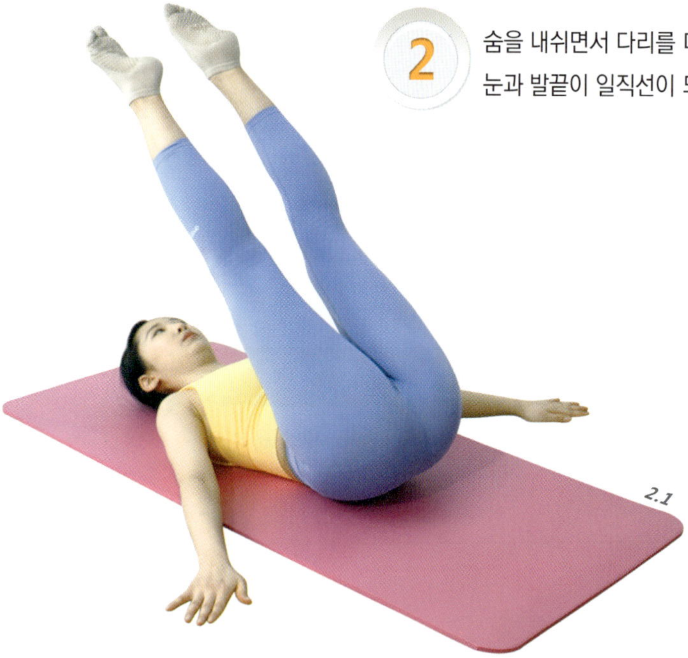

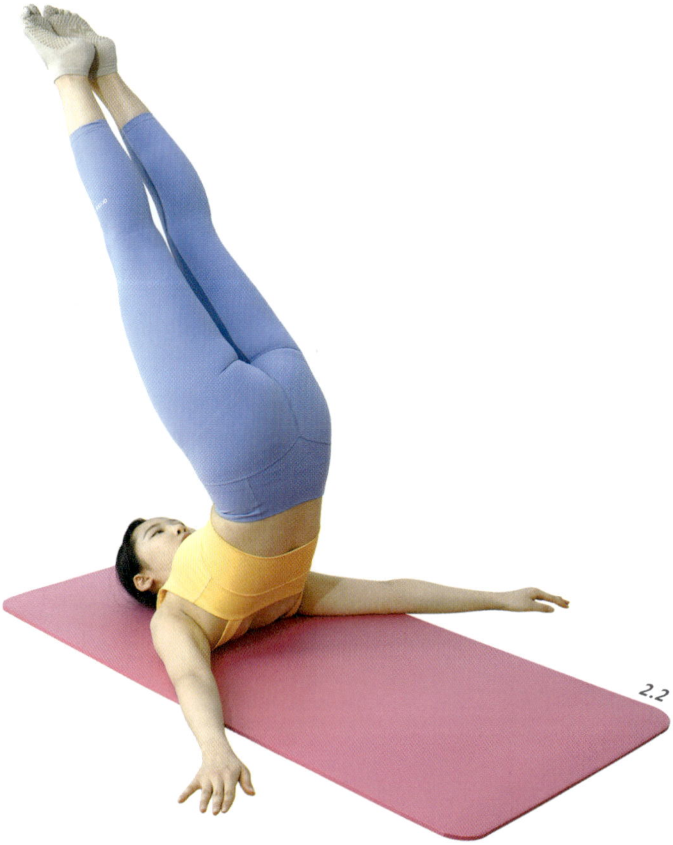

3 다리와 엉덩 부분을 아래쪽으로 비틀며 S자를 그리며 내려간다.

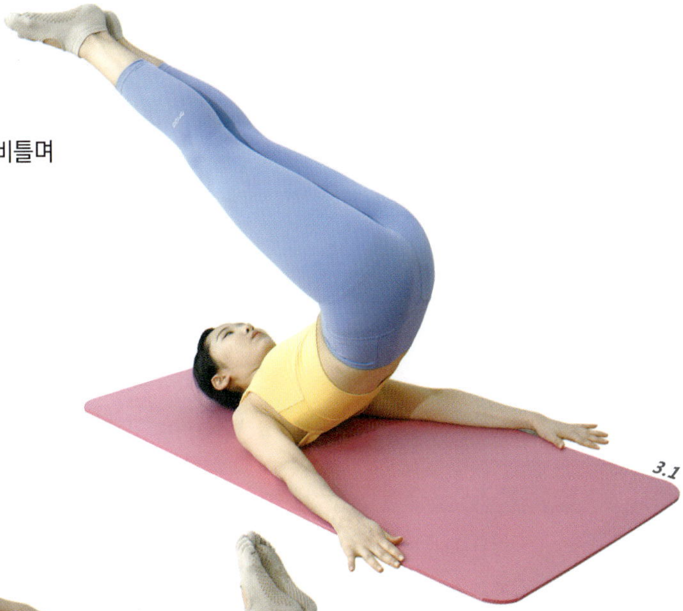

3.1

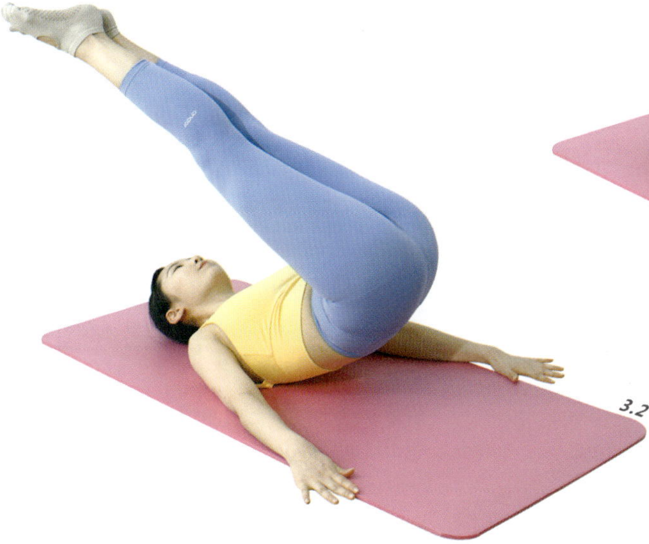

3.2

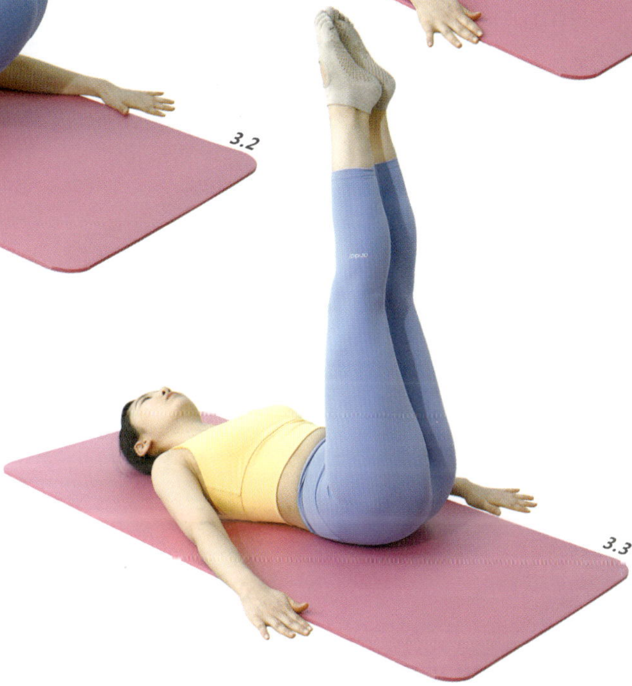

3.3

4 숨을 내쉬면서 다리로 원을 그린다. 아래 방향으로부터 중앙을 가로질러 반대쪽으로 올라와 눈과 발끝이 일직선이 되게 한다. 각 방향으로 3회씩 반복하고 시작 자세로 돌아온다.

작용근

- 척추굽힘근
- 척추폄근
- 엉덩관절 굽힘근
- 코어안정근
- 배빗근

주의사항

- 양쪽 어깨를 매트에서 떨어지지 않게 한다.
- 목으로 체중부하하지 않는다.
- 나선형을 작게 그리도록 유의하고 배 근육을 적절하게 수축시켜 조절한다.

금기사항: 목 또는 허리 통증

13 쏘우 Saw

목표

- 앉은 자세에서 코어의 안정성
- 몸통 돌림, 굽힘, 폄의 통합 및 가동성
- 몸통 가쪽 및 넙다리뒤근 신장

시작 자세

- 무릎을 펴고 다리를 벌려 앉는다.
  골반의 안정성을 유지하고 다리를 최대한 벌리고
  발은 발등굽힘하여 앉는다.
- 팔을 어깨 높이로 뻗어 들고 손바닥을 아래로
  향하게 한다.

STEP 1

1 숨을 들이마시면서
자세를 준비한다.

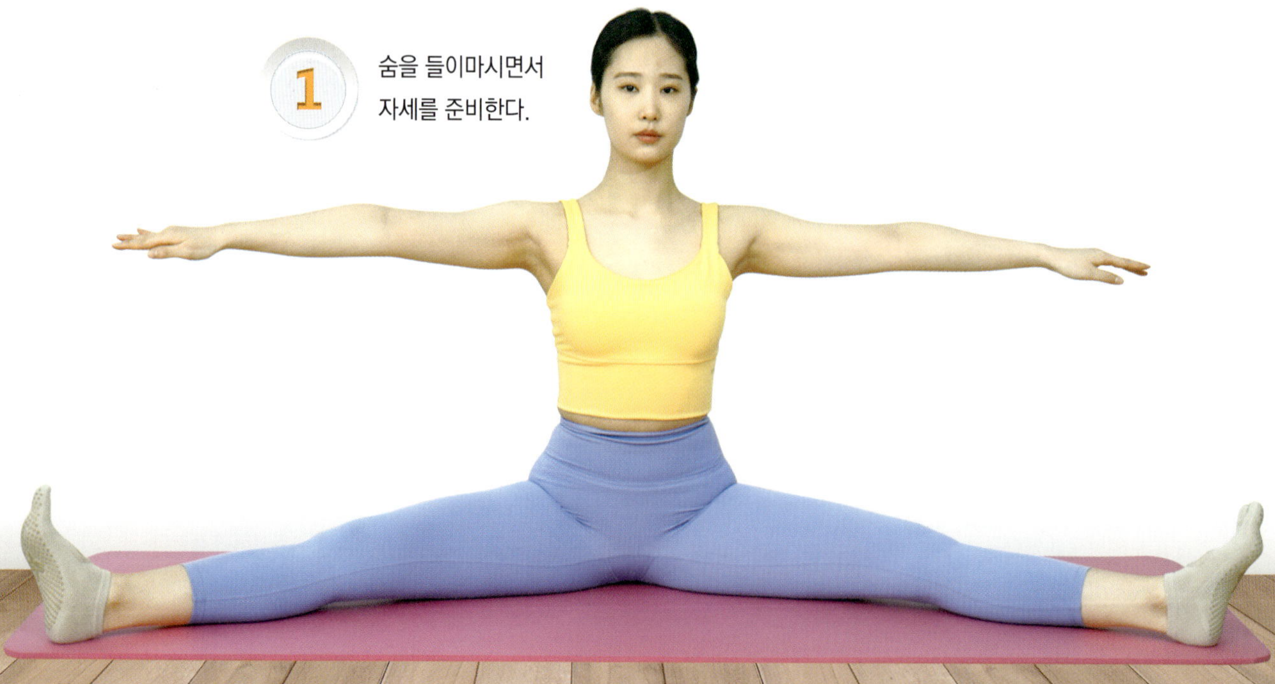

2 숨을 내쉬면서 복부를 끌어당기며 머리와 척추 윗부분을 앞과 아래로 비틀면서 내려간다. 오른손은 왼발의 가쪽으로 최대한 비틀어 뻗는다. 왼팔은 안쪽돌림시켜 뒤, 위로 뻗는다.

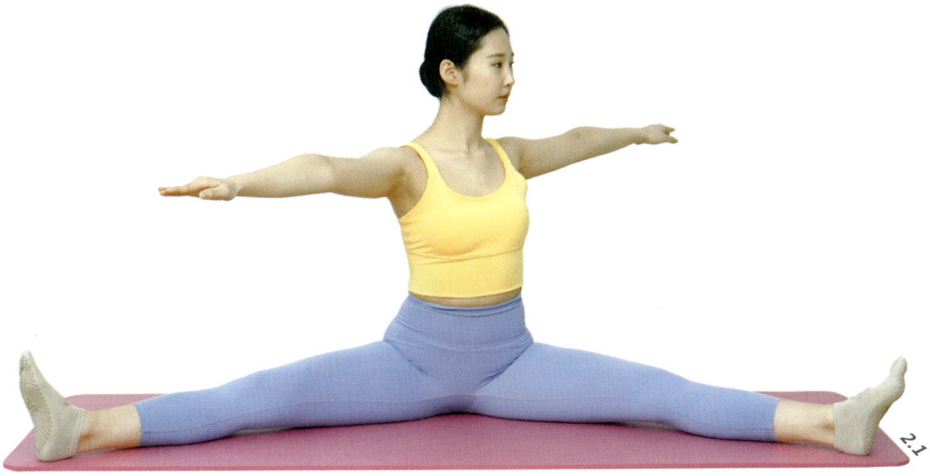

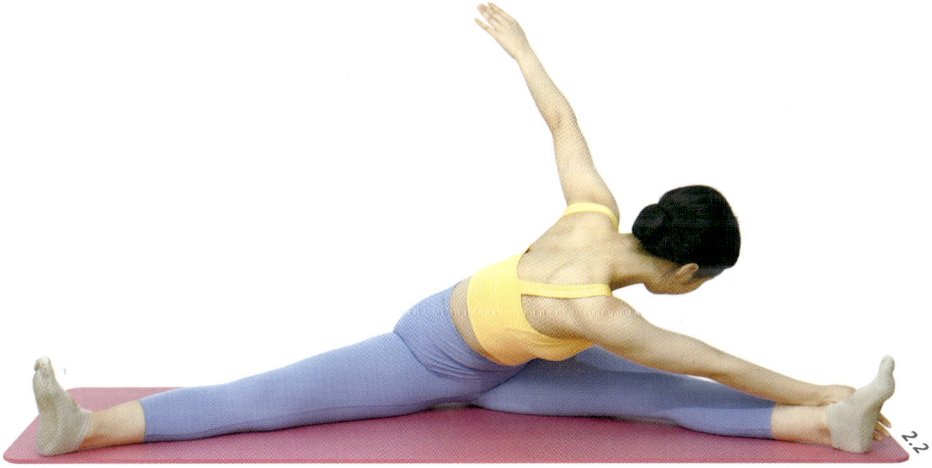

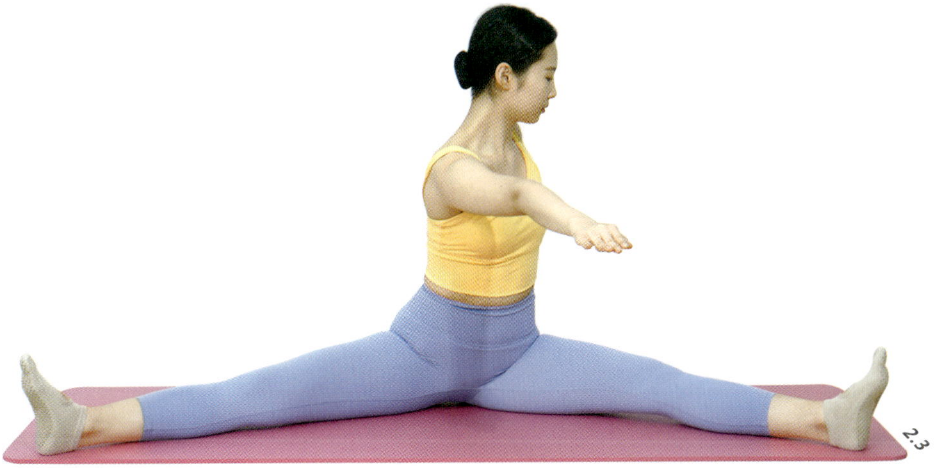

3 숨을 내쉬면서 시작위치로 돌아온다.
양쪽 각각 5회 반복한다.

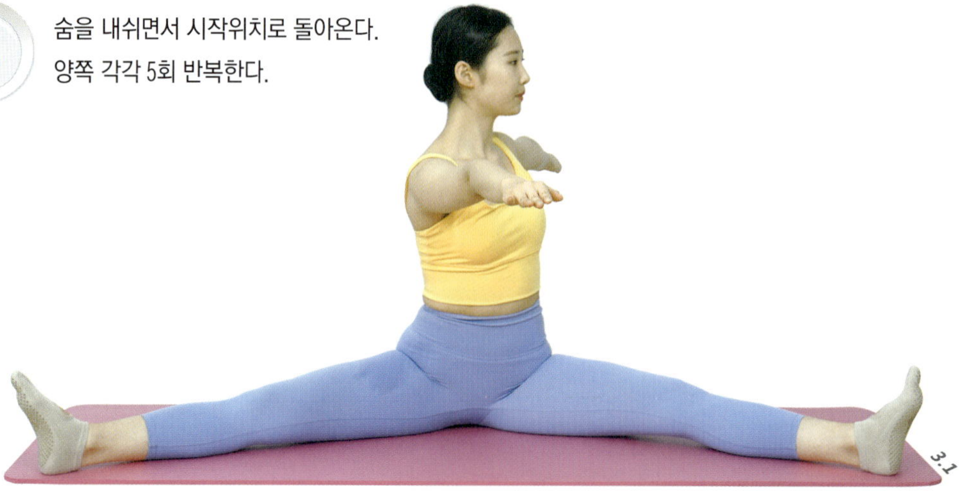

3.1

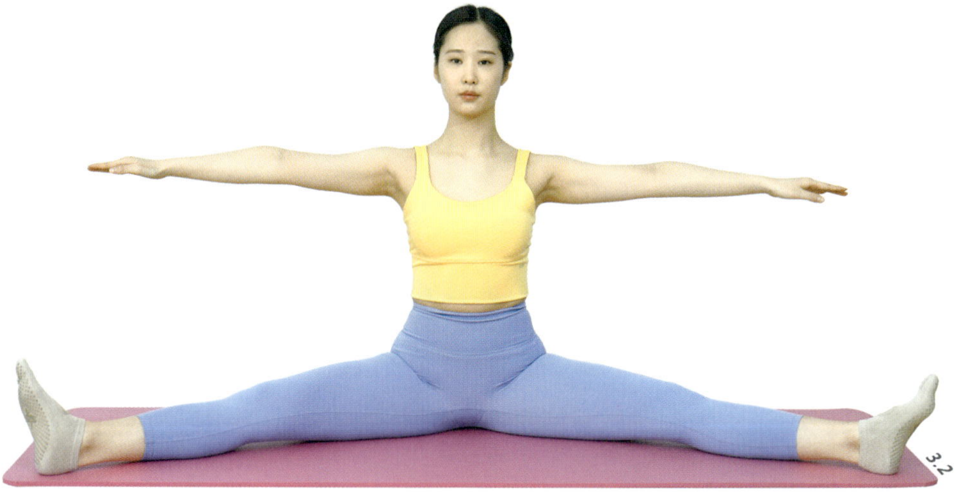

3.2

작용근

- 어깨뼈 안정근
- 코어안정근
- 척추돌림근
- 척추굽힘근 및 폄근
- 배빗근

주의사항

- 골반의 안정성을 유지하여 앉기가 힘들면, 쿠션 위에 앉아 올바른 자세를 갖춘다.
- 돌림할 때 반대쪽 궁둥뼈를 들어 올리지 않는다.
- 운동할 때 어깨를 올리거나 긴장하지 않는다.

금기사항: 척추돌림과 굽힘 시 통증

14 스완 다이브 Swan dive

목표

- 척추폄근과 배 근육 신장
- 균형감각 향상
- 엎드린 자세에서 코어의 안정성

시작 자세

- 엎드려 누운 자세
- 다리는 골반 너비로 벌리고 손은 어깨 앞쪽 얼굴 옆에 둔다.

STEP 1

1. 숨을 들이마시면서 자세를 준비한다.

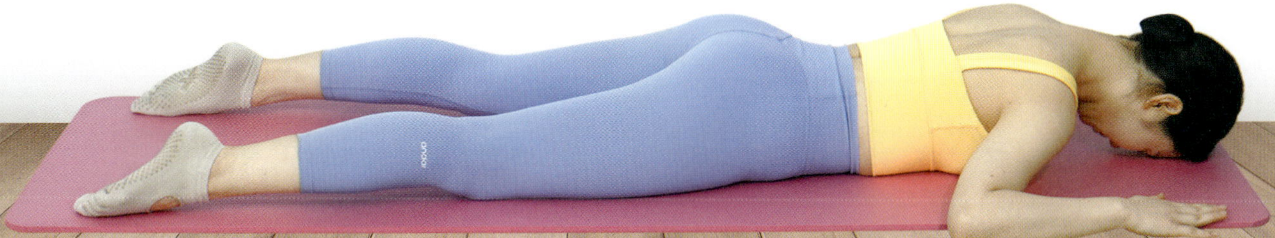

2 숨을 내쉬면서 손바닥으로 바닥 또는 매트를 밀면서 머리, 목뼈를 들어 올린다.
숨을 들이마시면서 유지한다.

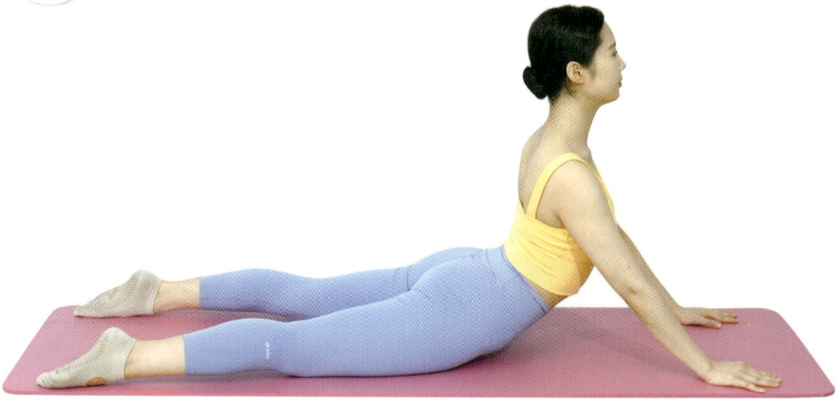

3 숨을 내쉬면서 머리, 가슴을 아래로 내리면서 두 팔을 재빨리 앞으로 들어 올리고,
두 다리를 위로 높이
들어 올린다(흔들의자 원리).

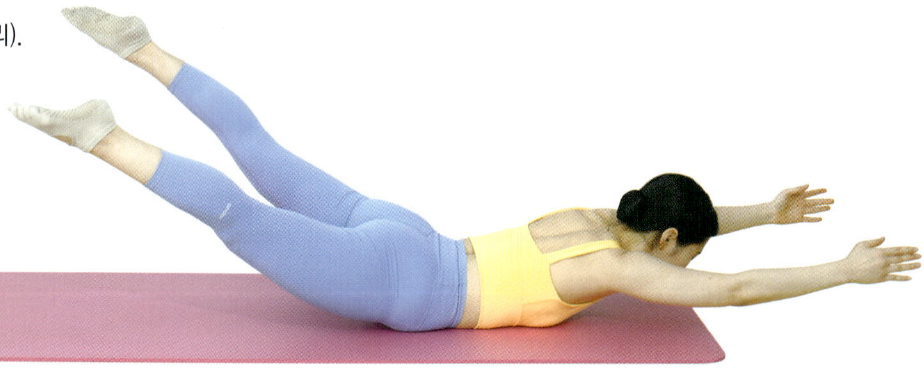

3.1

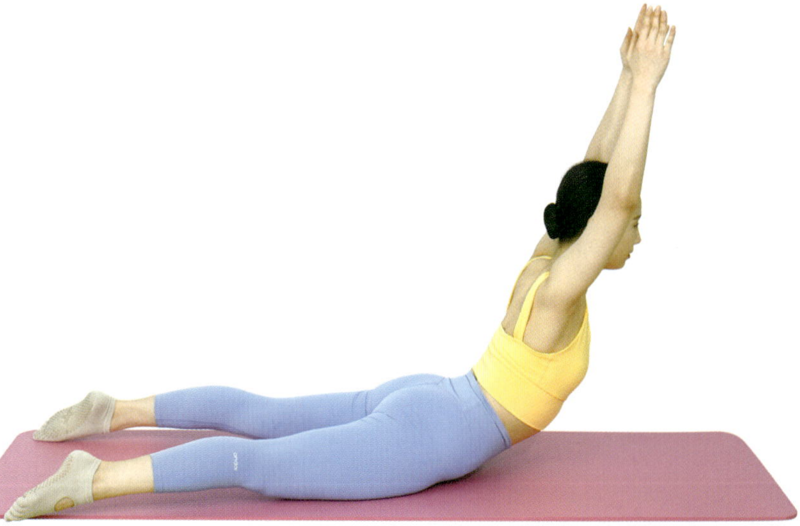

3.2

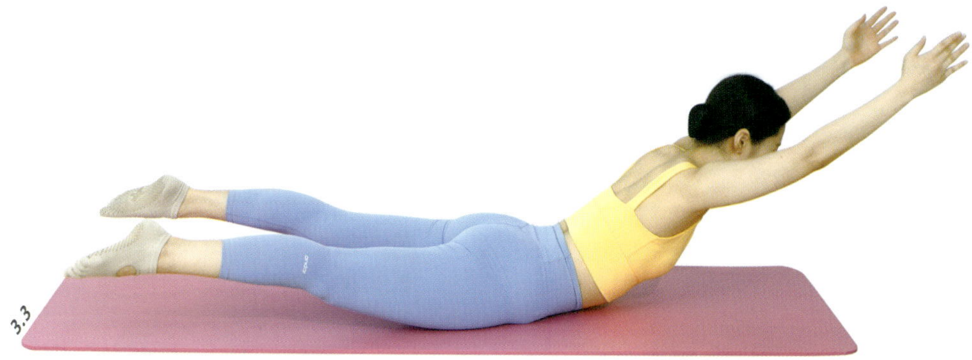

4 시작위치로 돌아온다. 5~10회 반복한다.

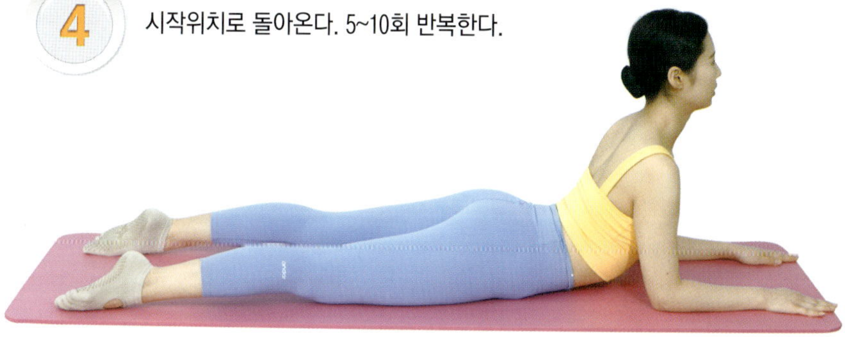

작용근

- 어깨뼈안정근
- 코어안정근
- 척추폄근
- 엉덩관절 폄근

주의사항

- 어깨뼈를 고정한 후 몸통 폄을 시작한다.
- 목뼈를 너무 폄하지 않는다.
- 가슴을 매트에서 올릴 때 척추폄근을 사용하여 등을 들어 올리고, 엉덩관절 폄근으로 다리를 들어 올린다.
- 몸통의 안정성을 유지한다.

금기사항: 척추를 폄할 때 통증 증가

15 원 레그 킥 One leg kick

목표

- 다리의 정렬, 협응력 향상
- 골반의 안정성 향성
- 엎드린 자세에서 코어의 안전성

시작 자세

- 엎드려 누운 자세
- 다리를 골반 너비보다 약간 넓게 벌려 정렬한다.
- 팔은 어깨 아래 팔꿈치를 굽혀 지지한다.

STEP 1

1 숨을 들이마시면서 자세를 준비한다.

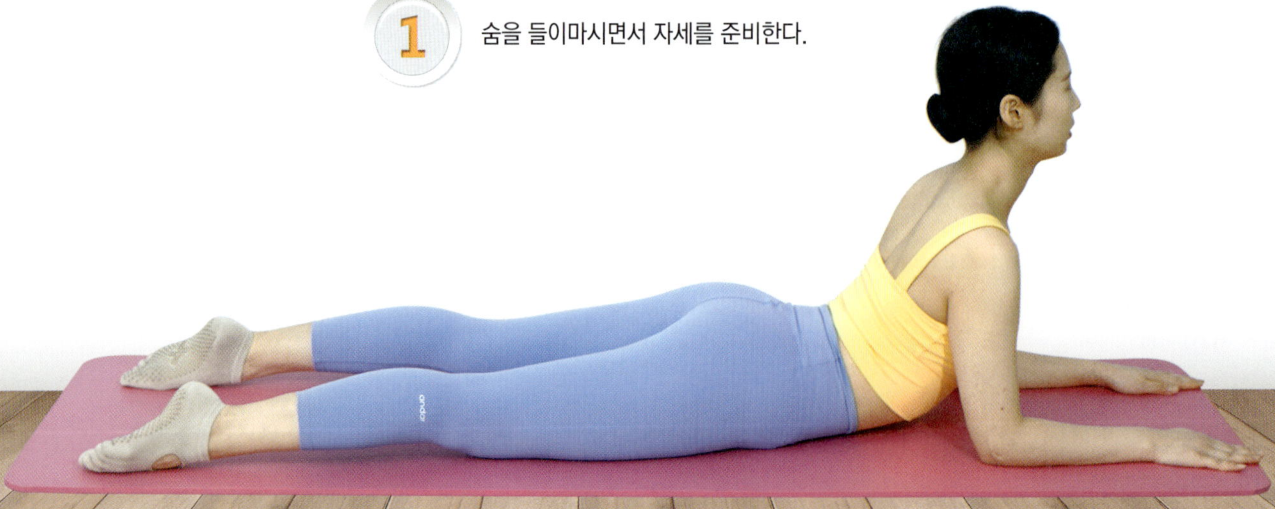

2 숨을 내쉬면서 한쪽 무릎을 구부려 발뒤꿈치를 엉덩이 쪽으로 힘차게 찬다.

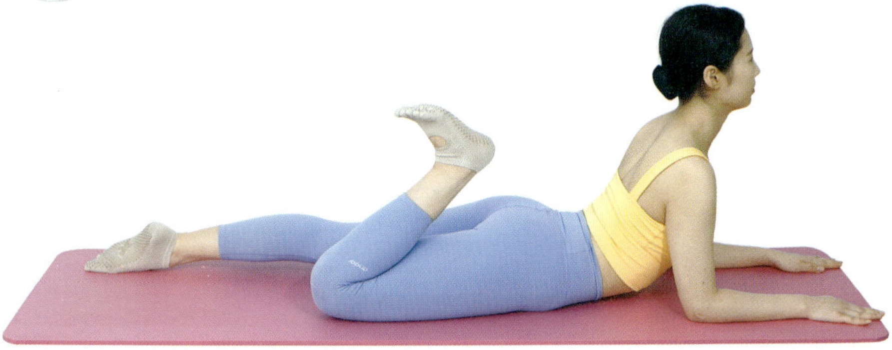

3 숨을 들이마시면서 무릎을 펴서 매트 위의 시작위치로 돌아간다.
골반과 척추의 안정성을 유지한다.

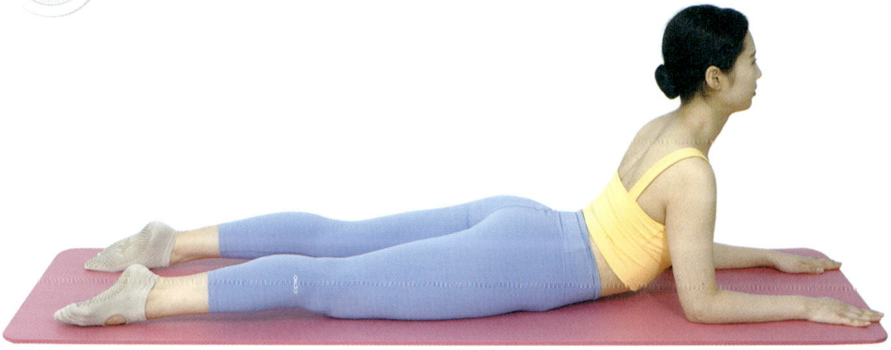

4 숨을 내쉬면서 반대쪽 무릎을 구부려 발뒤꿈치를 엉덩이 쪽으로 힘차게 찬다.
각각 10회씩 반복한다.

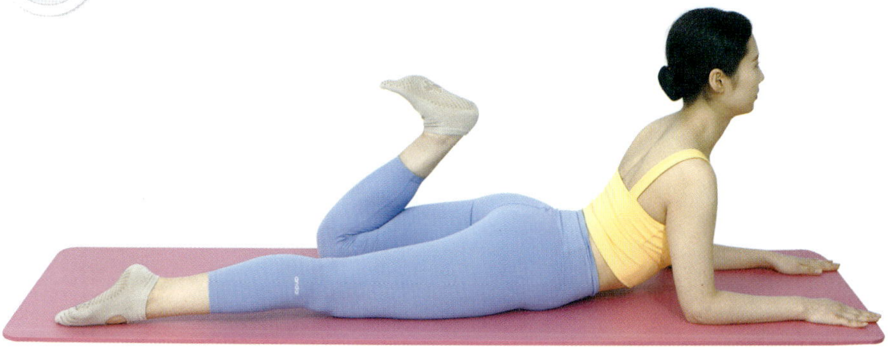

5 시작위치로 돌아온다.

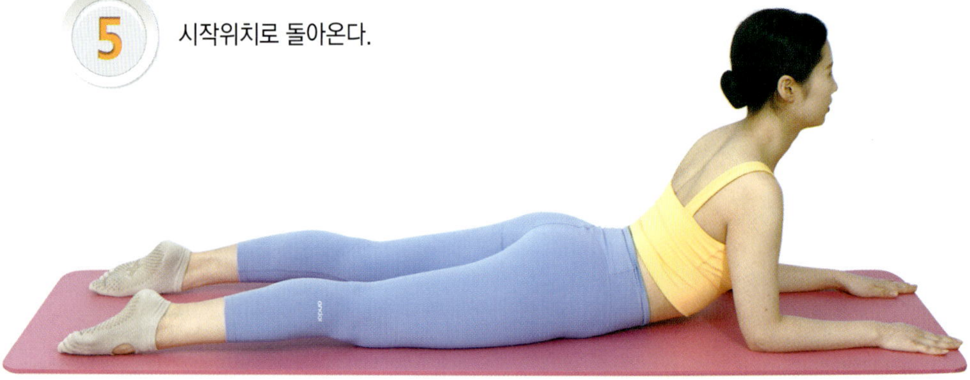

작용근

- 어깨안정근
- 코어안정근
- 척추폄근
- 엉덩관절 폄근
- 무릎관절 폄근
- 무릎관절 굽힘근

주의사항

- 운동 내내 골반과 척추의 안정성을 유지한다.
- 다리를 펼 때 무릎을 과다 폄하지 않는다.
- 운동 동작 시 엉덩관절, 무릎, 발목의 정렬을 유지한다.
- 어깨의 안정성을 유지한다.
- 골반의 안정성을 유지한다.
- 킥을 힘차게 차되 신체의 안정성을 유지한다.

금기사항: 척추를 폄할 때 통증 증가

16 더블 레그 킥 Double leg kick

목표

- 엎드려 누운 자세에서 코어의 안정성
- 척추세움근, 어깨근육 강화
- 무릎관절 폄근 및 굽힘근 운동

시작 자세

- 엎드려 누운 자세
- 팔을 등 뒤로 해서 손깍지를 끼고 손바닥을 아래로 향하게 한다.

STEP 1

1 숨을 들이마시면서 자세를 준비한다.

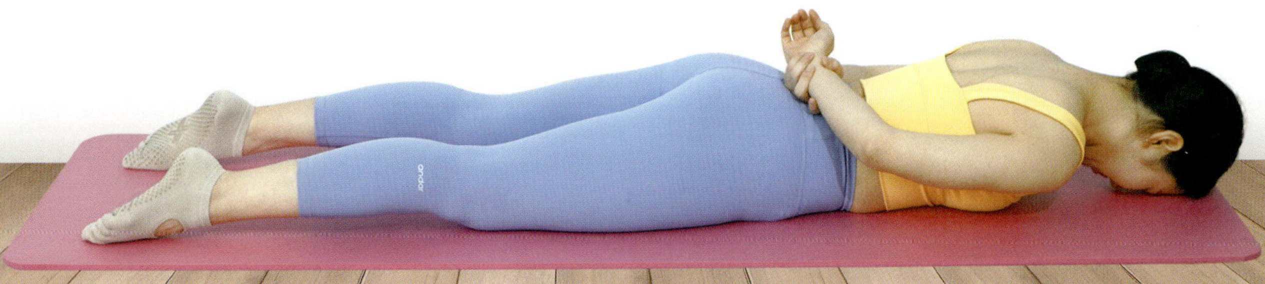

2 숨을 내쉬면서 양쪽 무릎을 구부려 발뒤꿈치를 엉덩이 쪽으로 힘차게 찬다.

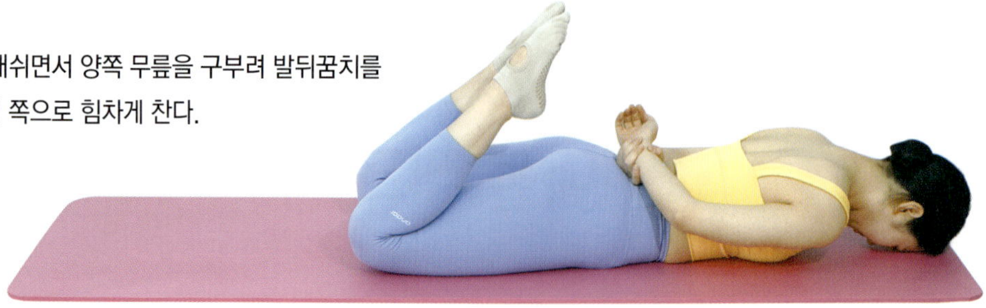

3 숨을 들이마시고 내쉬면서 양다리를 펴서 아래쪽으로 뻗어준다. 동시에 머리와 가슴을 들어 올려 양 손바닥을 뒤로 올리면서 신체 전체를 스트레칭한다.

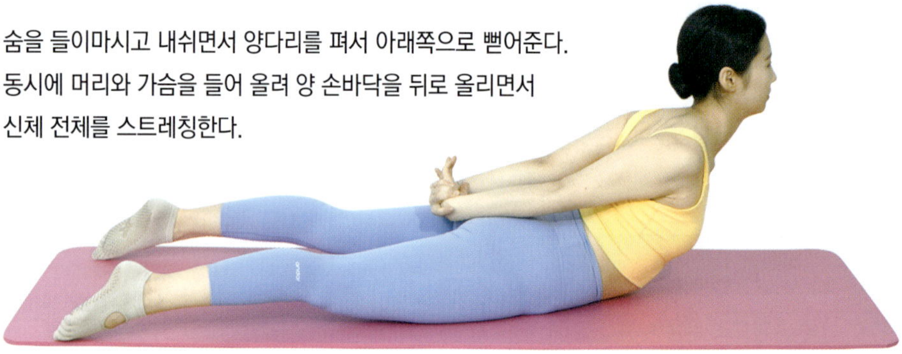

4 숨을 들이마시면서 시작위치로 돌아오면서 머리를 반대쪽으로 돌리거나 정면에 둔다. 3~5회 반복한다.

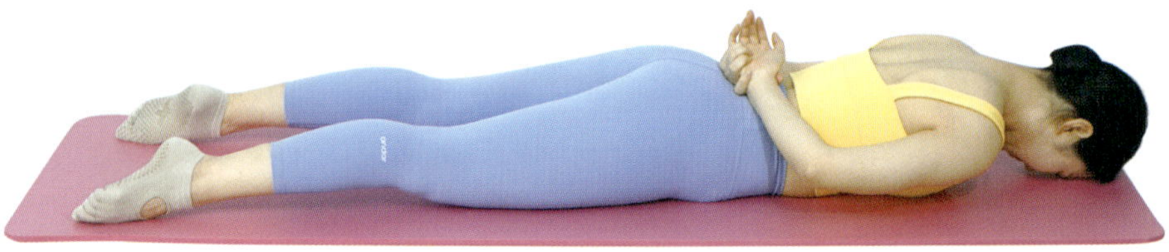

작용근

- 코어안정근
- 척추세움근
- 가슴근육
- 어깨돌림근
- 무릎관절 폄근 및 굽힘근

주의사항

- 동작을 하는 동안 신체의 흔들림 없이 안정성을 유지한다.
- 등, 허리 척추 압박을 주의한다.
- 무릎굽힘 동작의 조절이 필요하다.
- 신체 전체의 폄을 장려한다.

금기사항: 척추앞굽음증, 척추협착증, 척추디스크

17 시져 Scissors

목표

- 코어의 안정성 향상
- 균형감각 향상
- 넙다리뒤근과 엉덩관절 굽힘근의 동적 유연성

시작 자세

- 바로 누운 자세로 팔을 몸통 양옆에 두고 손바닥을 아래로 향하게 한다.

STEP 1

1 숨을 들이마시면서 자세를 준비한다.

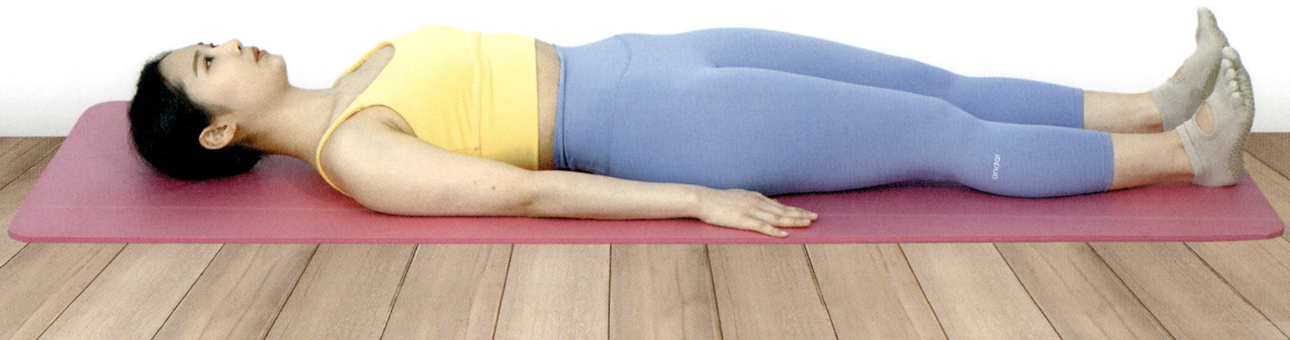

2 다리를 매트에서 들어 올려 발이 머리 위에 있도록 한다.
양손으로 허리 뒤쪽을 받친다. 골반과 다리의 무게를 지지한다.

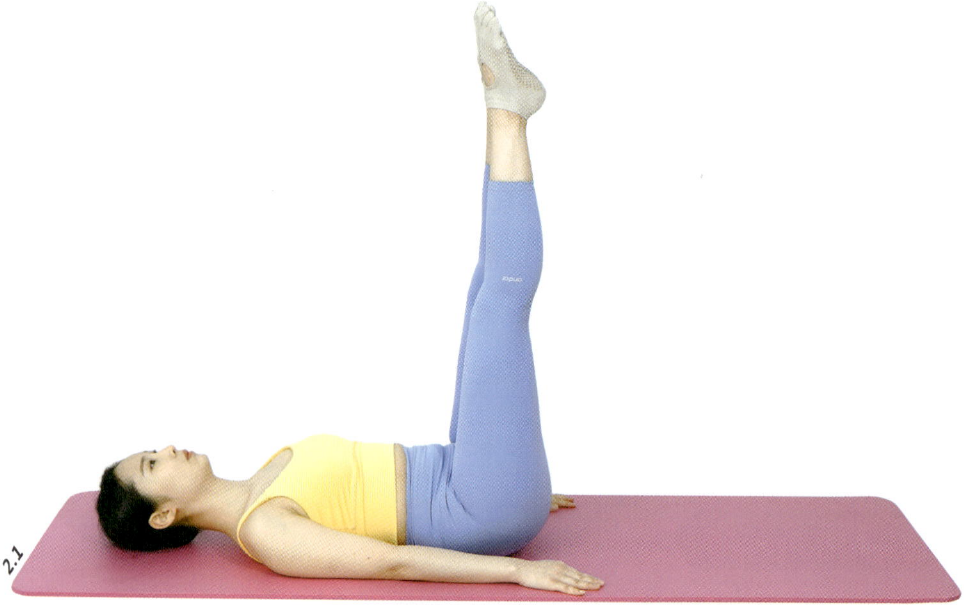

2.1

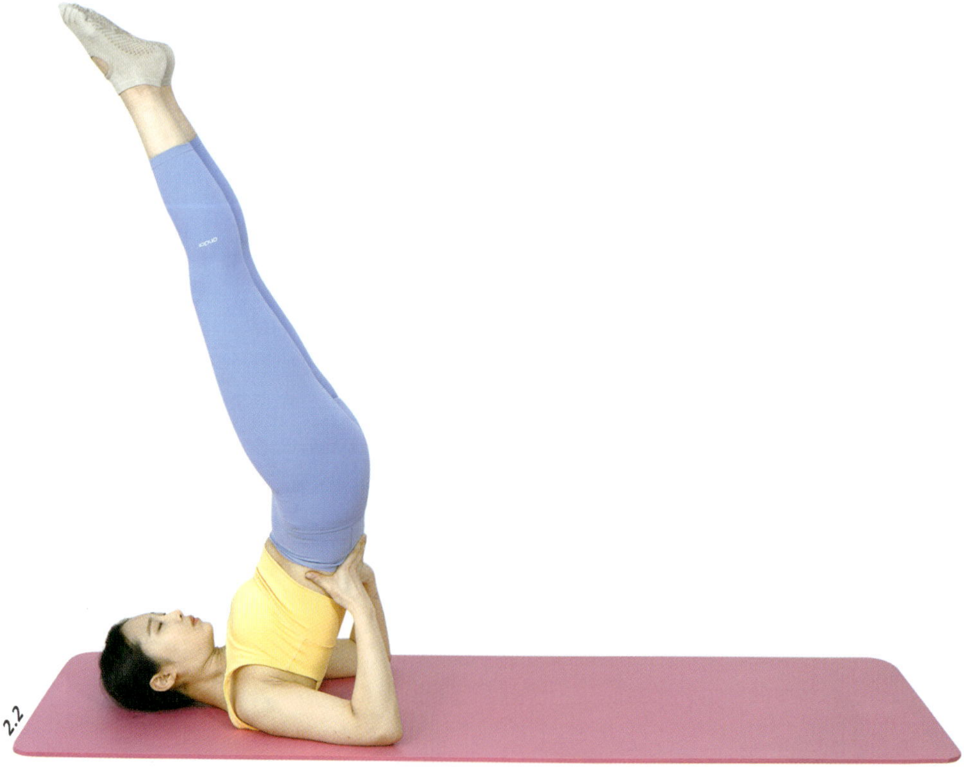

2.2

3 숨을 내쉬면서 한쪽 다리는 내려서 머리 위로 뻗어 다리를 엇갈린 자세로 만든다.
다리가 매트 쪽으로 내려올수록 난이도가 높다.

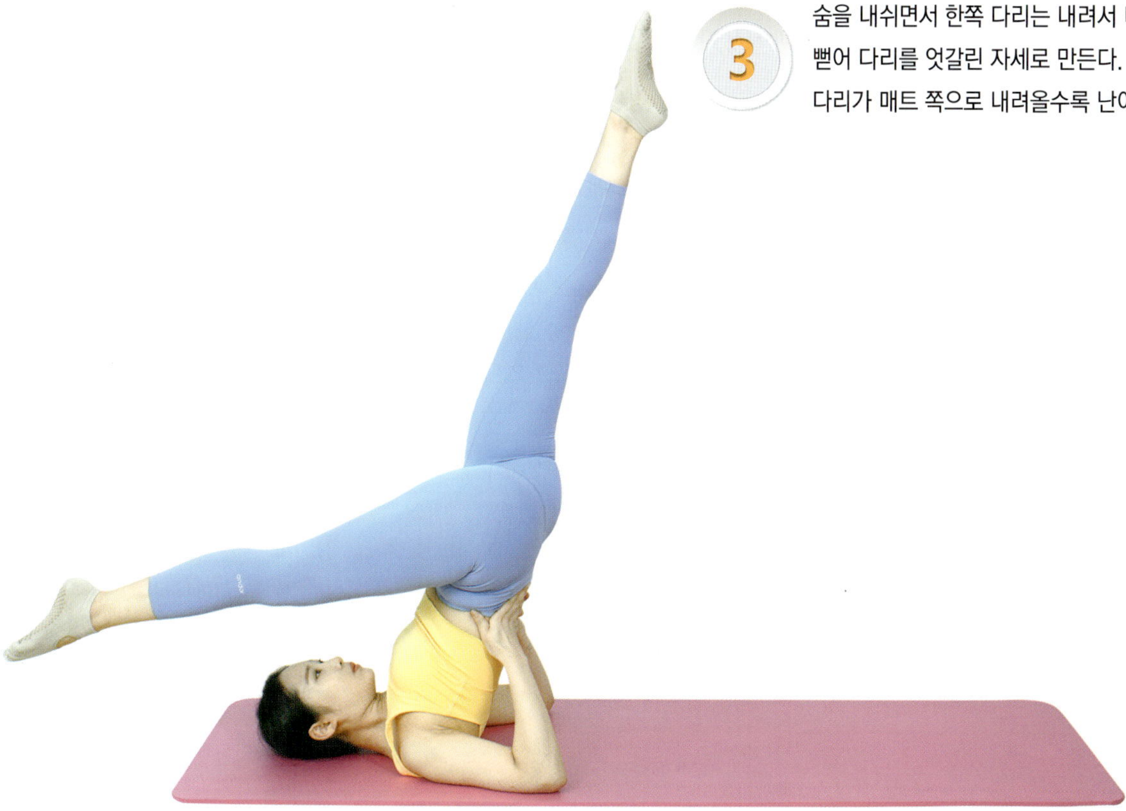

4 숨을 들이마시고 내쉬면서 다리를 교차한다.
양쪽 다리를 교대로 5회씩 총 10회 반복한다.

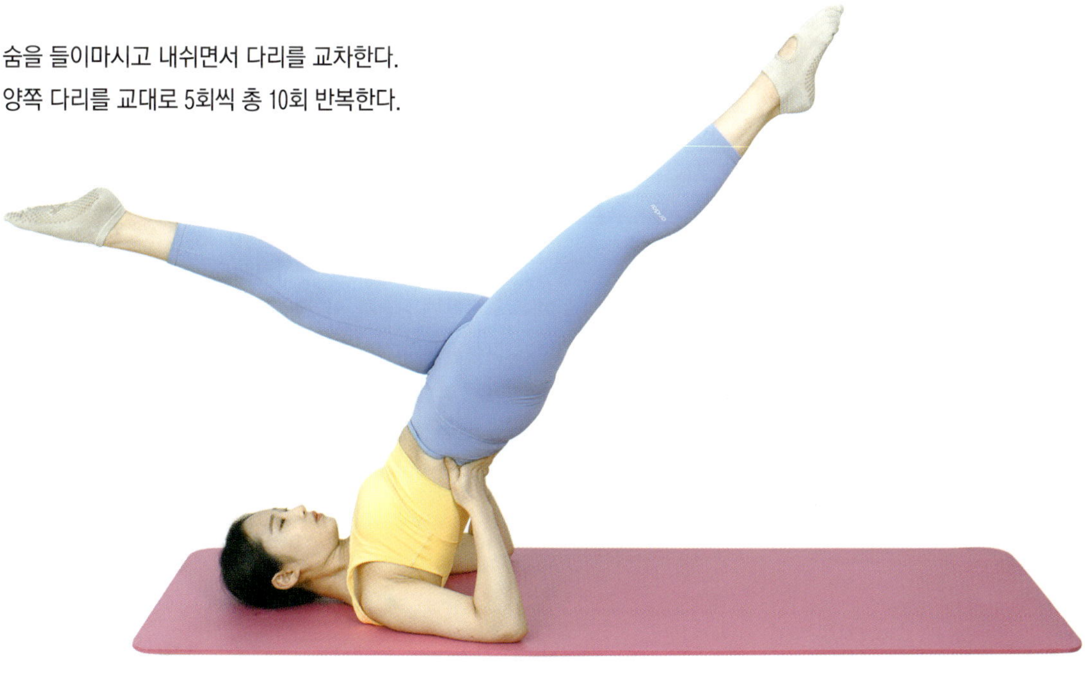

5 다리를 모아 시작 자세로 돌아온다.

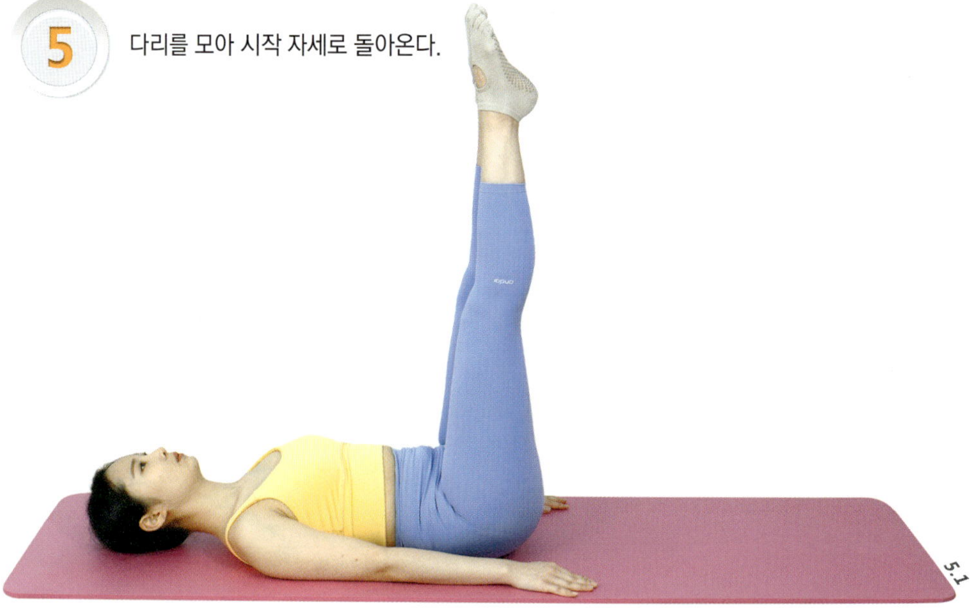

5.1

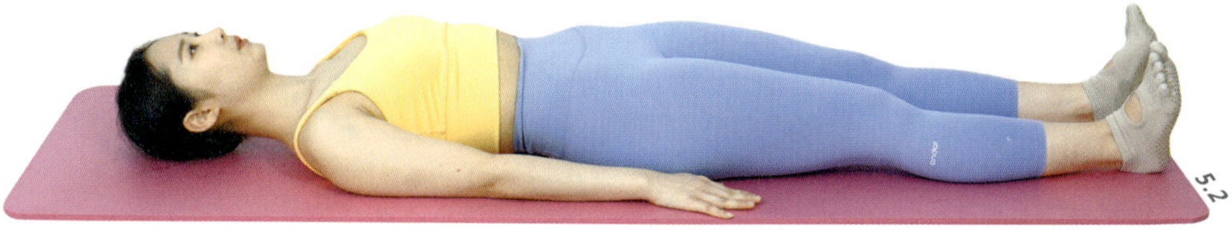

5.2

작용근

- 어깨안정근
- 코어안정근
- 척추세움근
- 엉덩관절 굽힘근
- 엉덩관절 폄근

주의사항

- 목뼈가 아닌 등뼈로 체중을 지지하며 유지한다.
- 다리를 교차할 때 천천히 가동범위를 넓힌다.
- 골반의 안정을 유지하며 체중의 균형을 유지한다.
- 허리, 등 척추를 과다 폄하지 않는다.
- 무릎을 폄한다.

금기사항: 척추 뒤굽음증, 허리와 목 통증

18 바이시클 Bicycle

목표

- 코어의 안정성 향상
- 균형감각 향상
- 넙다리뒤근과 엉덩관절 굽힘근의 동적 유연성

시작 자세

- 바로 누운 자세로 팔을 몸통 양옆에 두고 손바닥을 아래로 향하게 한다.

STEP 1

1 숨을 들이마시면서 자세를 준비한다.

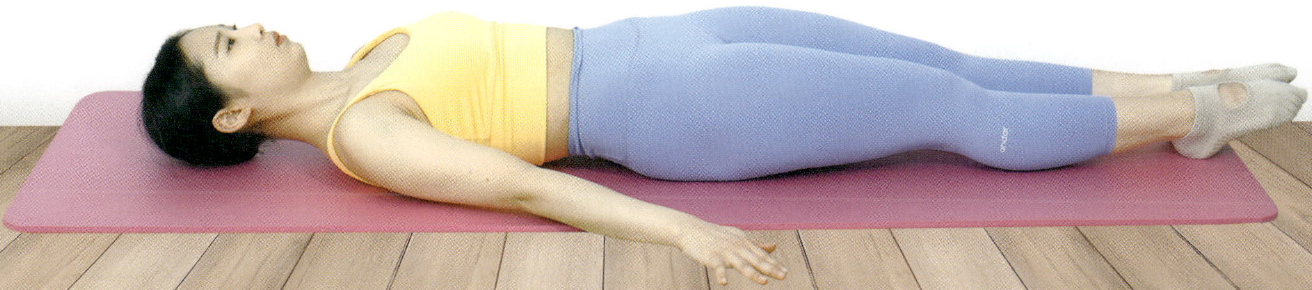

2 다리를 매트에서 들어 올려 발이 머리 위에 있도록 한다.
양손으로 허리 뒤쪽을 받친다. 골반과 다리의 무게를 지지한다.

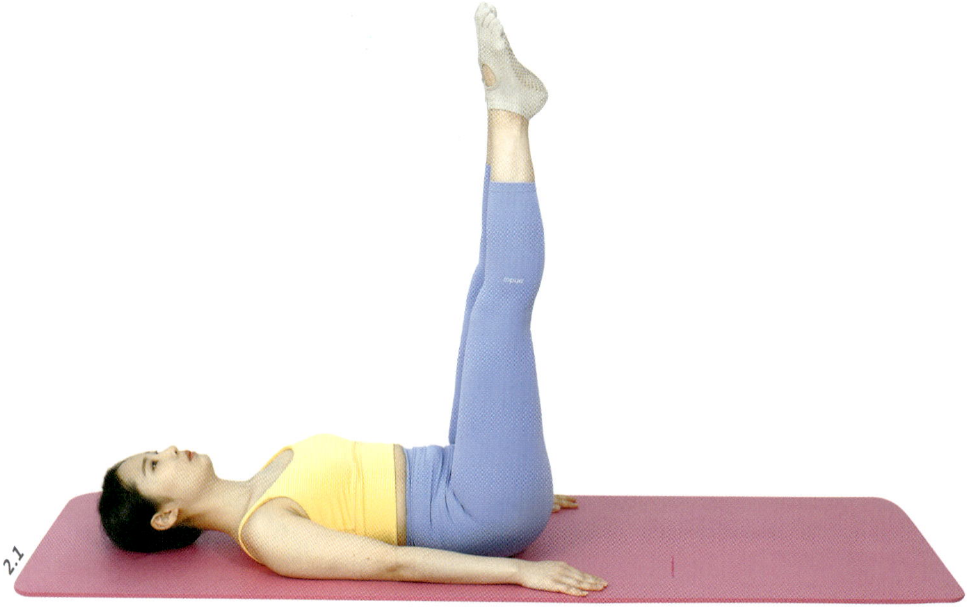

2.1

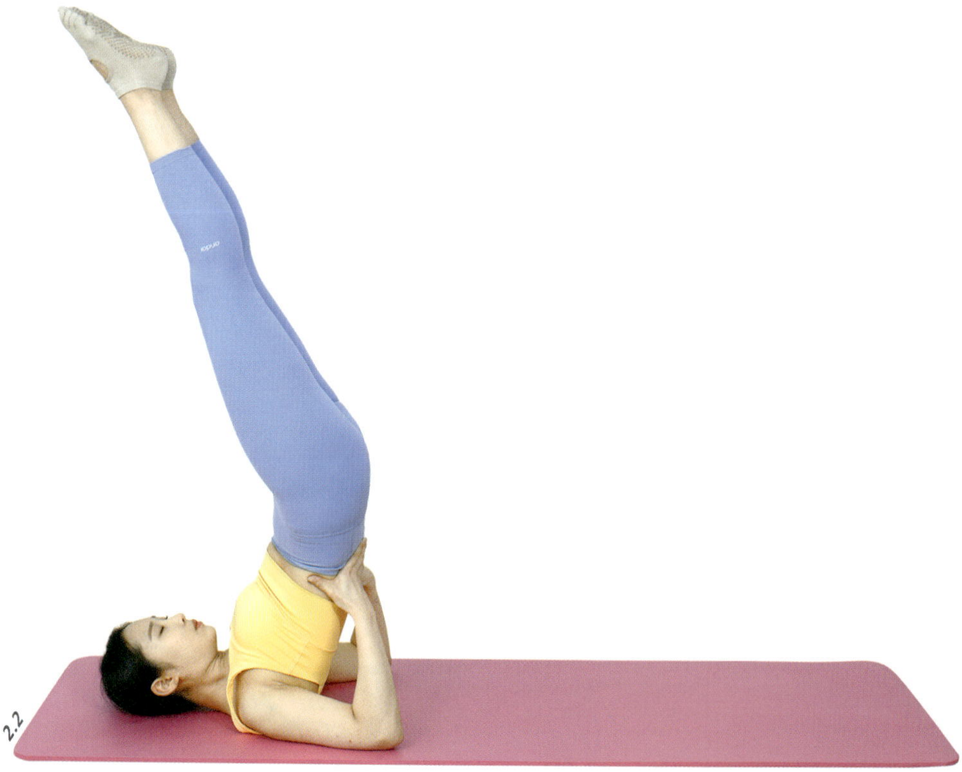

2.2

3 숨을 들이마시고 내쉬면서 오른쪽 다리를 펴서 발뒤꿈치를 바닥 쪽으로 가져간다.
왼쪽 다리의 무릎을 굽혀 머리 쪽으로 가져간다.

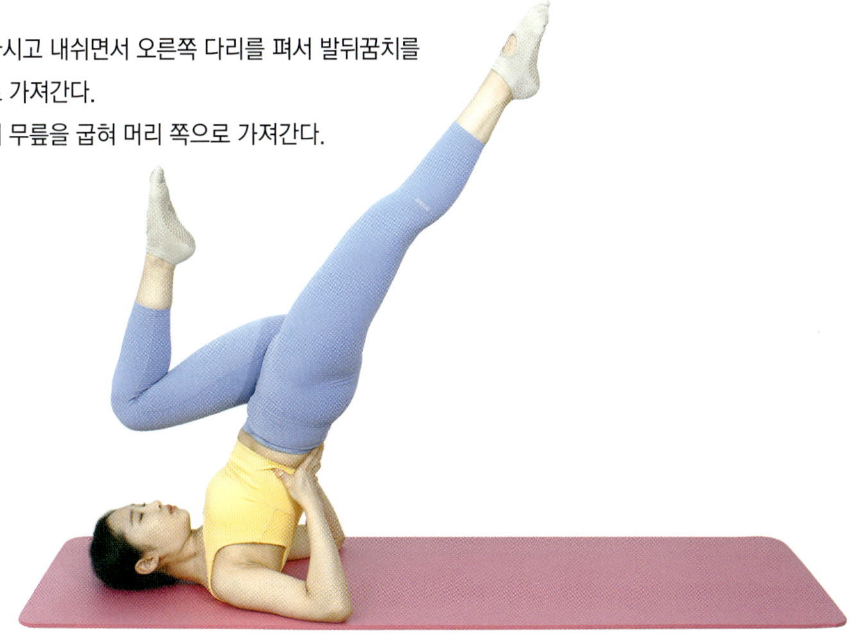

4 다리를 자전거 타기 하듯이 엇갈린 자세로 동작을 한다.

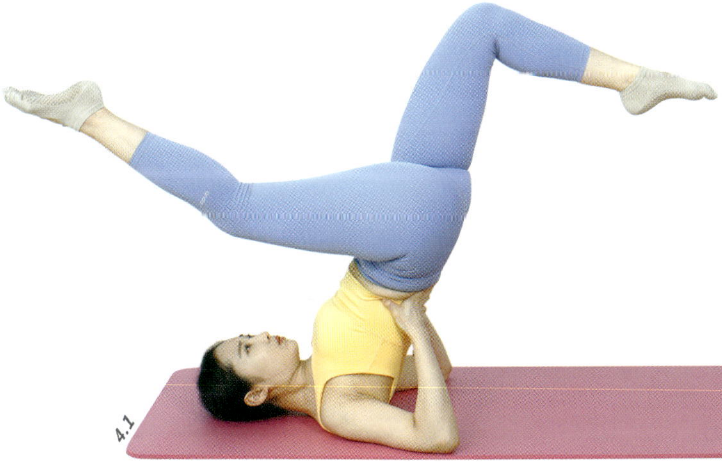

4.1

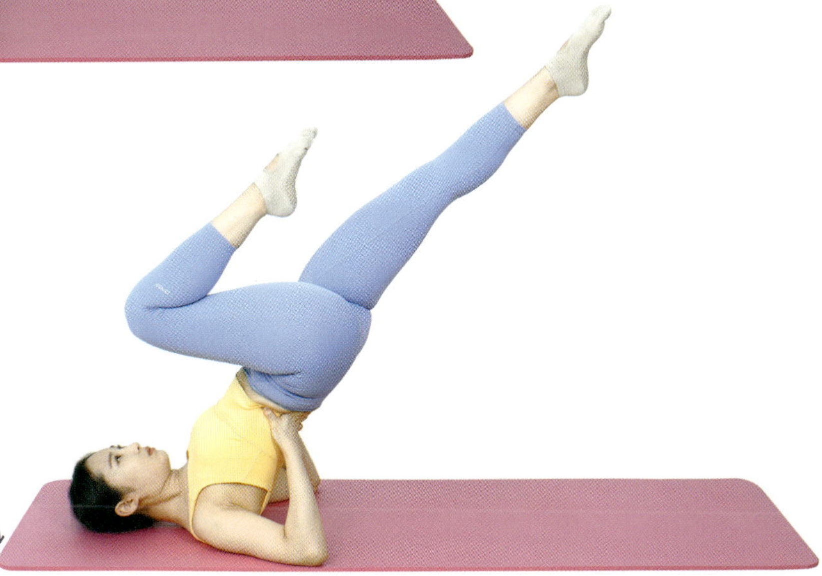

4.2

5 양다리를 교대로 5회씩 총 10회 반복한다.

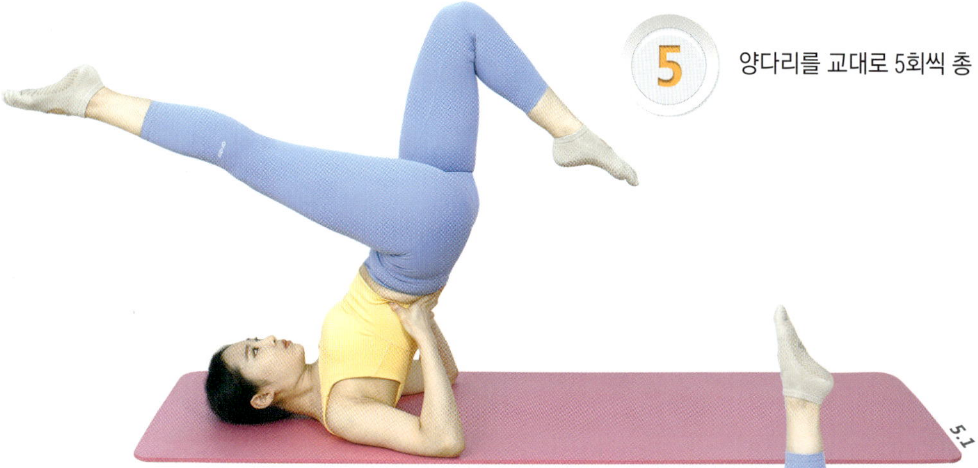

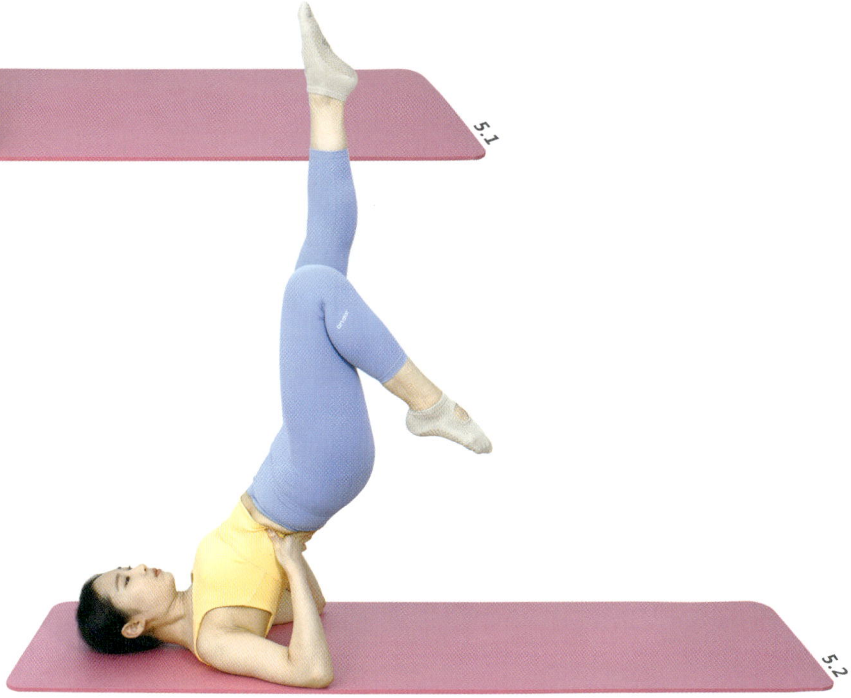

6 다리를 모아 시작 자세로 돌아온다.

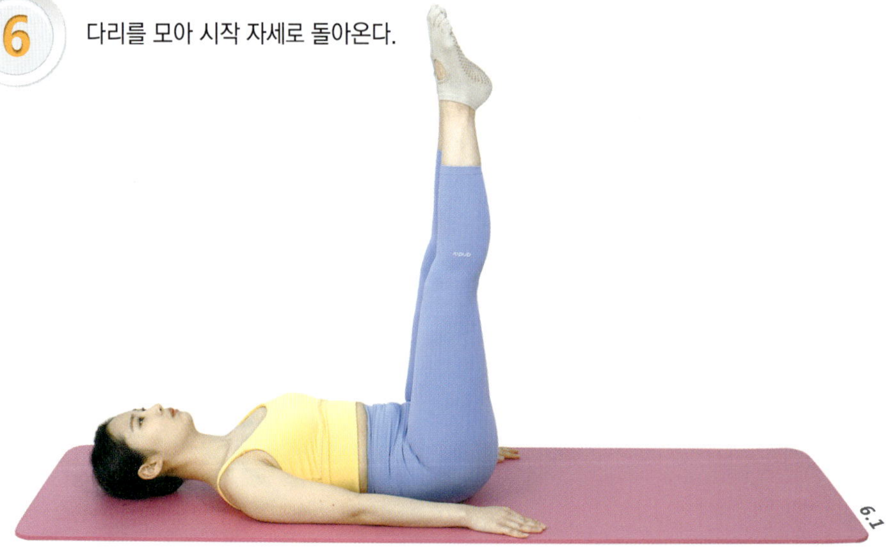

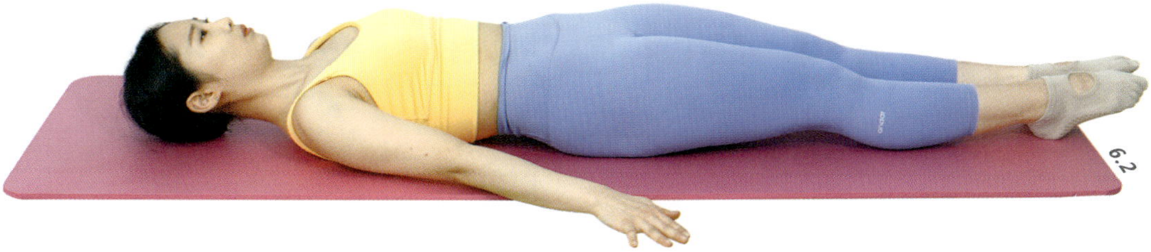

작용근

- 코어안정근
- 척추세움근
- 엉덩관절 굽힘근
- 엉덩관절 폄근
- 골반바닥근

주의사항

- 목뼈가 아닌 등뼈로 체중을 지지하며 유지한다.
- 다리를 교차할 때 천천히 가동범위를 넓힌다.
- 골반의 안정을 유지하며 체중의 균형을 유지한다.
- 허리, 등 척추를 과다 폄하지 않는다.
- 무릎을 폄한다.

금기사항: 척추 뒤굽음증, 허리와 목 통증

19 숄더 브릿지 Shoulder bridge

목표

- 척추와 골반관절 운동
- 코어의 안정성 향상
- 엉덩근, 넙다리뒤근 강화

시작 자세

- 무릎 세우고 바로 누운 자세
- 팔을 몸통 양옆에 두고 손바닥을 아래로 향하게 한다.

STEP 1

1 숨을 들이마시면서 자세를 준비한다.

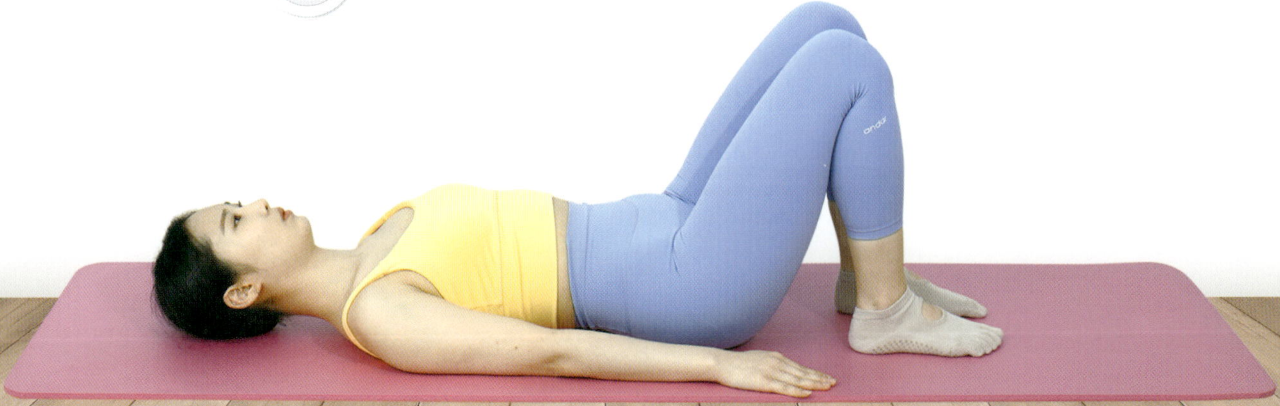

2 숨을 내쉬면서 골반 뒷면의 기울임을 시작으로 척추 마디를 굴려 하나씩 매트에서 떨어지게 한다. 어깨 라인 끝까지 척추를 굴린다. 양손으로 허리–골반을 지지한다.

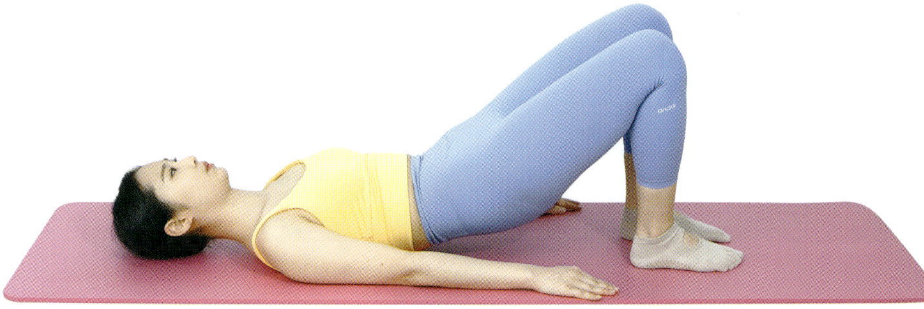

2.1

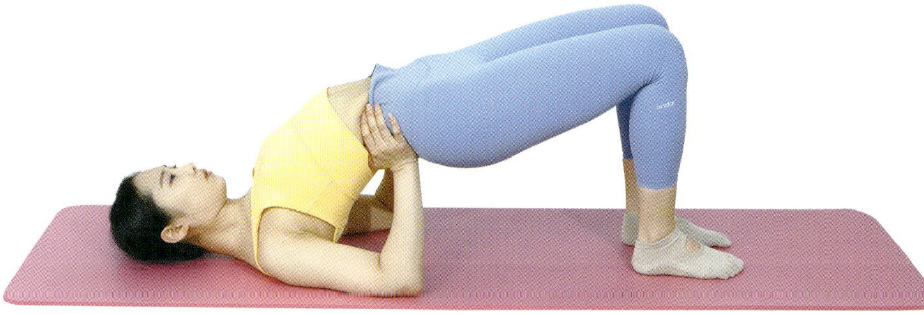

2.2

3 숨을 들이마시고 위치를 유지하며 골반은 중립인 상태에서 척추를 길게 하고 한쪽 다리의 무릎을 편다.

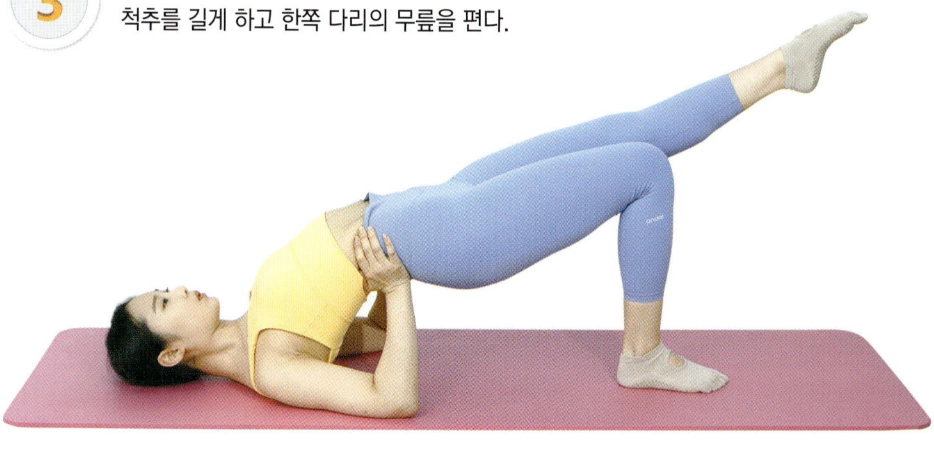

4 숨을 내쉬면서 다리를 수직으로 올리고
다시 원위치로 돌아온다.

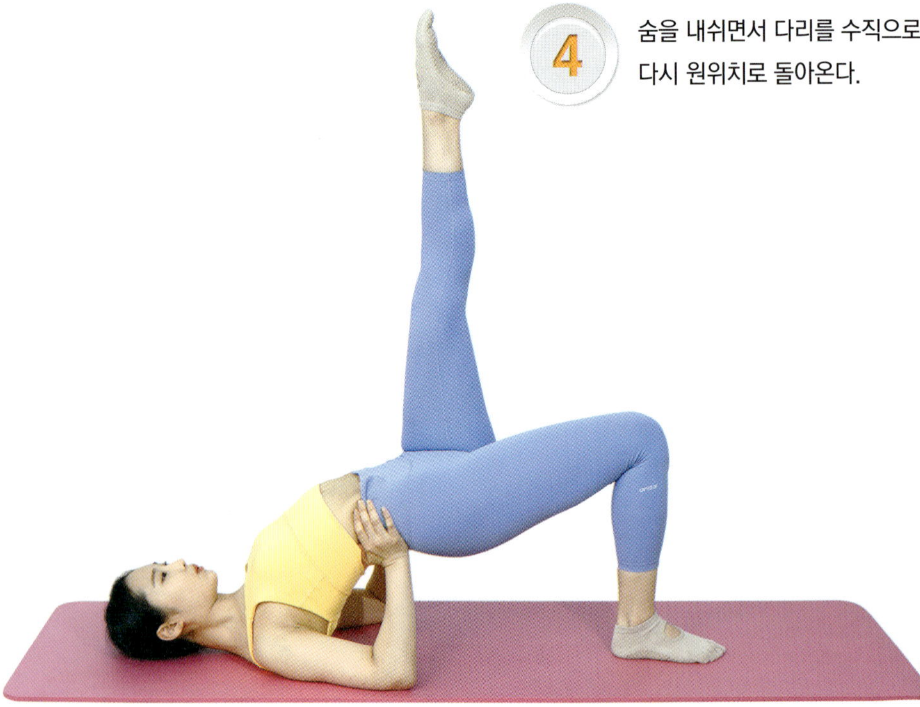

4.1

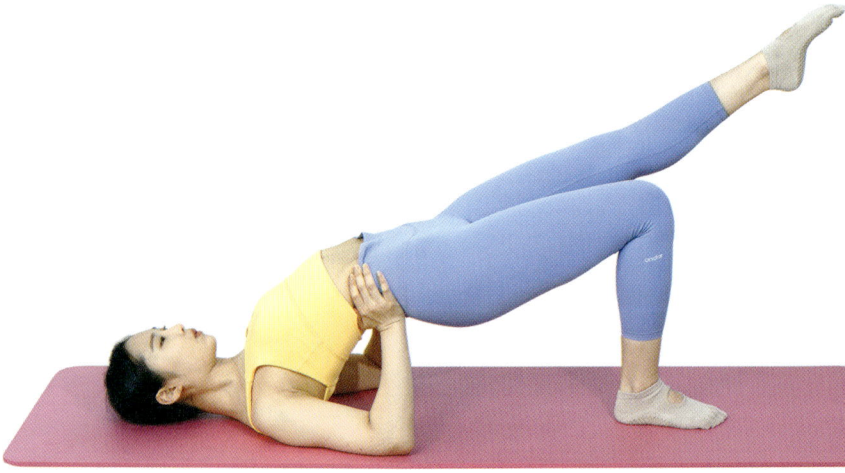

4.2

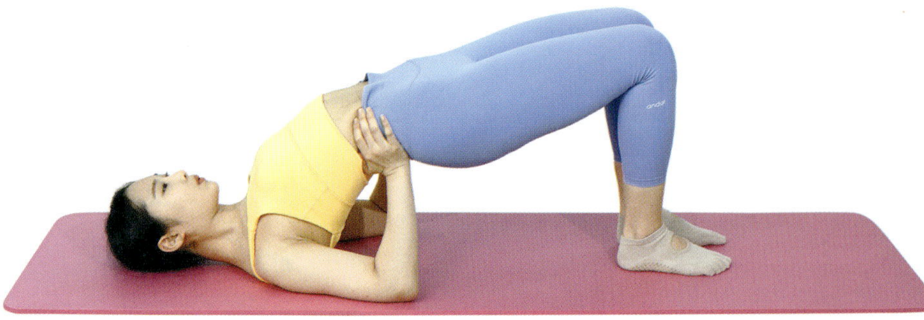

4.3

5 숨을 들이마시고 양손을 바닥에 내린다.
숨을 내쉬면서 상부 등뼈를 시작으로 하여 척추 한 마디씩 분절하여 매트에 놓여지게 굴린다.
골반을 다시 매트 위에 중립으로 놓는다.
10회 반복한다.

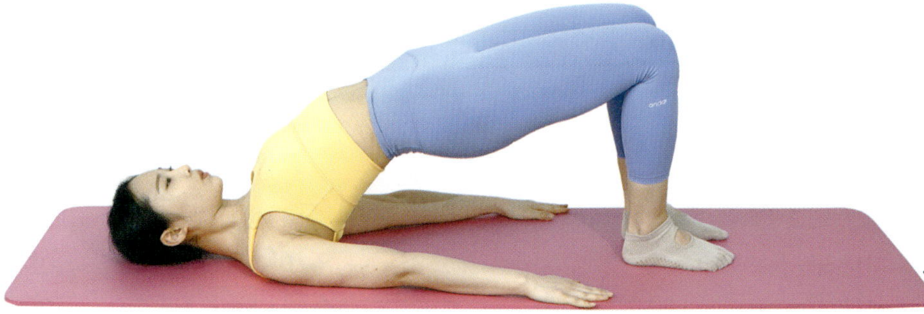

5.1

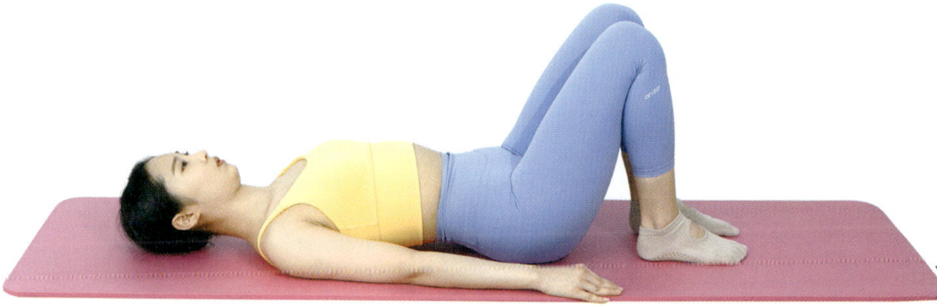

5.2

작용근

- 어깨안정근
- 코어안정근
- 엉덩관절의 굽힘근
- 엉덩관절 폄근

주의사항

- 위앞엉덩뼈가시(ASIS)가 서로 수평으로 유지한다. 골반도 수평을 유지한다.
- 최종 위치에서 척추를 과다 폄하지 않는다.
- 양쪽 발에 같은 무게를 배분하고 발의 정렬을 확인, 유지한다.
- 무릎이 서로 평행을 유지한다.
- 한쪽 다리를 들어 펼 때 골반과 척추의 중립을 유지한다.

금기사항: 척추와 엉덩관절 굽힘 시 통증

20 스파인 트위스트 Spine twist

목표

- 척추돌림 운동과 강화
- 앉은 자세에서 코어의 안정성

시작 자세

- 앉은 자세에서 다리를 모으고 앞으로 뻗는다.
- 중립 골반과 중립 척추를 유지한다.
  이 동작이 힘들다면 올바른 자세를 유지하기 위해
  쿠션 위에 앉는다.
  팔은 어깨 높이로 올려서 양옆으로 뻗는다.

STEP 1

1. 숨을 들이마시면서 자세를 준비한다.

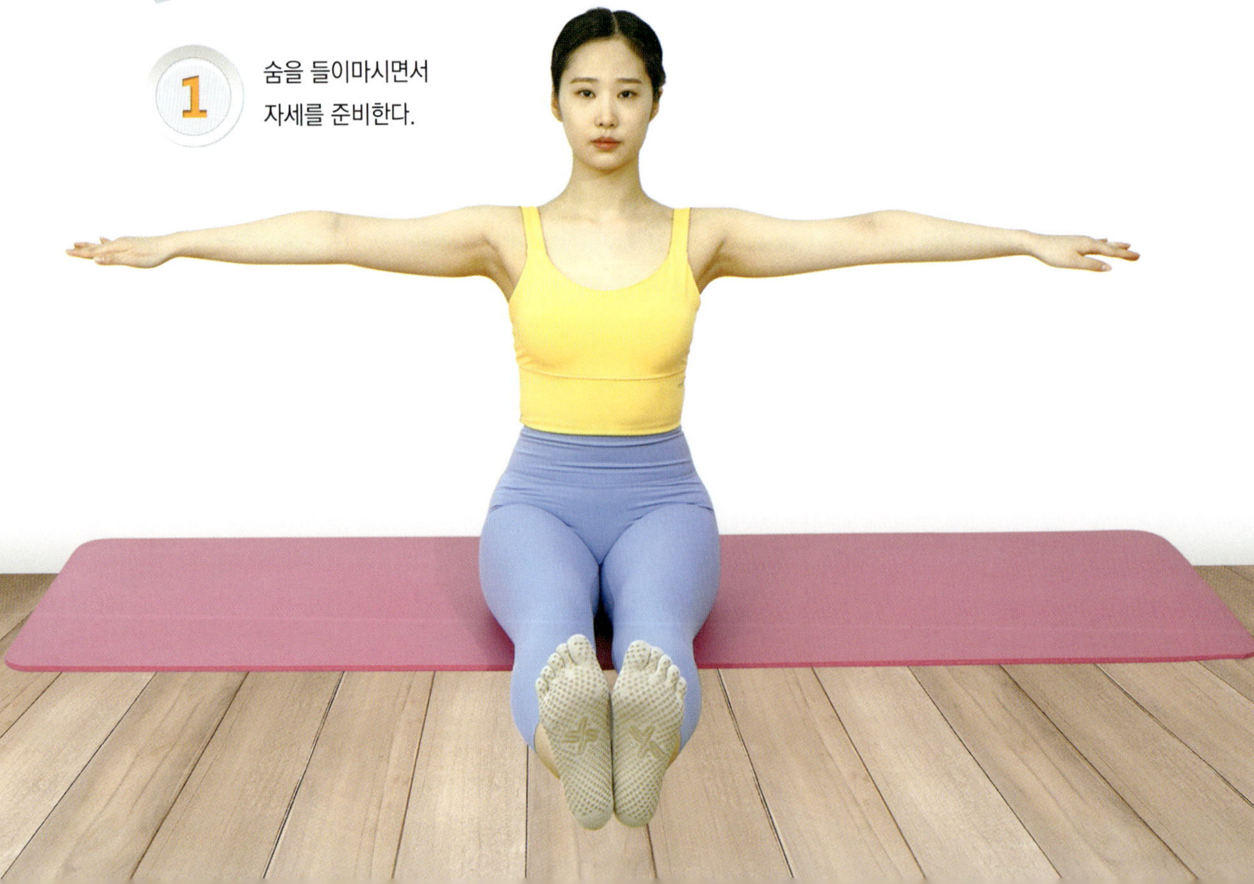

2 숨을 내쉬면서 머리의 돌림으로 시작하여 골반의 위치와 안정성을 유지하면서 차례로 척추를 한쪽으로 1차, 2차, 3차 호흡을 이용하여 돌림한다.

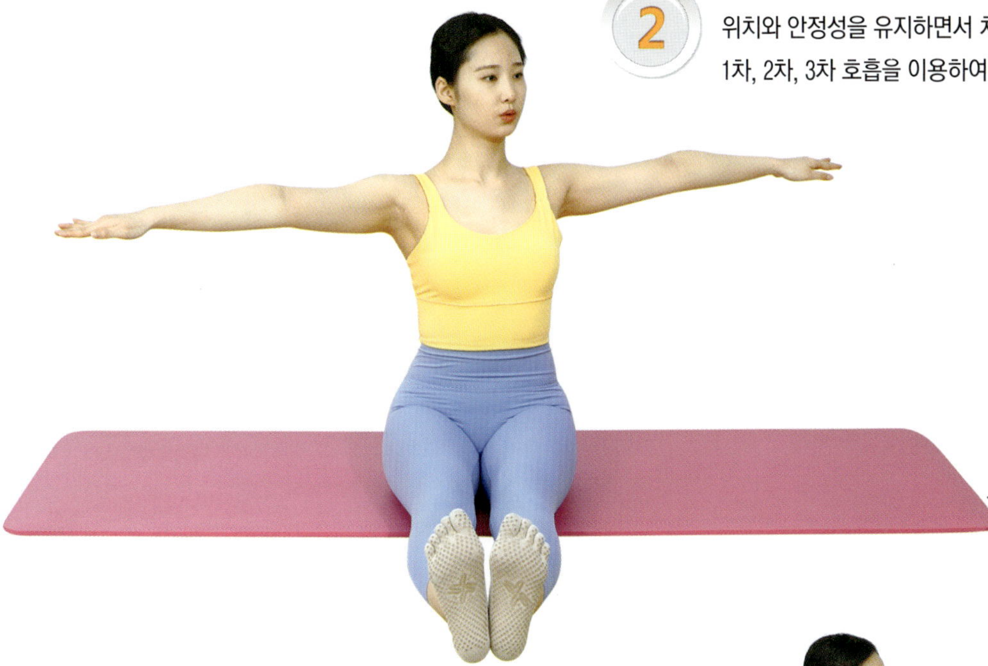

2.1

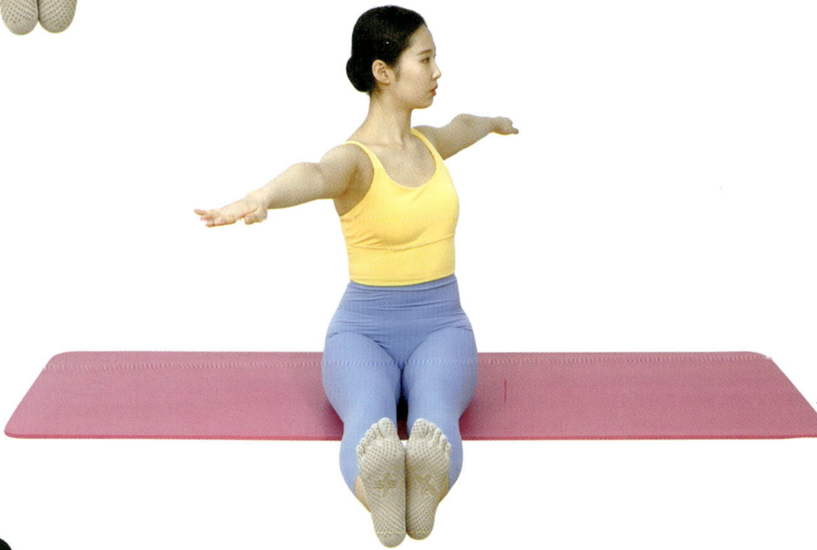

2.2

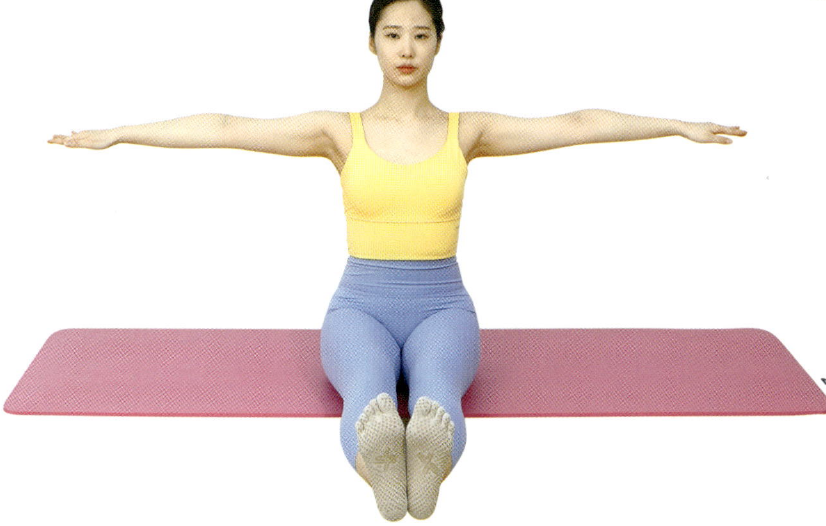

2.3

3 숨을 들이마시고 내쉬면서 척추를 길게 만들고 돌림하여 시작위치로 돌아온다.

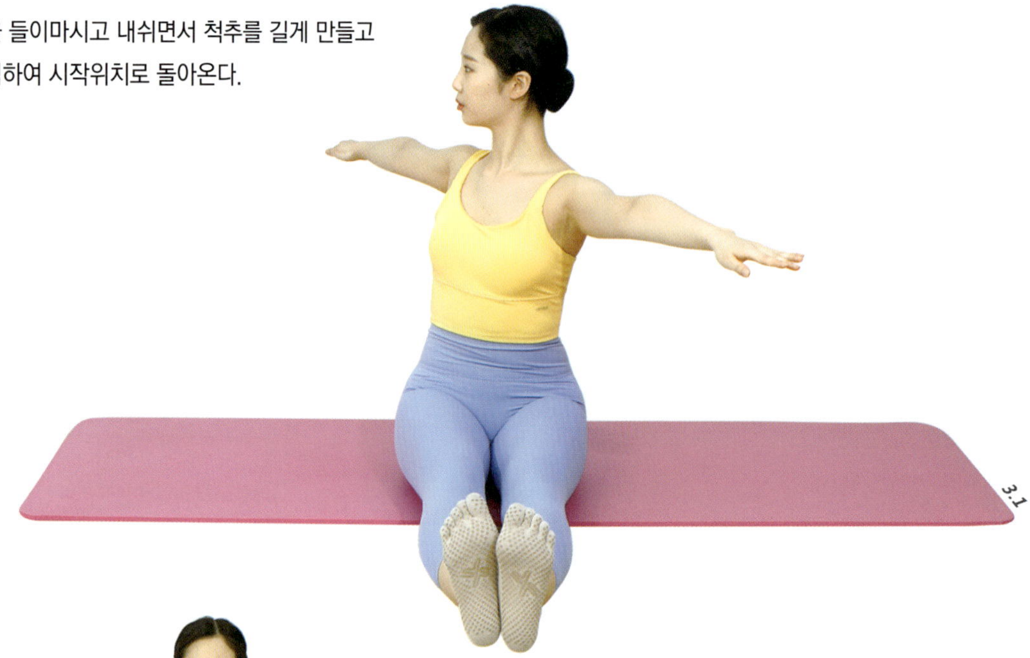

3.1

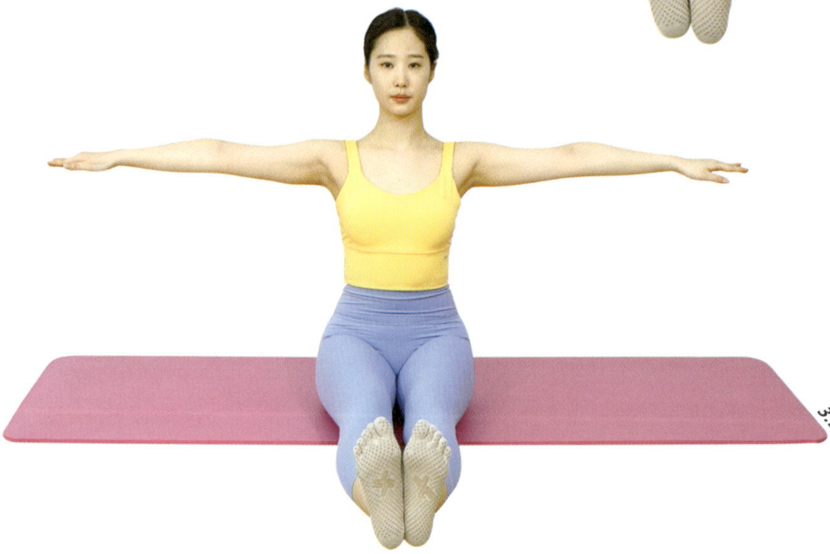

3.2

작용근

- 코어안정근
- 척추돌림근
- 척추폄근
- 어깨뼈안정근

주의사항

- 골반이 바닥에 닿아 있으며 골반의 움직임이 일어나지 않도록 안정적으로 유지한다.
- 운동은 순전히 돌림으로 이루어져야 하며 굽힘이나 폄, 가쪽굽힘이 되지 않도록 한다.
- 팔은 몸통과 같이 움직이게 한다. 팔과 몸통이 척추의 돌림 이상으로 움직이지 않도록 한다.
- 양쪽 다리를 정렬하고 발꿈치를 붙인 상태로 있게 한다.

금기사항: 척추돌림 시 통증, 어깨 통증

21 잭 나이프 Jack knife

목표

- 코어의 안정성 향상
- 넙다리뒤근과 아래 척추폄근 동적 신장
- 척추 스트레칭
- 척추분절

시작 자세

- 바로 누워 팔을 몸의 양옆에 두고 손바닥을 아래로 향하게 한다.

STEP 1

1 숨을 들이마시면서 자세를 준비한다.

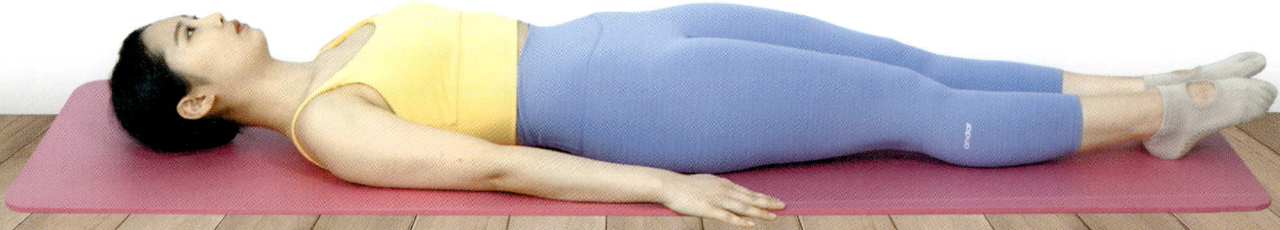

2 숨을 내쉬면서 두 다리를 올려 머리 뒤로 넘기며 다리와 바닥이 평형이 되도록 한다. 이때, 양팔로 매트를 누른다.

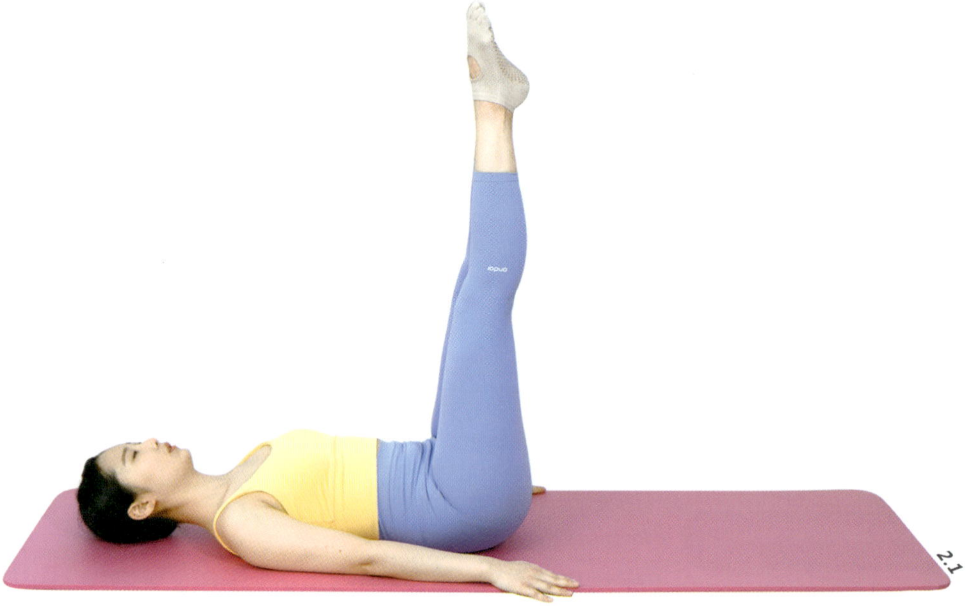
2.1

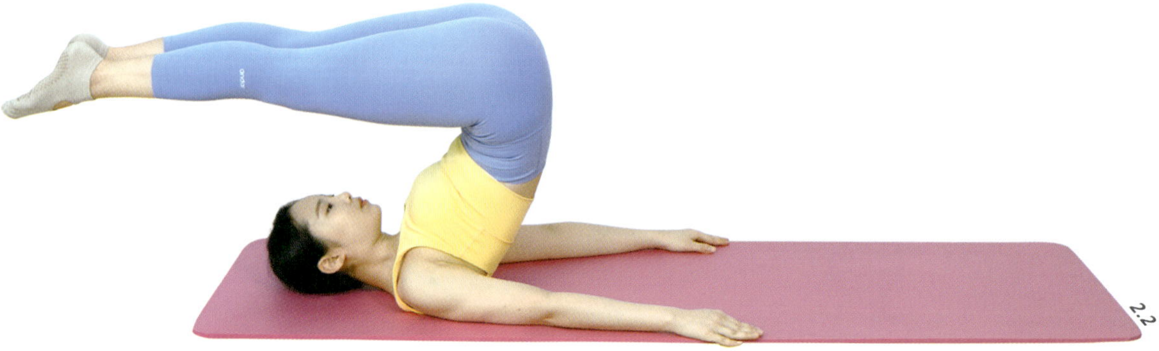
2.2

3 숨을 들이마시고 내쉬면서 두 발을 올려 볼기부와 항문 근육에 힘을 주며 재빨리 다리를 머리 위로 올린다.

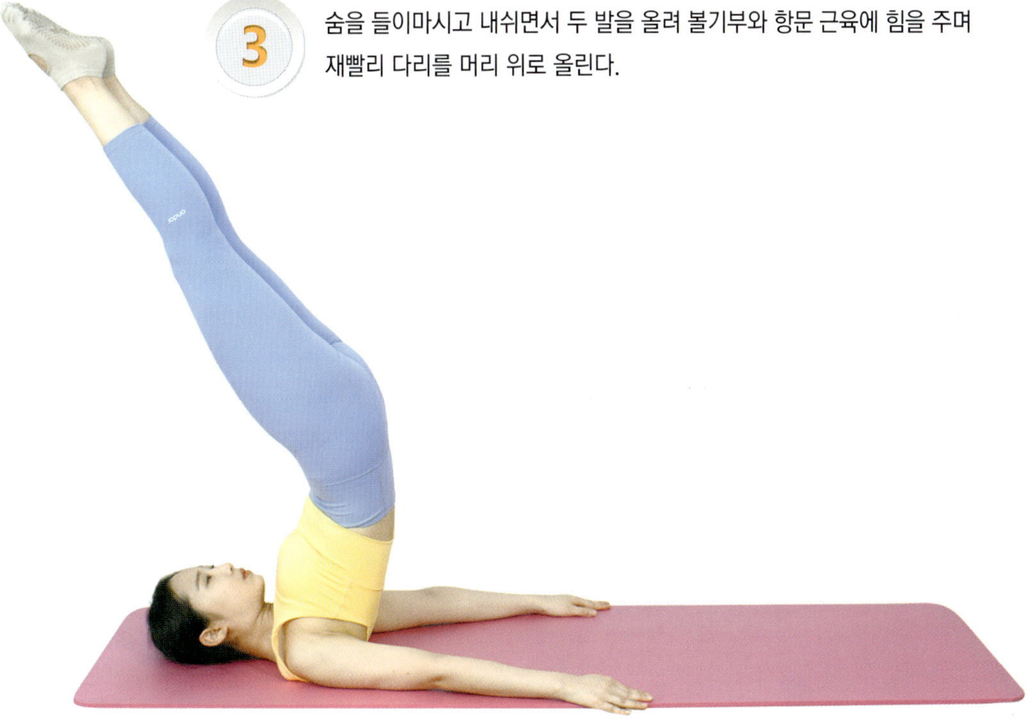

4 숨을 들이마시며 다리를 위로 곧게 들어 올린다.
체중은 어깨와 어깨뼈에 싣고, 들어 올린 다리와 코가 일직선이 되게 한다.
어깨와 어깨뼈가 매트에 닿으면 들어 올리기를 멈추고 유지한다.

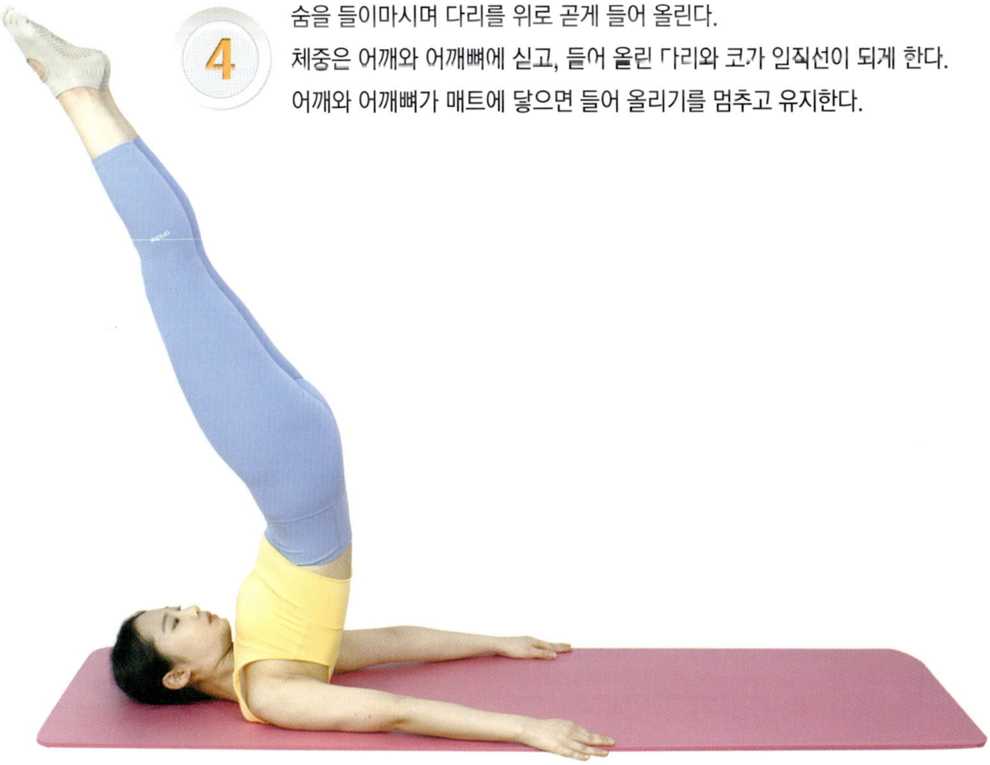

5 숨을 내쉬면서 척추뼈를 하나씩 매트에 내려놓듯 서서히 내리면서 시작 자세로 돌아간다. 5회 반복한다.

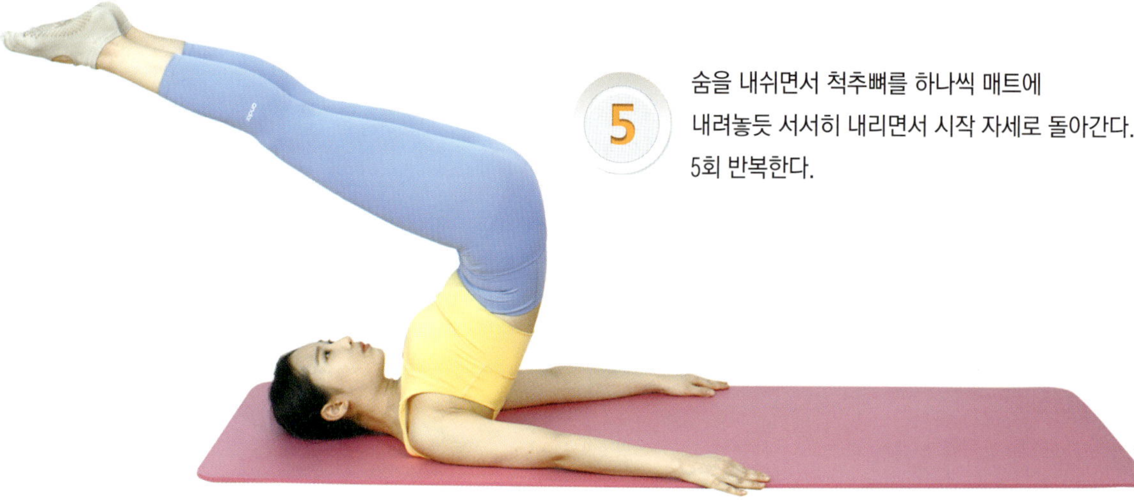

5.1

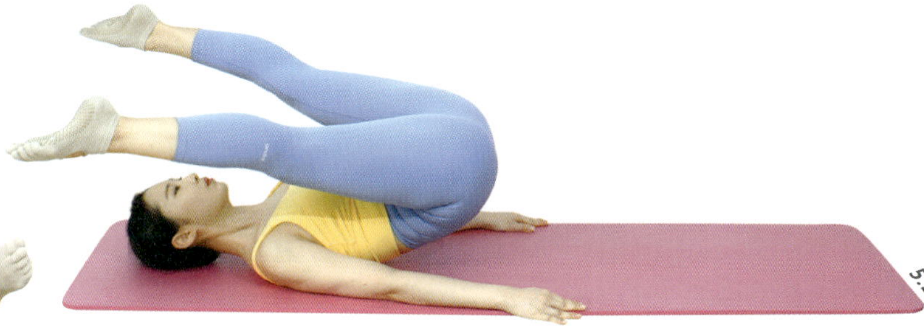

5.2

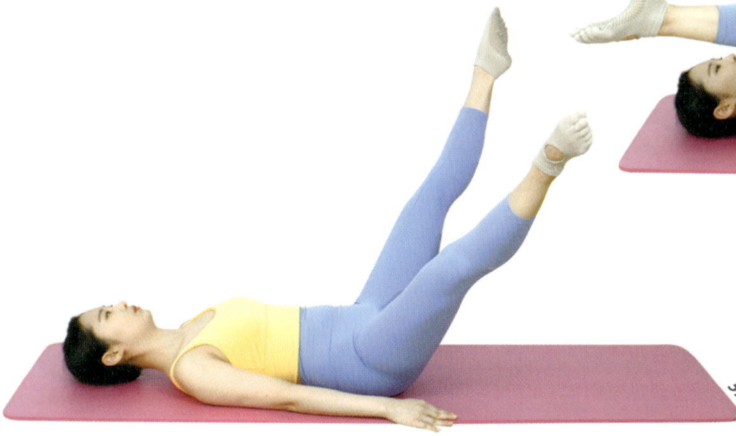

5.3

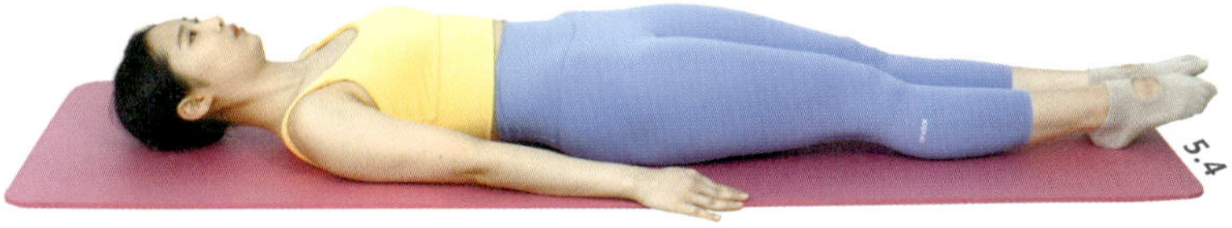

5.4

작용근

- 코어안정근
- 척추굽힘근
- 척추폄근
- 엉덩관절 굽힘근
- 엉덩관절 폄근
- 어깨안정근

주의사항

- 다리가 올라갈 때 팔로 매트를 밀어 어깨관절 폄근을 사용함으로써 위 몸통을 올리며, 척추폄근이 등을 천장 쪽으로 신장시키도록 돕게 하여 발이 얼굴과 같은 선상에 있지만 어깨의 대부분이 체중을 지지하도록 한다.
- 몸을 위로 올려 어깨뼈 사이에서 균형을 잡는다.
- 다시 시작 자세로 내릴 때 코어근육을 사용하여 골반과 척추를 정렬된 자세로 조절한다.
- 몸 전체를 고정하여 다리만 재빠르게 움직인다(잭나이프가 튕겨 나가듯이).

금기사항: 약한 코어근육, 등뼈의 과도한 뒤굽음, 목 또는 허리 디스크, 골다공증, 동작 시 통증

22 사이드 킥 Side kick

목표

- 볼기부 및 몸통의 조절과 안정성 향상
- 엉덩관절의 운동과 강화
- 다리의 정렬

시작 자세

- 옆으로 눕는다.
- 골반과 척추는 중립 상태이다.
- 머리는 오른쪽 팔로 지지한다. 왼쪽 팔은 몸통을 지지하기 위해 팔꿉관절은 굽히고 손을 가슴우리 앞 매트에 놓는다.
- 다리를 몸통보다 약간 앞에 둔다.

STEP 1

1 숨을 들이마시고 내쉬면서 자세를 준비한다.

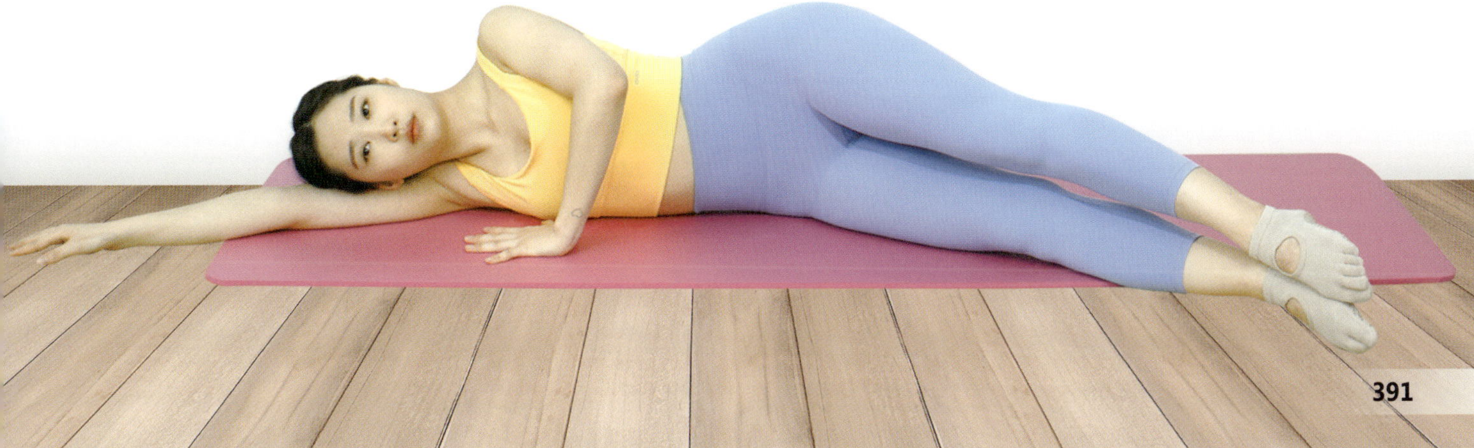

2 숨을 들이마시면서 골반과 척추를 안정적으로 유지하여
왼쪽 다리를 척추라인에 맞춰 벌림한다.

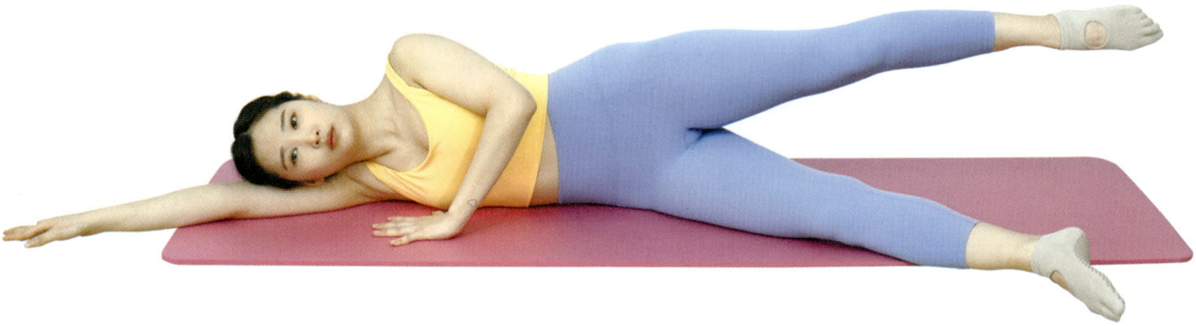

3 숨을 내쉬면서 왼쪽 다리를 가능한 한 멀리 앞으로 찬다.
이때 다리가 골반 높이를 넘지 않도록 한다.

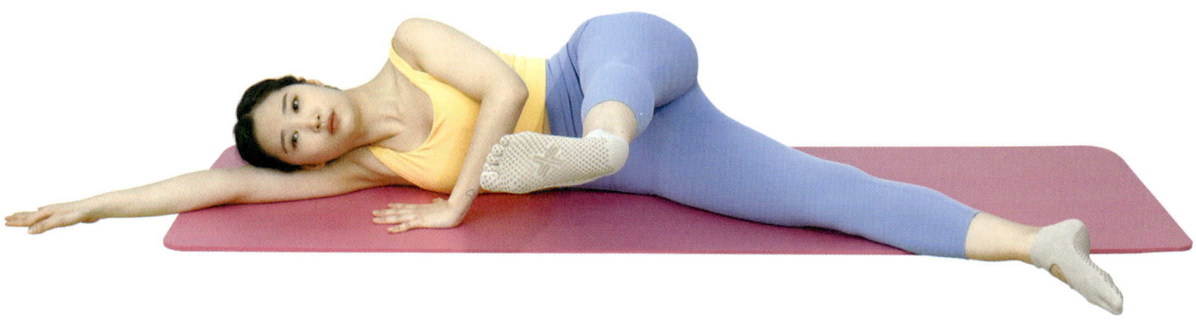

4 숨을 들이마시면서 시작 자세로 돌아온다.
양쪽 각각 8~10회 반복한다.

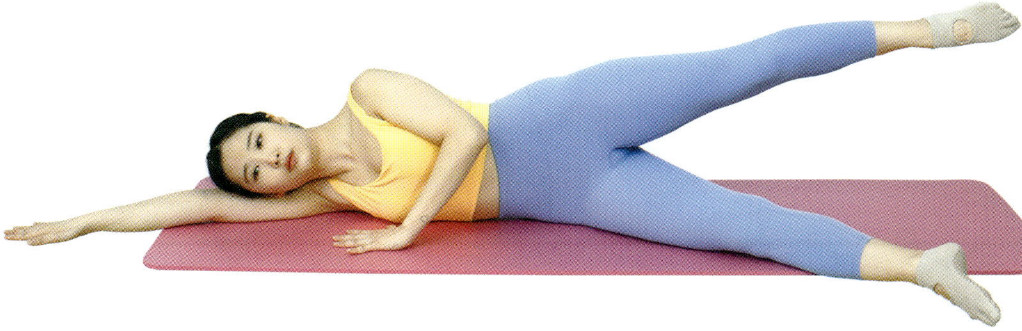

4.1

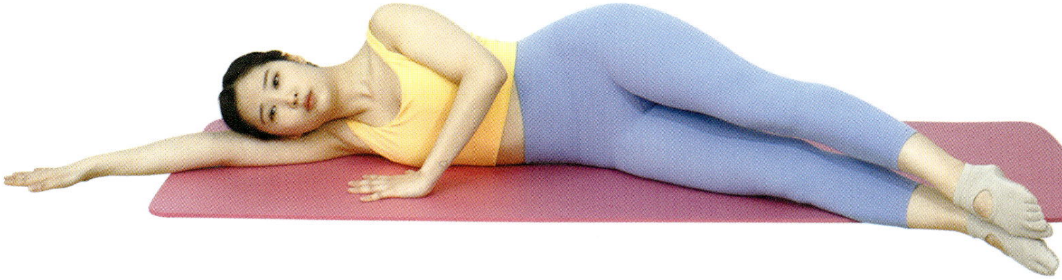

4.2

작용근

- 코어안정근
- 엉덩관절 벌림근
- 엉덩관절 굽힘근 및 폄근
- 배빗근

주의사항

- 다리를 킥할 때 코어근육을 수축한다.
- 다리를 킥할 때 어깨와 몸통의 안정성을 유지한다.
- 다리를 움직일 때 몸통의 움직임을 최소화한다.

금기사항: 움직임 시 통증

23 티저 Teaser

목표

- 코어안정근과 엉덩관절 굽힘근, 척추안정근의 근력 및 근지구력 향상
- 균형감각 향상

시작 자세

- 바로 누운 자세
- 팔을 머리 위로 해서 매트에 닿거나 약간 들리게 한다.

STEP 1

1. 숨을 들이마시면서 자세를 준비한다.

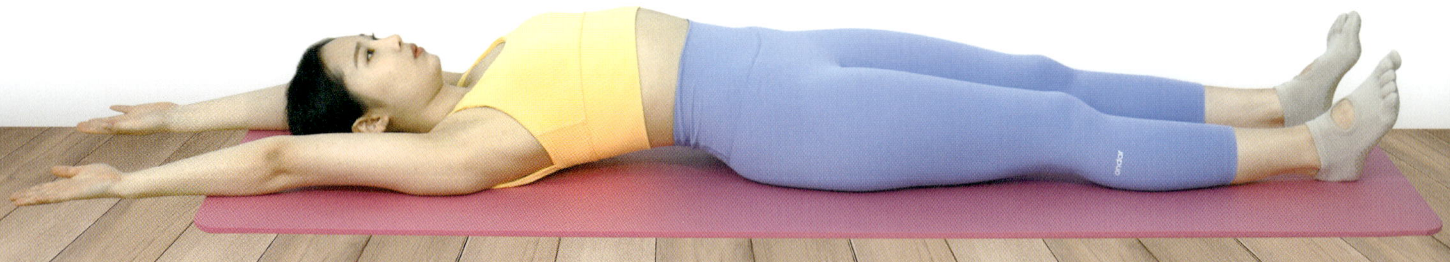

2 숨을 내쉬면서 턱을 가슴 쪽으로 끌어당기며 척추를 하나씩 분절하여 몸통과 양팔을 위, 앞쪽으로 감아올리고 엉덩관절을 굽힘하여 접히도록 한다. 동시에 다리를 들어 올려 V자 모양을 만든다. 숨을 들이마시면서 몸통이 들린 자세(V자세)를 유지한다.

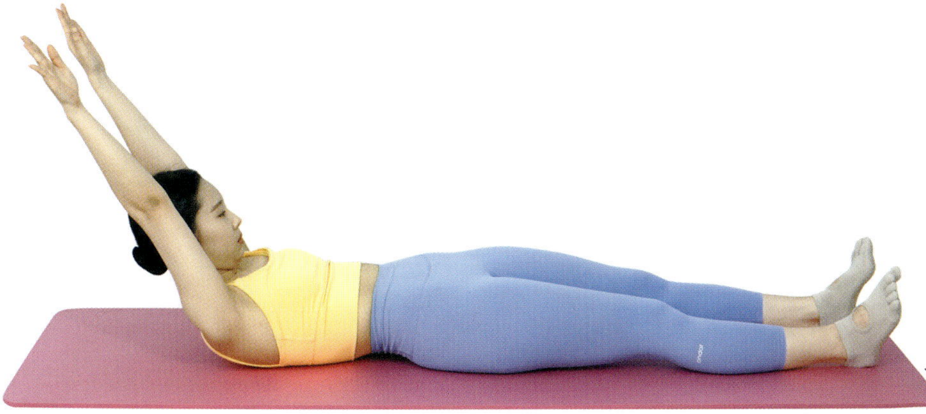

2.1

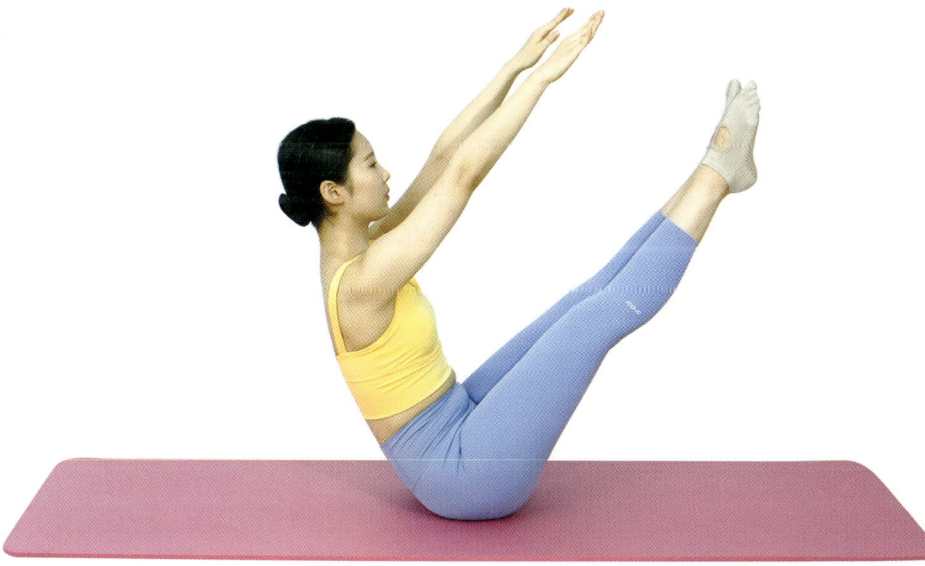

2.2

3 숨을 내쉬면서 척추를 하나씩 바닥에 내려 놓으면서 동시에 다리를 바닥에 놓고 시작 자세로 돌아온다.

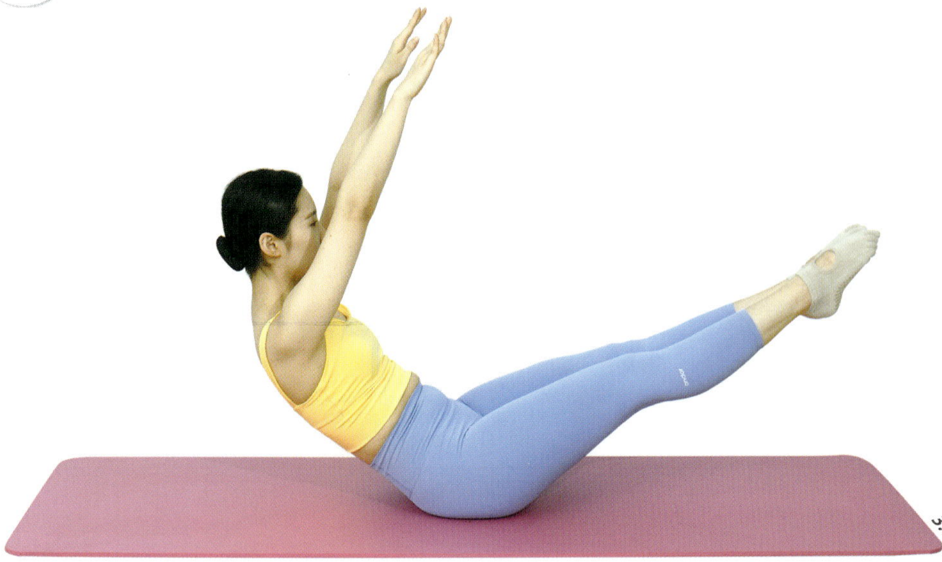

3.1

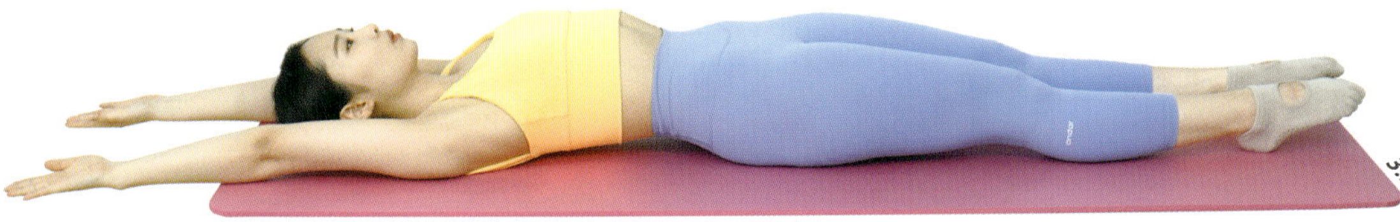

3.2

작용근

- 어깨안정근
- 코어안정근
- 척추안정근
- 척추굽힘근
- 엉덩관절 굽힘근
- 골반바닥근

주의사항

- 목의 굴근을 사용하여 코어근육을 연결하며 동시에 엉덩관절 굽힘을 사용하여 다리를 들어 올린다.
- 척추뼈를 하나씩 분절하여 움직인다.
- V자세의 균형을 유지하는데 집중한다.
- 팔과 다리는 서로 평행하게 유지되어야 한다.

금기사항: 목 또는 허리 디스크, 운동 시 통증, 척추뒤굽음증, 넙다리뒤근이 짧은 경우

24 힙 트위스트 Hip twist

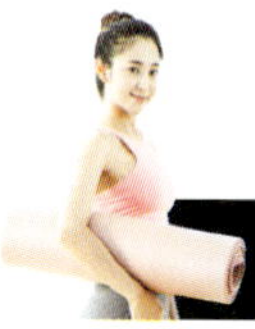

목표

- 코어의 안정성 향상
- 엉덩관절 굽힘근 강화

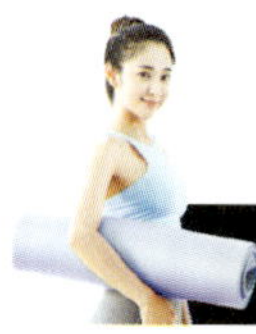

시작 자세

- 앉은 자세
- 팔을 편 채로 몸통 뒤에 두고 손바닥은 매트에 놓고 누른다.
- 무릎과 발등을 펴서(발바닥굽힘) 다리를 들어 올려 몸통과 V자세를 만든다.

STEP 1

1 숨을 들이마시면서 자세를 준비한다.

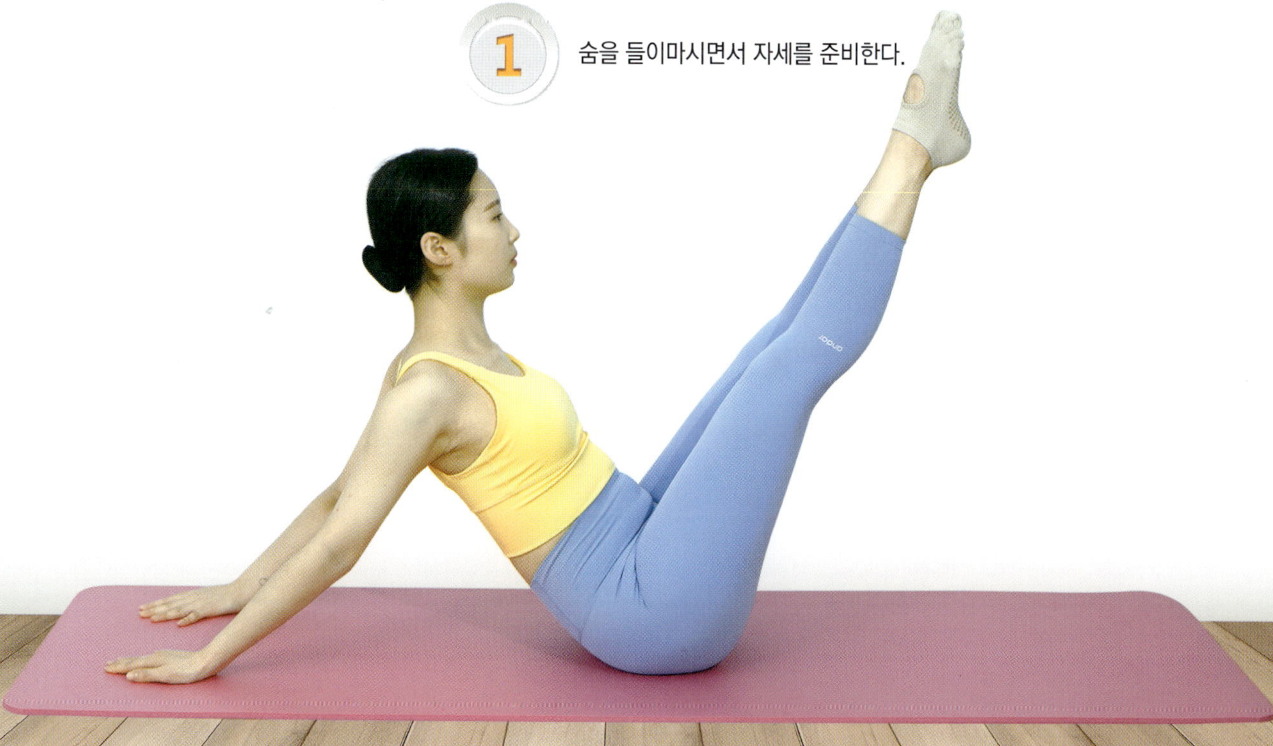

2 숨을 내쉬면서 코어의 안정성을 유지하며 골반과 두 다리로 원을 그린다.

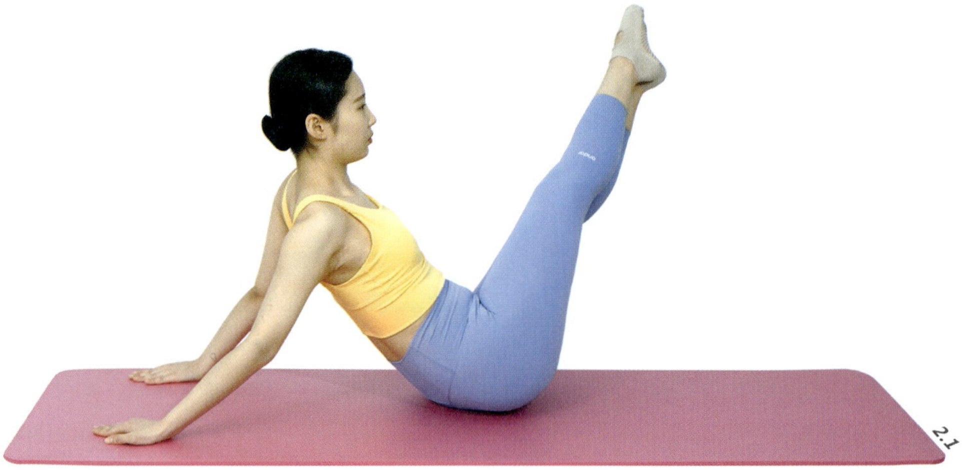

2.1

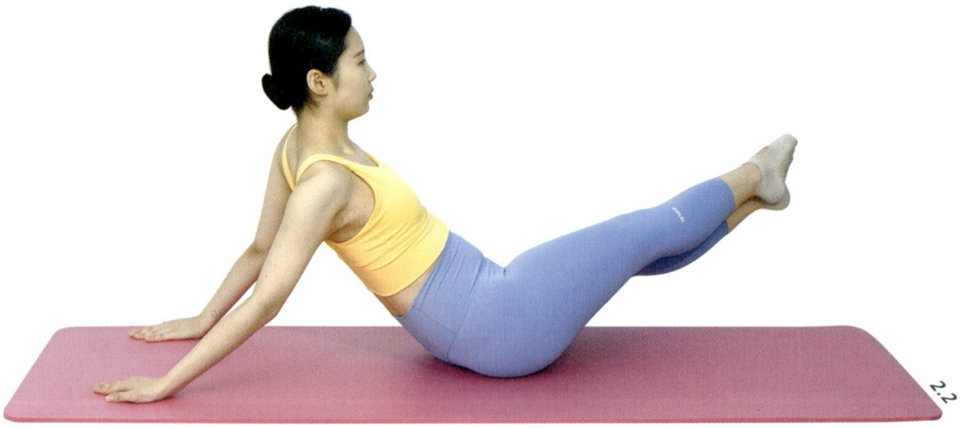

2.2

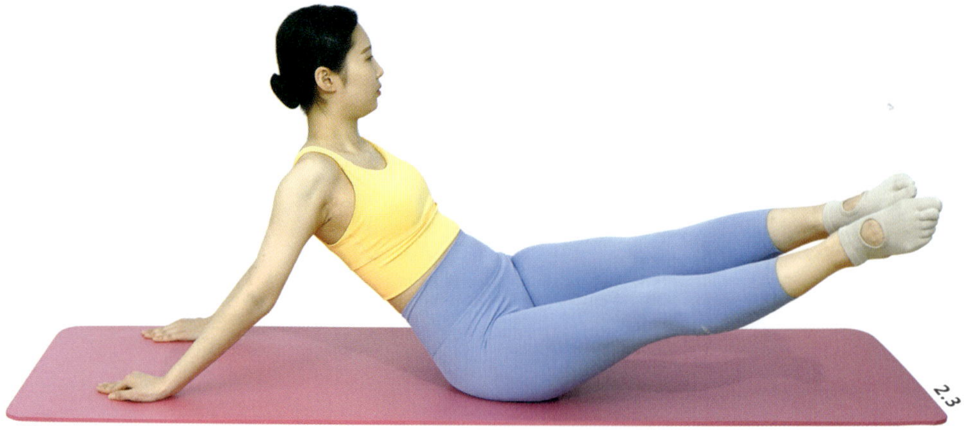

2.3

3 숨을 들이마시고 내쉬면서 골반과 두 다리를 반대쪽으로 원을 그려 시작 자세로 돌아온다. 각각 3회 반복한다.

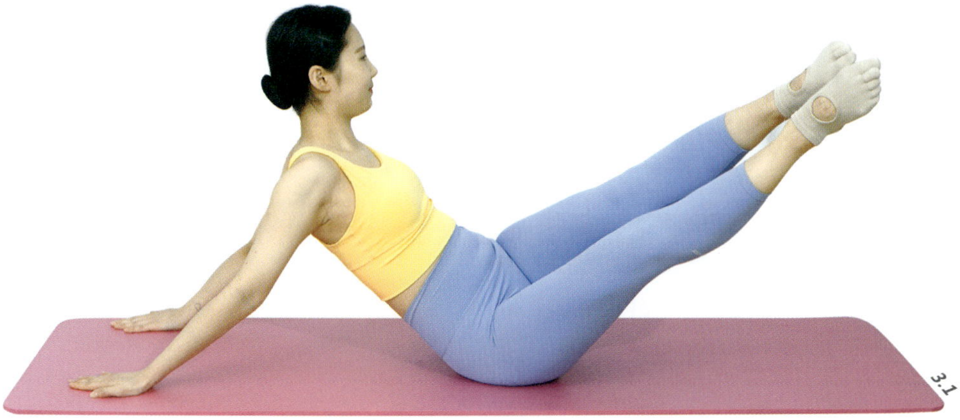
3.1

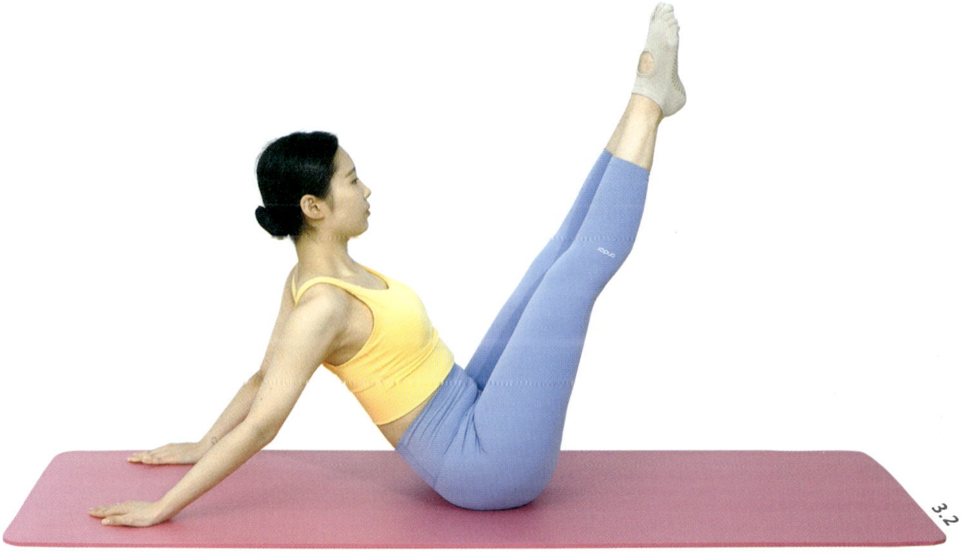
3.2

작용근

- 어깨안정근
- 코어안정근
- 엉덩관절 굽힘근
- 몸통돌림근

주의사항

- 다리가 매트에 닿지 않게 원을 그린다.
- 코어와 척추의 안정성을 유지한 상태에서 최대한 높이 다리를 올려 원을 그린다.
- 골반의 안정화에 집중한다.

금기사항: 척추의 문제, 넙다리뒤근이 짧은 경우

25 스위밍 Swimming

목표

- 전신 운동
- 균형감각, 협응성 향상
- 엎드린 자세에서 코어의 안정성

시작 자세

- 엎드려 누운 자세
- 다리를 골반 너비로 벌린다.
- 팔을 머리 위로 뻗고 손바닥은 아래로 한다.

STEP 1

1 숨을 들이마시면서 자세를 준비한다.

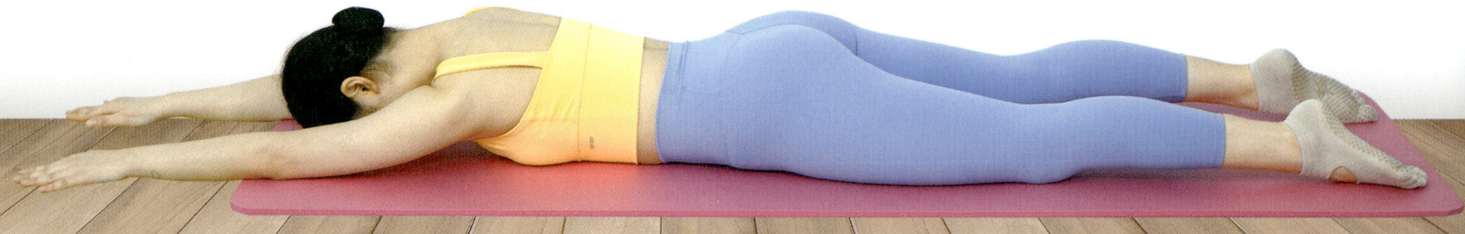

2 숨을 들이마시면서 상체와 하체를 들어 올린다.
숨을 내쉬면서 팔과 다리를 아래위로 수영하듯이 교차하여 움직인다(5회).
숨을 들이마시면서 팔과 다리를 아래위로 수영하듯이 교차하여 움직인다(5회).

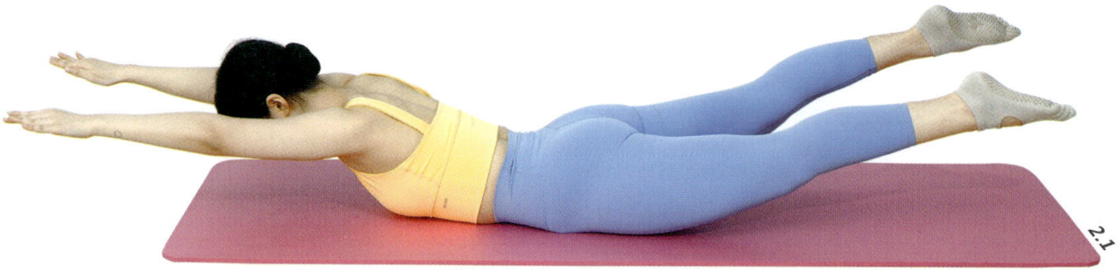

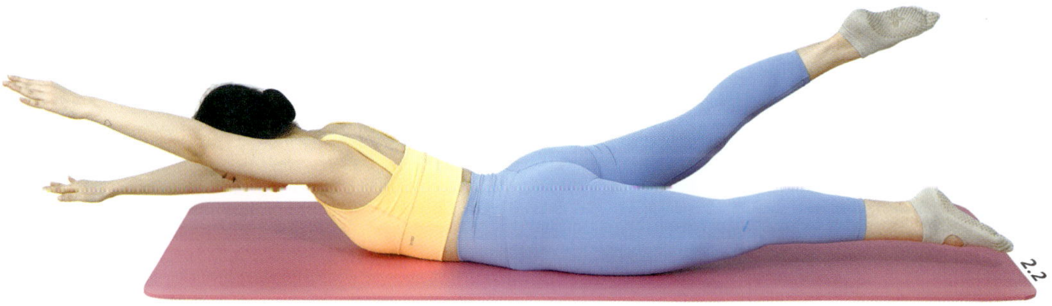

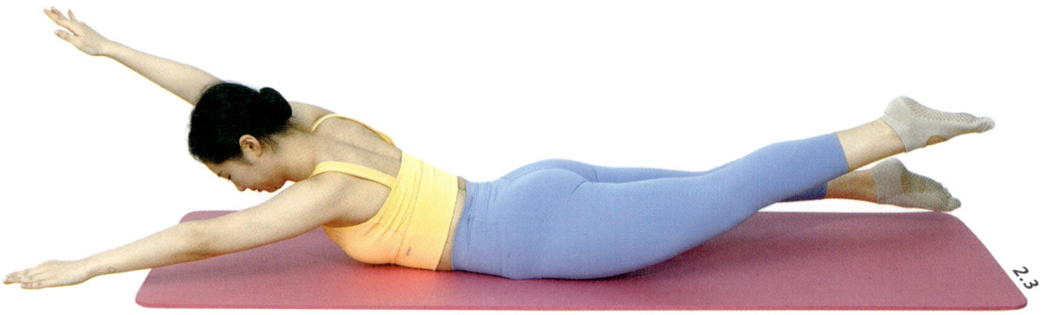

3 호흡을 정리하고 시작 자세로 돌아온다.

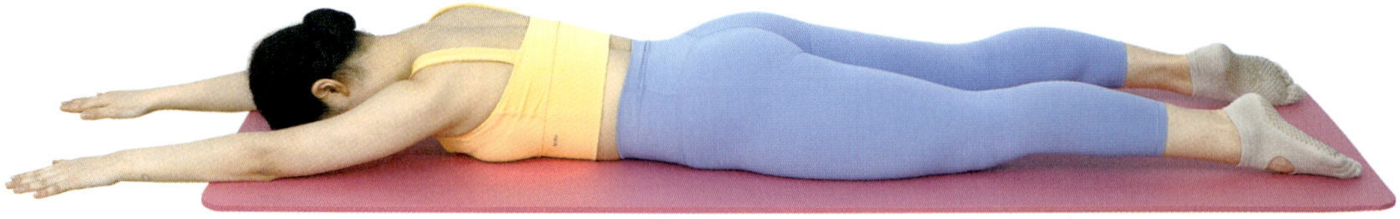

작용근

- 코어안정근
- 엉덩관절 폄근
- 팔과 어깨의 근육
- 척추폄근
- 골반바닥근

주의사항

- 몸통과 골반의 안정성을 유지한 채 팔과 다리를 최대한 높이 올린다.
- 팔다리를 움직일 때 몸통의 움직임을 최소화한다.

금기사항: 척추협착증, 척추디스크, 척추 뒤굽음증

26 레그 풀 프런트 Leg pull front

목표

- 코어의 안정성 향상
- 어깨관절의 안정성 향상

시작 자세

- 네발기기 자세

STEP 1

1 자세를 준비한다.

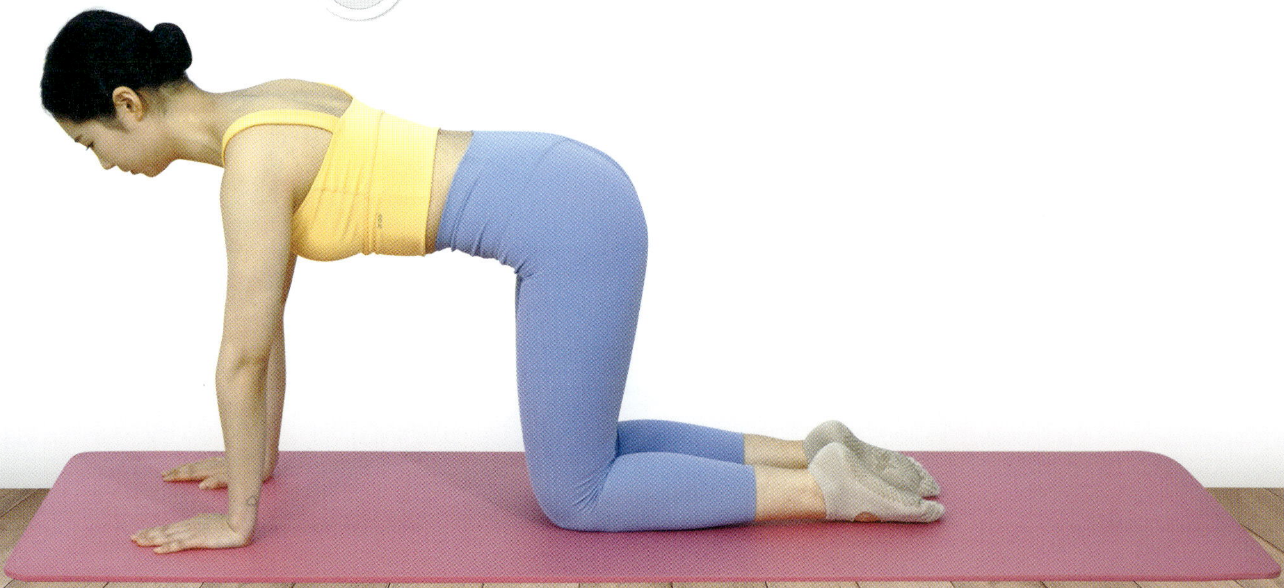

2

숨을 들이마시고 왼쪽 다리의 무릎을 펴면서 아래쪽으로 슬라이드하고
숨을 내쉬면서 오른쪽 다리도 무릎을 펴서 매트로 슬라이드하여 플랭크(plank) 자세를 만든다.
체중은 두 손과 두 발에 균등하게 분배되어야 한다. 숨을 들이마시면서 자세를 유지한다.

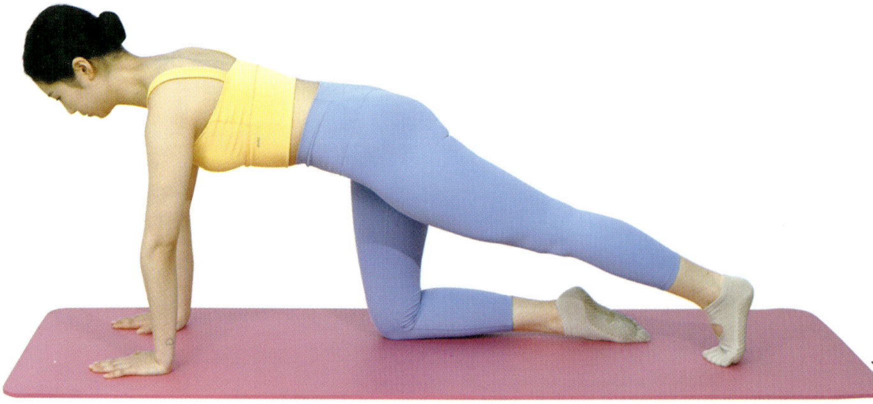

2.1

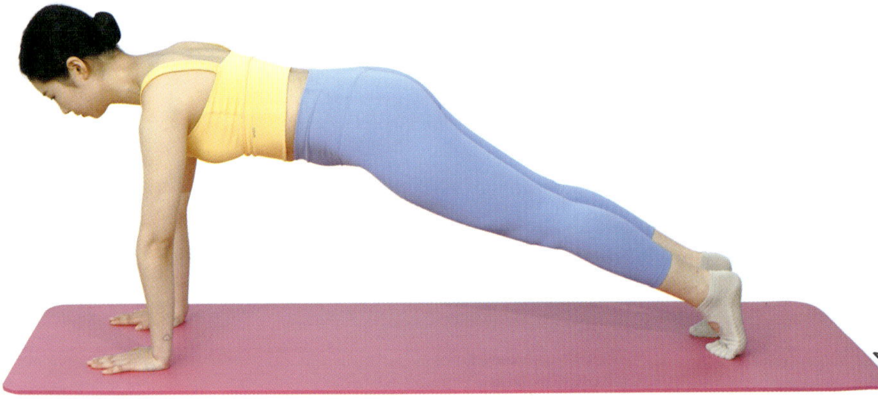

2.2

3

숨을 내쉬면서 골반과 척추의 중립을 유지하고, 왼쪽 다리를 위로 들어 올리고 발목은 발바닥굽힘한다.
다시 다리를 내리고 발목은 발등굽힘한다. 오른쪽 다리도 반복하여 시작 자세로 돌아간다.
양쪽 각각 5회 반복한다.

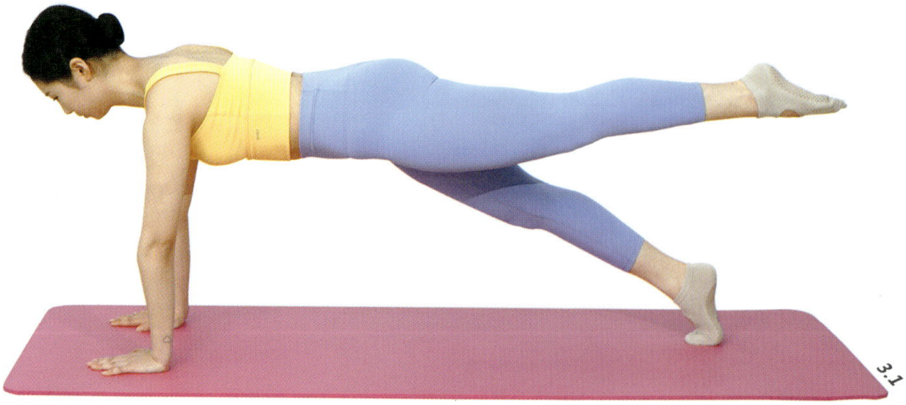

3.1

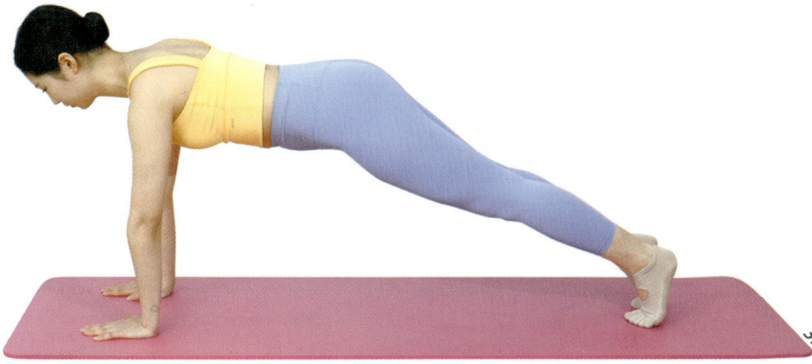

3.2

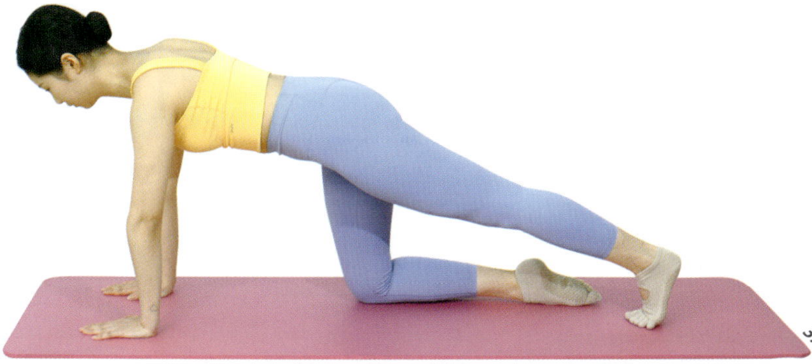

3.3

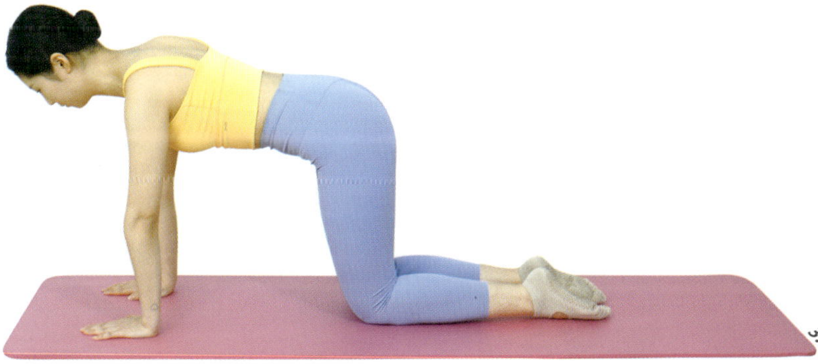

3.4

작용근

- 척추안정근
- 엉덩관절 폄근
- 엉덩관절 굽힘근
- 어깨안정근

주의사항

- 다리를 들어 올릴 때 척추와 어깨의 안정성을 유지한다.
- 어깨의 안정성을 유지한다.
- 운동 시 무릎의 폄을 유지한다.
- 다리를 폄할 때 엉덩관절을 굽힘하지 않는다.
- 다리를 폄할 때 허리 척추의 전만이 증가되지 않게 한다.

금기사항: 골다공증이 심한 경우, 코어의 안정성이 약한 경우

27 레그 풀 백 Leg pull back

목표

- 코어의 안정성 향상
- 엉덩관절 굽힘근 강화
- 엉덩관절 폄근의 지구력 향상
- 어깨의 안정성 향상

시작 자세

- 다리를 펴서 앉는다.
- 앉은 자세에서 양팔을 골반 뒤로 하고 손바닥은 매트를 누른다.

STEP 1

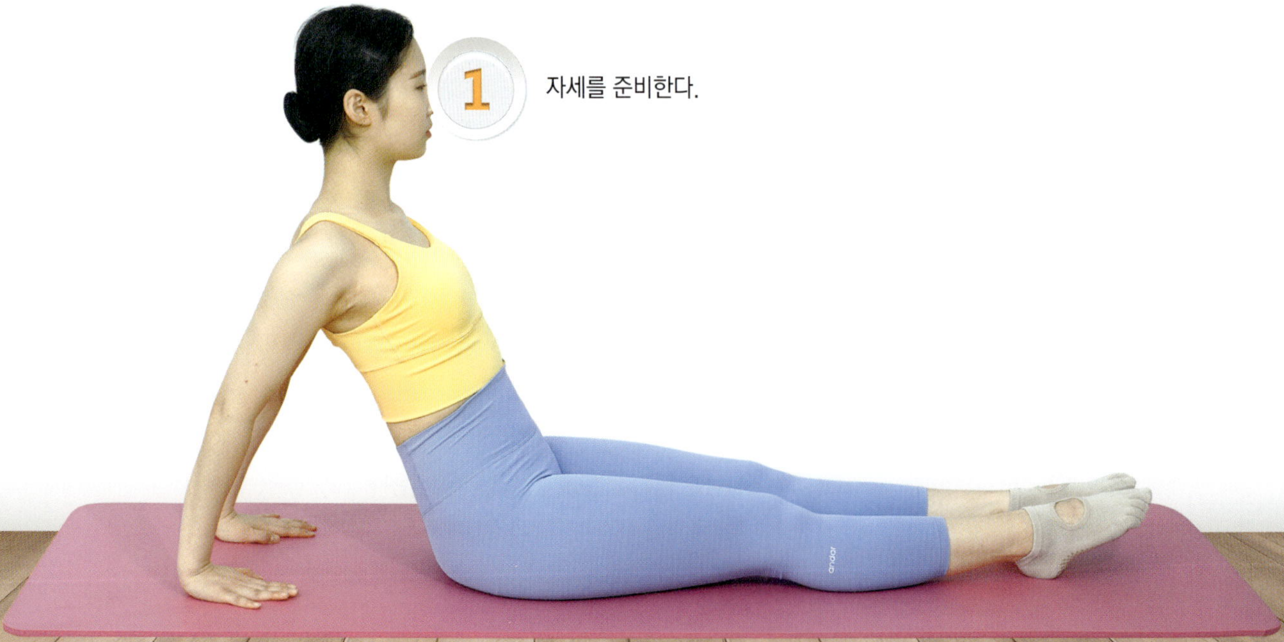

1 자세를 준비한다.

2 숨을 들이마시고 내쉬면서 골반을 들어 올려 몸통을 일직선으로 만든다.

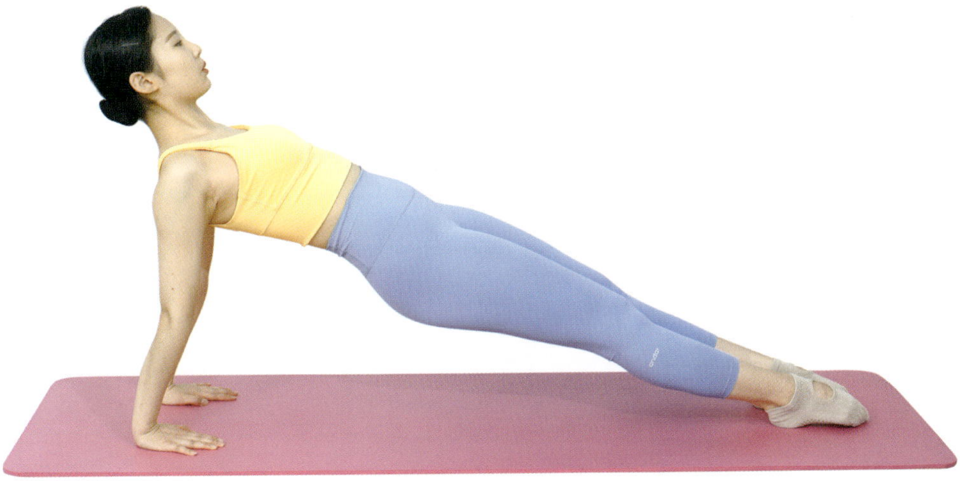

3 숨을 들이마시고 내쉬면서 왼쪽 다리를 들어 올리고 내린다.

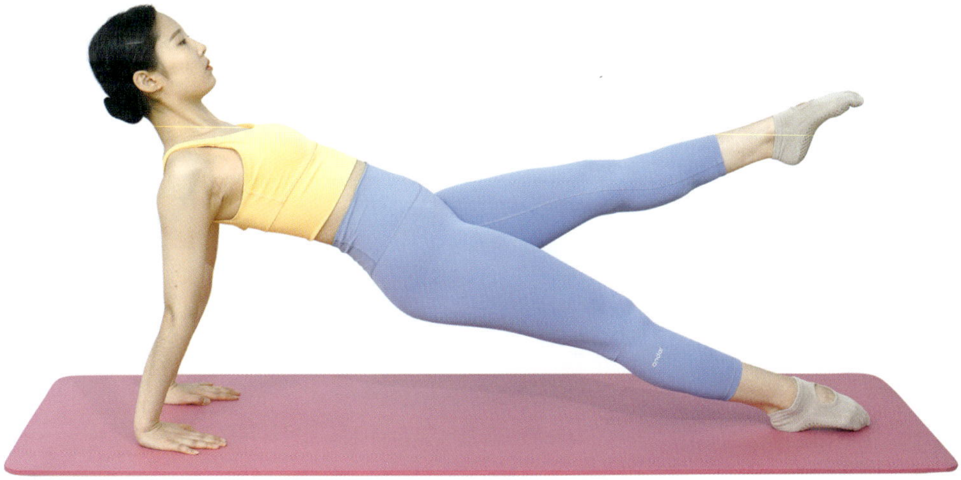

4 숨을 들이마시고 내쉬면서 오른쪽 다리도 반복하고 다시 시작 자세로 돌아간다. 각각 5회씩 반복한다.

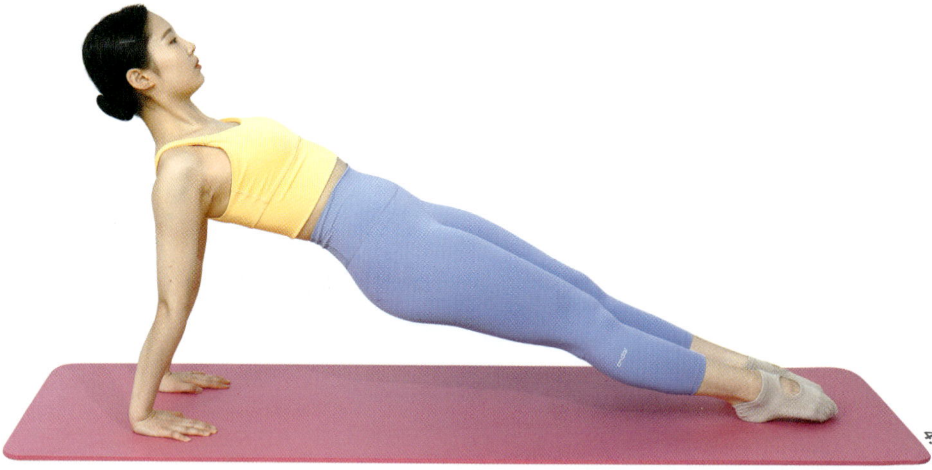

4.1

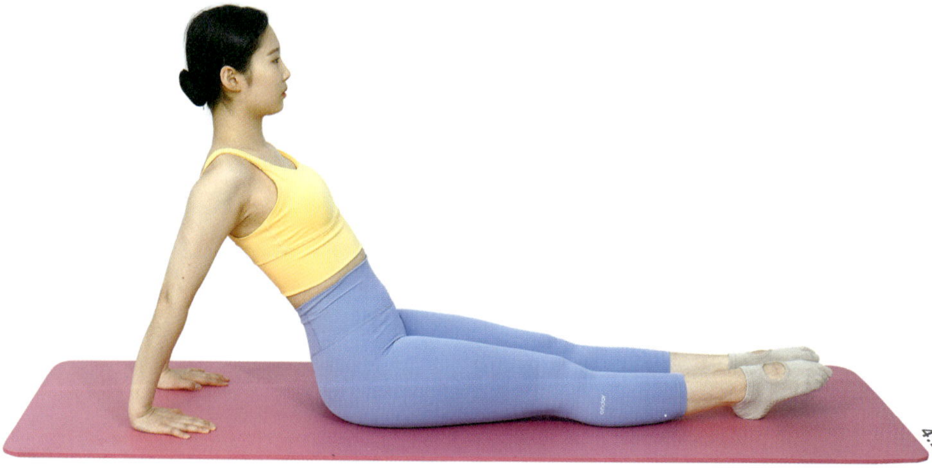

4.2

작용근

- 코어안정근
- 엉덩관절 굽힘근 및 폄근
- 어깨관절 폄근 및 굽힘근
- 어깨뼈 모음근 및 내림근

주의사항

- 몸통과 다리를 들어 올릴 때 골반과 척추의 안정성을 유지한다.
- 어깨의 안정성을 유지한다.
- 한쪽 다리를 들어 올릴 때 한쪽 골반의 비틀림을 하지 않는다.

금기사항: 골다공증, 어깨가 불안정한 경우, 코어의 안정성이 약한 경우

28 사이드 킥 닐링 Side kick kneeling

목표

- 균형감각 향상
- 엉덩관절 굽힘근과 폄근 강화
- 옆으로 누운 자세에서 코어의 안정성

시작 자세

- 무릎 세워 앉은 자세에서 몸통을 가쪽으로 굽힌다.
- 한쪽 손바닥을 매트에 놓는다.
  다른 손은 머리 뒤에 두고 팔꿈치를 굽혀
  천장 쪽을 향하게 한다.

STEP 1

1 자세를 준비한다.

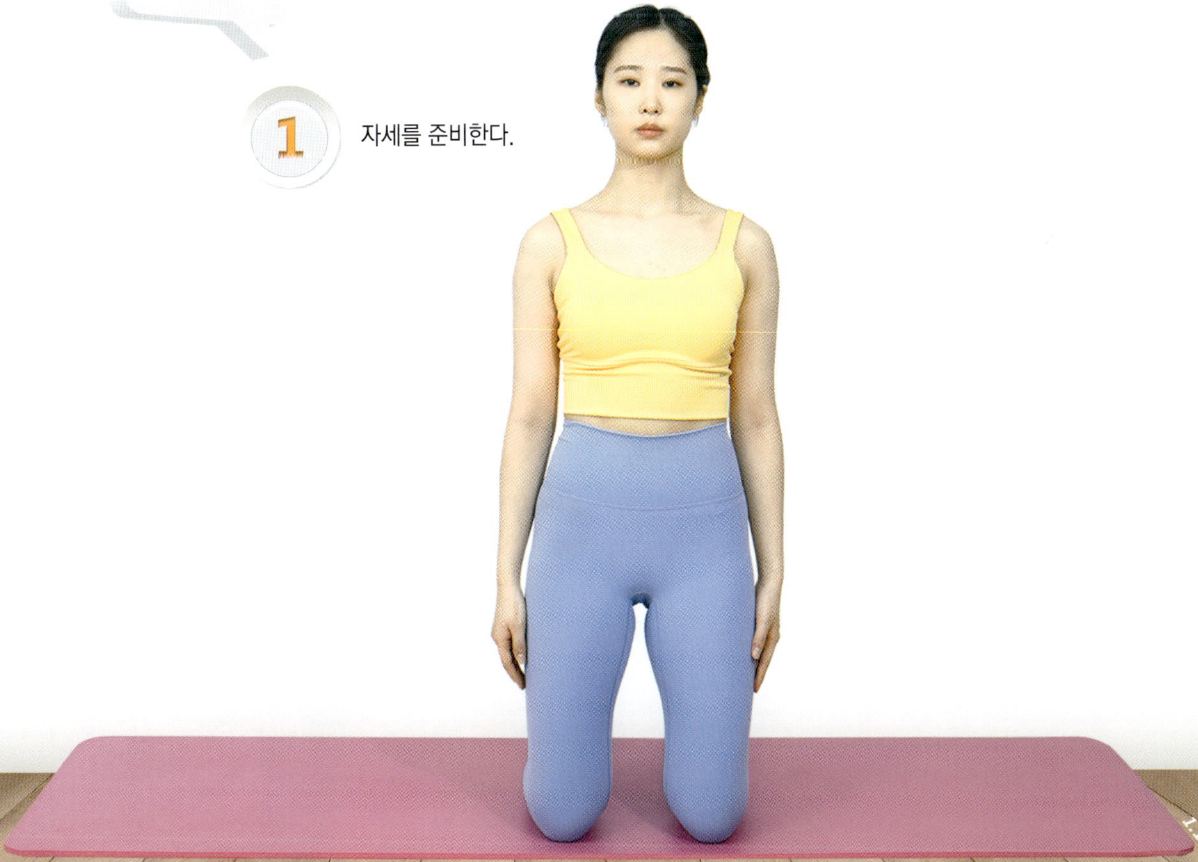

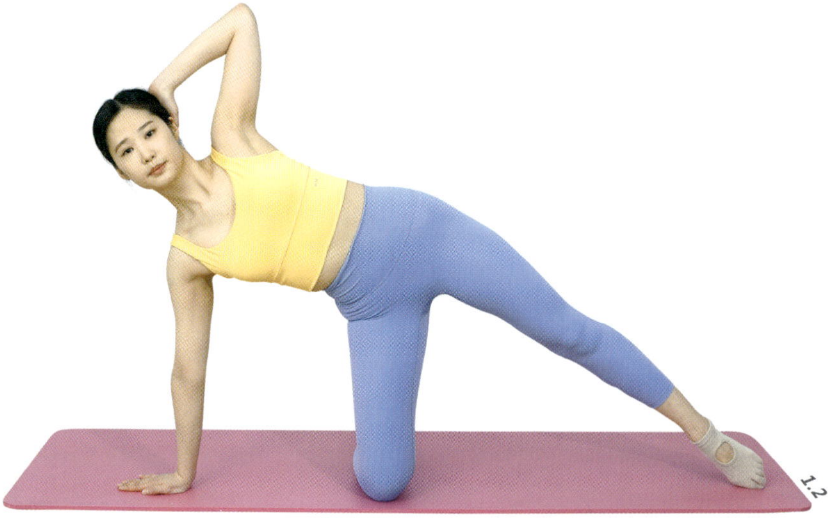

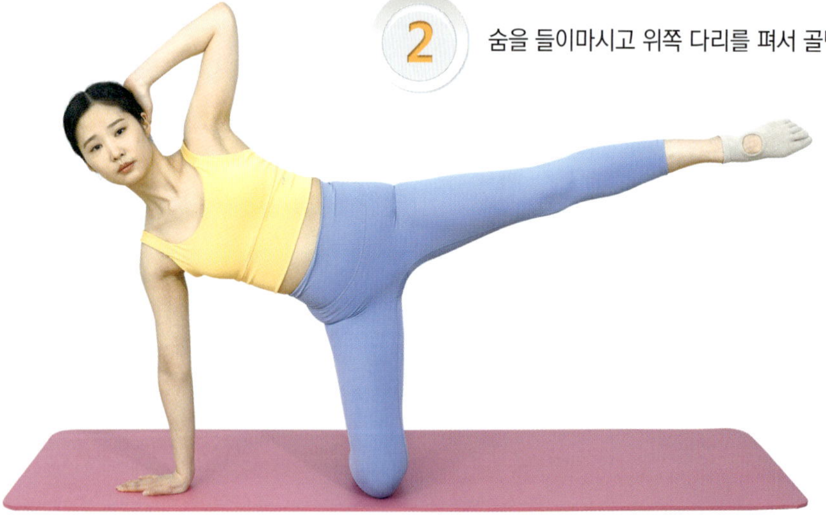

2 숨을 들이마시고 위쪽 다리를 펴서 골반 높이로 들어 올린다.

3 숨을 내쉬면서 발등굽힘하고
다리를 앞쪽으로 킥한다.

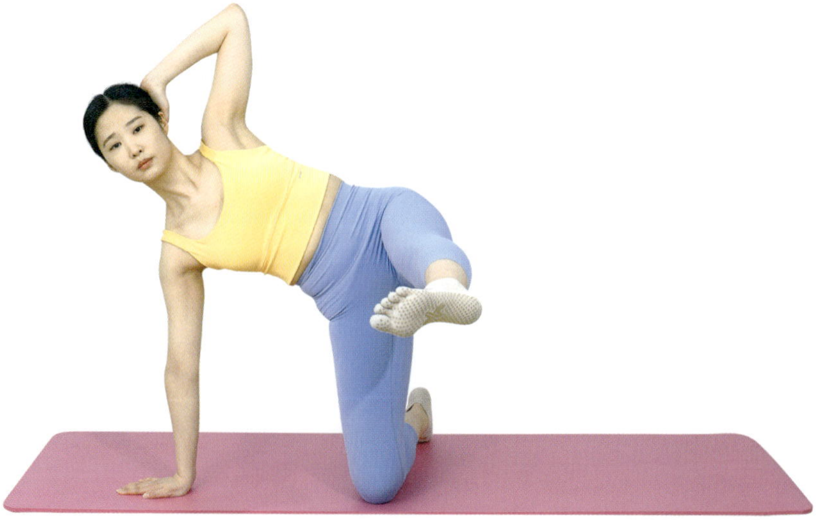

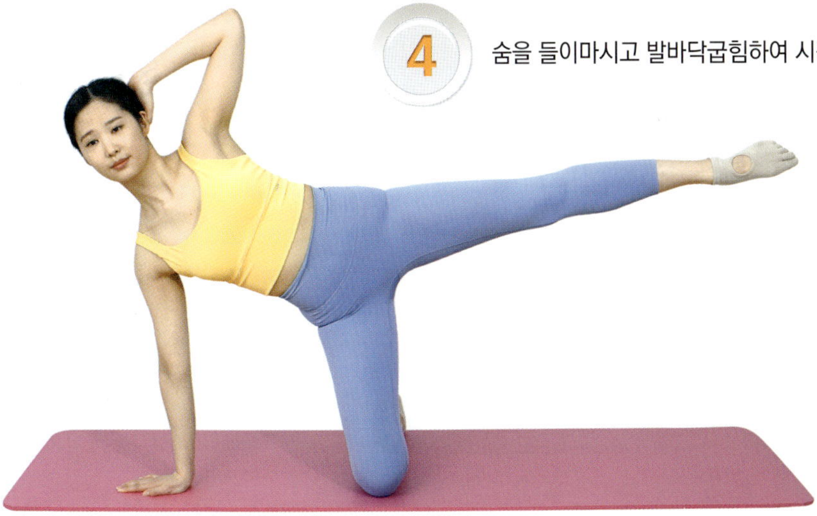

4 숨을 들이마시고 발바닥굽힘하여 시작위치로 돌아온다.

5 다리를 교체하여 각각 5회씩 반복한다.

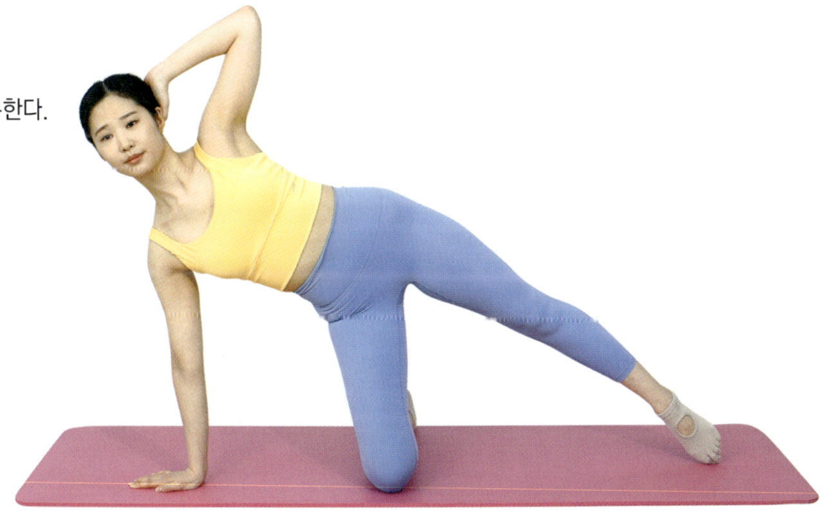

작용근

- 코어안정근
- 어깨안정근
- 엉덩관절 벌림근
- 엉덩관절 굽힘근 및 폄근
- 골반바닥근
- 배빗근

주의사항

- 몸통의 안정성을 유지한 채 다리만 움직인다.
- 동작 시 무릎 꿇은 쪽 다리의 움직임의 안정성을 유지한다.
- 킥할 때 다리의 높이를 유지한다.

금기사항: 손목, 어깨, 무릎, 엉덩관절, 척추의 문제

29 사이드 밴드 Side bend

목표

- 가쪽 코어의 안정성 향상
- 균형감각, 집중력, 협응력 향상
- 어깨안정근의 근력 향상

시작 자세

- 무릎을 굽혀 옆으로 앉는다.
  무릎을 굽힌 각도만큼 어깨 각도를 벌려 손바닥으로
  바닥을 지지한다(무릎과 팔의 각도는 약 30~45°).

STEP 1

1 자세를 준비한다.

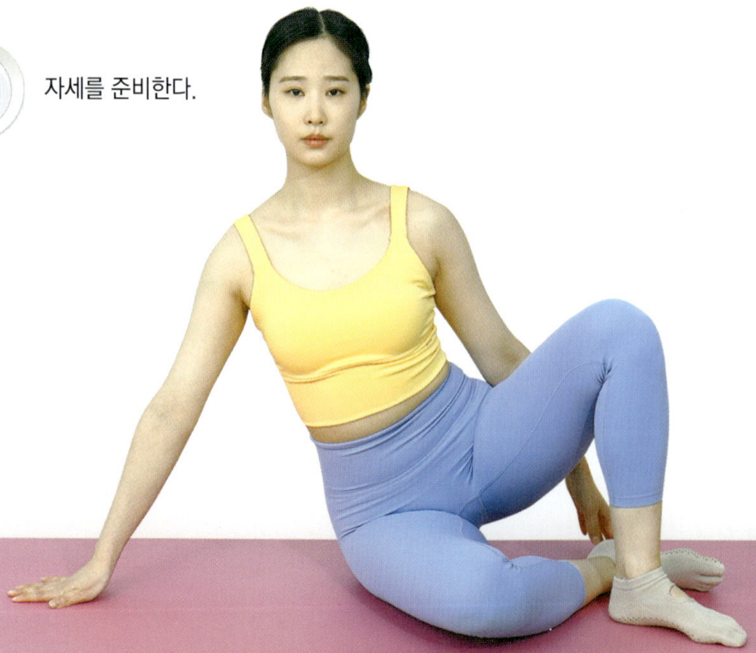

2 숨을 들이마시고 내쉬면서 발로 매트를 밀면서 무릎을 펴 골반을 들어 올린다(사이드 플랭크 자세).
위쪽 팔은 위로 올린다.

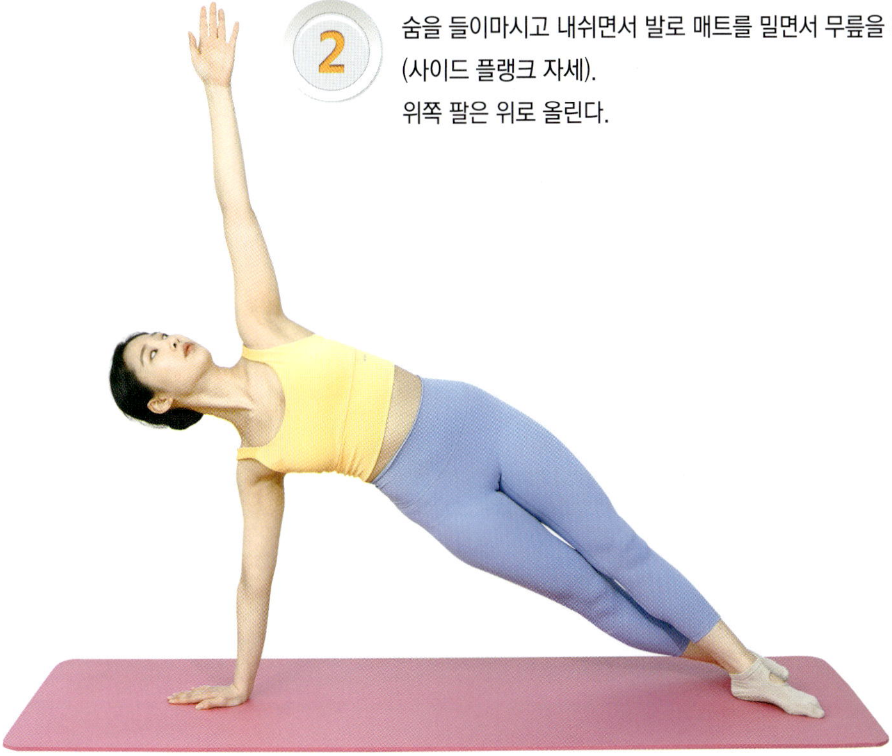

3 숨을 들이마시고 내쉬면서 팔을 머리 위로 올린다(사이드 플랭크 자세를 유지한다).

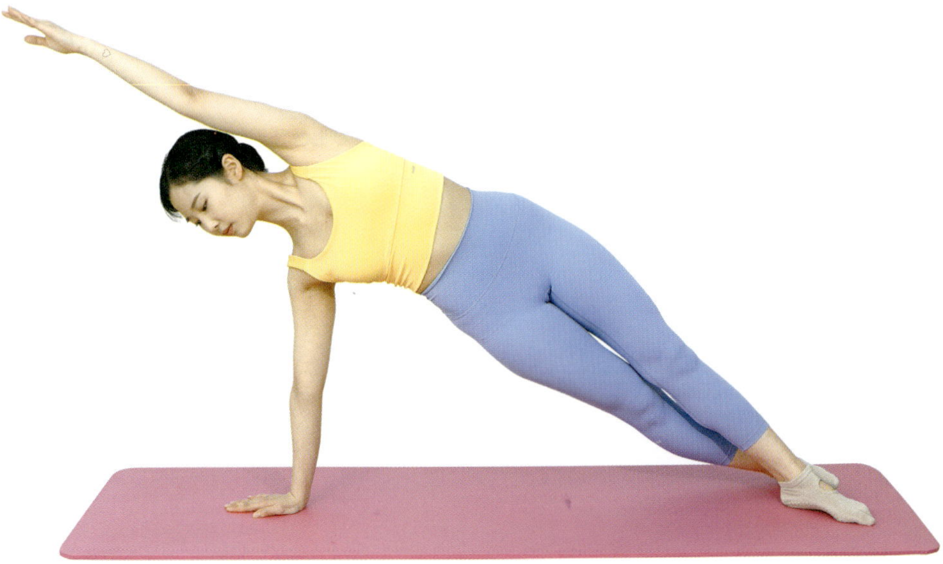

4 숨을 들이마시고 내쉬면서 턱을 어깨 쪽으로 돌리고
몸통을 아래쪽으로 내리면서 종아리가 매트에 닿게 한다.

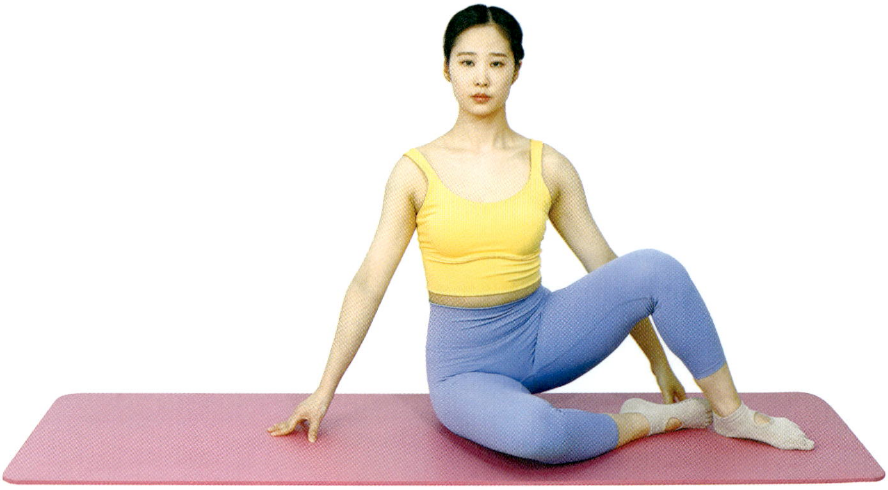

작용근

- 코어안정근
- 어깨안정근
- 골반바닥근
- 배빗근

주의사항

- 다리, 척추, 머리의 올바른 정렬을 유지한다.
- 어깨의 안정성을 유지한다. 어깨와 목에 긴장을 하지 않는다.
- 매트에 지지하는 팔의 각도를 유지한다(어깨의 탈구를 주의한다).

금기사항: 어깨와 척추의 문제

30 부메랑 Boomerang

목표

- 코어의 안정성 향상
- 균형감각 향상
- 어깨의 안정성 향상
- 협응력 향상

시작 자세

- 다리를 펴서 똑바로 앉는다.
- 팔을 몸의 양옆 가까이 두고 손바닥은 매트에 놓는다. 한쪽 다리를 다른 쪽 다리와 교차시키고 발바닥을 굽힘한다.

STEP 1

1 숨을 들이마시면서 자세를 준비한다.

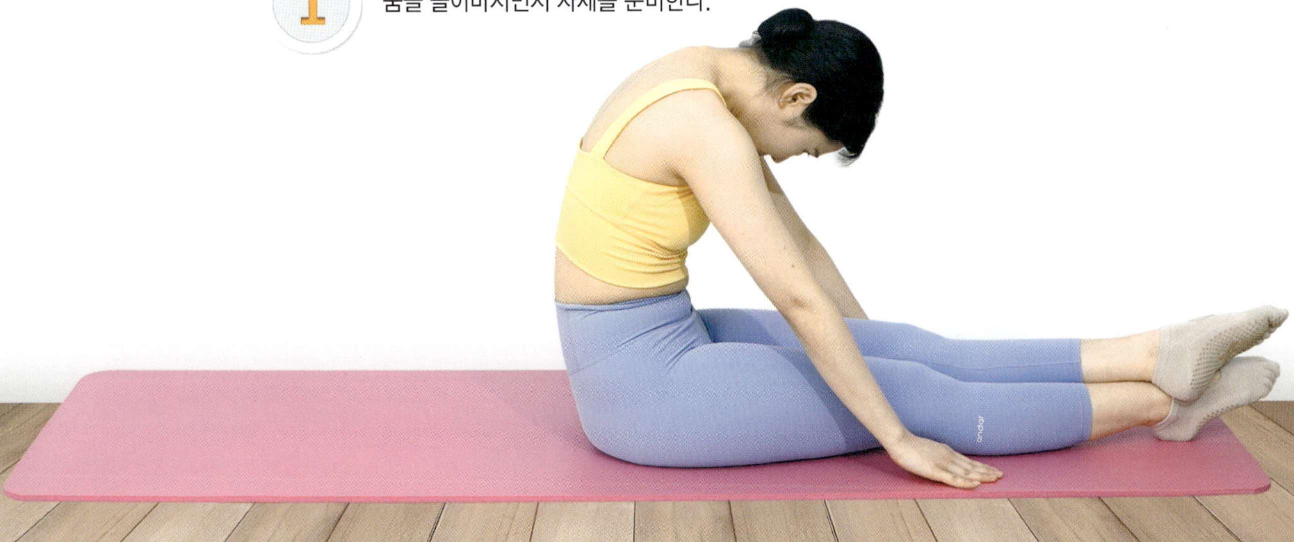

2

숨을 내쉬면서 척추를 하나씩 분절하면서
뒤로 굴려 다리가 바닥과 평행되면 동작을 멈추고
다리를 교차시킨다.

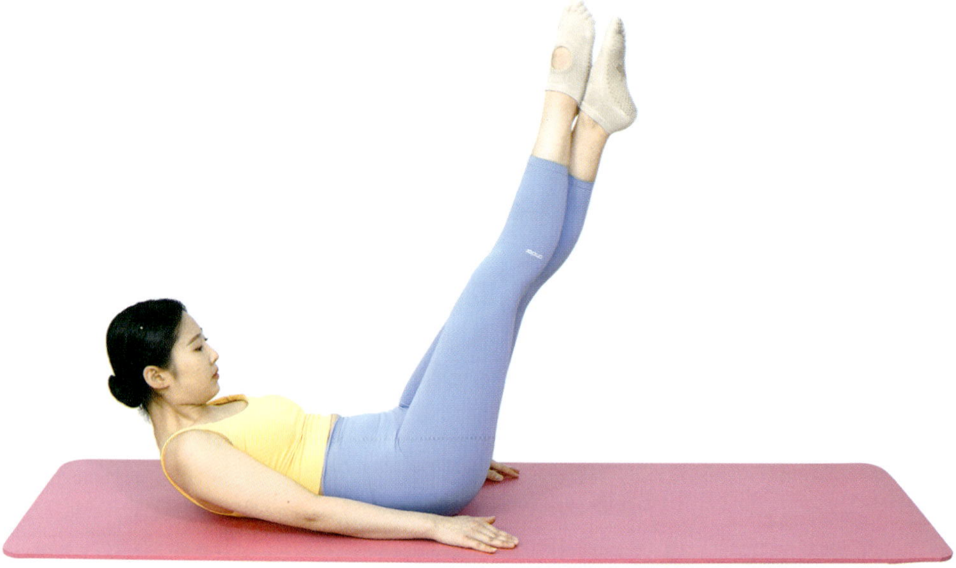

3

숨을 들이마시면서 유지한다.

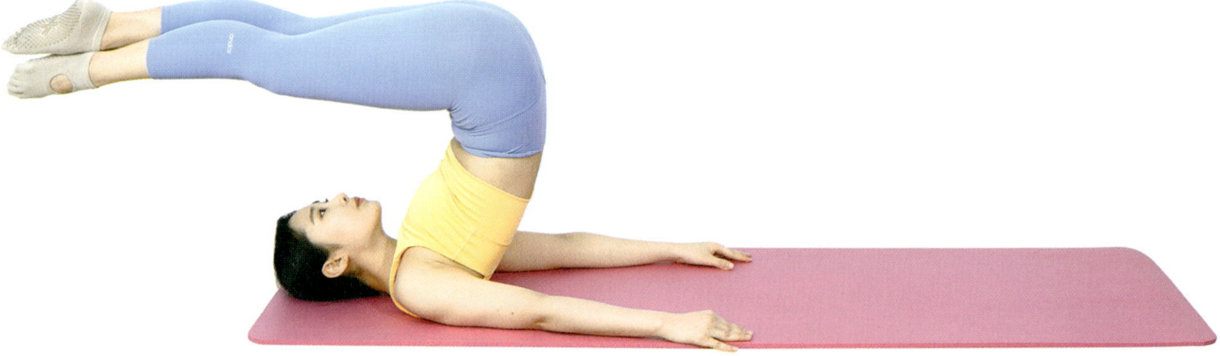

4 숨을 내쉬면서 등뼈부터 차례로 하나씩 분절하며 내려와 V자세(티저)를 취하고 양손을 등 뒤로 보내고 매트에 손이 닿지 않게 하거나, 균형을 잡기 어려운 경우에는 살짝 닿게 한다.

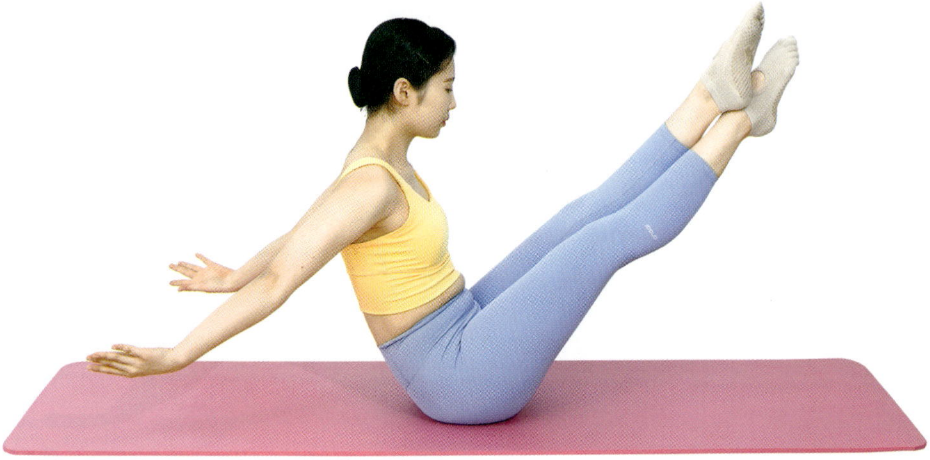

5 숨을 들이마시고 내쉬면서 다리를 매트에 내려놓으면서
상체는 다리 쪽으로 굽히고 팔은 몸통 뒤로 가능한 높이 올린다.
팔을 뒤로 돌림하여 발 쪽으로 뻗는다.

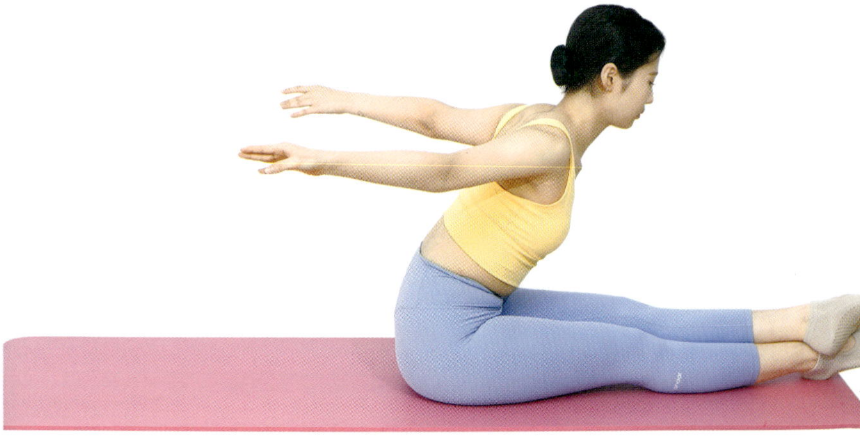

5.1

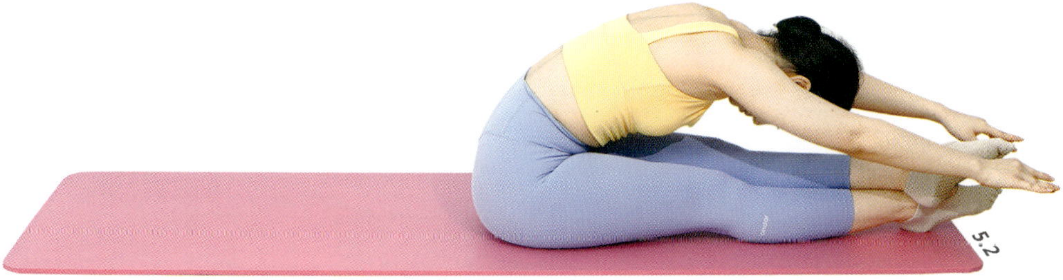

5.2

6 숨을 들이마시고 내쉬면서 시작 자세로 돌아온다. 6회 반복한다.

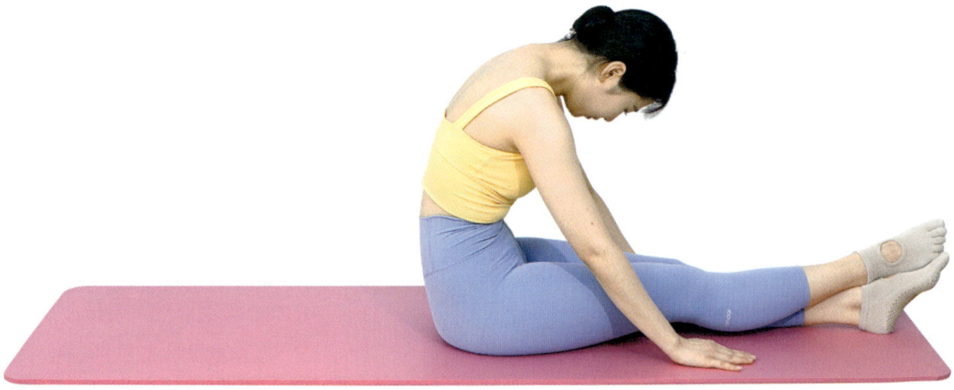

작용근

- 코어안정근
- 척추세움근
- 엉덩관절 굽힘근 및 폄근
- 어깨안정근
- 어깨관절 굽힘근 및 폄근
- 어깨관절 벌림근
- 어깨관절 모음근

주의사항

- 팔과 어깨를 바닥에 안정된 상태로 유지하고 목에 체중을 지지하지 않는다.
- V자세(티저)를 할 때 최대한 균형을 유지하고 골반의 안정성과 척추 중립을 유지한다.
- 구르기를 할 때 배 근육을 이용한다.

금기사항: 척추와 엉덩관절의 문제, 동작 시 통증

31 씰 Seal

목표

- 코어의 안정성 향상
- 균형감각, 협응력 향상
- 척추분절, 스트레치

시작 자세

- 앉은 자세
- 무릎을 굽히고 양쪽 뒤꿈치를 붙이고
  손을 발 안쪽으로 넣어 발목을 잡는다.
- 발을 매트에서 들어 올려 안정적인 앉은 자세

STEP 1

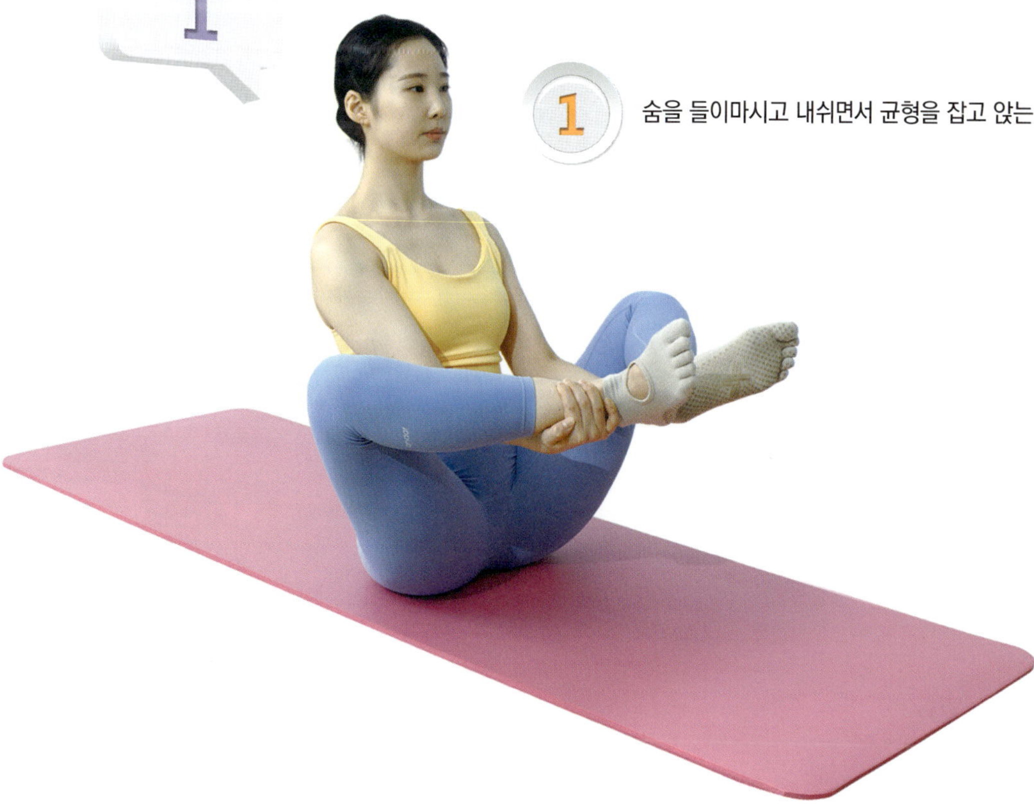

1 숨을 들이마시고 내쉬면서 균형을 잡고 앉는다.

2 숨을 들이마시면서 꼬리뼈를 굴리기 시작하여 몸통을 뒤쪽으로 굴려 C-곡선 자세를 유지하고 균형을 잡아 발바닥으로 박수를 친다.

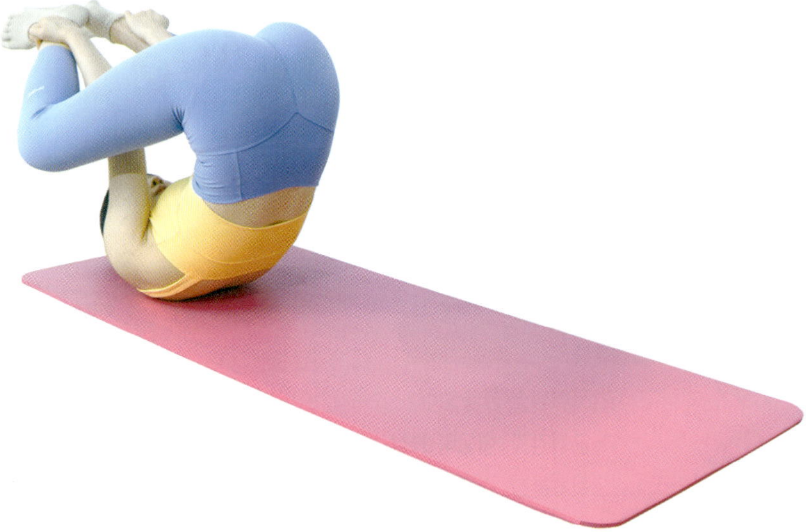

3 숨을 내쉬면서 C-곡선 자세를 유지하고 시작 자세로 돌아온다.
5~10회 반복한다.

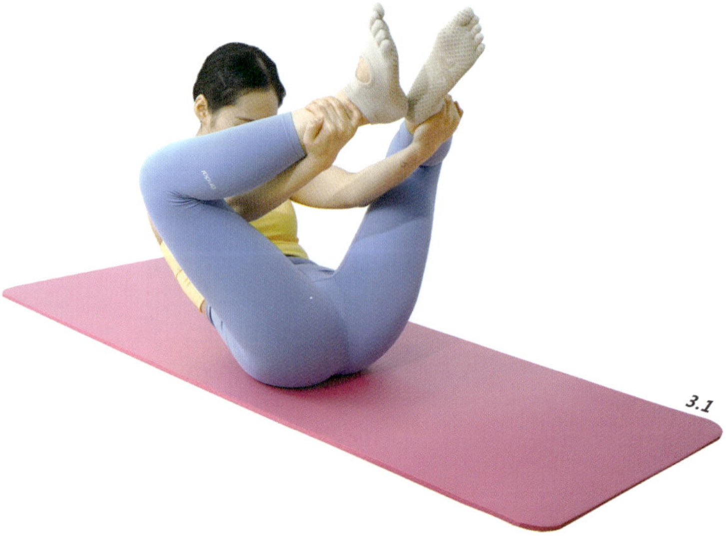

3.1

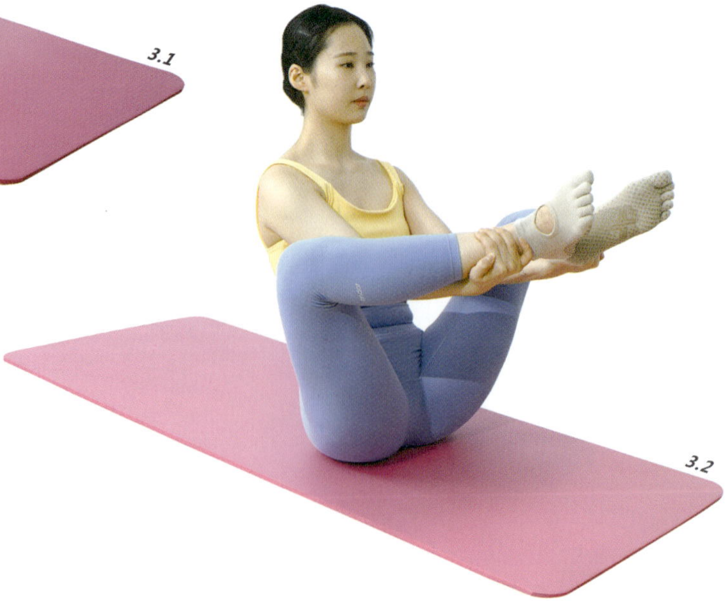

3.2

작용근

- 코어안정근
- 척추굽힘근
- 엉덩관절 굽힘근
- 어깨안정근

주의사항

- 목 부분까지 구르지 말고 목에 체중을 지지하지 않는다.
- 항상 균형과 C-곡선 자세를 유지한다.
- 척추를 분절하면서 부드럽게 동작한다.
- 코어의 힘을 이용하여 동작하며 반동을 최소화한다.

금기사항: 목과 척추 디스크, 동작 시 통증

32 크랩 Crab

목표

- 균형감각, 협응성 향상
- 척추분절, 스트레치
- 코어의 안정성 향상

시작 자세

- 다리 펴서 앉은 자세
- 다리를 교차하여 무릎을 굽히고 양손으로 발을 잡고 균형을 잡아 앉는다.

STEP 1

1 숨을 들이마시고 내쉬면서 균형을 잡고 준비한다.

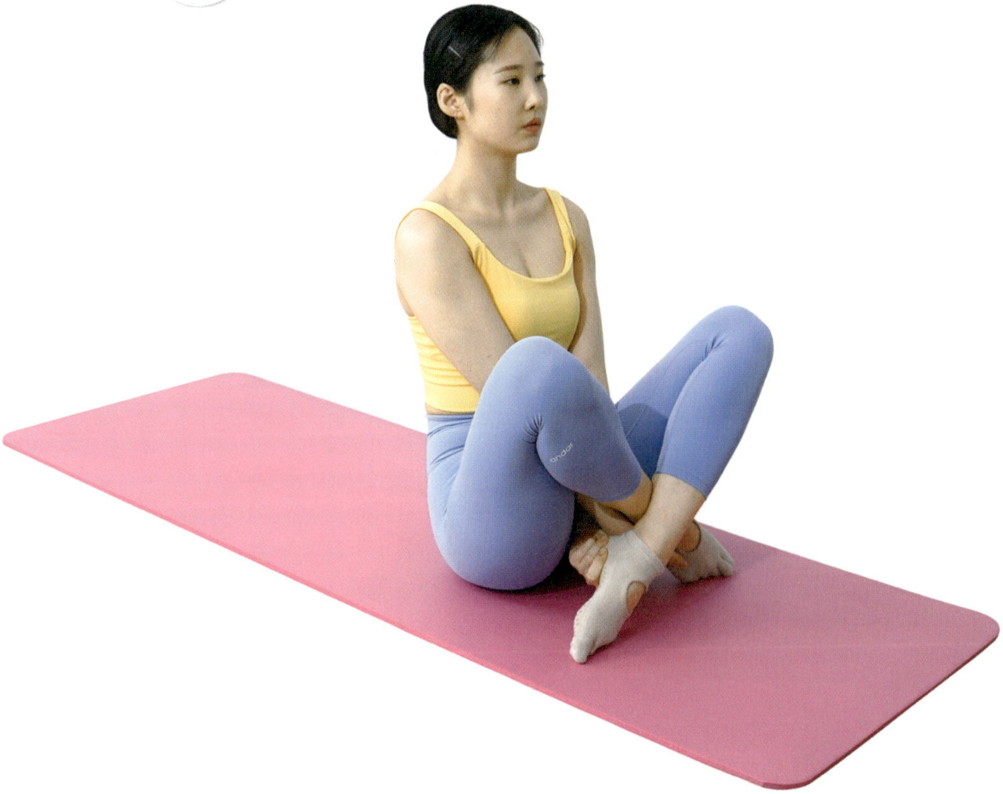

2

숨을 들이마시면서 꼬리뼈를 시작으로 분절하여 구르기를 한다.
양발이 바닥에 닿게 한다.
이때 목을 가슴 쪽으로 최대한 밀착시켜 구른다.

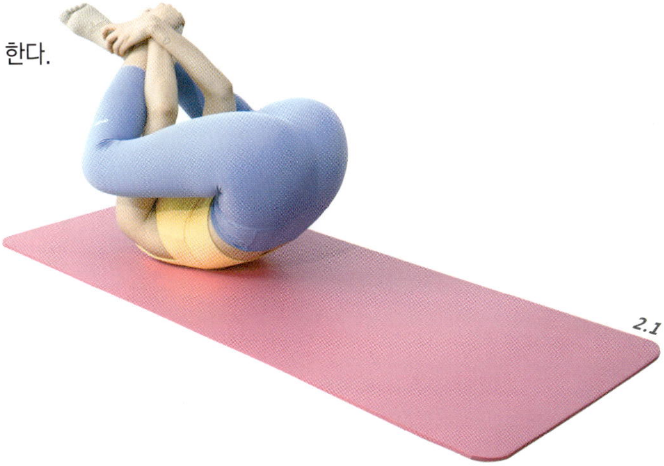

2.1

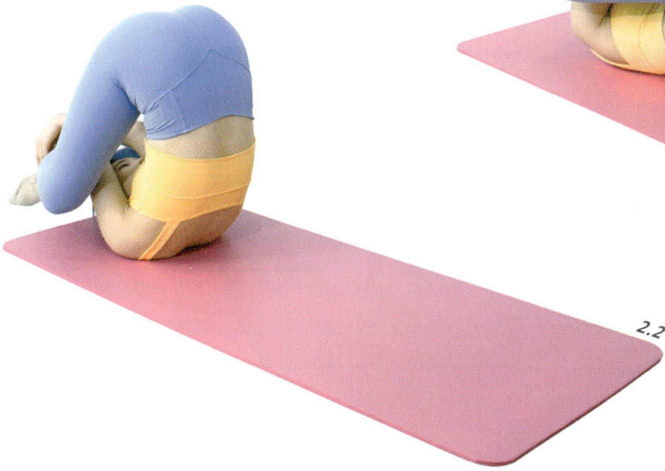

2.2

3

숨을 들이마시고 내쉬면서 앞쪽으로 굴려
무릎 꿇은 자세를 취하고 머리를 바닥에 닿게 하거나
최대한 바닥으로 숙인다.

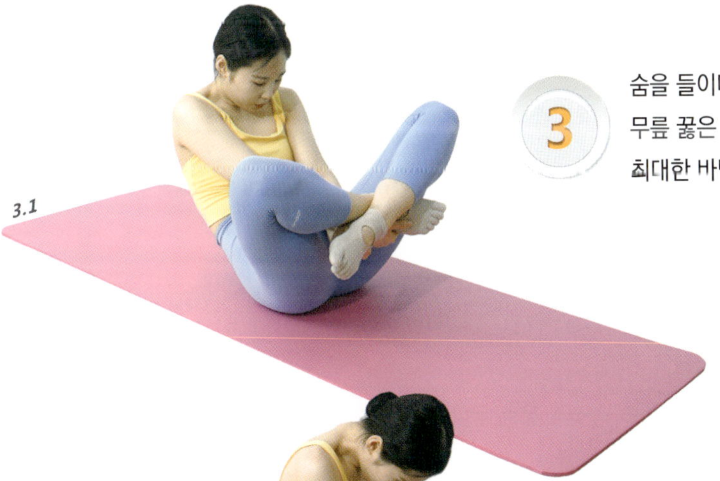

3.1

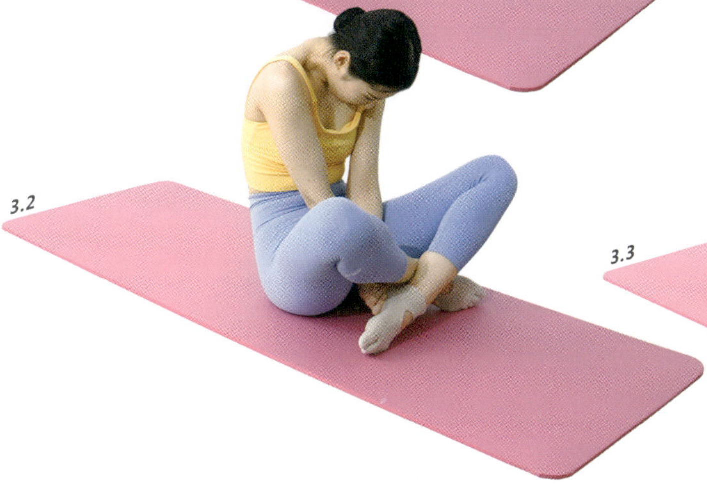

3.2

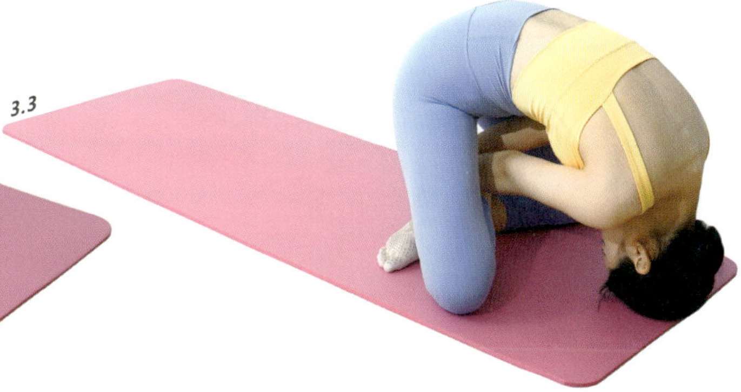

3.3

4 6회 반복한 후 시작 자세로 돌아온다.

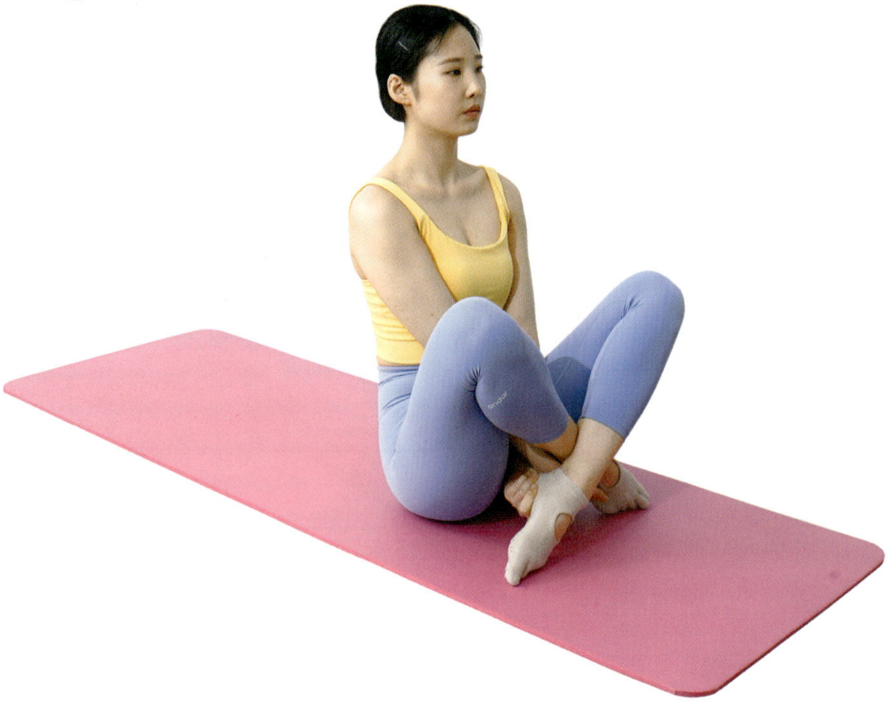

작용근

- 코어안정근
- 엉덩관절 굽힘근
- 척추굽힘근
- 무릎관절 굽힘근
- 목굽힘근

주의사항

- 가능한 머리를 가슴에 밀착시킨다.
- C-곡선 자세를 유지한다.
- 목에 체중을 지지하지 않는다.
- 동작 시 균형을 유지한다.

금기사항: 척추디스크, 동작 시 통증, 골다공증

33 로킹 Rocking

목표

- 코어의 안정성 향상
- 엉덩관절 폄근의 근력과 근지구력 강화
- 배근육, 가슴근, 어깨 스트레치(몸통 앞면부 스트레칭, 근지구력 강화)

시작 자세

- 엎드려 누운 자세
- 양 무릎을 굽힘하여 어깨의 안정성을 유지하고 손으로 양쪽 발목을 잡는다.

STEP 1

1 자세를 준비한다.

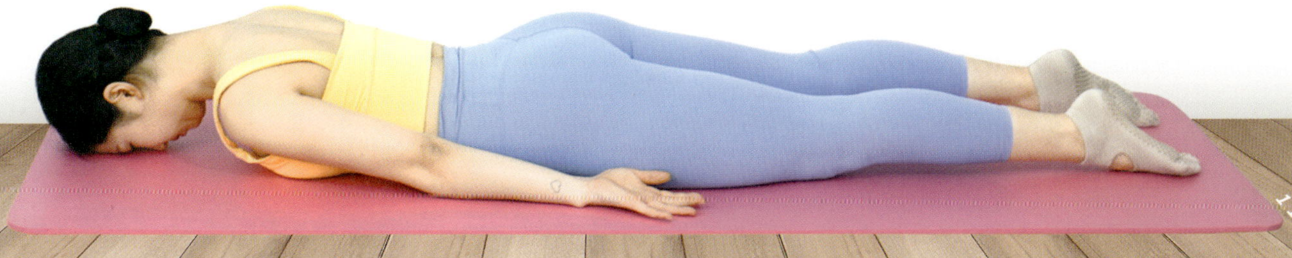

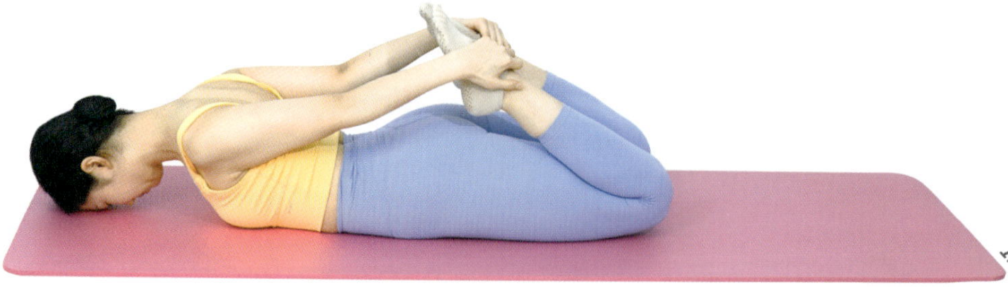

1.2

2 숨을 들이마시면서 다리를 당기며 가슴과 무릎을 매트에서 들어 올리고 유지한다.

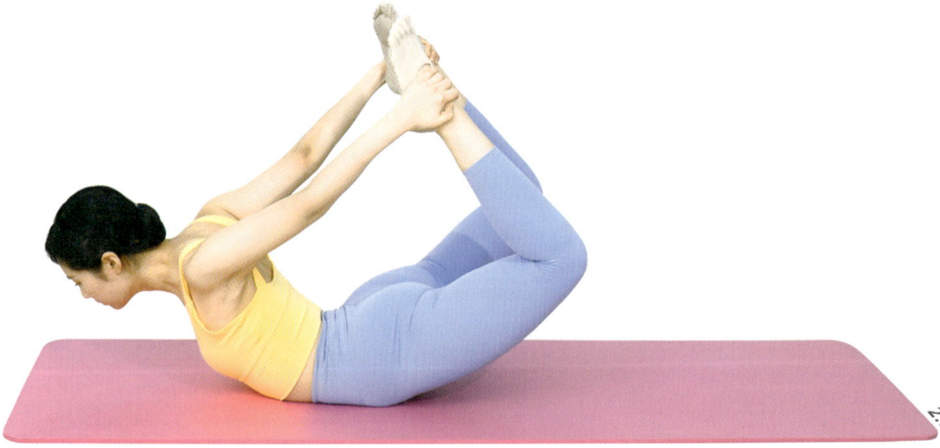

2.1

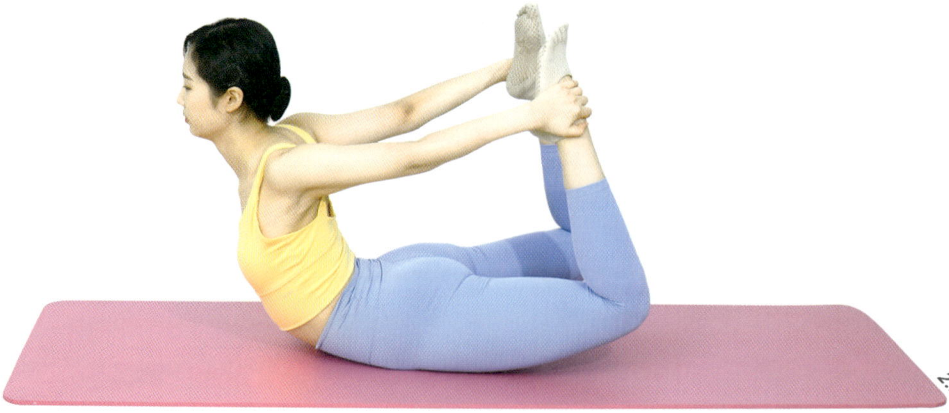

2.2

3 숨을 들이마시면서 앞쪽으로 롤링하고
숨을 내쉬면서 뒤쪽으로 롤링한다.

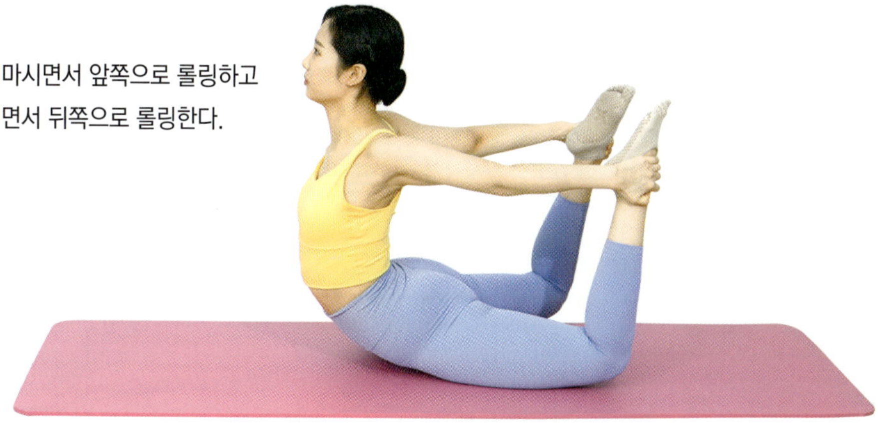

4 6~10회 반복하고 시작 자세로 돌아간다.

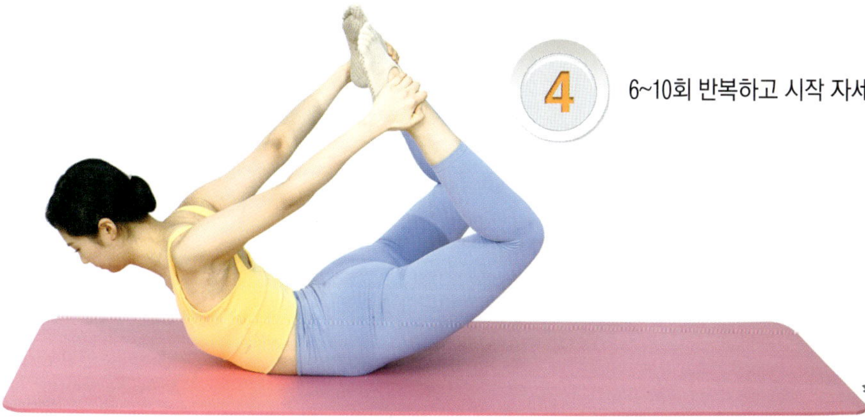

4.1

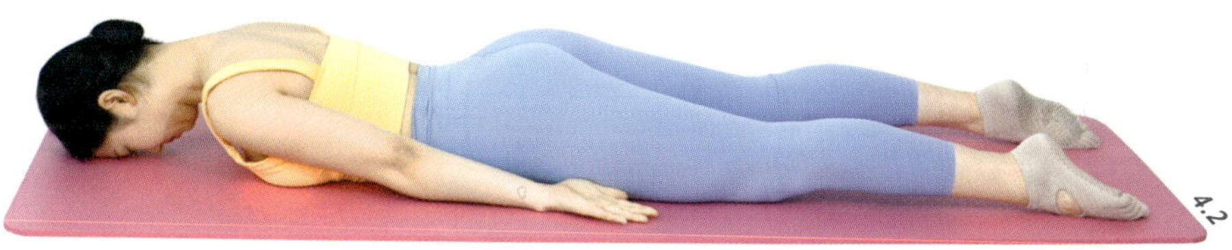

4.2

작용근

- 목폄근
- 척추폄근
- 엉덩관절 폄근
- 어깨안정근
- 코어안정근

주의사항

- 부드러운 척추의 폄을 유지한다.
- 몸통의 안정성을 유지한다.
- 목을 과다 폄하지 않는다.
- 다리의 과다 벌림이 일어나지 않게 한다.
- 어깨의 안정성을 유지한다.

금기사항: 운동 시 통증, 척추나 엉덩관절의 문제, 골다공증

34 컨트롤 발란스 Control balance

목표

- 코어의 안정성 향상
- 신체 조절 능력 향상
- 척추 유연성 증가
- 균형감각과 협응력 향상

시작 자세

- 바로 누운 자세에서 팔을 몸통 옆에 두고 손바닥을 바닥에 놓는다.

STEP 1

1 자세를 준비한다.

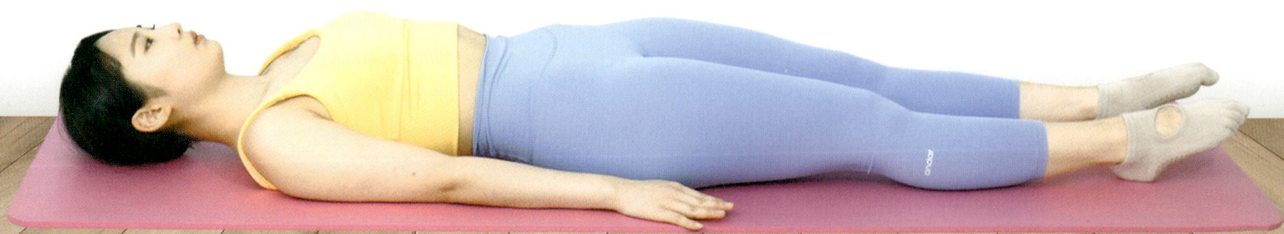

2 숨을 들이마시고 내쉬면서 다리를 올려 골반을 시작으로 척추뼈를 하나씩 분절하여 다리를 뻗어 몸을 뒤집는다.
발이 매트에 닿거나 매트에 가까운 상태를 유지한다.

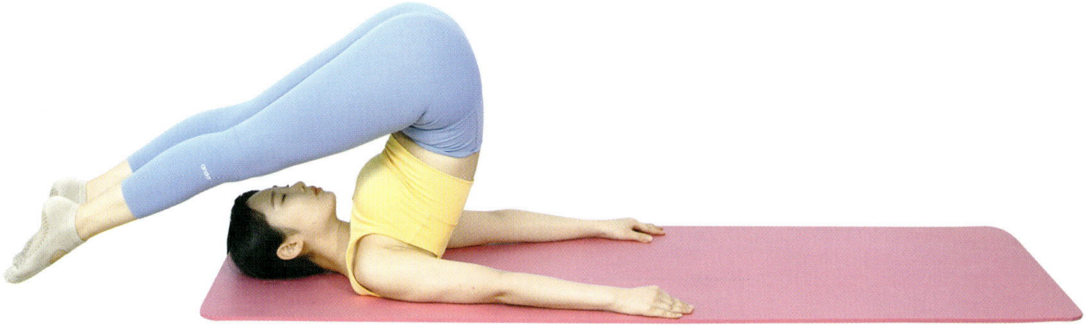

3 숨을 들이마시고 내쉬면서 손을 움직여 머리 뒤쪽 다리의 발목 또는 종아리를 잡는다.
한쪽 다리는 천장 쪽으로(이상적으로는 수직 자세) 올린다.

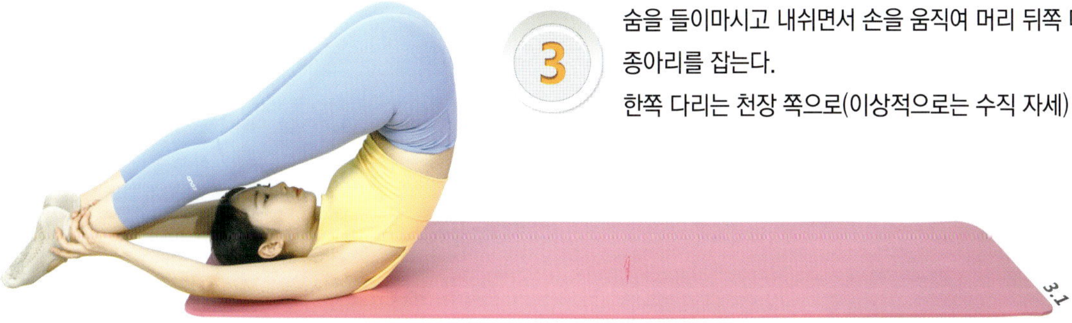

3.1

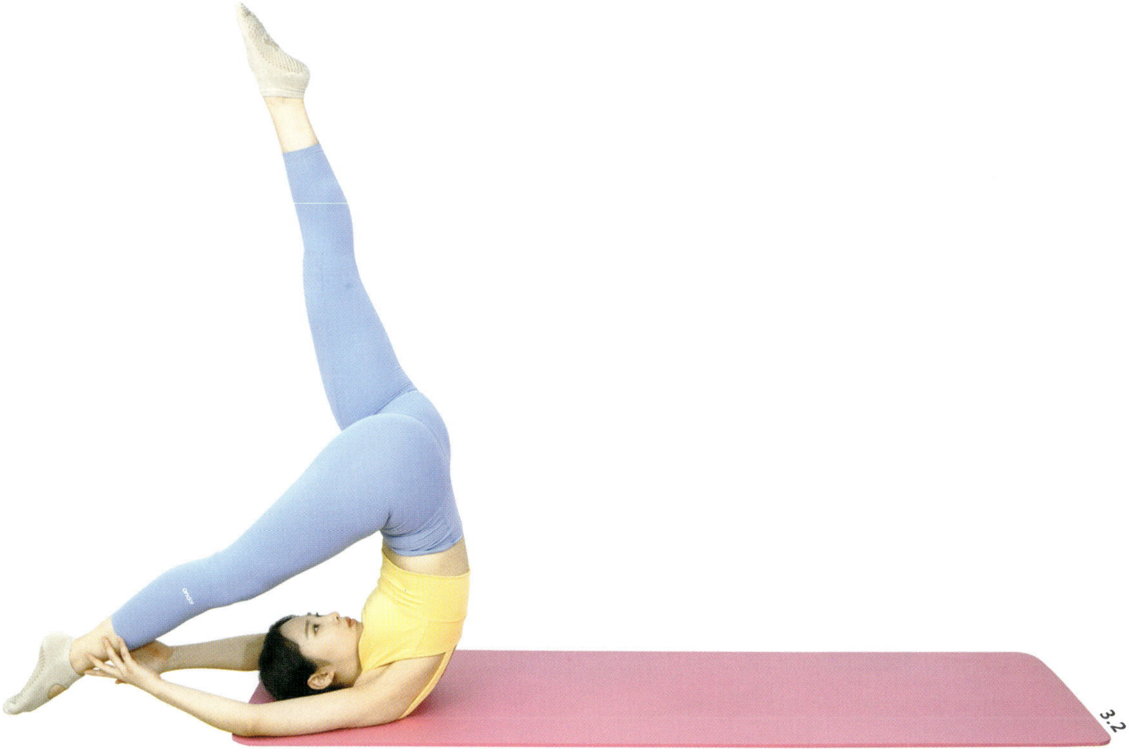

3.2

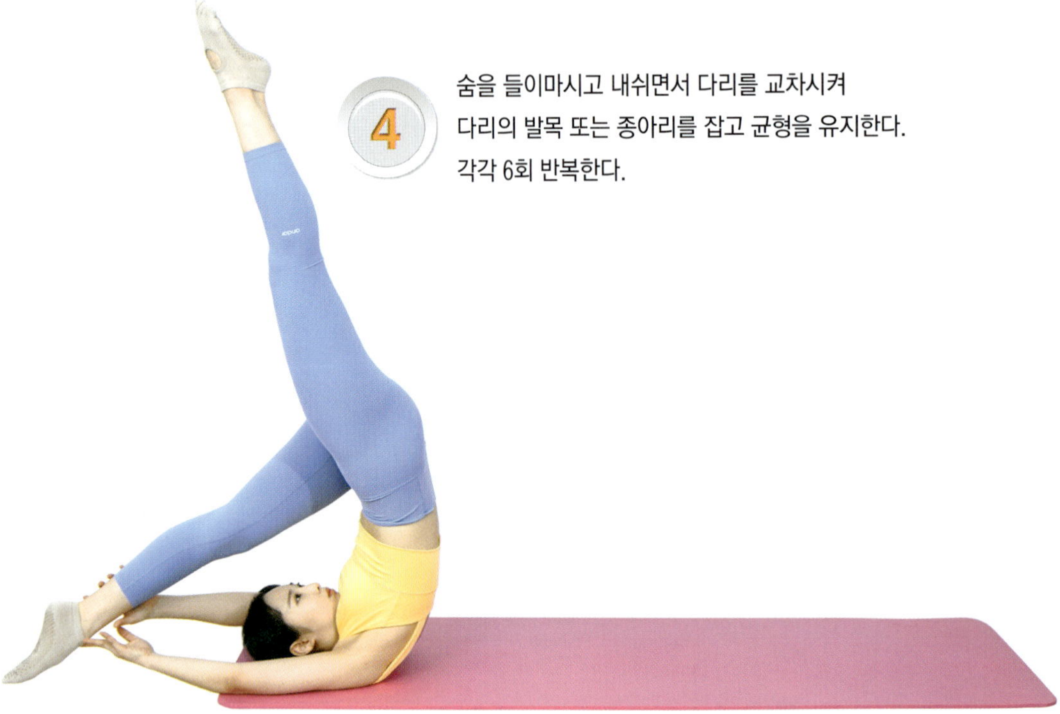

4 숨을 들이마시고 내쉬면서 다리를 교차시켜
다리의 발목 또는 종아리를 잡고 균형을 유지한다.
각각 6회 반복한다.

5 마지막 동작 후 척추를 하나씩 분절하여
시작위치로 돌아온다.

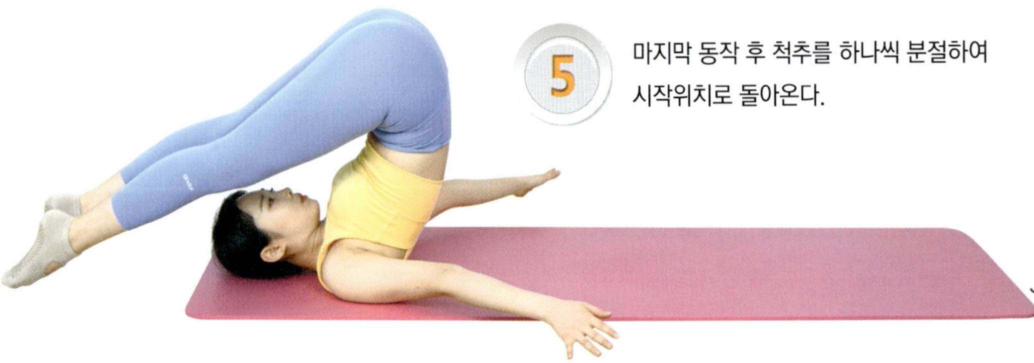

5.1

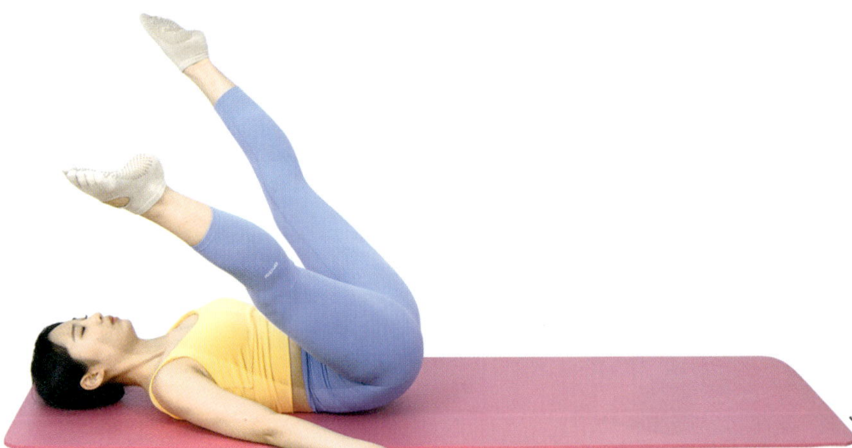

5.2

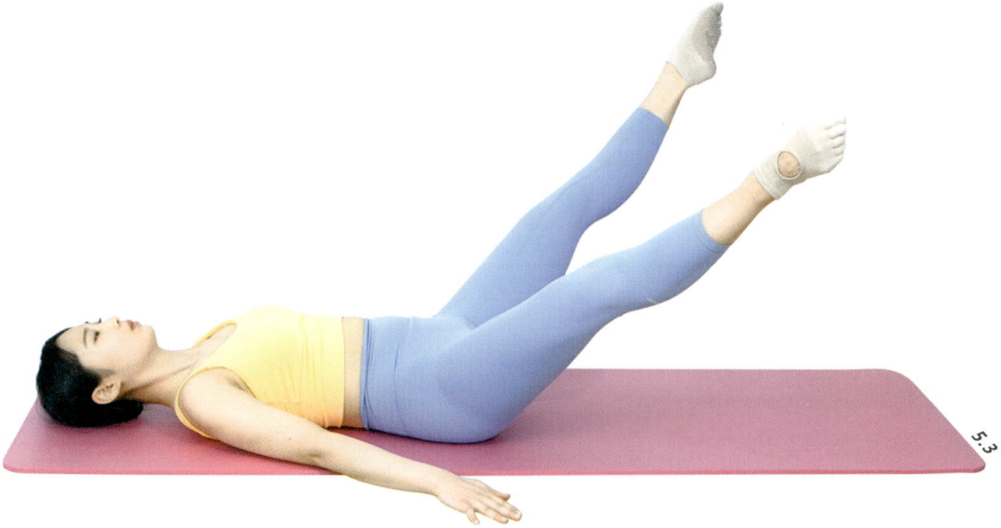

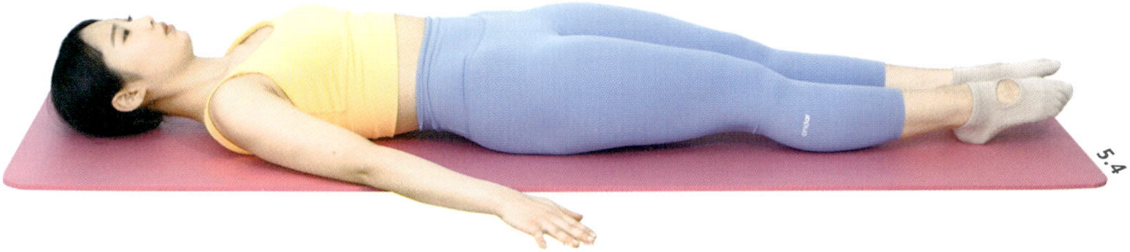

작용근

- 코어안정근
- 척추굽힘근 및 폄근
- 무릎관절 폄근
- 엉덩관절 굽힘근 및 폄근
- 어깨안정근

주의사항

- 목으로 체중을 지지하지 않는다.
- 균형을 유지하는데 집중한다.
- 무릎을 곧게 펴고 다리를 최대한 수직으로 유지한다.
- 어깨의 안정성을 유지한다.
- 다리를 움직일 때 골반을 돌림하지 않는다.

금기사항: 운동 시 통증, 골다공증, 척추나 엉덩관절의 문제

35 푸쉬 업 Push up

목표

- 코어근육의 강화
- 어깨관절 굽힘근과 팔꿉관절 폄근 강화
- 신체 전체의 근육 발달

시작 자세

- 선 자세
- 기립 자세(바로 선 자세)

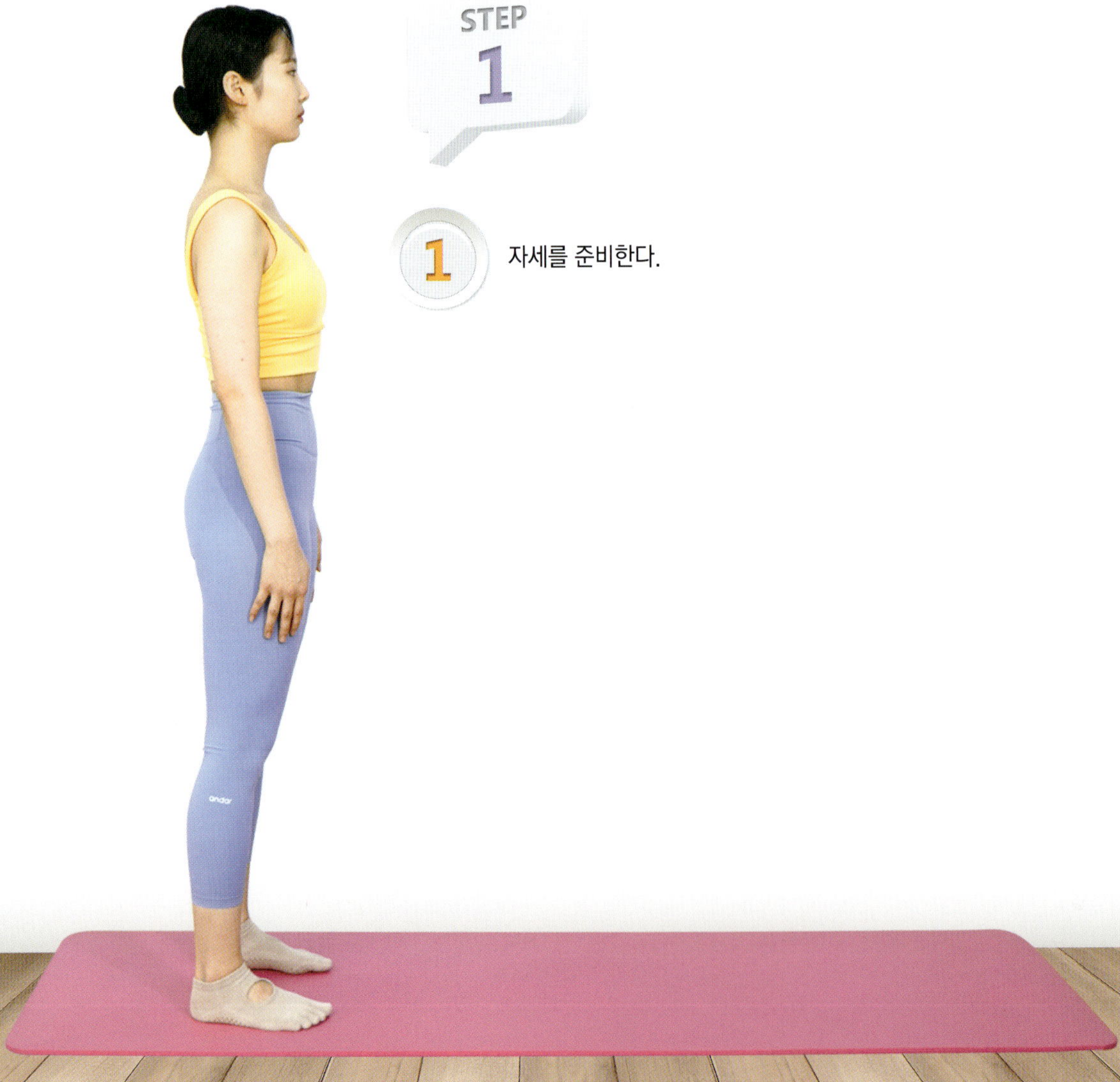

STEP 1

1 자세를 준비한다.

2 숨을 들이마시고 내쉬면서 척추를 한 마디씩 분절하며 매트에 손이 닿도록 내려간다.

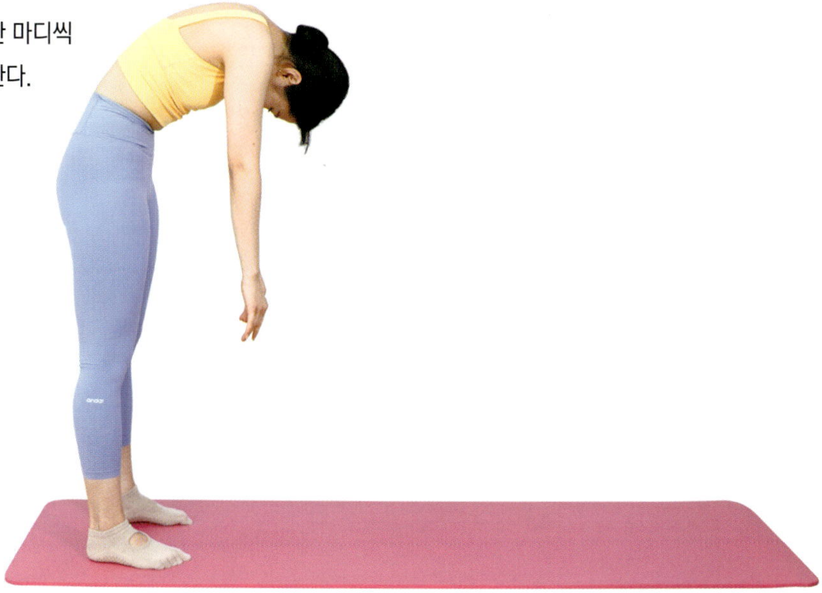

3 숨을 들이마시고 내쉬면서 손바닥을 앞으로 내딛는다. 플랭크 자세를 취한다. 머리에서 발뒤꿈치까지 일직선을 이룬다.

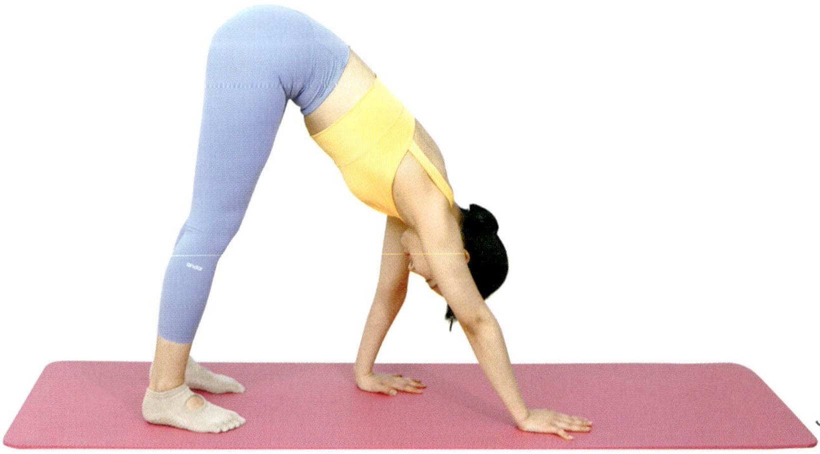

3.1

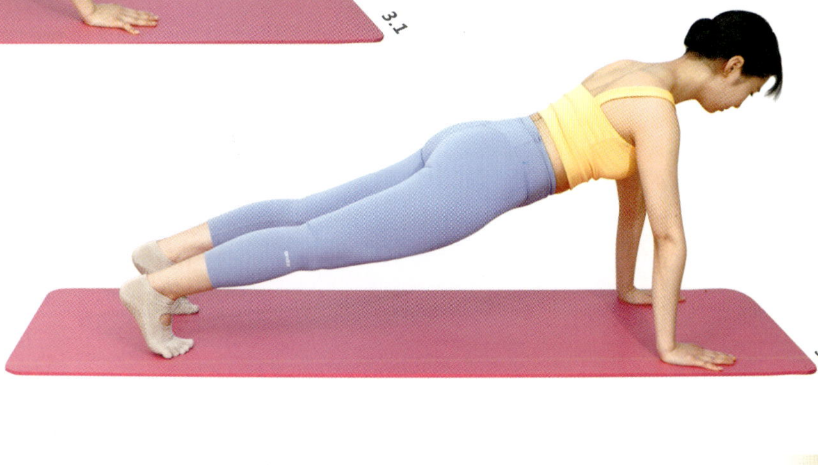

3.2

4 숨을 들이마시고 팔꿉관절을 굽히면서 가슴을 매트 쪽으로 내린다.

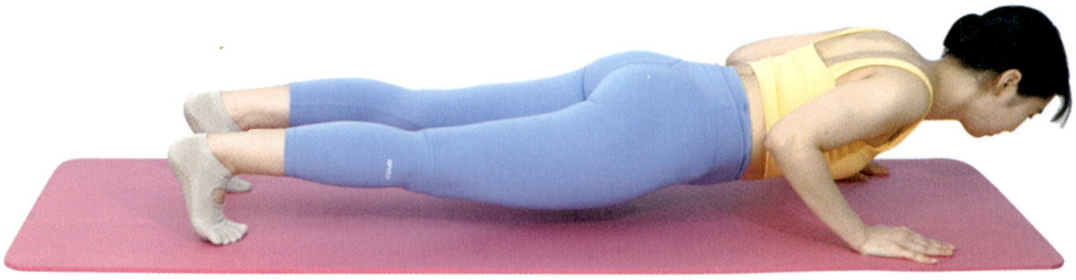

5 숨을 내쉬면서 팔꿉관절을 펴고 몸통을 올려 플랭크 자세를 취한다.
푸쉬업을 1회 하고 손바닥을 밀면서 엉덩이를 굽힘시켜 시작 자세로 돌아온다.
5~10회 반복한다.

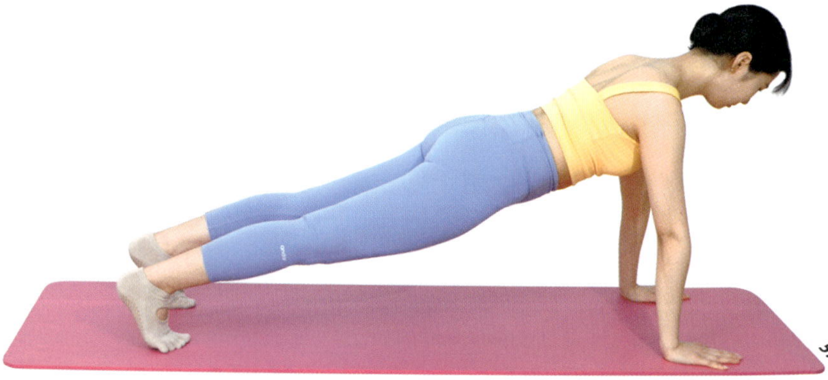

5.1

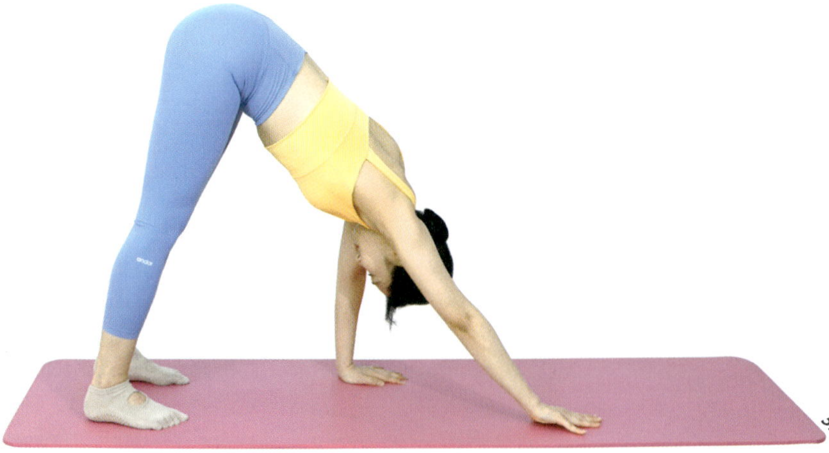

5.2

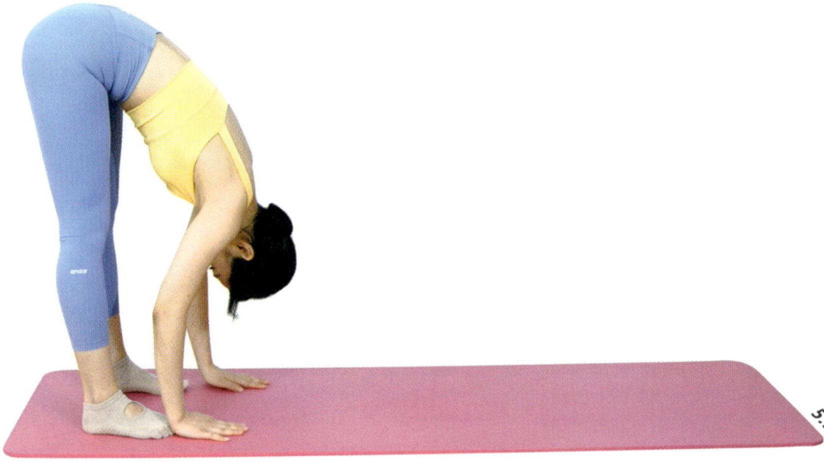

5.3

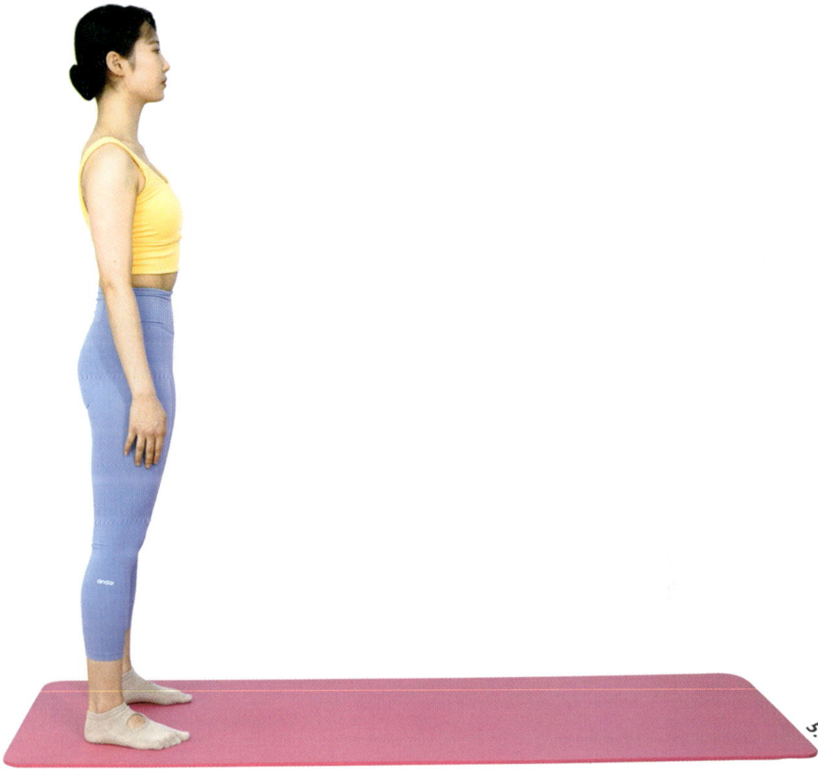

5.4

작용근

- 코어안정근
- 어깨관절 굽힘근
- 팔꿉관절 굽힘근 및 폄근
- 척추굽힘근 및 폄근

주의사항

- 어깨와 척추는 이완하여 척추뼈를 한 마디씩 분절한다.
- 플랭크 자세에서 코어의 안정성과 척추, 골반의 중립을 유지한다.
- 어깨의 안정성을 유지한다.

금기사항: 동작 시 통증, 어깨와 팔꿉관절의 문제

참고문헌

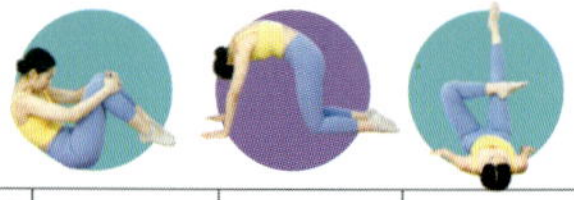

고주연 외. 소아물리치료. 정담미디어. 2018.

김명준 외. 재활필라테스. 영문출판사. 2017.

남용현 외. 테클린의 소아물리치료. 영문출판사. 2010.

서정완. 소아청소년 비만. Korean Journal of Pediatrics. 52(12). 2009.

송주영, 오덕원. 소아물리치료 제3판. E PUBLIC. 2010.

이정균. 정신의학. 일조각. 1988.

정소정. 소아 청소년 비만의 치료: 단계별 적용. 대한비만학회지. 21(2). 2012.

채윤원 외. 임상운동학 및 기능해부학. 현문사. 2015.

AdolphKE. Learning in the development of infant locomotion. MonogrSoc Res Child Dev. 62:1-158. 1997.

Anderson M, Green WT, Messner MB. Growth and prediction of growth in the lower extremities. JBJS. 45A:10. 1963.

Cech D, Martin S. Functional movement development across the life span, 2nd edition. Philadelphia, WB Saunders, 78. 2002.

Haywood and Getchell in Life Span Motor Development, 2009

Heinrich SD, Sharps C. Lower extremity torsional deformities in children. Orthop Trans. 13:554.

Ignacio, Ponseti, Becker. Congenital metarsus adductus: the results of treatment. J Bone Joint Surg. 48A:702. 1966.

Joseph H. Pilates. Return to life through Contrology. PILATES METHOD ALLIANCE, INC. 2010.

Moria Merrithew, Comprehensive Matwork Manual. Toronto: Merrithew Corporation. 2001.

Lessen, Deborah. The PMA Pilates certification exam study guide. Pilates Method Alliance, Miami. 2014.

Lynne Robinson, Helge Fisher, Jacqueline Knox, Gordon Thomson. The Official Body Control Pilates Manual. London: PanBooks. 2002.

Penelope latey. Modern Pilates: the step by step, at home guide to a stronger body, Allen & Unwin. 2001.

Rael Isacowitz, Karen Clippinger. Pilates Anatomy. Human Kinetics. 2011.

Roberton MA, Halverson LE. Developing children-Their changing movement: a guide for teachers. Philadelphia, Pa: JB Lippincott, 1984.

Sara J. Cuccurullo. Physical Medicine and Rehabilitation Board Review. Demos Medical. 2014.

Staheli LT, Corbett M, Wyss C, H King. Lower-extremity rotational problems in children: normal values to guide management. J Bone Joint Surg. 67A:39. 1985.

Susan A. Scherl. Common Lower Extremity Problems in Children orthopedics. Pediatrics in Review, 25(2):52-61. 2004.

https://www.pilatesspecialist.co.uk/what-is-neutral-spine/